症例から学ぶ
戦略的慢性疼痛治療

昭和大学病院緩和医療科教授　樋口比登実 編

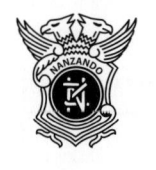

南山堂

執筆者一覧 (執筆順)

樋口比登実	昭和大学病院緩和医療科 教授
塩谷正弘	塩谷ペインクリニック 院長
光畑裕正	順天堂大学医学部附属順天堂東京江東高齢者医療センター 麻酔科・ペインクリニック講座 教授
信太賢治	昭和大学医学部麻酔科学講座 准教授
増田 豊	東京クリニックペインクリニック内科 部長／昭和大学薬学部 客員教授
宮崎東洋	東京クリニック 院長／順天堂大学 名誉教授
竹村 博	ペインマネジメント オフィスTA
橋本 誠	東京都保健医療公社荏原病院麻酔科・ペインクリニック
岡本健一郎	昭和大学横浜市北部病院緩和医療科 教授
伊達 久	仙台ペインクリニック 院長
羽尻裕美	二葉医院 院長
西山隆久	東京医科大学病院麻酔科学講座 臨床講師
大瀬戸清茂	東京医科大学病院麻酔科学講座 教授
髙橋嚴太郎	たかはしペインクリニック 院長
山川真由美	山形大学医学部附属病院疼痛緩和内科 講師
加藤佳子	三友堂病院緩和ケア科 科長
毛利祐三	なごみペインクリニック 院長
上島賢哉	NTT東日本関東病院ペインクリニック科
染谷卓志	村井整形外科医院リハビリテーション部 課長
村井邦彦	村井整形外科医院 院長
木下 勉	愛仁会太田総合病院麻酔科・ペインクリニック 部長
立山真吾	潤和会記念病院麻酔科ペインクリニック 医長
宇野武司	潤和会記念病院 疼痛・麻酔管理センター長
世良田和幸	昭和大学横浜市北部病院麻酔科 教授
山口重樹	独協医科大学医学部麻酔科学講座 主任教授
長谷川理恵	順天堂大学医学部麻酔科学・ペインクリニック講座 助手
井関雅子	順天堂大学医学部麻酔科学・ペインクリニック講座 教授
田邉 豊	順天堂大学医学部附属練馬病院麻酔科・ペインクリニック 准教授
米良仁志	東京都保健医療公社荏原病院麻酔科・ペインクリニック 部長
森山萬秀	中谷整形外科病院麻酔科・ペインクリニック
山本典正	静岡済生会総合病院麻酔科 部長
土居 浩	東京都保健医療公社荏原病院脳神経外科 部長
西木戸 修	聖マリアンナ医科大学麻酔学教室 講師

序

　私が緩和ケアチームに異動する前は，神経ブロックは熟練が必要だが，薬物療法は"誰がやっても同じ！"と臆面もなく話していた．しかし，同じ薬剤でも処方する医師により効果の大小，副作用の有無など，薬効に差が出現することは，臨床でよく経験することである．2001年10月から緩和ケアチームとしてがん患者と向き合うことが日常となったあるとき，チームの看護師から"ほかの先生が処方したときは全然効かなかった薬が，先生が処方すると本当によく効くのです．どうしてでしょうか？"と聞かれたことがある．同じ薬剤を使用していて一体何が違うのか？

　痛み治療は，まずはアセスメント．痛みの情報を十分聞き取り，問診・視診・神経学的検査・心理検査・画像診断などにより，痛みの原因を見極めることが大切である．しかし，痛みは多岐にわたる原因により，多種多様・多面的な様相を呈する．さらに患者の痛み閾値の変化，環境，心理的要因，個性，今までの痛み体験などにより，痛みの程度や表現方法がまったく異なるうえに，医療者の度量や患者・家族との信頼関係などが影響して評価はますます複雑になってくる．このように，目に見えない複雑怪奇な痛みを上手に的確に評価するためには，患者をどのくらい注意深く観察できるか，患者からどの程度の情報を集められるかにかかっている．痛みの情報は患者の立ち居振る舞いや表情，患者・家族の発する言葉の中に表れてくる．これを引き出すためには研ぎ澄まされた感性とコミュニケーションスキルが必要となるため，聞き手によって患者から得られる情報量に大きな違いが出てきてしまう．だから"痛み治療は奥が深い！"と私は思っている．

　本書は，医師と患者の会話を中心としたものになっている．経験豊かな先生方の外来での会話の中から，どのように質問すれば診断に必要な情報を得られるか，円滑な痛み治療を行うポイントは何か，患者・家族が安心して通院を継続できる術などをみつけていただければと思い，このような企画となった．執筆していただいた先生方には，非常に丁寧に外来の会話を再現していただき，臨場感あふれるものとなっている．諸先輩方の外来を垣間見ることで，正確に痛みのアセスメントを行うためにはどのように情報収集をすればよいかの参考となるはずである．

　痛みを取るということは，単に症状が軽減することではなく，その人の生き方そのもの，周囲の人々の生活そのものを変える力を持っており，患者・家族がその人らしく生きられるように援助をすることは，医療者にとっても大きな価値があると思っている．外来を訪れる患者は，痛みが軽減した先には心地よい日常が待っているという期待感にあふれており，私はいつもその期待に応えたいと考えている．患者・家族が将来に続く道を，信頼できる先生方と穏やかにゆっくり進むことができるように，本書がお役に立てれば幸いである．

　最後に，本書の企画を進めるにあたり，ご多忙の先生方が執筆を快諾してくださったことに対し，厚くお礼申し上げたい．また，今日まで私を育んでくださった昭和大学病院ペインクリニックの先生方にも，執筆をはじめ多大なご協力をいただいたことに心より感謝している．そして，南山堂の大城梨絵子氏ならびに関係各位に深い謝意を表する．

2013年7月

患者さんと日々向き合う診察室にて

樋口　比登実

目次

1章 総論

A 慢性痛（慢性疼痛）治療との向き合い方 ……………………………（樋口比登実） 2
1　痛みの概念　2
2　痛みの知覚的・情動的側面　2
3　急性痛と慢性痛　3
4　病態による痛みの分類　3
5　痛みと向き合う　5

B 薬物療法と神経ブロックの考え方 ……………………………………（樋口比登実） 7
1　薬物療法の基礎知識　8
2　神経ブロックの基礎知識　11

C 慢性痛（慢性疼痛）外来のコツ ………………………………………（樋口比登実） 14
1　診療の進め方　14
2　慢性痛（慢性疼痛）の評価　15

2章 実症例の外来診察と治療法

A 顔面・頭部の疾患

症例1　片頭痛 ……………………………………………………………（塩谷正弘） 18
薬物治療＋神経ブロック併用例「43歳 女性. 頭痛」　18
薬物治療＋神経ブロック併用例「39歳 男性. 頭痛」　20
薬物治療例「33歳 女性. 頭痛」　22
薬物治療例「15歳 男性. 頭痛」　24

症例2　群発頭痛 …………………………………………………………（塩谷正弘） 27
薬物治療＋神経ブロック併用例「29歳 男性. 頭痛（右が多い，片方のみ）」　27
薬物治療＋神経ブロック併用例「25歳 女性. 年に1回，頭痛発作がある」　30
薬物治療例「39歳 男性. 右頭痛」　32

症例3　緊張型頭痛 ………………………………………………………（光畑裕正） 36
薬物治療＋神経ブロック併用例「82歳 女性. 頭痛および頸部痛」　36
薬物治療＋神経ブロック併用例「72歳 女性. 後頸部から頭部にかけての痛み」　40

症例4　三叉神経痛 ………………………………………………………（樋口比登実） 44
薬物治療例「86歳 男性. 痛みで食事ができず体重減少，抑うつ傾向」　44
神経ブロック施行例「90歳 男性. テグレトール® が効かなくなった」　49

症例 5　非定型顔面痛・顎関節症 ……………………………………………………（信太賢治）55
①非定型顔面痛
薬物治療例「52歳 女性．痛みがどんどん強くなることが心配．心気症，抑うつ傾向」 55
②顎関節症
神経ブロック施行例「32歳 女性．境界型人格障害で精神科通院中」 59

症例 6　舌痛症 …………………………………………………………………………（増田　豊）64
薬物治療＋神経ブロック併用例「63歳 女性．舌の先端のしびれと痛み」 64
薬物治療＋神経ブロック併用例「70歳 女性．口唇のしびれと痛み」 66

症例 7　Tolosa-Hunt 症候群 ……………………………………………………（宮崎東洋）70
薬物治療＋神経ブロック併用例「47歳 男性．突然に始まった左前額部から
　　　　　　　　　目の奥に広がる痛み」 70

症例 8　後頭神経痛 ……………………………………………………………………（信太賢治）76
薬物治療＋神経ブロック併用例「82歳 女性．激痛発作で何もできない」 76

症例 9　末梢性顔面神経麻痺 ……………………………………………………（竹村　博）82
薬物治療＋神経ブロック併用例「71歳 女性．146cm，43kg．左顔面全体の運動麻痺」 82

症例 10　顔面痙攣 ……………………………………………………………………（増田　豊）90
神経ブロック施行例「47歳 男性．和楽器奏者．片側顔面がピクピク痙攣する」 90

症例 11　突発性難聴 …………………………………………………………………（橋本　誠）95
薬物治療＋神経ブロック併用例（完治例）「34歳 女性．左難聴．左耳閉感」 95
薬物治療＋神経ブロック併用例（難治例）「54歳 女性．左難聴．めまい」 97

症例 12　アレルギー性鼻炎 ……………………………………………………（岡本健一郎）100
薬物治療例「30歳 女性．妊娠4ヵ月．花粉症ではないかと思い受診」 100

症例 13　舌咽神経痛 …………………………………………………………………（増田　豊）107
薬物治療＋神経ブロック併用例「65歳 女性．主婦．嚥下に伴う発作痛」 107

B 頸・肩・腕部の疾患

症例 14　外傷性頸部症候群 ………………………………………………………（伊達　久）113
薬物治療例「24歳 女性．頸部痛，頭痛，めまい」 113
神経ブロック施行例「38歳 男性．後頭部から背部，肩にかけての重苦しい痛み，頭痛」 117

症例 15　頸肩腕症候群 ……………………………………………………………（岡本健一郎）122
薬物治療例「45歳 男性．身長180cm，体重85kg．ねこ背，なで肩」 122
神経ブロック施行例「43歳 女性．転職によるストレスあり．気分変調をきたす」 126

症例 16 　肩関節周囲炎 ………………………………………………………（羽尻裕美）133
　　薬物治療例「52 歳　男性．会社員（事務系）．左肩関節，上腕外側の痛み」　133
　　神経ブロック施行例「58 歳　女性．主婦．左肩の痛み，可動域制限あり」　136

症例 17 　多汗症・掌蹠多汗症 ………………………………………（西山隆久，大瀬戸清茂）140
　　①多汗症
　　薬物治療例「17 歳　女性．母親と来院．汗が手とわきの下に出ることで悩んでいる」　140
　　②掌蹠多汗症
　　胸腔鏡下交感神経節遮断術施行例「25 歳　男性．両掌蹠多汗症」　143

症例 18 　頸椎症性神経根症・頸部椎間板ヘルニア ………………………（髙橋嚴太郎）148
　　①頸椎症性神経根症
　　薬物治療＋神経ブロック併用例「48 歳　男性．くり返す首から手指の痛みしびれ」　148
　　②頸部椎間板ヘルニア
　　神経ブロック施行例「50 歳　男性．左肩甲間部から小指にかけてのしびれと激痛」　152

C 腰・下肢の疾患

症例 19 　変形性腰椎症 …………………………………………（山川真由美，加藤佳子）158
　　薬物治療例「69 歳　男性．156 cm，56 kg．慢性腎不全」　158

症例 20 　脊柱管狭窄症 ……………………………………………………（光畑裕正）167
　　薬物治療例「81 歳　女性．腰部・臀部・下肢の疼痛」　167
　　薬物治療例「71 歳　男性．左下肢痛，臀部痛」　172

症例 21 　脊椎手術後症候群（FBSS）………………………………………（光畑裕正）177
　　神経ブロック施行例「81 歳　女性．腰痛と下肢痛」　177
　　神経ブロック施行例「69 歳　男性．左下肢痛」　179
　　神経ブロック施行例「70 歳　男性．左下肢痛」　181

症例 22 　椎間板ヘルニア …………………………………………………（橋本　誠）187
　　薬物治療＋光線治療併用例「50 歳　男性．腰下肢痛としびれ」　187
　　神経ブロック施行例「35 歳　男性．右腰下肢痛，歩行困難」　190

症例 23 　椎間関節症 ………………………………………………………（毛利祐三）194
　　神経ブロック施行例「58 歳　男性．数年にわたって腰痛に悩まされていた．
　　　　　　　　　　　3 日前突然上臀部に電撃痛が走り，動けなくなった」　194

症例 24 　骨粗鬆症・圧迫骨折 ……………………………………………（上島賢哉）201
　　薬物治療例「75 歳　女性．転倒後から，動くと腰背部が痛い」　201
　　神経ブロック施行例「82 歳　女性．急に動くと腰に激痛が走るようになった」　204

症例 25　変形性膝関節症 ……………………………………（染谷卓志, 村井邦彦）210
　　薬物治療＋リハビリテーション±神経ブロック併用例
　　　　「72歳 女性. 歩行時に両ひざが痛む, やや肥満, 運動量は少ない」210

症例 26　painful legs and moving toes ………………………………（木下　勉）217
　　薬物治療＋神経ブロック併用例「43歳 女性. 左足趾の不随意運動および同部位の痛み」217

D 血行障害

症例 27　閉塞性動脈硬化症 ……………………………………（立山真吾, 宇野武司）222
　　神経ブロック施行例「68歳 男性. 薬物療法では痛みが軽減しない」222

症例 28　レイノー症 ……………………………………………（立山真吾, 宇野武司）226
　　脊髄電気刺激法施行例「50歳 女性. 薬物療法, 神経ブロックを行っても残存する痛み」226

E 帯状疱疹・帯状疱疹後神経痛

症例 29　帯状疱疹 ……………………………………………………（世良田和幸）230
　　薬物治療例「74歳 男性. 右三叉神経1枝領域の帯状疱疹.
　　　　　　　痛みと熱感, 食欲不振, 不眠, 抑うつ傾向」230
　　神経ブロック施行例「82歳 女性. 右T11領域の帯状疱疹.
　　　　　　　痛みが強く, 近医皮膚科から紹介される」233

症例 30　帯状疱疹後神経痛 …………………………………………（山口重樹）240
　　薬物治療例「72歳 男性. 左胸部の痛み, 抑うつ傾向, 睡眠障害, 食欲低下」240
　　神経ブロック施行例「65歳 女性. 左胸部の痛み, 抑うつ傾向, 睡眠障害, 食欲低下」249

F 神経障害性疼痛

症例 31　複合性局所疼痛症候群（CRPS）………………………（長谷川理恵, 井関雅子）257
　　薬物治療例「51歳 男性. 右下肢痛. 歩行困難」257
　　神経ブロック施行例「50歳 男性. 右上肢・肩の痛み」262

症例 32　糖尿病性神経障害 ……………………………………………（田邉　豊）268
　　神経ブロック施行例「56歳 女性. 糖尿病治療を自己中断し,
　　　　　　　上下肢の痛みとしびれが出現」268

症例 33　腕神経叢引き抜き損傷後痛 …………………………………（田邉　豊）274
　　薬物治療例「33歳 男性. バイク事故で左腕神経叢損傷による左上肢の痛み」274
　　神経ブロック施行例「28歳 男性. バイク事故で右腕神経叢損傷による右上肢の痛み」278

症例 34　視床痛 ………………………………………………………（米良仁志）282
　　薬物治療＋神経ブロック併用例「59歳 男性. 左視床出血」282
　　電気痙攣療法（ECT）施行例「67歳 男性. 右被殻出血」286

症例 35　脊髄損傷後疼痛 ……………………………………………………………（森山萬秀）292
　　薬物治療例「33歳 男性. 両下肢痛」 292
　　神経ブロック施行例「67歳 男性. 両下肢痛」 297

症例 36　幻肢痛 …………………………………………………………………（山口重樹）305
　　薬物治療例「42歳 男性. 左上肢離断術後より痛みが持続,
　　　　　　　　ペンタゾシン注の使用を続けていた」 305
　　神経ブロック施行例「57歳 男性. 左足関節遠位切断術後の左足の激しい痛み」 311

G がん性痛（がん疼痛）

症例 37　がん性痛（がん疼痛）……………………………………………………（樋口比登実）316
　　薬物治療＋放射線治療併用例「37歳 女性. 右背部から側胸部にかけての痛み」 316
　　神経ブロック施行例「71歳 男性. 旧肛門部痛」 321

H その他

症例 38　肋間神経痛・開胸後症候群 ……………………………………………（山本典正）329
　　①肋間神経痛
　　　薬物治療例「33歳 女性. 左胸の痛み」 329
　　②開胸後症候群
　　　神経ブロック施行例「72歳 男性. 胸部の痛みでADL障害がある」 332

症例 39　会陰部痛 …………………………………………………………………（増田　豊）339
　　薬物治療例「45歳 女性. 外陰部および会陰部痛と右下腹部痛」 339

症例 40　低髄液圧症候群 …………………………………………………………（土居　浩）344
　　ブラッドパッチ施行例「42歳 男性. 左肩から後頸部を中心に痛みが出現」 344

症例 41　線維筋痛症 ………………………………………………………………（信太賢治）348
　　薬物治療＋光線治療併用例「58歳 女性. 痛みで何もできない, 眠れない,
　　　　　　　　　　　　　抑うつ・心気症傾向」 348

症例 42　関節リウマチ ……………………………………………………………（西木戸 修）356
　　薬物治療例「86歳 女性. 痛みで食事ができず体重減少, 抑うつ傾向」 356
　　神経ブロック施行例「40歳 女性. 手の関節痛が増強. 原因不明」 359

　索　引 ……………………………………………………………………………………………364

1章 総論

A 慢性痛（慢性疼痛）治療との向き合い方

1 痛みの概念

痛覚は生体に対する危機を感受し，生体を防御するための警鐘であり，味覚・聴覚・視覚・触覚など，外部からの情報（おいしい・まずい・心地よい・美しいなどの感情）を生体に提供する感覚とは異なる．なぜなら，好き嫌いは別として，痛覚以外の感覚は共有することが可能であるが（同じものを見たり，聞いたり，味わったりできる），痛みはその人しか感じられないため，他者と共有できない評価困難な感覚といえる．この痛みを国際疼痛学会は「痛みは実際のまたは潜在的な組織損傷を伴う不快な感覚的・精神的な経験」と定義している[1]．この定義により「痛みは感覚か？　情動か？」という疑問に対し，その両方（両面）が痛みであることが明文化された．さらに組織の損傷が明確でなくても，痛みは存在する考えが明らかになり「"患者が訴える痛み"が痛みである」とされるようになった．

さらに痛みは，「侵害受容，痛み知覚，苦悩，痛み行動」の4層構造をもつといわれている（Loeser JDによる痛みの多層モデル）．侵害受容とは，侵害刺激により，侵害受容器に電気インパルスが生じることである．これが，複数のニューロンを経由し，大脳皮質に到達したときに痛みとして認識され（痛み知覚），その痛みが引き起こした驚愕・不安・恐怖などが「苦悩」となる．そして，苦悩が引き起こすさまざまな言語的・非言語的表現および痛みを回避するための行動を「痛み行動」という．

2 痛みの知覚的・情動的側面

紀元前，アリストテレスは痛みを「快感とは逆の情緒・情動」としてとらえていた．しかし，17世紀にデカルトは痛みを感覚としてとらえた．ここから「皮膚には特有の痛み受容器があり，そこに加えられた刺激は特有の伝導路を伝わり，脳内に存在する痛み中枢に達することで，痛みとして知覚される」という痛みの特異性理論が生まれた．その後，現在まで多くの研究がなされ，ゲートコントロール説・中枢性パターン生成理論・神経マトリックス理論など，種々の理論が展開されてきた．そして痛みは，知覚的側面と情動的側面の融合した複合体として考えられるようになってきたのである．

3 急性痛と慢性痛

　痛みは常に悪者扱いされているが，もともと危険から身を守る生体の大切な防御機能であり，痛みを感じるからこそ，刺激から逃れようとする反射を惹起し，身体の安静を保ち，異常状態の回復を図ろうとする．痛みを感じなければ身体に危害が加わっても認識できずに感染を増悪し，成長を妨げ，生命の危機を招く．人が長生きできるのは痛みを感じるからであるといっても過言ではない．このような生体の防御反応としての痛みは，症状としての痛み（警告信号としての痛み）であり，一般的には急性痛と呼ばれ，傷害が軽快すれば消失してしまう症状である．「喉元過ぎれば熱さ忘れる」というように，解決する痛みといえよう．ただし，すべての痛みがこのようにうまく解決するわけではない．身体が痛み警告を発したときに適切な対応ができないと，傷害が治癒するべき時間を超えても痛みが持続することがある．いわゆる慢性痛と呼ばれる厄介な痛みである．痛覚の中枢経路が促進されたり再構築されたりするため，さらに痛みが複雑になることも明らかにされている．慢性痛に移行してしまうと，壊れた信号機がいつまでも赤や黄色に点滅したままのような状態となり，痛みの部位の緊張を高めたままその範囲を拡大して複雑に増悪する．この痛みに警告信号の意味はなく，体にとって無用の長物である．

4 病態による痛みの分類

　病態により痛みを大きく以下の3つに分類することができる．痛みのアセスメントを行う際に参考にすると便利である．

a. 侵害受容性疼痛

　炎症・腫瘍などで周囲組織の壊死・感染などの侵害刺激により痛覚受容体が興奮し生じる痛みで，組織損傷の程度と一致し，神経線維自体の損傷はない．

① 体性痛

　体性の一次求心性ニューロンの活性化に関連して起こる痛みである．体性痛の神経支配は体性知覚神経と同一であるため，比較的局在が明確で，鋭い痛みとされている．創傷，骨折，骨転移の痛みなどのように，体動により増強することが特徴の一つである．体性痛の治療には，非麻薬性鎮痛薬（NSAIDsやアセトアミノフェン）や鎮痛補助薬，神経ブロックなどが適応となる．しかし，安静時痛がない場合は，積極的に安静を保つことが最も有効な除痛法のこともある．患者の状態により種々の薬剤や方法を選択することは当然のことである．また，鎮痛薬を内服するとすべての痛みが改善すると思い込んでいる患者には，「どんなにたくさんの痛み止めを飲んでいても，包丁で手を切れば痛いですよ」と説明すると納得されることが多い．

② 内臓痛

内臓に分布する一次求心性ニューロンの活性化に関連して起こる痛みである．内臓痛は，管腔臓器の攣縮・拡張・伸展や，実質臓器の腫脹・牽引による被膜の伸展などにより惹起される．知覚障害は伴わず，部位が非限局性で漠然としている，鈍く締めつけられるような痛みで，時に自律神経症状や異所性に関連痛を伴う．膵炎・膵臓がん・肝臓がんなどによる痛みがその代表である．内臓痛にはオピオイドが有効であるが，腹腔神経叢ブロック（上腹部）・下腸間膜動脈神経叢ブロック（下腹部）・上下腹神経叢ブロック（骨盤内臓器）なども非常に有効である．良性疾患による慢性痛（慢性疼痛）の場合は，局所麻酔薬による神経ブロックが推奨される．神経破壊薬の使用は慎重を期する．

b．神経障害性疼痛

神経組織の直接または間接損傷に起因する痛みで，中枢や末梢における神経の可塑的変性（plasticity）に関連したさまざまな病態が関与すると考えられている．中枢性機序として，脊髄におけるNMDA受容体を介したwind-up現象や，脊髄における侵害受容性ニューロンの感受性の増大（central sensitization），末梢からの抑制性入力の減少，神経損傷後に発生する脊髄ニューロンにおける神経ペプチドや興奮性アミノ酸受容体の変化などがあげられ，末梢性機序としては疼痛伝達線維（Aδ線維，C線維）の感受性の増加，軸索反射の過剰な亢進，電気的あるいは化学的短絡の発生，異所性自発発射の出現などがあげられる．

臨床的には，外傷・手術・がん・出血・梗塞などが，末梢神経・中枢神経など神経組織を損傷するために引き起こされる疼痛症候群である．創傷や腫瘍の浸潤・圧迫に加え，手術・化学療法・放射線などの治療による末梢神経や中枢神経の損傷が原因となる．この痛みは持続的あるいは電撃痛などの自発痛や，アロディニア（allodynia）や痛覚過敏などの異常感覚が特徴とされる．刺すような・走るような痛みとして表現され，痛みの部位と一致し感覚低下を伴う．この痛みはオピオイドに反応しにくいとされ，鎮痛補助薬や神経ブロックが有効であるといわれているが，非常に難渋する痛みである．

c．心因性疼痛

解剖学的・神経学的なアプローチのみでは説明が困難な痛みで，心理的因子が痛みの出現，増強に関与している．疼痛を増強させる因子には，抑うつ，不安，怒り，不信などがあり，疼痛を修飾する因子には患者本来の性格，家族・医療スタッフとの関係などがあげられる．抑うつと痛みはしばしば共存して認められ，①痛みがうつの症状であり，②慢性の痛みが抑うつを引き起こし，③両者は共通の病理の異なった表現形であるとされている．向精神薬が適応となるが，やみくもに使用，増量することは避け，効果を評価しながら適正使用を心がけることが必要である．また，痛みの訴えに相当する身体的病変がないからといって，安易に心因性疼痛と診断してはならない．なぜなら，心因性疼痛とははっきりとした心因的要因がある

痛みという意味で，身体病変に起因しない痛みという意味ではないからである．抗精神病薬などの使用に関しては精神科医にコンサルテーションを仰ぐことが望ましい．

5 痛みと向き合う

　痛みは客観的評価が困難であるため，患者の訴えを信じることから診療がはじまる．X線やMRIなどで何もなかった場合は痛くないのであろうか．いや，患者が痛いといったら痛いのである．原因疾患が軽微または見当たらなくとも痛みは生じることがある．画像診断は原因検索の一つの方法にすぎず，画像で正確に把握できない末梢神経や靱帯や，筋肉の緊張が痛みを引き起こしていることも多い．原因がみつからず，究明に時間をとられているあいだ治療を受けられない患者は，非常に不幸な人生を歩くことになる．まず除痛手段を駆使し，痛みの治療を行いながら原因検索を進める方法が望ましい．以前は，医師は「痛みでは死なない」「痛みがあるのは生きている証拠」「痛みは体の警告信号で必要」「まずは痛みの経過観察を」「原因がないので気のせいでしょう」「気持ちをしっかり持って」などといい，患者は「病気が治らないなら痛みを取っても仕方ない」「痛みがなくなると病気の進行に気づいてもらえない」「痛み止めは体に毒」「気合いで治す」などといっていたのをよく耳にしたものである．現在は，慢性痛（慢性疼痛）の考え方が明確になり，このようなことはなくなったはずである．痛みは積極的に治療する時代であり，痛みの早期診断・早期治療により，慢性痛（慢性疼痛）への移行や増悪を防ぐことが重要である．

a. 慢性痛（慢性疼痛）患者との向き合い方

　不幸にも痛みが慢性のものになってしまった患者とは，気長に寄り添う覚悟が必要である．痛みは個人差もあり，さらに同じ患者でも痛みの感受性は変化することがある．また，交通外傷や不慮の事故のように，同じような外傷でも被害者・加害者では立場により訴えが異なり，さらに金銭的問題，訴訟などが複雑に絡み合うとますます痛みは混沌としてくる．「あの事故がなかったら…」「あの病院に連れて行かれなければ…」「手術しなければ…」「私は何も悪くないのに…」「こうなる前は…」「原因がわかれば…」「何でもいいので痛みを取ってください」など，これらも外来でよく聞く言葉である．まったく仰せの通りと頷いても，過ぎた時間は戻らず，すべての痛みを一瞬で取るような方法もない．このような患者には，常に医療者として最善を尽くすことを伝え，情動的側面が目立つ症例でも，知覚的側面の種々の検査も同時に行いながら客観的な評価も加え，感情に流されず，冷静に，適度な距離を保ち，めげず，恐れずに向き合うことが大切である．

　人は過去を引きずりながら歩くものであろうが，引きずりながらも前を向いて太陽の下を歩きたいと思っている．筆者は患者に，「完治は困難かもしれないけれど納得のいくまで一緒に付き合います！」と患者が望む最後まで決して離れない・見

捨てないことを保証し，もしほかの医療機関での診察・治療を希望されたときは，「必ず診療情報提供書を次の先生に書きますから遠慮せずにいってください！」と伝えている．そして「医療者で患者さんのことを考えない人はいないので，一番よいと思う方法を選んでいきましょう」と話し，「また困ったらいつでも受診してください．カルテはあるのですから」と追加することにしている．簡単に治癒するのであれば誰も困らない．遷延してしまった痛みだからこそ，よりよい治療を求めてテレビや雑誌，口コミなどに頼りあらゆる医師の門を叩く．それが必ずしも最良の選択とはいえないが，医療者は各々が最後の砦となるよう努力し，患者が転医・転院を希望したときは，自らの考えを紹介状に託す義務があると考えている．治癒することはできなくても，痛みと上手に付き合えるナビゲーターとして寄り添い，慢性痛（慢性疼痛）患者が落ち着いて治療を受けられるようにすることが大切である．

b. 実症例の紹介

以前，緩和ケア病棟の医師から肺がん患者の帯状疱疹後神経痛治療の依頼を受けたことがある．がんの痛みはまったくないが，原発がんと同側の胸部に約2ヵ月前に発症した帯状疱疹後神経痛に苦しんでいるので診て欲しいとのことであった．プレガバリンは処方していないとのお心遣いのコメントも追加されていた．受診時に問診，視診，触診，知覚検査などを行ったあと，帯状疱疹の一般的な経過および患者の現状と今後の予想（皮疹の状況，知覚検査から重症例ではないこと，血液検査でさらに重症度をチェックすること，いずれ何かに夢中になっているときには忘れるようになること，体調により波があってもおかしくないことなど）を比喩を用いて説明した．特に処方などの変更はせず，肋間神経ブロックを施行し，1週間後の再診時に痛みがNRSで10から4以下となった．患者は「先生の話を聞いて納得できました．"こんなもんだ"と思えたら何とか痛みと付き合っていけそうです」とのこと．ブロックは一時的にはよかったとの評価であったが，痛みが強いときに受診し施行することを希望された．2ヵ月ほど経過を観察したあと，患者から「何かあればまた相談に来ていいですか？」との申し出により，終診とした．

この症例は，慢性痛（慢性疼痛）へ移行して時間が経っていないため，非常に容易に痛みをコントロールすることが可能となったが，どのような場合でも患者自身が自分の痛みを理解することが治療の第一歩である．そして最終目的は，患者自身で痛みの管理ができるように教育し，薬剤を選択しながら，患者の生活がよりよいものとなるように支援をすることである．

〔樋口比登実〕

文献

1) Merskey H, Bogduk N eds.: "Pain terms: A Current List with Definitions and Notes on Usage". Classification of Chronic Pain, 2nd ed., pp.210-213, IASP Press, 1994.

B 薬物療法と神経ブロックの考え方

　特別な施設を必要としない薬物療法は，医療者全員が基本的知識として習得しておく必要がある．薬物療法を行う際，患者にはきちんと痛みの説明を行い，なぜこの薬を使うのか，どうして効くのかなどをしっかり理解してもらうことが大切である．そしてその効果を最短で評価し，それをまた患者に説明する．時間と手間を惜しまずにフォローすると，必ずよい結果が見いだせる．薬物療法は，コツを習得するのに神経ブロックほど時間はかからない．それに対し神経ブロック療法は，有用な治療法であることには間違いないが，一人前のペインクリニシャンを育成するには時間がかかり，経験者が不在の場合は施行できない．残念ながら，薬物療法に比し神経ブロック療法は一般的でないのが現状である．神経ブロック施行可能施設では，適応のある症例には薬物療法に先駆けて神経ブロックを実施するが，施行不能な施設では，薬物療法を選択し，適切かつ十分な鎮痛薬投与で除痛が得られない場合に，神経ブロックなどの適応を相談することが望ましい．神経ブロックは適応症例を正しく選択し，ブロック可能な環境が整備された施設で，確実な手技のもとで施行されれば，期待される以上の効果を得ることができる．神経ブロックを適切に施行できるように，ペインクリニシャン育成プログラムの実践が望まれている．

　薬物療法と神経ブロックの特徴を表1-1にまとめ，以下に解説する．

表1-1. 薬物療法と神経ブロックの特徴

薬物療法	① アセスメントに基づいた薬剤の選択 ② 痛みと薬剤の十分な説明と同意（特に鎮痛補助薬などは保険適応外で使用することが多いので十分な説明が必要） ③ 患者・家族が安心して薬剤を使用できるような環境作り ④ 薬剤の評価（効果・副作用など） ⑤ 副作用対策 ⑥ 安全確実な投与経路の選択 ⑦ 多職種による評価
神経ブロック	① 局所の疼痛に有効であり，全身状態に及ぼす影響が少ない（全身を移動するような痛みには適応がない） ② 局所麻酔薬によるブロックにより一時的でも確実な除痛効果が得られるため，患者との信頼関係が増す ③ 症例の選択，施行時期，確実な手技が重要 ④ 十分なアセスメントのうえ，説明と同意を得なければならない ⑤ 神経破壊薬によるブロック（永久ブロック）は，痛みの原因，部位，性状が明確である場合にのみ施行する ⑥ 施行後はきちんと効果を評価する（ブロック領域の除痛を確認する） ⑦ 神経ブロックが必要であればタイミングを逃さず施行する

1 薬物療法の基礎知識

　鎮痛薬は大きく，非麻薬性鎮痛薬，麻薬性鎮痛薬，鎮痛補助薬の3つに分類される．痛みのアセスメントが確実であれば，薬剤を選択することはさほど困難ではないと思われる．薬剤で調整可能な痛みか，難渋する痛みかの見極めが重要である．

a. 非麻薬性鎮痛薬

① アセトアミノフェン

　解熱・鎮痛作用はあるが抗炎症作用は少なく，胃粘膜・腎機能・血小板機能への影響が少ないため，安全性は高い．しかし，鎮痛効果を高めるためには，ある程度の用量が必要とされている．2011年1月わが国でアセトアミノフェンの臨床使用の最大用量が「300～1,000 mg/回，投与間隔4～6時間，総量4,000 mg/日を限度とする」と変更された．しかし，同時期に米国FDAより「1規格あたりのアセトアミノフェンの配合上限を325 mgに制限する」との警告が発表された．これは「アセトアミノフェンと関連した肝障害が発現しており，肝移植や死亡に至った事例もある．肝障害のほとんどは4,000 mg/日を超える用量と関連しており，またほかのアセトアミノフェン含有製品との併用の場合にしばしば起きている」との報告によるものである．また，薬剤の併用による過量投与を避けるため，SG®顆粒，PL®顆粒などの配合剤は，アセトアミノフェン含有量をチェックする必要がある．さらに，大量投与・肝疾患・長期運用・低タンパク・アルコール常飲者などは肝障害のリスクが高いので要注意である．

② NSAIDs

　胃粘膜障害，腎機能障害，血小板機能低下などの副作用があるため，COX-2選択的阻害薬が使用されることが多い．腫瘍熱などの場合にはナプロキセン（ナイキサン®）が有効である．フルルビプロフェン（ロピオン®静注）は唯一の注射剤であるが，適応は「各種癌・術後痛」である．NSAIDsまたはCOX-2選択的阻害薬については，症状のコントロールに必要な最短期間に最小有効量を用いるべきである．

● COX-2選択的阻害薬

　従来のNSAIDsはCOX-1とCOX-2両方を阻害するため，副作用が出現しやすかった．そこで，炎症部位にのみ発現するCOX-2を選択的に阻害し，胃障害の副作用が少ない薬剤が開発され，頻用されている．しかし，COX-2選択的阻害薬を長期使用すると，心血管系の副作用の出現が認められるとの報告もあり，要注意である．実際に，第一世代のコキシブ系COX-2阻害薬であるロフェコキシブ（Vioxx®，Merck社が開発）は，長期使用後に心臓発作および脳卒中のリスクを増加することが明らかとなり，2004年9月に自主回収され，販売中止となった．安全神話を信用せずに，虚血性心疾患，脳血管疾患，末梢動脈疾患の患者については十分注意する必要がある．特に心血管事象のリスク因子を持つ患者では，患者ごとのリスク評価を行うことが大切である．

2007年1月，日本で初めて承認されたコキシブ系COX-2阻害薬であるセレコキシブ（セレコックス®）の添付文書には，次のような記載がある．

> 【警告】
> 　外国において，シクロオキシゲナーゼ（COX）-2選択的阻害剤等の投与により，心筋梗塞，脳卒中等の重篤で場合によっては致命的な心血管系血栓塞栓性事象のリスクを増大させる可能性があり，これらのリスクは使用期間とともに増大する可能性があると報告されている．
> 〔重要な基本的注意〕
> 　抗血小板療法を行っている患者についてCOX-2阻害剤の投与に伴いその治療を中止してはならない（血小板に対する作用がないため）．
> 〔用法・用量に関連する使用上の注意〕
> 　本剤の1年を超える長期投与時の安全性は確立されておらず，外国において本剤の長期投与により心筋梗塞，脳卒中などの重篤で場合によっては致命的な心血管系血栓塞栓性事象の発現を増加させるとの報告がある．

b. 麻薬性鎮痛薬

① 弱オピオイド

オピオイドとは，オピオイド受容体と親和性を示す化合物の総称である．

● **コデインリン酸塩**

100倍散は非麻薬扱い，10倍散とコデインリン酸塩錠20mgは麻薬扱いである．体内で約1/6のモルヒネに代謝されるといわれており，モルヒネに抵抗感のある患者の導入には使用しやすい．もともと鎮咳作用や止瀉作用が主であり，総合感冒薬などに含まれている．副作用はモルヒネと同様，便秘，嘔気・嘔吐である．

● **トラマドール**

コデインの合成アナログで，内服薬は2010年7月，わが国に導入された（注射剤は筋注使用のためか，ほとんど使用されていなかったのが現状である）．μオピオイド受容体への弱い親和性と，ノルアドレナリンやセロトニンの再取り込み阻害作用により鎮痛効果を発揮する．経口投与の場合，100mg/日（1回25mg，1日4回）から開始し，300mg/日まで増量できる．経口投与時の鎮痛力価はコデインとほぼ同等で，モルヒネの約1/5程度である．比較的便秘の副作用が少ないことが特徴であり，嘔気はほぼ同等である．SSRIとの併用で，セロトニン症候群が発症することがあるため注意が必要である．2013年6月，がん性痛（がん疼痛）のみの適応だったトラマドール単剤のトラマール®は慢性痛（慢性疼痛）への適応が拡大されたが，トラマドールとアセトアミノフェンの配合剤であるトラムセット®は慢性痛（慢性疼痛）のみの適応であり，保険適応上注意が必要である (表1-2)．

● **その他**

慢性痛（慢性疼痛）に対し，7日間有効のブプレノルフィン貼付剤（ノルスパン®テープ）が2011年8月に発売された．しかし，ブプレノルフィン坐剤（レペタン®）は，

B　薬物療法と神経ブロックの考え方

表1-2．各種オピオイドの薬事法上の分類

分類	一般名（薬品名）	剤形	がんの適応	非がんの適応	規制区分
弱オピオイド	トラマドール	（トラマドール）カプセル剤	あり	あり	―
		（トラマドール/アセトアミノフェン配合剤）錠剤	なし	あり	―
	ブプレノルフィン	坐剤	あり	なし	向精神薬
		貼付剤（e-ラーニング必要）	なし	あり	向精神薬
	ペンタゾシン	注射剤（15mg）	あり	あり	向精神薬
		錠剤	あり	なし	向精神薬
	コデイン	1％（散剤）	あり	あり	―
		10％（散剤）・錠剤	あり	あり	麻薬
強オピオイド	モルヒネ	錠剤，原末	あり	あり	麻薬
		坐剤，水剤	あり	なし	麻薬
		徐放剤	あり	なし	麻薬
	オキシコドン	細粒剤	あり	なし	麻薬
		注射剤	あり	なし	麻薬
		錠剤	あり	なし	麻薬
	フェンタニル	1日用貼付剤	あり	なし	麻薬
		3日用貼付剤（e-ラーニング必要）	あり	あり	麻薬
		3日用貼付剤 ジェネリック	あり	なし	麻薬
	メサドン	錠剤（e-ラーニング必要）	あり	なし	麻薬

（2013年6月現在）

がん性痛（がん疼痛）と術後痛のみの適応となっており，混乱をきたしている（表1-2）．

　がん性痛（がん疼痛）治療薬としてペンタゾシン，ブプレノルフィン，ブトルファノールなども以前は使用されたが，拮抗性麻薬鎮痛薬であること，有効限界（天井効果）が認められることなどから，WHOでは推奨していない．現在も麻薬扱いではないため使用している医療者もいるようだが，新しい安全性の高い有効な薬剤が開発された場合には，情報を収集する必要がある．

② 強オピオイド

　強オピオイドには，モルヒネ，フェンタニル，オキシコドン（単剤の注射剤は2012年5月発売），メサドン（2013年3月発売）などがあるが，近年では弱オピオイド，強オピオイドと区別する必要がないとの考え方もある．今後さらに多くのオピオイドや種々の剤形が導入される予定である．

　強オピオイドはがん性痛（がん疼痛）が主体であったが，2010年1月にデュロテップ®MTパッチが，慢性痛（慢性疼痛）への適応拡大を承認された．承認後半年間に2人の死亡症例が発生し，いずれも呼吸抑制が原因と報告されている．今後も各種薬剤で適応拡大の準備がされており，麻薬か非麻薬扱いか，適応症は何か，e-ラーニングが必要かどうかなど，常に新しい情報に注意する（表1-2）．

c. 鎮痛補助薬

　本来は鎮痛効果がほとんどないといわれるが，オピオイドやNSAIDsなどとの併用で特殊な鎮痛効果を発揮する薬剤の総称である．抗うつ薬，抗痙攣薬，抗不整脈

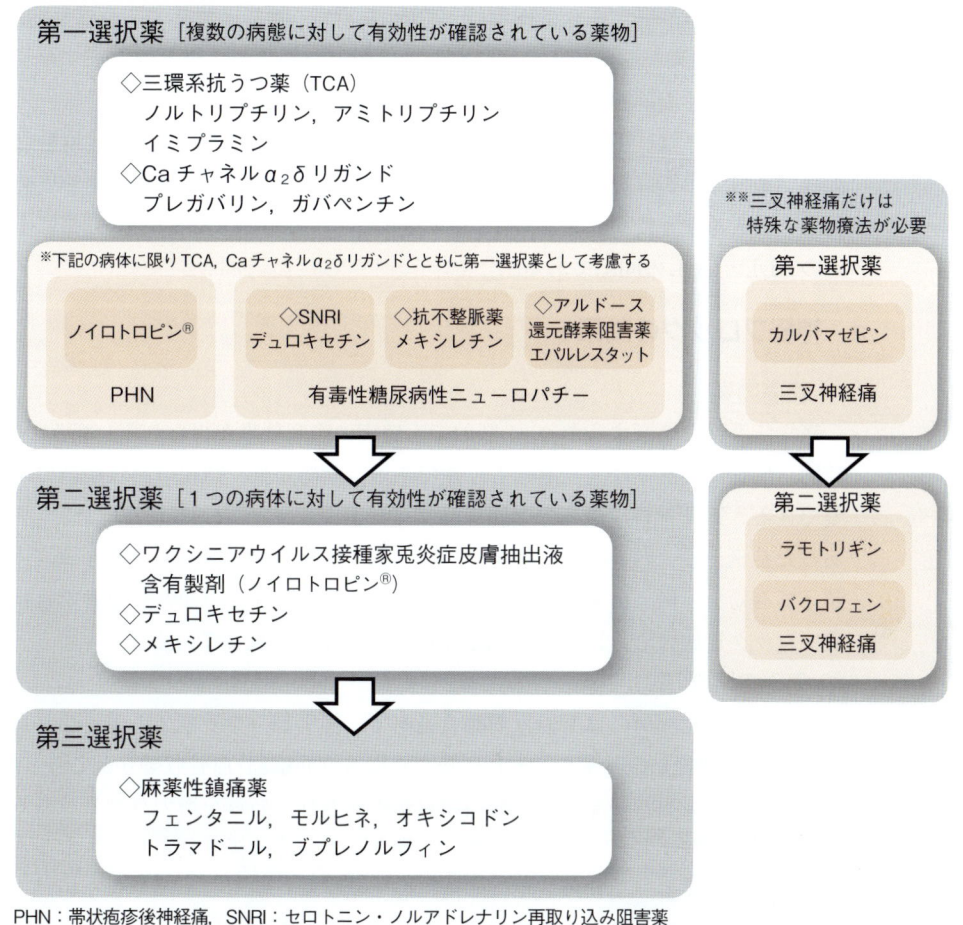

第一選択薬 ［複数の病態に対して有効性が確認されている薬物］

◇三環系抗うつ薬（TCA）
　ノルトリプチリン，アミトリプチリン
　イミプラミン
◇Caチャネルα₂δリガンド
　プレガバリン，ガバペンチン

※下記の病体に限りTCA，Caチャネルα₂δリガンドとともに第一選択薬として考慮する

ノイロトロピン®	◇SNRI デュロキセチン	抗不整脈薬 メキシレチン	◇アルドース還元酵素阻害薬 エパルレスタット
PHN	有毒性糖尿病性ニューロパチー		

※※三叉神経痛だけは特殊な薬物療法が必要

第一選択薬
カルバマゼピン
三叉神経痛

第二選択薬 ［1つの病体に対して有効性が確認されている薬物］

◇ワクシニアウイルス接種家兎炎症皮膚抽出液含有製剤（ノイロトロピン®）
◇デュロキセチン
◇メキシレチン

第二選択薬
ラモトリギン
バクロフェン
三叉神経痛

第三選択薬

◇麻薬性鎮痛薬
　フェンタニル，モルヒネ，オキシコドン
　トラマドール，ブプレノルフィン

PHN：帯状疱疹後神経痛，SNRI：セロトニン・ノルアドレナリン再取り込み阻害薬

図1-1．わが国における神経障害性疼痛薬物療法アルゴリズム
（日本ペインクリニック学会 編：神経障害性疼痛薬物療法ガイドライン，p.20，真興交易医書出版部，2011）

薬，NMDA受容体拮抗薬などがある．痛みのアセスメントを正確に行い，適切な薬剤を選択することが大切である．神経障害性疼痛薬物療法ガイドライン（図1-1）を参考に，必ず1種類ずつ薬剤の効果を判定し，無効な薬剤は中止して次の薬剤を処方するよう心がける．無効な薬剤に次々と他剤を追加してはならない．抗不整脈薬，NMDA受容体拮抗薬に関しては専門家に相談する．また，保険適応外使用の薬剤が多いので注意を要する．

2 神経ブロックの基礎知識

　神経ブロックは脳・脊髄神経（節），交感神経節およびそれらが形成する神経叢に向かいブロック針を刺入し，直接またはその近傍に，薬剤や熱，圧などを作用させて，一時的あるいは長時間にわたり神経の刺激伝導路を遮断する方法である．使

B　薬物療法と神経ブロックの考え方

用薬剤が局所麻酔薬であれば作用は一時的（数時間），神経破壊薬であれば長期間（年余にわたる）効果が期待できる．これらの中間的な効果が，物理的神経ブロック法である高周波熱凝固術や，ブロック針による穿刺圧迫法などである．

穿刺手技的には，手術麻酔で代表される脊椎麻酔や硬膜外麻酔，伝達麻酔などと同様である．手術麻酔の目的は，無痛，無感覚，無反射などにより手術が安全かつ円滑に行えるようにすることだが，神経ブロックの目標は，ブロック効果による患者のADL・QOLの向上である．

a. 神経ブロックの効果

① 除痛効果

痛覚伝導路を遮断するため，一時的でも確実に除痛効果が得られる．痛みの部位，範囲，性質によっては完全除痛も可能である．除痛効果や持続時間は薬剤により調整できる．三叉神経痛患者の下顎神経ブロック（無水エタノール使用）で7年有効であった症例，がん性痛（がん疼痛）に対するくも膜下フェノールブロックで4年を超えて有効な症例，精巣がん術後化学療法後の後腹膜リンパ節転移患者で腹腔神経叢ブロックを施行し，10年経過観察中の症例などを経験している．

② 痛みの悪循環の改善

痛みの生じた局所には脊髄反射路を通して，障害部位を支配する遠心性神経（運動神経，交感神経）の興奮や，それに基づく反射性筋攣縮・血管収縮が起こり，虚血，酸素欠乏，代謝異常が発生し，発痛物質が生成され，痛みを増大させる．痛みが増大し長期間継続すると，不安，恐怖，心配などが交感神経を刺激し，さらなる悪循環を形成促進する．薬物療法では一度に悪循環を断ち切ることはできないが，神経ブロックでは，知覚神経・交感神経・運動神経などを一度に種々の部位でブロックすることで悪循環を改善させることが可能になる．

③ 血流の改善

交感神経緊張状態になると血流が悪化し，痛みや冷感などの症状が惹起される．交感神経をブロックすることで末梢循環が改善され，痛みのみではなく種々の症状緩和の目的に利用されている．代表的なブロックは，星状神経節ブロック，胸部・腰部交感神経節ブロック，腹腔神経叢ブロックなどである．適応は顔面神経麻痺，突発性難聴，頭痛，顔面痛，帯状疱疹，頸肩腕症候群，多汗症，複合性局所疼痛症候群（CRPS），がん性痛（がん疼痛）など，非常に多岐にわたる．

④ 痛みの発生予防

痛みや循環不全などを早期から治療することにより，慢性痛（慢性疼痛）への移行を予防する．早期ブロックで帯状疱疹後神経痛の発生頻度を低下させると考えられている．

⑤ 運動神経遮断

運動神経のみ遮断することも可能で，痙攣などの治療に施行されている．

⑥ 診断的意義

　障害部位の推測・確定，疼痛の種類など，テストブロックの診断的意義は非常に高く，治療方針の決定にも役立つ．顔面痛でどの部位の知覚神経ブロックが有効か，交感神経ブロックのほうが有効かなどで病態を判断し方針を決定する．原因不明の痛みにも，局所麻酔薬でのブロックは安全で非常に有用である．

b. 副作用・合併症

　局所麻酔薬は安全性が高く，副作用も少ない．神経破壊薬も全身に及ぼす影響はほとんどないが，目的以外の部位に浸透すると長期にわたる重大な合併症を生じることがある．最近は安全性を重視して，高周波熱凝固術や高濃度局所麻酔薬を使用することも多くなっている．しかし，穿刺に伴う出血（血腫），感染（膿瘍）などのリスクはどのブロックにもあり，十分に注意しなければならない．

c. 手技・効果

　薬物療法に比し，施行者の技量，手技の巧拙が治療効果や結果を大きく左右する．適応，判断を誤れば，無効なだけではなく，疼痛，しびれなどが増悪して症状が悪化し，患者の苦悩を増すことになるため要注意である．

d. 神経ブロックの種類

① 知覚神経ブロック

　侵害受容器からの入力を直接遮断し除痛を得るブロックである．三叉神経痛や上顎・下顎がんによるがん性痛（がん疼痛）に対する三叉神経ブロックなどがある．

② 交感神経ブロック

　血流改善，発汗抑制，除痛目的で施行される．内臓からの求心性線維は，交感神経と副交感神経で中枢に伝達される．顔面神経麻痺や頸肩腕症候群に対する星状神経節ブロック，多汗症に対する胸部・腰部交感神経節ブロックや，膵臓がん，胃がんなどのがん性痛（がん疼痛）に対する腹腔神経叢ブロックなどがこの経路を遮断する代表的なブロックである．

③ 運動神経ブロック

　筋緊張を和らげ，痙攣や不随意運動を抑制する．顔面痙攣に対する顔面神経ブロックなどがある．

④ 知覚・交感・運動神経ブロック

　代表的なものに硬膜外，くも膜下ブロックがあり，これらは確実な除痛効果をもたらす利用価値の高いブロックといえる．硬膜外ブロックには単回注入法とカテーテル挿入による持続注入法があり，オピオイドの投与経路としても使用されている．

〔樋口比登実〕

C 慢性痛（慢性疼痛）外来のコツ

1 診療の進め方

　診断が第一になるが，急性痛と異なり原因が明確でなく，症状が多彩で掴みどころがない場合がある．人間観察が重要なポイントとなる．

① 患者背景を把握する
　主訴，現病歴，治療歴，既往歴はもちろんのこと，生活歴，教育歴，家族歴，職歴など今までの生活様式・環境などを細かに問診する．

② 客観的な評価を正確に
　痛みは共有できないので，訴える痛みの裏付けとなる客観的な証拠をチェックする（問診・触診・視診・聴診・打診・血液検査・画像検査など）．訴えではないが動作（入室・退室・会話中の姿勢など），しぐさ，会話，声の調子，表情，化粧，衣類，持ち物などにも注意する．

③ 痛みのとらえ方
　痛みの原因，経過，今後のことなど，患者自身や家族がどのように考えているかを把握する．疾病利得の有無も確認する．

④ 診　断
　確定診断がつきにくい場合もあるが，問診・諸検査（X線・CT・MRI・ミエログラフィー・骨シンチ・硬膜外造影・血液生化学検査・サーモグラフィー・ニューロメーター・ペインビジョンなど）・心理テスト・診断的神経ブロックなどを駆使し，患者・家族に痛みの説明ができるよう，さらに自分の治療方針に対する考えをきちんと説明し，同意を得られるよう情報を収集する．

⑤ 治療にあたり
　治療を開始する際の心得を以下に示す．
　① 痛みを認め，寄り添う姿勢・見捨てない保証を提示する．
　② 原因疾患の治療が可能であればそれを最優先とする．
　③ 痛みのアセスメントを正確に行い，痛みの種類や強さによって治療法を選択する．
　④ 痛みの治療法は多岐にわたる．診断に基づき種々の治療法を駆使する．
　⑤ 治療法の選択は，患者・家族の希望，医師の力量，施設によって変化する．
　⑥ 治療の目標は痛みを取り除くことではなく，折り合いをつけてQOLを向上させることであることを認識する．
　⑦ 他院受診希望の際は，必ず診療情報書を作成すると約束する．ドクターショッピングは極力回避する．

⑧ 薬剤や手技は道具に過ぎない．最大の効果が得られるようにうまく使用する．

2 慢性痛（慢性疼痛）の評価

慢性痛患者の評価は非常に難しい．なぜなら時間とともに知覚的側面が軽快（減少）しているにもかかわらず，情動的側面は増強し，日常生活に大きな支障をきたしていることが多いためである．患者の主観的評価には，疼痛日誌・VAS（visual Analogue scale）・QOL調査票・CMI（コーネル大学健康調査票）などがあり，多職種医療者の客観的評価には，傾聴・行動観察・画像などの諸検査がある．

また，病状の評価として，①身体的評価（機能的・器質的・致死的病態の評価，神経系・血管系，中枢性・末梢性，局所性・全身性など），②心理・社会的評価（心因反応・抑うつ傾向・疾病利得・元来の性格など）がある．

a. 全人的アプローチ

痛みそのものに注目するのではなく，「病をもった人間」としてとらえて治療することを「全人的痛みの治療」という．これは，身体的・社会的・精神的・霊的な視点から包括的に「人」として理解し，そのプロセスから，患者と家族の問題を解決するためのアプローチであり，社会の中の患者，家族の中の患者として患者個々を尊重し，QOLを向上させることを目標とする．

①身体的苦痛：痛みなどの種々の身体症状が，どの程度生活に支障をきたしているかを確認する．痛み・睡眠障害・食欲不振・排便障害・排尿障害・運動麻痺・倦怠感などが含まれる．

②精神的苦痛：不安・不眠・怒り・抑うつ状態などの精神症状をいう．精神的苦痛を考えるとき，性格・成育歴・教育歴・自律性・依存性・適応状況・趣味・嗜好などを確認する．

③社会的苦痛：仕事の問題・経済的問題・家族の問題（相続など），医療者のみではなかなか対応困難な苦痛である．職場での役割・家庭や社会での役割・友人や家庭環境・経済状態・医師-患者・家族関係（医療不信・医原性の症状・医師側の問題）などを確認する．また，家庭生活の幸福感・社会的役割の満足度・生活全体の充実感を問う．

④霊的苦痛：人生の意味への問い・役割の喪失・価値体系の変化・死の恐怖・罪の意識・神の追究・死生観に関する悩みなどをいう．

おわりに

　痛みは生体の大事な防御機能であるが，慢性痛（慢性疼痛）に移行すると非常につらく，ADLもQOLも著しく障害される．しかし，痛みの感じ方は千差万別であり，訴えもさまざまなため評価も困難をきわめる．また，聞き手によって得られる情報量に大きな差が出てしまうことも診断・治療を難しくしている要因である．まずは，問診・視診・触診・聴診・神経学的検査・画像診断・心理検査などから，どの部位で痛みが発生しているかを探索することが重要である．痛みのメカニズムを理解し，その原因を見いだすことで，円滑な痛み治療が導入される．治療には多くの選択肢を持ち，医療者と患者・家族関係を良好に保ち，協働して臨むことが大切であり，また，患者自身が痛みと向き合う姿勢に誘導することが重要である．痛みは奥深く，表面的な言動に惑わされると医療者も迷路に迷い込み出口を見いだせなくなる．医療者は患者からの痛みの訴えを真摯に，かつ常に冷静に受け止め，言葉に惑わされることなく痛みを評価し治療にあたることが重要である．そして，患者が痛みやセルフコントロールの重要性を理解できるように努め，患者自身が何を目標としているかを常に考えながら治療を継続するよう心がける必要がある．

〈樋口比登実〉

2章
実症例の外来診察と治療法

A 顔面・頭部の疾患

症例 1
片頭痛

■ 薬物治療＋神経ブロック併用例 ■

症 例	43歳 女性❶. 頭痛.
主 訴	片側の頭がズキズキして後頭部も痛くなる.

初 診 時

現病歴 中学生ごろ❷から，休みの日に頭痛が出ることがあった．半年前から頭痛の程度が強くなった．

■ 外来診察時
医師 どうしましたか？
患者 頭が痛いんです．
医師 どのあたりで，どのような痛みですか？
患者 緊張して首が硬くなり，片側の頭がズキズキし，後頭部も痛くなります❸．目が押さえつけられるようになって，肩がこっているような感じがするのです．
医師 頭痛はどれぐらい続きますか？
患者 1日中続きます❹．緊張状態が続くと，頭痛が強くなります．特に休みの日に痛みが強くなります．鎮痛薬は効きません．
医師 目がチカチカしたり，視野の一部分が暗くなったりしませんか？❺
患者 そのようなことはありません．ただ，嘔気があります❻．
医師 薬はそのほかにイミグラン®（スマトリプタン）のような片頭痛治療薬を飲みましたか？
患者 鎮痛薬以外は飲んでいません．
医師 痛いときはどのようにしていますか？

❶ 片頭痛は女性に多い．

❷ 片頭痛の初発は10代が多く，40代以上になると緊張型頭痛を併発することがある．

❸ 片頭痛は片側の頭痛が多いが，両側が痛くなる，交互に痛くなるという例もある．また，拍動性で後頭部，側頭部，眼窩，こめかみなどが痛くなる．時に両側の後頸部や後頭部の痛みを訴えることもある．壮年期以後では肩の痛みを随伴することもある．

❹ 頭痛の持続期間は72時間以内である．緊張型頭痛を随伴している場合はそれより長くなるので，そのときの痛みが，片頭痛であるのか，緊張型頭痛かをよく聞きとる必要がある．

❺ アウラ（前兆）を伴う片頭痛では閃輝暗点が認められる．若年患者ではアウラを伴うことが多い．

❻ 嘔気と嘔吐のある例は多い．

患者 痛み止めを飲んで，それでも痛いときは寝ています．

> ### 伝授！ 初診時の思考プロセス
>
> 　痛みの部位，右側か，左側か，交代制かを聞くことが重要だが，時に両側が痛い場合もあるので，それだけで片頭痛ではないと診断しない．痛みの性質が拍動性であることも重要である．痛みの程度は中等度であり，緊張型頭痛よりは強くて，群発頭痛よりは弱い．眼窩の痛みや圧迫感も時にはあるが，群発頭痛ほど頻度は高くない．持続が72時間以内であることは国際頭痛学会（IHS）の診断基準である．アウラを伴う片頭痛では閃輝暗点などがあるので，それらを含めて，随伴症の嘔気・嘔吐，音過敏・光過敏などの有無を聞き出す．鎮痛薬やトリプタン製剤，予防薬の服用の有無と効果についても質問する．
>
> 　首が硬くなる，肩がこる，後頭部が痛いなどは緊張型頭痛を思わせる症状であるが，30代以上の患者ではそのような症状が随伴することがある．
>
> 　治療としては，星状神経節ブロック（SGB）を施行し，ロメリジン（テラナス®），ナラトリプタン（アマージ®）❼を処方し，経過をみることとした．

❼ ナラトリプタンは立ち上がりは遅いが効果が長時間続くため，激痛よりも長くダラダラと続く頭痛に効果的である．

患者への説明

医師 片頭痛ですね．この痛みには治療法として，予防療法と症状頓挫療法❽があります．予防薬は血管を拡張させて片頭痛発作を予防します．片頭痛の方は頭痛がないときには脳の血管が正常よりも収縮しており，この収縮が血管の異常な拡張を引き起こすのです．脳血管の拡張薬としてはテラナス®があります．今日はテラナス®を処方しますので，毎日，朝晩服用してください．

　片頭痛は脳の血管が異常拡張したときに起こるので，この血管の拡張を抑えて痛みを減少させる症状頓挫薬として，トリプタン製剤があります．トリプタン製剤には効果が早く出るもの，効果の発現は遅いが長く効くものなどの種類があり，Aさんの場合は痛みの強さが激烈ではなく，1日中続く片頭痛なので，効果が長く続くアマージ®がいいでしょう．

　アマージ®は1日2回まで，頭痛発作のときだけ服用して，月に10錠以上は服用しないようにしてください．

　ほかに脳の血管を拡張させる方法として，星状神経節ブ

❽ 頓挫療法：片頭痛の急性期発症を軽減するための急性期治療のこと．

A　顔面・頭部の疾患

ロックがあります．これを週に1〜2回行うことでも頭痛を予防できるので，ブロック注射も行いながら様子をみましょう．

治療経過

月に5回SGB[9]を行った．SGB後は頭痛が軽くなっていた．トリプタン製剤も効果があったが，ナラトリプタン（アマージ®）服用で母指から示指までのしびれ感[10]が出た．しかし，特別の治療なく同症状は消失した．

初診1ヵ月後では頭痛は出ていない．

[9] SGBは片頭痛の前期における大脳動脈の収縮を改善することで，片頭痛を予防する．

[10] トリプタン製剤ではあまりしびれ感を訴えることはない．

薬物治療＋神経ブロック併用例

症 例　39歳　男性．頭痛．

主 訴　月に1回ほどこめかみが左右交互に痛む．時には両側が痛むこともある．

初 診 時

現病歴　19歳から頭痛があった．頭痛の持続は2日間で，嘔気・音過敏・閃輝がある．暗点はない．最近頭痛の頻度が多くなった．

経　過　某病院でMRI，CT[1]検査を行うが異常なし．その際に，リザトリプタン（マクサルト®），スマトリプタン（イミグラン®），ゾルミトリプタン（ゾーミッグ®）を処方され，スマトリプタンで効果があった．

[1] MRI，CT検査は片頭痛の鑑別診断に有用ではない．

外来診察時

医師　どうしました？

患者　こめかみが痛いんです．月に1回程度痛みが出ます．痛みは左右交互に出るのですが，時には両側が痛いこともあります．ズキズキする痛みで1〜3日程度続きます．緊張すると手のひらの発汗があります．足底の発汗も多くなります．

医師　頭痛は何歳ぐらいから始まっていますか？

患者　19歳のときに最初の頭痛がありました．

医師　頭痛のときに吐き気がしたり，目がチカチカしたり，音や光で痛みが出ることはありますか？

患者 頭痛があるときは吐き気がしますが，吐くことはありません．音や光で頭痛が出ることはあります．目の前にチカチカするものが見えたりすることもありますが，視野が黒く欠けることはありません．

医師 今までどのような病院に行って，どのような薬をもらいましたか？

患者 某大学病院でCT，MRIなどを撮りましたが，異常はないとのことでした．片頭痛だろうといわれて，マクサルト®，イミグラン®，ゾーミッグ®などを処方されました．イミグラン®は有効でした．

> **伝授！ 初診時の思考プロセス**
>
> アウラのある片頭痛である．この片頭痛は10代からの発症が多い．治療はアウラのない片頭痛と変わらないが，経過が長いため，多彩な治療を受けていることが多い．これまでどのような薬，治療法を受けたかを十分に聴取することが必要である．
>
> SGBを施行し，ロメリジン（テラナス®），スマトリプタン（イミグラン®）の処方にて経過をみることとした．

患者への説明

医師 前兆のある片頭痛です．以前の病院で投与されていた薬は片頭痛の特効薬で，症状を頓挫させる薬です．症状頓挫薬としてはイミグラン®が有効のようなので，それを処方します．片頭痛の薬にはそのほかに予防薬があります．片頭痛の患者さんは発作のときに血管が拡張しますので，その反動で，発作の起こっていないときには血管が収縮しています．その収縮を改善するのが予防薬になります．今日はそれを処方しましょう．

また，ほかの予防法としては，収縮した頭部の血管を拡張させる効果のある星状神経節ブロックがあります．これを週に1～2回行うことで片頭痛を軽減することが期待できます．神経ブロックにも副作用があり，声がかすれる，腕がしびれる，めまいがする，などの症状がありますが，いずれも一時的です．Aさんが希望されれば，この治療法を行いましょう．神経ブロックの効果と副作用について詳しく説明したパンフレットがありますので，よく読んで判断してください．

A　顔面・頭部の疾患

治療経過

初診1ヵ月後：月に6回SGBを行って片頭痛は消失した．

初診2ヵ月後：SGBをやめると週末に痛みが出るようになった．SGBを行い，スマトリプタン（イミグラン®）を処方する．その後も月に1回程度SGBを行う．

初診8ヵ月後：禁煙を希望したため，バレニクリン（チャンピックス®）を処方する．これで禁煙に成功すると，<u>片頭痛の頻度が減少した</u>❷．

❷ タバコをやめたら片頭痛が減るのは，脳血管の収縮が改善されたからだと思われる．

薬物治療例

| 症 例 | 33歳 女性．頭痛． |
| 主 訴 | 視野がぼやけて，暗点が出たあとに頭がズキズキ痛む． |

初 診 時

現病歴　中学生ごろから頭痛がある．頭痛が始まる前に<u>視界がぼやけてくる</u>❶．<u>暗点が出現して，そのあと拍動性</u>❷の痛みが出る．片側ではあるが，どちらに出るかはわからない．

❶ 視野のぼやけは暗点の初期状態のようである．

❷ 暗点は血管収縮期，拍動性の痛みは拡張期に現れる．

経　過　6年前からスマトリプタン（イミグラン®）を服用していて，効果がある．痛みは不定期に出現する．1日に2回出ることもあるが，2〜3ヵ月頭痛が出ないこともある．今までは近医で処方を受けていた．リザトリプタン（マクサルト®）は月に3錠前後を服用している．

外来診察時

医師　どうしましたか？
患者　頭痛があります．片側の頭痛ですが，時期によってどちらに出るかはわかりません．
医師　どのような頭痛ですか？
患者　ズキズキする痛みです．頭痛が出る前に，まず視野がぼやけてきて，暗点が出ます．そのあとズキズキと痛みます．頭痛が3日以上続くことはありません．
医師　いつごろから頭痛がありますか？
患者　中学生ごろからです．

|医師| どのような治療を受けてきましたか？
|患者| 近所の内科でマクサルト®をもらって，月に3錠ほど飲んでいました．

> ### 伝授！　初診時の思考プロセス
>
> 閃輝暗点があり，アウラのある片頭痛である．リザトリプタン（マクサルト®）である程度効果があるのでそれを継続し，それでも効果が不十分であれば，より即効性のあるスマトリプタン（イミグラン®）の点鼻薬❸を使えるように，両者を処方して経過観察することとした．

❸ スマトリプタン点鼻薬は激しい片頭痛に有用である．

患者への説明

|医師| 前兆のある頭痛です．片頭痛の前兆期には脳の血管が収縮し，そのために目の異常（暗点）が出ます．そのあと血管が拡張してズキズキする痛みが出るのです．マクサルト®はこの拡張した血管を収縮させて頭痛を改善しますが，それでも効果がなければマクサルト®よりは効果の発現が早いイミグラン®の点鼻薬を使ってください．そのほうが効果があるかもしれません．点鼻薬は鼻粘膜から吸収されるので，より速やかに血液の中に取り込まれ効果が発現します．副作用も内服薬に比べて少ないようです．ただ，マクサルト®からイミグラン®に切り替えるときは，24時間以上あける必要がありますので，一緒に使用しないよう気をつけてください．
|患者| わかりました．使ってみます．
|医師| 片頭痛の予防法としては，脳血管拡張薬と脳の血管を拡張する効果のある，星状神経節ブロックがありますが，試してみますか？
|患者| 片頭痛の頻度が少ないので予防薬を毎日飲むのは気が進みませんし，神経ブロックも希望しません．
|医師| わかりました．それでは発作を頓挫させる薬だけにしましょう．

治療経過

その後，約半年に1回の診察とし，3年ほどリザトリプタンにて頭痛はコントロールされていた．

初診から4年後，リザトリプタンは月に1〜2錠服用している．痛みがまったく出ないときもあるが，週に4回頭痛が出ることもあった．全般的には発作の頻度は低下していた．

A 顔面・頭部の疾患

薬物治療例

症例 15歳 男性．頭痛．

主訴 目がチカチカして光ったギザギザが見えたあと，ひどい頭痛が出現する．嘔吐を伴う．

初診時

現病歴 10歳で頭痛が出た．初発時は目がチカチカして，閃輝が出現，暗点が出て，字がぼやけて見えた．嘔気があり嘔吐を伴った．左の目が痛くなったあと❶，側頭部が痛くなり，拍動痛であった．頭痛の持続は1～2日であった．12～13歳では発作が出なかったが，その後，頭痛が再発する．

再発後の症状は初発時と同様であった．頭痛のときは起きていられず学校にも行けない．

ロメリジン（テラナス®）の服用で閃輝暗点はコントロールされるようになった❷．CT，MRI検査を行うが異常なし．

❶ アウラを伴う典型的片頭痛，前駆症状随伴症状が激しいために器質的脳疾患を疑われ，CT，MRI検査をくり返し行われることがある．

❷ ロメリジンで脳動脈の攣縮が少なくなり，閃輝暗点が改善されたものと思われる．

■ 外来診察時

医師 頭痛はいつごろからですか？

患者 10歳ごろからです．強い頭痛で，頭痛が出ると学校にも行けなくなり，ひどく吐いてしまいます．

医師 痛みがひどいときはどうしていますか？

患者 学校で頭痛が出たときなどは医務室のベッドで寝ています．

医師 どのあたりが痛くなりますか？　どのような痛みですか？

患者 左の目が痛くなり，側頭部も痛くなります．ズキズキした痛みが1～3日ぐらい続きます．痛いときは起きていられないので学校に行けません．

医師 痛みが出る前に何か症状がありますか？

患者 目がチカチカします．光ったギザギザが見えて，視野が欠けたり字がぼやけて見えたりします．吐き気が出て，ひどく吐きます．

医師 頭痛はずっと続いていますか？

患者 いいえ，12～13歳のころは頭痛発作が出ませんでした．14歳からまた以前と同じような頭痛が出ました．近所の病院でCT，MRIを撮りましたが，脳には何も異常がないといわれました．

症例 1 片頭痛

伝授！　初診時の思考プロセス

典型的なアウラを伴った片頭痛である．小児の場合，学業に支障をきたしたり，吐いたりするので脳に異常があるのではないかと疑われることもある．この患者の場合は，頭痛の頻度が少なく学業があるので，神経ブロックは行わなかった．ロメリジン（テラナス®）で過度の血管収縮を消失させることで，アウラの減少を期待した．痛みが強く症状が急速に出るので，効果発現の早いリザトリプタン（マクサルト®）を処方して，経過観察することとした．

患者への説明

医師　典型的な片頭痛です．経過が長いのと，目の症状や，ひどい嘔吐が随伴しますが，以前のCT，MRI検査で脳の異常が認められなかったので，特別な器質的疾患があるわけではないと思われます．頭痛の頻度が少ないので，発作のときにマクサルト®を服用することでよいでしょう．予防薬のテラナス®は片頭痛の起こる前の脳血管の異常収縮を改善し，随伴症状と頭痛を予防する効果がありますので，毎日，朝晩服用するようにしてください．

治療経過

初診から約3年後，リザトリプタンを月に3回程度服用して，頭痛はコントロールされていた．

症例解説

■ 問診のポイント

- **頭痛の初発年齢と痛みの推移**：発症は10代のことが多く，加齢で痛み方が変化するので，その間の痛みの頻度や強さの変化を聞き取る．
- **頭痛の持続時間**：72時間までがIHSの診断基準である．中高年では緊張型頭痛を併発していることが多いので，その区別をつけて，片頭痛だけの持続時間を評価する必要がある．
- **痛みの程度**：痛みは中等度であり，群発頭痛よりは弱く，緊張型頭痛よりは強い．
- **痛みの性質**：ズキンズキンと表現される拍動性頭痛が多いが，群発頭痛のように「突き刺されるよう」と表現されることも時にはある．

A 顔面・頭部の疾患

- **頭痛時の行動**：典型的なのが「布団を敷いて寝ています」との答え．痛みのため，通常どおりの行動はできないが，群発頭痛のように激しくのたうち回ることはない．
- **前駆症，随伴症**：アウラを伴う片頭痛では閃輝暗点が認められる．嘔気・嘔吐は頻度が高く，音過敏・光過敏もある．
- **治療歴**：消炎鎮痛薬を過量服用していることが多く，NSAIDsが有効な患者もいる．トリプタン製剤を服用している場合，適正に服用しているかどうかを聞くことは重要である．併発する緊張型頭痛が起こっているときでもトリプタン製剤を服用している場合がある．
- **補助診断**：MRI，CT検査は，経過の長い片頭痛では診断に有用なことはない．筆者らは明らかな神経学的欠落症状が認められなければ行わない．
- **家族歴**：片頭痛には家族集積性が認められる．

■ 治 療

　治療薬には予防薬と症状頓挫薬がある．予防薬としてはフルナリジン（フルナール®）が国内では使えなくなったので，ロメリジンが使われている．ベラパミルも使われることがある．また，SGBは強力な脳血管拡張作用があるので予防法として有力な方法である．

　症状頓挫薬は，欧米にはかなり遅れたがトリプタン製剤が保険適用となり，ようやく有効な薬剤が入手可能となった．現在国内で保険収載されているトリプタン製剤を表1-1に示す．

　多くのトリプタン製剤が入手可能であるので，その選択には各薬剤の特徴を知る必要がある．

　スマトリプタンは日本で最初に認可された薬剤であり，使用経験が長いため，妊婦・授乳婦へのデータがある．激しい痛みの場合は，スマトリプタンの点鼻薬や自己注射が勧められるが，急激に起こる頭痛で，注射や点鼻を嫌う患者にはリザトリプタンがよい．リザトリプタンは痛みが強い群発頭痛でも効果がみられるほどであり，効果の立ち上がりが経口薬では最も早い．マイルドな痛みが長く続く場合には，立ち上がりは遅いが効果時間が長いナラトリプタンがよい．

　トリプタン製剤の服用時期も問題である．タイミングを逸すると，効果がみられないこともあるからである．さらに，効果がみられない場合は，1日2錠までは服用可能であるが，追加投与は2〜4時間以上あける必要がある．

　片頭痛または片頭痛と緊張型頭痛の併発例では，薬物乱用頭痛を防ぐために，トリプタン製剤を3ヵ月以上にわたって，月に10回以上は使わないようにする．

　緊張型頭痛との併発例では，抗うつ薬や抗不安薬，消炎鎮痛薬などを併用する．片頭痛発作のときだけにトリプタン製剤を服用するよう指導する必要がある．

表1-1. トリプタン製剤

一般名	商品名
スマトリプタンコハク酸塩	イミグラン®錠50，イミグラン®点鼻液20 イミグラン®注3mg，イミグラン®キット皮下注3mg
ゾルミトリプタン	ゾーミッグ®錠2.5mg，ゾーミッグ®RM錠2.5mg
リザトリプタン安息香酸塩	マクサルト®錠10mg，マクサルトRPD®錠10mg
エレトリプタン臭化水素酸塩	レルパックス®錠20mg
ナラトリプタン塩酸塩	アマージ®錠2.5mg

（塩谷正弘）

症例2
群発頭痛

薬物治療＋神経ブロック併用例

症例	29歳 男性❶．頭痛（右が多い，片方のみ）❷．
主訴	頭痛が激しく，目の奥が痛くて，耐えられないときはじっとしていられない．

初診時

既往歴 特記すべきことなし．

現病歴 発病したのは8歳のころ❸．近医の脳外科を受診したがCT，MRI検査で異常なしといわれた．その後，総合病院の脳外科を受診し，再びCT，MRI検査で異常なし❹．
　8年前に近医のクリニックを受診．群発頭痛と診断された❺．今回の痛みは2週間前より❻起こっている．

経過 某大学脳外科でロメリジン（テラナス®），プロプラノロール（インデラル®），アゼラスチン（アゼプチン®），エルゴタミン（カフェルゴット®，現在発売中止）が処方される．
　そのほか，心療内科でパロキセチン（パキシル®），ブロチゾラム（レンドルミン®）が処方されている❼．高流量酸素吸入の効果ははっきりしない❽．当院へはウェブサイトを見て来院❾．

外来診察時
医師 どうしました？
患者 年に1〜2回ひどい頭痛が出るのです．
医師 何歳ごろからですか？
患者 そうですね，8歳ごろから頭が痛いといっていました．
医師 それ以来ずっと痛いのですか？
患者 頭痛が出るのは年に1,2回なのですが，一度出ると1ヵ月間ほど続きます．それから，1ヵ月間は2時間ぐらい続く頭痛が毎日出ますが，その時間が終わると痛みはなくなります❿．

---

❶ 若年男性に好発する．自験例では男性83.3%（表2-1），発症年齢は平均で26歳（表2-2）．

❷ 痛みは片側である．同一の群発期間（頭痛発作が起こる期間）に左右が交代することはないが，異なる群発期間では左右が交代することがある．すなわち，昨年が左で今年は右が痛むということもある．

❸ 発症年齢は診断のうえで重要．

❹ 慢性頭痛ではCT，MRI検査などの画像診断が鑑別診断に有効なことはほとんどない．

❺ 群発頭痛の診断は患者のほうが的確に判断していることがある．若年男性に多いため，電子情報を日常使用している率が高く，インターネットで検索すると特徴的な頭痛のため，容易に群発頭痛の疑いを持てる．

❻ 今回の群発の始まりを聞くことで，自然経過としていつまでそれが持続するかが予想できる．

❼ 緊張型頭痛では抗うつ薬の効果が期待できるが，群発頭痛ではまず効果はない．

❽ 高流量の酸素吸入は脳血管を収縮させることから，発作を抑える効果がある．手軽に用いられないために，医療施設以外での使用は困難である．

A 顔面・頭部の疾患

表2-1. 慢性頭痛症例

	男性（人）	女性（人）	男性の割合（%）
群発頭痛	30	6	83.3
慢性群発頭痛	2		100
片頭痛	22〔2〕	82〔1〕	21.2
緊張型頭痛	46	105	20.5
合計	103	194	34.7

〔　〕内は16歳以下　　（2004～2012年　塩谷ペインクリニック）

表2-2. 群発頭痛で受診する性別と年齢

男　性	30人
女　性	6人
平均発症年齢	26歳
平均来院年齢	40歳

（2004～2012年　塩谷ペインクリニック）

医師 どこが痛いですか？
患者 目の奥⓫です．右のことが多いのですが，時期によっては左のこともあります⓬．
医師 頭痛の出る季節と時刻はどうですか？
患者 頭痛が出る季節は決まっていません．時刻は毎日午前9時ごろです．
医師 頭痛が激しいときはどうしていますか？
患者 目の奥が痛くて耐えられないときはじっとしていられません．頭を打ちつけたり，壁を叩いたりして我慢しています．死ぬかと思って救急車を呼んだこともありました⓭．

伝授！　初診時の思考プロセス

　若年発症の典型的な群発頭痛である．群発の周期性と群発時期以外にはまったく頭痛がない一方で，死ぬかと思うほどの激痛が生じ，救急車を呼んでしまうといった行動をとることはこの頭痛に特徴的である．夜寝てから痛くなる患者が多いが，朝方に痛むこともある．同じような時刻に発作が出ることが多い．痛みのパターン，程度，痛むときの行動などで群発頭痛の診断は容易である．
　片頭痛と同様に予防薬と症状頓挫薬を処方する．群発頭痛では発作の起こる前は脳血管が異常に収縮しているため，血管拡張薬であるロメリジン⓮の処方と，脳血管の拡張を期待して星状神経節ブロック（以下，SGB）⓯を予防法として行う．スマトリプタンの自己注射が使えなかった時代では，症状頓挫薬の第一選択はスマトリプタン点鼻薬⓰であった．リザトリプタン（マクサルト®）は血中濃度の立ち上がりが早いため，経口薬では第一選択になる．

❾ ウェブサイトを見て来院する患者は自分が群発頭痛だと思って来ることがほとんどである．

❿ 群発と発作のパターンとタイミングを聞くのは診断の要点である．群発の頻度，持続期間，時期，発作の頻度，持続時間，時刻を必ず聞く．典型例は，群発においては1年に1回，1ヵ月，時期は不定，発作では1日に1回，1時間，夜間または早朝が多い．

⓫ 痛みの部位は目の奥，眼窩，側頭部が多い．

⓬ 群発が左右交代する症例はあるが多くはない．

⓭ 発作時の行動も大事である．緊張型頭痛の患者は痛いけれども生活はしている．片頭痛の患者は痛いので布団を敷いて寝ている．群発頭痛の患者は痛みが激しいので部屋の中を歩き回る，壁に頭をぶつけるなど，じっとしていられない．また，「死ぬかと思った」と訴え，救急車を呼ぶなどの行為をすることがある．頭痛のなかでは最も強い痛みであり，三叉神経痛と誤診されることも少なくない．

⓮ ロメリジン（テラナス®，ミグシス®）は脳血管に選択的なカルシウム拮抗薬で，発作が起こる前の収縮した血管を拡張することで発作を予防する．ただし，保険適応は片頭痛であるため注意する．

⓯ ロメリジンと同様収縮した脳血管を拡張して発作の発症を予防する．

⓰ スマトリプタンのみ内服，点鼻，自己注射薬が市販されている．群発頭痛は発作の発現が急速であるため，発作早期に内服をしても効

患者への説明

医師 典型的な群発頭痛です．群発頭痛の治療には，予防薬と症状頓挫薬を用いる方法があります．群発頭痛が起こる前には脳の血管は異常に収縮した状態にあります．そこで予防薬として，脳の血管を特異的に拡張させる薬であるテラナス®を使います．また，同じように脳の血管を拡張させることから星状神経節ブロックという方法も予防法として用いられます．そして，群発頭痛が起こってしまったら症状頓挫薬を使います．イミグラン®点鼻液が最も有効ですので，両方の薬を処方します．

果がないことが多い．点鼻薬は血中濃度の上昇が早く，有効に発作を頓挫させる．ただし，群発頭痛の保険適応があるのは自己注射薬のみであるため注意する．

治療経過

受診後翌日，点鼻薬はよく効いた．SGB後の3日間は発作なし，耳に違和感があった．効果は不明．受診4日後は30分で痛みが引いた．しかし，その翌日は痛みがひどくて，点鼻薬でも効果がなく，3時間痛みが続いた．近医でもらったスマトリプタン内服薬は吐き気を催した⑰．

⑰ トリプタン製剤での吐き気は少なくない．

転 帰

受診10日後：痛み寛解⑱．

2週間後再診時：発作が出なくなった．痛みが寛解してからは発作が出ていない．群発の時期は終了したと思われるので，今回の治療は終了した．SGBは来院時ごとに行い，計3回行った．

約1年後再診時：再診の20日前ごろから群発が出た．朝の4〜6時ごろに発作が出る．発作のパターンは前回と同様．スマトリプタン点鼻薬，ロメリジンを処方して，SGBを行う．その後は来院せず．

⑱ 群発は自然寛解するので，寛解が治療の効果であるかどうかという評価が難しい．

A　顔面・頭部の疾患

薬物治療＋神経ブロック併用例

症例	25歳 女性❶．年に1回，頭痛発作がある．
主訴	右のこめかみ，目の奥が痛い．

初 診 時

現病歴　発症は5年前の20歳から．

経　過　1年前，某大学病院の救急を受診した．ロメリジン10 mg/日（分2），スマトリプタン点鼻薬を処方され，SGBを始める．

外来診察時

医師　どうしましたか？
患者　右のこめかみ，目の奥が痛いのです．頭痛は年に1回，晩夏から秋に出て，2ヵ月弱続きます．その間毎日，頭痛発作があります．持続時間は30分〜2時間ぐらいです．寝る前や明け方に痛みがあり，午前3時ごろに痛みで目が覚めることもあります❷．
医師　どのような痛みですか？
患者　目の奥が抉られるような痛みです❸．激痛で，痛いとじっとしていられません．
医師　痛みが起こる予兆はありますか？
患者　何となくわかります．暖かいところに行くとうずいてくることがあります．
医師　痛み発作があるときに目が重くなったりしますか？　吐き気はどうですか？
患者　右の瞼が重くなり，上まぶたが下がってきます．目が赤くなって，涙が出ます．吐き気はありますが，吐いたりはしません❹．
医師　目の前にキラキラするものが見えたり，視野の一部が欠けたりすることがありますか？
患者　それはありません．
医師　痛み発作があるときにお酒は飲みますか？

❶ 女性の発症は少ない．自験例では6例（16.7％）である．片頭痛78.8％，緊張型頭痛79.5％に比べて非常に低い割合である．

❷ 痛み発作で目が覚めるのも特徴である．しかし，群発と群発の間期（間欠期）ではまったく痛みが出ない．

❸ 抉られるような痛みと表現されることが多い．

❹ 部分的ホルネル徴候が随伴する．眼瞼下垂，涙が出る，鼻閉などがあるが，嘔吐，閃輝暗点などはない．嘔気は時にある．

患者 普段は飲みますが，群発頭痛が出ている間は発作を誘発するので，飲酒しません❺．
医師 群発頭痛がある時期以外に，頭痛が出ることはありますか？
患者 それはありません．

> **伝授！ 初診時の思考プロセス**
>
> 女性の群発頭痛は非常に少ないので，診断基準が厳格に一致しないと診断がつけにくいが，この患者では群発頭痛のほとんどの診断基準を満たしており，診断に疑いはない．予防薬とSGB，症状頓挫薬として<u>スマトリプタン自己注射薬</u>❻と，発作が軽いときに用いるようにスマトリプタンの内服薬と点鼻薬を処方した．

❺ 群発の期間は飲酒で発作が誘発される．群発の間期では飲酒しても発作は誘発されない．

❻ スマトリプタン自己注射が使えるようになってからは，群発頭痛の第一選択はこの薬となった．即効性があり，医療機関に来院しなくても発作の初期に注射できるため，最も有効な方法である．しかし，注射に抵抗がある患者や，薬価が高いことから，点鼻薬を好む患者もいる．また，軽い発作の場合は内服薬も有効であり，血中濃度の立ち上がりの早いリザトリプタンを併用することもある．

患者への説明

医師 群発頭痛です．女性に少ない頭痛ですが，Aさんの場合は診断の基準項目にほとんど一致しており，間違いありません．群発頭痛の前には脳の血管が収縮しています．そのため，脳の血管を正常化することで予防ができますので，脳血管拡張薬であるテラナス®を処方します．SGBはテラナス®同様，脳の血管を拡張させて発作を予防します．Aさんが希望されればこれも行いましょう．群発頭痛においては急激に痛みが強くなることから，症状を頓挫させる薬として，効果の発現が最も早いイミグラン®の自己注射を行いましょう．

治療経過

受診後4日目：前回治療後3日間は発作が出なかった．今朝の8～9時に発作が出た．

受診後11日目：今朝発作が出た．スマトリプタン内服薬を使った．

受診後14日目：今日の午前2時45分に発作があった．スマトリプタン点鼻薬の使用により，10分でよくなった．

受診後17日目：最近調子がよい．前回治療して，翌日起きたときに鈍痛があったが，発作にならなかった．

受診後22日目：午前9時30分に頭痛が出たが，スマトリプタン点鼻薬により10分で治まった．4日間は調子がよかった．

受診後25日目：空気がこもったところでは鈍痛が出るが，発作は起こらない．

受診後31日目：発作が出ていないため治療終了．この患者の場合，来院ごとに計8回，SGBを行った．SGBを総合評価すると効果があった．

第2回目の群発

初回受診後約2年：群発が再発した．3,4日前より痛み，発作がある．今朝は7時40分に発作が出た．スマトリプタンを内服し，痛い部位を冷やした．しかし，1時間痛みが続いた．この5日前にも発作が出たので，同じように痛い部分を冷やして，スマトリプタンを服用していた．

外来にてSGBを行い，スマトリプタン自己注射，ロメリジンの処方を行う．

再発後6日目：6日前のSGBは効果がなかった．再発後1, 4, 5, 6日目に発作があった．スマトリプタン自己注射は即効性があった．前回（初回受診時）の群発ではSGBで効果があった．SGBを行い，エレトリプタン錠を処方．

再発後13日目：今回はSGBで効果があった．強い痛みではスマトリプタン自己注射，弱い発作ではスマトリプタン点鼻薬を使っている．自己注射は1回，点鼻薬は5回の使用であった❼．

再発後15日目：2日前から発作が出た．スマトリプタン自己注射とリザトリプタンを処方する．診療ごとに計3回SGBを行った．SGBを総合評価すると効果があった．

❼ この患者ではSGBで痛みの改善を経験していた．予防法は対症薬に比べて効果が評価しにくいが，SGB施行以前の発作に比べて軽快を感じていた．

薬物治療例

| 症 例 | 39歳 男性．右頭痛． |
| 主 訴 | 目の奥が痛く，握られたような痛み．飲酒で誘発される． |

初 診 時

現病歴 4年前，1ヵ月の期間，飲酒で頭痛が誘発された．お酒を飲むと1時間で頭が痛くなり，そのあと激痛となる．痛みのためじっとしていられず歩き回る．目の奥が痛く，握られた感じがする．流涙，鼻閉がある．前回はお酒を飲まなくても，睡眠後1,2時間で痛くなった．発作の持続時間は1時間ぐらい．

経過 某大学病院受診．消炎鎮痛薬を処方された．その後，近医のクリニックを受診．ベラパミルとスマトリプタン内服薬を処方され，スマトリプタン内服薬は効果があった．

外来診察時

医師 どうしました？

患者 4年前に右頭部の激痛が出ました．そのときはお酒を飲んだあと1時間で激痛になりました．1ヵ月間そのような状態で自然によくなりました．

今回は1ヵ月前から痛みの予兆があり，1週間前にお酒を飲んだら激痛が出て，その後飲酒のたびに激痛が出ます．飲酒しなくても就寝1, 2時間後に痛みで目が覚めることがあります．

医師 どのような痛みですか？

患者 目の奥が痛く，握られたような激痛です．痛みがあるときには涙が出て，鼻がつまります．今のところは飲酒しなければ痛みは出ません．

医師 頭痛が激しいときはどのようにしていますか？

患者 痛いのでじっとしていられず，部屋の中を歩き回ります．

伝授！ 初診時の思考プロセス

群発の回数が今回で2回目であるので，周期性であるのかどうかということはいえない．しかし，飲酒で誘発される，激痛である，痛みの部位（目の奥が痛い），随伴症として鼻汁・鼻閉があることから，群発頭痛の診断は下せる．

治療法としては，ロメリジン，リザトリプタン，スマトリプタン点鼻薬および必要であれば神経ブロックを検討する[1]．

患者への説明

医師 群発頭痛です．群発頭痛は脳の血管が拡張したときに起こります．飲酒は脳の血管を拡張させるので群発頭痛が誘発されるのです．群発の期間は1, 2ヵ月で終わると思われますので，その間はお酒を飲まないようにしてください．お酒を飲まなくても頭痛が出ることがありますが，そのときは群発頭痛の症状頓挫薬がありますので，それを使ってください．イミグラン®の点鼻薬は，効果の発現が迅速なので有効でしょう．頭痛の程度が軽ければ内服でも効果があり

[1] 当クリニックに受診する患者は神経ブロックを行うことを知って受診するため，SGBを行う比率が高く，36例中23例（63.9％）でSGBを行っている．SGBを行った患者は次回の群発でも再来することが多い．トリプタンは有効な薬剤であるが，頻用（月に10回以上）すると薬物乱用頭痛になる可能性があるため，神経ブロックを拒否するのでなければ，積極的にSGBを治療に取り入れるのがよいと考える．

A 顔面・頭部の疾患

ます．群発頭痛の発作前には脳の血管が収縮しているので，その収縮を減少させると，過剰な血管の拡張を防ぎ，頭痛発作を予防できます．そのような薬は群発頭痛の予防薬といわれます．これも処方しますので，これは毎日服用してください．症状を頓挫させる，マクサルト®，イミグラン®点鼻薬は発作が起こったときだけ使用していただきますが，1日2回までとして，月に10回以上は服用しないようにしてください．

治療経過

受診後6日目：1日2回発作が出る．リザトリプタン（マクサルト®）内服で効果があった．10〜15分で発作が消失した．

症例解説

◻ 問診のポイント

群発頭痛の群発とは，発作の集団のことをいう．本疾患の特徴として，群発，発作における独特の周期性，若年男性に多い，痛みの部位が眼窩周辺にある，飲酒で誘発される，間欠期はまったく痛みがない，部分的ホルネル症候群がある，夜間発作が起きやすい，痛みで目が覚める，激しい痛み，死にたいような痛み，痛みのためにじっとしていられない，などがあるので，これらを知っていれば問診で診断をつけるのは困難ではない．

診断では，群発と発作の特性を正確に聴取することが大切である．群発の周期性とタイミング（何ヵ月ごとに，または何年ごとに起こるのか，何日間持続するのか，起こる時期はいつか，何日に1回起こるのか，持続時間は何時間か，起こる時刻はいつか）を記載する．時刻としては早朝または夜間のことが多い．痛みの程度は激痛であり，発作時の行動としては，じっとしていられない，歩き回る，壁に頭を打ちつける，救急車を呼ぶなどがある．飲酒との関係では，群発期間は発作を誘発するが，その時期を過ぎると誘発しなくなる．随伴症としては，部分的ホルネル症候群が出る，嘔気があるが嘔吐はない，閃輝暗点はないなどの症状があげられる．これまでどのような予防薬を服用していたか，予防薬を定時で服用していたか，症状頓挫にはどのトリプタン製剤を使っていたか，乱用していないかなどを聴取する必要もある．

◻ 治療

片頭痛と同様に，予防薬と症状頓挫薬がある．予防薬としては，片頭痛と同じくロメリジンが使われており，ベラパミルも使われることがある．また，SGBも予防法として有力な方法である．

これまでの症状頓挫薬は，片頭痛に使われていたエルゴタミン製剤では効果がなく，欧米で使用されていたメチセルジドは日本で認可されていないなど，効果のあるものがなかった．欧米にはかなり遅れたが，現在では有効性が非常に高く，注射法も簡単で誰にでも扱えるスマトリプタン自己注射が保険適応となったため，第一選択となった．しかし，注射に抵抗のある患者では，スマトリプタン点鼻薬（適応は片頭痛）も選択できる（表2-3）．

表2-3. 群発頭痛の治療法

治療法	ロメリジン	トリプタン製剤内服*	スマトリプタン点鼻	スマトリプタン自己注射	酸素吸入	SGB**
件数	22	13	20	16	2	23

＊トリプタン製剤：スマトリプタン2例，リザトリプタン10例，エレトリプタン1例
＊＊SGB：星状神経節ブロック

（2004〜2012年　塩谷ペインクリニック）

　経口のトリプタン製剤も軽い発作のときは有効であるので，経口，点鼻，自己注射を患者自身が痛みの程度によって選択して使用するのがよいと思われる．
　なお，群発頭痛は50歳を過ぎると自然寛解することが多い．

■ 自然寛解の症例

　1979年に前任の病院で治療した患者を現在，別の疾患で治療している．彼女は15歳で右目の奥の激痛を経験した．あまりの痛みで眼科を受診したが原因不明で，内科を受診してあらゆる治療を試したが痛みが改善しない．整体，鍼灸も試みるが効果がなく，7年ごとにこのような激痛発作を再発していた．40歳で関東逓信病院（現・NTT東日本関東病院）を受診した．群発頭痛と診断し，遠方から来られていたので，入院のうえSGBを連日行ったところ，痛みの軽減が得られたため，その後2回，計3回の入院でSGBを行った．そのときもSGBで痛みが軽快した．その後，50歳を過ぎてから群発はまったく出なくなった．トリプタン製剤が使えない時代であったが，今でも，彼女はSGBを受けたことを非常に感謝しているとのことである．

（塩谷正弘）

A　顔面・頭部の疾患

症例 3
緊張型頭痛

薬物治療＋神経ブロック併用例

症例	82歳 女性．頭痛および頸部痛．
主訴	頸が痛くてうまく回らない．ますます頭痛がひどくなっている．

初 診 時

既往歴　腰部脊柱管狭窄症で手術，糖尿病，高血圧，狭心症，人工股関節置換術（両側），アレルギーはなし．抗血小板薬の服用なし❶．

現病歴　頸部から肩にかけての痛みがあり，頭痛が異常にある．数日前から頸の動きが悪く，首が回らない．頭痛が持続するため脳外科を受診し，脳内の検査，頸椎の検査を行ったが，特に所見がなく，緊張型頭痛および変形性頸椎症の診断で当科に紹介となった．

経　過　頭痛は両側性であり，後頭部から頭頂部にかけての締めつけられるような痛みである❷．僧帽筋の大後頭結節付着部付近で僧帽筋の外側に強い圧痛❸が認められた．後頭部から肩にかけての強いこりがあり，全般的に圧痛があった．

ペインクリニック受診

医師　頭がいつも痛くて大変ですね．頸も痛いみたいですが，首を動かすのも大変ですか？　もともと肩こりがするほうですか？　頭痛はどのくらいの頻度で起こりますか？

患者　前から頭痛はときどきしていましたが，ここ2ヵ月ほど前から頭痛がひどくなりほぼ毎日起こっています❹．最近は頸が痛くてうまく回らなくなってきて，ますます頭痛がひどくなっています❺．頭の中が心配で脳外科で頭をみてもらいましたが，異常はないとのことで安心したものの，頭痛と頸の痛みはほとんど治らないので，こちらの科に紹介されました．

---

❶ 高齢者では基礎疾患に対する内服薬が多く，そのなかに抗血小板薬が処方されていることが多いので必ず確認をする．

❷ 緊張型頭痛は一般的には両側性のことが多いが，筆者が診察した患者231人の統計では53％が両側性，40％が片側性であった．頭痛の締めつけられるような痛みを頭帽感という．

❸ この部位は天柱とほぼ一致している．天柱は足の太陽膀胱経に属する経穴で，後頭骨の下縁であり正中から1寸3分外側にある．僧帽筋の外側の陥凹部．

❹ 頭痛の頻度を確認する（表3-1）．

❺ 頸の痛み，緊張，運動の状態を詳しく聴取する．一般的には後頸部に所見があることが多い．

表3-1. 緊張型頭痛の診断基準（国際頭痛分類 第2版による）

緊張型頭痛 　1.1 稀発（infrequent）反復性緊張型頭痛　　　月1日未満のもの 　1.2 頻発（frequent）反復性緊張型頭痛　月1日～15日未満のもの 　1.3 慢性（chronic）緊張型頭痛　　　　　　月15日以上 　　　それぞれに「頭蓋周囲の圧痛を伴うものと伴わないもの」とに細分される
1．頻発反復性緊張型頭痛
A．3ヵ月以上にわたり，平均して1ヵ月に1日以上，15日未満（年間12日以上180日未満）の頻度で発現する頭痛が10回以上あり，B～Dを満たす B．頭痛は30分から7日間持続する C．頭痛は以下の特徴の少なくとも2項目を満たす 　　① 両側性 　　② 性状は圧迫感または締めつけ感（非拍動性） 　　③ 強さは軽度から中等度 　　④ 歩行や階段の昇降のような日常的動作により増悪しない D．以下の両方を満たす 　　① 悪心や嘔吐はない（食欲不振は伴うことはある） 　　② 光過敏や音過敏はあってもどちらか一方 E．その他の疾患によらない
2．慢性緊張型頭痛
A．3ヵ月以上にわたり，平均して1ヵ月に15日以上（年間180日以上）の頻度で発現する頭痛で，かつB～Dを満たす B．頭痛は数時間持続するか，あるいは絶え間なく続くこともある C．頭痛は以下の特徴の少なくとも2項目を満たす 　　① 両側性 　　② 性状は圧迫感または締めつけ感（非拍動性） 　　③ 強さは軽度から中等度 　　④ 歩行や階段の昇降のような日常的動作により増悪しない D．以下の両方を満たす 　　① 光過敏，音過敏，軽度の悪心，はあってもいずれか1つのみ 　　② 中等度～重度の悪心や嘔吐はどちらもない E．その他の疾患によらない

医師：大変ですね．でも脳に異常がなくてよかったですね．頸も頭も痛いんですね．脳外科の先生からの薬はあまり効かなかったですか？

患者：薬を飲んだら少しはよくなりますが，しばらく経つとまた痛くなってきます．痛み止めをもらって飲んでいますが胃の調子が悪くて…．ほかにもいっぱい薬を飲んでるので…．❻

❻ 緊張型頭痛では胃部不快感が出現することがある（表3-1）．

医師：痛み止めでは頭痛があまり取れませんか？　薬を飲むと胃の調子が悪くなって大変ですね〔前医でロキソニン®（ロキソプロフェン）とミオナール®（エペリゾン）を処方されていることを確認〕．頭が痛いのはどのあたりですか？　頸が動かないということですが，どのくらいまでなら動きますか？

患者：頸から頭の後ろにかけて痛くて，首は横に回せません．頸を回すと痛み❼が出てきます．

❼ 変形性頸椎症の患者はいわゆる「寝違い」を起こしやすく，頸の緊張が高まると緊張型頭痛の症状が強くなる．

医師：頭の痛みは両方にありますか？　頭の前のほうはどうですか？　どのような痛みか自分の言葉で教えてもらっていいですか？

A　顔面・頭部の疾患

[患者] 痛みは頸〜後頭部〜頭頂部の両側にかけて，重苦しい痛みがあって，ときどきズキーとした痛みがきます．頸を回せなくなって痛みが強くなったみたいです．

[医師] 大変ですね．いつも痛いと不愉快ですよね．頭が重いのは締めつけられるような感じですか？　例えば，鉢巻きを無理やり締めているような感じ，小さい帽子を無理やり被らされている感じ❽ですか？

[患者] そうそう，締めつけられる感じで，ときどき痛みが強くなって，痛みが出てくるとしばらく続きます．

[医師] 痛みが強くなったときに目の奥が痛くなりますか？　それから胃の調子が悪くなってムカムカしますか？❾　薬をいっぱい飲んでいるので胃の調子はいつもあまりよくないですか？　あと冷え症ではありませんか？　手のひらが冷たくないかみますので，手を触らせてくださいね．お風呂に入って体を温めたときには，頭痛はどうなりますか？

[患者] 冷え症ですね．いつも手は冷たいです．お風呂に入って体が温まると頭痛はよくなるし，首も楽になります．胃の調子はいつもはそんなに悪くないですが，頭痛が強くなると気持ち悪い感じがしてくることが多いです．吐きはしませんが…．

> **伝授！　初診時の思考プロセス**
>
> 頭痛の部位および頭痛発症の頻度，ほかの消化器症状や自律神経症状の有無を検討して，表3-1の診断基準を参考に診断する．片頭痛との鑑別が重要である．

患者への説明

[医師] 手は冷たいですね❿．首の後ろを抑えたら痛みが出ますよね．これは頭から肩の筋肉がこって，肩こりの酷い状態が続くと頭が痛くなる病気で，緊張型頭痛という頭痛です．肩こりをよくすると，頭痛は少しずつ治ってくるので心配しなくていいですよ．でも頸の変形もあるので，ときどき頭痛が起こることはあると思います．ところで，手術した腰と股関節の調子はどうですか？

[患者] 腰は少し痛いけど，歩けるから…．股関節は大丈夫ですよ．

[医師] 鎮痛薬は，胃の調子が悪くならない鎮痛薬に変更しておきますね⓫．それから，肩こりと頸のこりを治すと頭痛も治る

❽ 頭帽感は緊張型頭痛の診断では重要な症状である．頭痛の性質を詳しく聞くことが，機能的頭痛の鑑別診断では重要である．患者は頭痛があると自分で診断して「片頭痛」とよく訴えるので，詳しい症状により，片頭痛と緊張型頭痛の鑑別を行う．片頭痛に緊張型頭痛を伴うことがしばしばあるので，診断は慎重に行う．

❾ 緊張型頭痛では目の奥の痛みを伴うことがあり，頭痛の程度がひどくなれば胃の気持ち悪さがみられることがある．しかし，嘔吐することはない．消化器症状があるときには片頭痛と鑑別する．

❿ 冷え症の患者や冷えで頭痛が悪化するときには，呉茱萸湯（ごしゅゆとう）の効果があることが多い．

⓫ 鎮痛薬としては，高齢者では（特に80歳以上では）基本的にアセトアミノフェン180mgから処方している．NSAIDs潰瘍発症の頻度は，80歳以上では若年者と比較して10倍以上である．

ので，筋肉を緩める注射を指で押して痛むところにしましょうね．

患者 先生，本当に治りますか？ この頭痛はかなり前から続いていて，痛み止めを飲んでも今まで一時しか効かなかったので，今回の注射と薬で頭痛はなくなりますか？

医師 今説明した緊張型頭痛は，肩こりが原因となることがあるので，肩がこらないような工夫を日常生活ですることが一番大切ですよ．軽い運動でいいから頑張って毎日してくださいね．ラジオ体操をいい加減にするぐらいの体操でいいですよ．あと漢方薬でこの緊張型頭痛によく効く薬があるから出しておきますね．

■ 治療および処方内容

　頭痛は両側性である．後頸部から肩にかけて圧痛のあるところにトリガーポイント注射を行い，鎮痛薬としてアセトアミノフェン180 mg/日（分3）を処方し，痛みが我慢できないときに服用するとの指導を行う．痛くなければ飲まなくてよいと話す．呉茱萸湯7.5 g/日（分3），治打撲一方5.0 g/日（分2）を処方した．

治療経過

1週間後の再診時．
医師 いかがでした？ 頭痛はよくなりましたか？
患者 頭痛はまったくありません．頸は動かすとまだ痛いですが痛みは減ってますよ．
医師 頭痛がなくなってよかったですね．頸の痛みは一番痛いときを10とするとどのくらいになりましたか？❷
患者 4〜5ぐらいかな．
医師 （NRS 4〜5/10と確認し，カルテに痛みの程度を記載）．よくなっているので，もう少し薬を飲んでみましょうか？ 同じ薬を出しますが，漢方を飲んで何か不都合はありませんでしたか？ 下痢もしなかったですか？❸
患者 漢方薬を飲んでから調子がいいです．呉茱萸湯って薬は，少し苦いけど飲みにくくはないです．❹下痢もしてないです．それから，痛み止めは飲んでいないのでいりません．

❷ 漫然と治療せず，痛みの程度を評価し必ず記載する．100 mm視覚アナログスケール：VAS（visual analogue scale）や数値評価スケール：NRS（numerical rating scale）が一般的に使用されている．
【VAS】100 mmの直線を示し，その左端を「痛みはない」状態，右端を「これ以上の痛みはないくらい強い（これまで経験した一番強い痛み）」状態として，現在感じている痛みが直線上のどの位置にあるかを示す方法で，再現性が優れているため診療の場で最も多く使用されている疼痛評価スケールである．
【NRS】痛みを「0：痛みなし」から「10：これ以上ない痛み（これまで経験した一番強い痛み）」までの11段階として，数字を選択する方法である．NRSは国際的に痛みの評価ツールとして合意されているスケールで，痛みの変化を調べ

A　顔面・頭部の疾患

3週間後の再診

頭痛はまったくなし．頸の痛みはNRS 1〜2/10．
医師 いかがですか？
患者 先生，頸の痛みは少しあるけど，頭痛はほとんどありません．調子はいいです．体操も少しだけどゆっくりしているから肩こりも少し減ったみたいです．
医師 薬はもうやめましょうか❶．今日から出さないので，そのまま様子をみてくださいね．でも，頸が変形しているから，また肩こりがひどくなると頭痛がしてくるので，そのときはすぐに来てくださいね．また薬を飲めば治りますよ．

るのに意義がある．
❶ 頸椎症による痛みや運動制限に治打撲一方は効果があるが，下痢をすることがある．
❷ 呉茱萸湯は苦い薬であるが，体質に合っていればほとんどの患者が飲みやすいという．

❸ 不要になった薬剤は中止する．

■ 薬物治療＋神経ブロック併用例 ■

症例　72歳 女性．後頸部から頭部にかけての痛み．

主訴　後頸部から頭頂部にかけて締めつけられるような頭痛がある．

初 診 時

既往歴　特記すべきことなし．

現病歴　2ヵ月ごろ前より後頸部から頭部にかけての痛みがあるため脳神経外科を受診した．変形性頸椎症の所見（MRIにてC3, 4, 5部位での狭窄が認められた）があるが脳内には特別な所見がなく，緊張型頭痛の診断で，アミトリプチリン（トリプタノール®）20 mg/日（分2），呉茱萸湯7.5 g/日（分3）の処方にて経過観察していたが，あまり改善しないため当科に紹介された．

伝授！ 初診時の思考プロセス

頭痛の部位や程度，発症頻度を詳しく聴取する．二次性頭痛（器質的異常）の除外は必須である．

■ 治療および処方内容

　天柱から後頸部にかけて圧痛があり，両側性に後頸部から頭頂部にかけての締めつけられるような頭痛がある．目の奥の痛みや消化器症状はなかった．両側の天柱および後頸部の圧痛点にトリガーポイント注射を行い，アミトリプチリン（トリプタノール®）を中止とし，ある程度の効果が認められたので前医処方の呉茱萸湯7.5g/日（分3）で経過観察することにした．鎮痛薬は処方しなかった．

治療経過

1週間後の再診時．

医師 頭痛の具合はいかがですか？

患者 漢方薬を飲み始めて頭痛はいくらかは減少していますが，依然あります．朝起きたときに頭痛があり，非常に不愉快です❶．朝からの頭痛が続いていて，あまりよくなるときがありません．頭痛は1日おきぐらいに起きています．

医師 それは気分が悪いですね．朝から頭痛がしていると不愉快ですよね．今までの漢方薬はあまり効果がないようなので，違う薬に変更しますね．釣藤散という薬ですので，飲んでみてください．

〔釣藤散7.5g/日（分3）に変更して1週間分を処方した〕

❶ 朝方または朝目覚めたときからの頭痛には釣藤散（ちょうとうさん）が効果的である．釣藤散は効果・効能では「慢性に続く頭痛で，中年以降，または高血圧の傾向にあるもの」となっているが高血圧にこだわることはない．

その1週間後

医師 頭痛はいかがですか？　少しはよくなりましたか？

患者 頭痛は半分ぐらいになりました（NRS 6/10）．まだ頸の後ろの痛みがあります．

医師 頭痛は少なくなってよかったですね．この薬は効いているようなのでそのまま続けましょう．

1ヵ月後

医師 いかがですか？　よくなっていますか？

患者 頭痛はほとんどありません（NRS 0〜1/10），頸の痛みがまだあります．

医師 首の痛みはどの程度ですか？　10段階で教えてください．

A　顔面・頭部の疾患

患者　3ぐらいですかね．頭痛は取れたけど頸がまだ痛いので，不愉快感はあります．

医師　この薬で肩こりと頸の痛みが取れる効果❷もありますから，しばらく同じ薬を飲んでみてください．

❷釣藤散は首から肩にかけてのこりや痛みに効果がある．

前回の診察から4週後

患者　頭痛はまったく出ませんし，頸の痛みもなくなりました．肩と首の重苦しさが少しありますが，あまり気になりません．

医師　よかったですね．もう少し同じ薬を続けましょうね．

症例解説

疾患解説

　ペインクリニックでの頭痛を主訴とする疾患で，最も多いものが緊張型頭痛である．緊張型頭痛は，国際頭痛分類 第2版（ICHD-Ⅱ）では一次性頭痛に分類され，二次性頭痛（器質的異常）の除外が必須である．特に高齢者が訴える頭痛には二次性頭痛であっても症状が比較的軽微なものがあるので，初診時には慎重な対応が必要である．緊張型頭痛は，一次性疼痛のなかでは最も一般的なタイプの頭痛であり，さまざまな調査で一般集団における生涯有病率は30〜78％の範囲とされている．ICHD-Ⅱでは，緊張型頭痛は希発反復性緊張型頭痛，頻発反復性緊張型頭痛，慢性緊張型頭痛に分類され（p.37 表3-1参照），慢性型に分類される頭痛は生活の質（QOL）を大きく低下させ，高度の障害を引き起こす深刻な疾患であることを再認識する必要がある．ICHD-Ⅱの解説では，頻発反復性緊張型頭痛は，「頭痛の頻度が高く，数十分〜数日間持続する．痛みは一般的に両側性で，性状は圧迫感または締めつけ感であり，強さは軽度〜中等度で，日常的な動作により増悪しない．悪心はないが，光過敏または音過敏を呈することがある」とされている．また慢性緊張型頭痛は「反復性緊張型頭痛から進展した疾患で，数十分〜数日間持続する頭痛が連日または非常に頻繁に発現する．痛みは一般的に両側性で，性状は圧迫感または締めつけ感であり，強さは軽度〜中等度で，日常的な動作により増悪しない．軽度の悪心，光過敏または音過敏を呈することがある」とされている．

　高齢者の頭痛では，頭蓋内疾患が否定されると往々にして放置されている傾向にある．毎日の頭痛で患者の多くは市販の鎮痛薬を購入して，自分の判断で飲んでいることがしばしばみられる．時には数年以上にわたって頭痛が持続し，薬剤誘発性頭痛になっている患者が少なからず見受けられる．薬剤誘発性頭痛になると治療に抵抗することが多いので，緊張型頭痛は早期に治療を行うことが肝要である．

　緊張型頭痛において，触診による頭蓋周囲の圧痛の増強は最も重要な所見である．頭蓋周囲（頭蓋周囲の圧痛は，前頭筋，側頭筋，咬筋，翼突筋，胸鎖乳突筋，板状筋および僧帽筋）に圧痛を伴うことが多い．圧痛は頭痛の強さと頻度とともに増強し，実際の頭痛の発現中にさらに悪化する．頭痛として両側性の圧迫または締めつけられるような痛みであることが多いが，片側性の頭痛も見受けられる．すべてのサブタイプで頭蓋周囲の圧痛を伴うものと伴わないものとに分類され，圧痛の有無

は診断において重要な所見であるが必須ではない．

◼ 治 療

治療薬としては解熱鎮痛薬，筋弛緩薬（エペリゾン，チザニジン），三環系抗うつ薬（アミトリプチン），抗不安薬（エチゾラム）などが使用されている．筆者は，緊張型頭痛には漢方薬を第一選択として使用しており，漢方薬のみでほとんどの緊張型頭痛の治療が可能であると考えている．使用している漢方薬としては呉茱萸湯（冷えがある，特に手の冷えが強い頭痛に用いている），釣藤散（早朝起床時に頭痛を訴える患者に効果があることが多い），川芎茶調散（体力・体質にかかわらず，感染に伴う頭痛に用いるとされているが，少しうつ傾向にある女性によく効果がある），桂枝人参湯（冷えがなくどちらかというとのぼせがあり，胃腸が弱く心下に痛みがある患者に用いる），五苓散（めまいに伴う頭痛に効果があり，口渇，乏尿傾向，のぼせ気味の患者に用いる），苓桂朮甘湯（痩せ型ないし中肉型で比較的体力の低下した人，めまい，ふらつき，動悸，息切れ，頭重，肩こり，目の痛みなどの日常臨床でよくある器質的な異常のはっきりしない不定愁訴にしばしば用いられる）などを主に使用している．

◼ 呉茱萸湯の緊張型頭痛に対する効果

慢性的な頭痛を訴え，MRIおよびMRAで頭蓋内の器質的疾患が否定され，臨床症状から筋緊張性頭痛と診断された患者121人を対象とした筆者の研究結果では，呉茱萸湯での治療効果は96.3％であった．平均年齢は69.0±9.8歳（50〜95歳），男性21人，女性100人であった．治療は呉茱萸湯7.5g/日（分3）を処方し，天柱および頸部・肩の圧痛を認めた部位にジブカイン＋サリチル酸ナトリウム＋臭化カルシウム（ネオビタカイン®）を用いたトリガーポイント注射を行った．治療効果は10段階の数値評価スケール（NRS）で表し，記載があった106人のうち最低NRSが0〜2に改善した著効例は87人（82.1％），3〜5に緩和した有効例は15人（14.1％）であった．

（光畑裕正）

文 献

1）国際頭痛学会・頭痛分類委員会：国際頭痛分類 第2版（ICHD-Ⅱ）．日本頭痛学会誌，31(1)：57-63，2004．

A 顔面・頭部の疾患

症例 4
三叉神経痛

薬物治療例

症例 86歳 男性．痛みで食事ができず体重減少，抑うつ傾向．

主訴 本人▶顔が痛くて食べられない，話せない．
妻▶痛みで食事ができず，どんどんやせていくのが心配．いつもうな垂れていてうつ病のよう．こんな人ではなかった．

初診時

既往歴 国立大学出身．一流企業勤務．65歳定年退職．
　5年前：2型糖尿病［グリメピリド（アマリール®）内服中］，左難聴著明（未治療）．
　2年前：無症候性脳梗塞［MRIにて確認，低用量アスピリン（バイアスピリン®）内服中］．
　4ヵ月前：記銘力低下のため神経内科受診（意欲低下・外出しない，5分前の記憶も不確実）．MRI（海馬萎縮），脳血流シンチ（帯状回血流減少）よりアルツハイマー型認知症の疑い．認知機能検査（MMSE）28点．

現病歴 2年前からときどき顔面痛発作あり．初発年齢84歳❶．
疼痛部位 左上唇，頬，上顎❷．
疼痛発作 食事，洗顔，髭剃り，会話などがトリガーとなり電撃痛が走る．2年前より疼痛発作はあったが，特に治療することもなく，何となく軽快していたので気にしていなかった．しかし，今回はなかなか軽快せず，どんどんひどくなる一方で，食事量も減少し，会話も減少した❸．

経過 今回の疼痛発作発現後，何ヵ所も歯科医を受診したが，特に問題ないといわれ，入れ歯の調整と，疼痛時のNSAIDs処方があるだけであった．
　X年5月：T大学病院口腔外科受診．口腔外科的には特に異常ないとの診断を受けた．

❶ 発症年齢は高齢．特発性三叉神経痛は男女比1：1.5と女性に多く，発症年齢は50代以降が多い（平均：男性51.3歳，女性52.9歳）．

❷ 顔面デルマトーム：左V2領域図示．
部位：第2枝領域が最も多く（38.1％），次いで第3枝（35.2％），第2・3枝合併（14.9％），第1・2枝合併（5.3％），痛みが第1枝領域に限局することはまれである．右側に多く認められるが，3〜5％が両側である．両側は非常にまれであり，その場合は中枢性疾患の関与を考慮する．

❸ 当科受診まで三叉神経痛（TN）の診断をうけていない．典型的な痛みと捉えられてなかった．典型例は問診で診断可能：洗顔・歯磨き・髭剃り・会話・食事などに誘発される耐え難い電撃痛，数十秒〜1，2分単位の発作痛，夜間は痛みで目が覚めることは少ない，入浴は楽なことが多い（表4-1）．

表4-1. 典型的三叉神経痛の診断基準

> A. 三叉神経分枝の支配領域の1つまたはそれ以上の部位の発作性の痛みが数分の1秒〜2分間持続し，かつBおよびCを満たす.
> B. 痛みは以下の特徴のうち少なくとも1項目を有する.
>   1. 激痛，鋭い痛み，表在痛または刺痛
>   2. トリガー域から発生するか，またはトリガー因子により発生する
> C. 発作は個々の患者で定型化する.
> D. 臨床的に明白な神経障害は存在しない.
> E. その他の疾患によらない.

(日本頭痛学会（新国際分類普及委員会）・厚生労働科学研究（慢性頭痛の診療ガイドラインに関する研究班）共訳：国際頭痛分類第2版．日本頭痛学会，p.143, 2004より作成)

疼痛軽減せず，食事困難，体重減少，うな垂れて過ごすことが多くなり，知人にペインクリニックを勧められる❹.

6月ペインクリニック受診

奥様に付き添われて受診．洗顔，髭剃りなどが不十分．衣類は整えてあるが整髪は困難な様子❺．歩行は少し不安定な様子❻．病状はほとんど奥様が説明し，患者は口を開かない．

医師 おつらそうですね？
患者 （元気なくうなずく）
妻 このところ口も開かず，本当に困っています．毎食ミキサー食のようにして味を変えて支度をしてもなかなか口に入れてくれません．ときどき顔を押さえてうずくまるような格好をしています．このままでは衰弱して死んでしまうのではないかと心配で…．歯医者さんでも歯は問題ないといわれましたが，痛そうにみえます．アルツハイマーも関係しているのでしょうか？
医師 ご心配でしたね．いつも痛みがつらそうですか？
妻 いつも痛そうなわけではないのですが，食事の用意ができて声をかけるととたんに嫌な顔になり，口を閉じてしまいます．歯磨きも髭剃りも嫌がります．もともと几帳面できれい好きでしたので信じられなくて…．入れ歯も合わなくなっているのか入れたがりません．人が変わってしまったようで…．
医師 夜寝ているときやお風呂はいかがでしょうか？
妻 不思議と寝ている顔は穏やかで，夜中に騒ぐことはありません．お風呂も当初は入っていたのですが，お風呂で何かあっては困るので最近はあまり入らせていません．本人も入浴中の事故などが不安なようで入りたがりません．❼

❹ 重症例では日常生活が著しく障害されることがある．

❺ 容姿の観察も重要．
❻ 車椅子で受診することもある．

❼ 夜間痛はない．入浴は楽になることが多い．

A　顔面・頭部の疾患

医師　Aさん，大変でしたね．痛いところを指1本で示して教えてくれますか？❽

患者　（左の小鼻の横を恐る恐る示す）

医師　ありがとうございます．触れると痛みが走りそうなのですね．そっと痛みが走る方向を指でなぞってくれますか？

患者　（うなずき，指で上唇－小鼻－頬－左目中央－前額部に線を描く❾）

医師　こんなに痛みが走るとつらいですね．

患者　（大きくうなずく．表情は硬く，困り果てている様子）

医師　食事，会話，洗顔，髭剃り，入れ歯挿入などで，痛みが誘発されて困っているのですね？　何もしなければ大丈夫ですね？

患者　（大きくうなずく）

医師　今の様子からですと三叉神経痛（左第2枝）の可能性が高いですね．神経内科で検査していただいた脳のMRIで脳の萎縮と動脈硬化は認められますが，特に腫瘍や動脈瘤などの指摘はありません．ちょっと顔に触れてもいいですか？

患者　（困った顔で小さくうなずく）

医師　（毛筆でそっと非疼痛側第1（前額部）-2（上口唇）-3（下顎）枝の順に触れる．次いで疼痛側も同様に触れる．上口唇に触れると思わず顔を背けることがある❿．あまり強く触れず毛筆など柔らかなものを使用する）

　　　ここが痛みの震源地のようですね．

患者　（大きくうなずき，少し安堵の様子）

　頭蓋内検査，血液検査などは他施設で何度も施行．特に異常はないとのことで検査は最低限の血液検査のみ⓫．

> **伝授！　初診時の思考プロセス**
>
> 食事や会話がトリガーとなり電激痛発作出現．夜間痛はなし．発症年齢が高いが，三叉神経痛（左第2枝）の診断⓬．
> カルバマゼピン（テグレトール®）150 mg/日を処方⓭．

❽ 点で示すことが重要．トリガーポイントの可能性大．

❾ 疼痛領域を確認．

❿ アロディニア：通常では痛みを起こさない刺激（「触る」など）によって引き起こされる痛み．

⓫ 感覚低下・異常感覚，角膜反射減弱，そのほか脳神経症状を伴う場合は，脳血管障害，脳腫瘍，多発性硬化症，延髄空洞症などの鑑別診断が必要．

⓬ 若年者，発作時間が長い，発作間欠期が短い，トリガーとなる行為が明確でない，夜間痛があるなどの場合は，症候性三叉神経痛を考え精査する必要がある．若年・第1枝領域の疼痛・角膜反射減弱または消失などの症例は，腫瘍を念頭に置き精査する．

⓭ 高齢者・独居者は低用量からの開始が原則．副作用には眠気・ふらつきがあるため，それらによる転倒にも注意する．発疹も認められることがあり，時に入院加療が必要な重症例もある．副作用喚起を忘れずに行う．

患者への説明

医師 三叉神経痛の特効薬を試してみましょう．これが効けば三叉神経痛と診断できるほどの薬です．ただし，痛み止めではなく「痙攣を止める薬」でいわゆる「てんかんの薬」です．

妻 てんかんですか…．やはりアルツハイマーが関係しているのですか？

医師 アルツハイマーの薬ではありません．Aさんの痛みは電気が走るような痛みで，前に飲んでいた普通の痛み止めでは効かなかったですよね．ですから今回はそのような痛みを抑える薬を使うのです．副作用として普通の痛み止めのように胃腸障害はないのですが，ふらつきが出ることがありますので，転倒などには十分注意してください．もしふらつきが出たら横になったり，座ったり，のんびりしていてください．そして痛みが軽くなっているか確認してください．まず，転倒防止のために少量から開始しましょう．

妻 痛いときに飲むのでしょうか？

医師 今は食事もできず困っているようなので，毎食前に内服しましょう．特に朝は洗顔・歯磨き・朝食とイベントが多いので，ベッドの中または起床後すぐに内服して，30分くらいしてからゆっくり着替えて朝食を召し上がってください．昼・夜は食前30分前くらいに内服してみましょう．

　薬を飲み始めるとときどき皮膚に発疹が出ることがありますが，皮膚が赤くなったり，ブツブツが出たりして体調が悪いようでしたら，救急外来にいらしてください⑭．

⑭ 薬物アレルギーとして皮疹，発疹などが出現することがある．TENやSJSなどの重篤なものもあり（表4-2），発疹が出現したらすぐに皮膚科受診などの対応が必要である．

表4-2．副作用発現状況の概要

中毒性表皮壊死融解症 Toxic Epidermal Necrolysis（TEN） 皮膚粘膜眼症候群 （Stevens-Johnson Syndrome：SJS） 紅皮症（剥脱性皮膚炎）〔頻度不明〕	重篤な皮膚症状が現れることがあるので，観察を十分に行い，発熱，眼充血，顔面の腫脹，口唇・口腔粘膜や陰部のびらん，皮膚や粘膜の水疱，紅斑，咽頭痛，瘙痒，全身倦怠感などの異常が認められた場合には直ちに投与を中止し，適切な処置を行うこと． また，これらの症状のほとんどは本剤の投与開始から3ヵ月以内に発症することから，特に投与初期には観察を十分に行うこと．
肝機能障害，黄疸〔頻度不明〕	胆汁うっ滞性，肝細胞性，混合型，または肉芽腫性の肝機能障害，黄疸が現れ，劇症肝炎などに至ることがあるので，定期的に肝機能検査を行うなど観察を十分に行うこと．異常が認められた場合には投与を中止し，適切な処置を行うこと．
再生不良性貧血，汎血球減少，白血球減少，無顆粒球症，貧血，溶血性貧血，赤芽球癆，血小板減少〔頻度不明〕	重篤な血液障害が現れることがあるので，定期的に血液検査を実施するなど観察を十分に行い，異常が認められた場合には投与を中止し，適切な処置を行うこと．
急性腎不全（間質性腎炎など）〔頻度不明〕	重篤な腎障害が現れることがあるので，定期的に腎機能検査を実施するなど観察を十分に行い，異常が認められた場合には投与を中止し，適切な処置を行うこと．

治療経過

　数日後再診時には，激痛軽快，食事摂取も問題なく，体調が回復してきたと奥様も大喜び⓯．ご夫妻で受診．

患者 おはようございます．

医師 話せるようになりましたか？

患者 おかげさまで何とか少し話せます．前回のときも話そうと思えば話せたのですが激痛が恐ろしくて…．失礼しました．

妻 本当によく効く「てんかんの薬」でした．以前はどれだけ食事を工夫してもなかなか思うように食べてくれず，苦労しました．今もミキサー食ですがよく流し込んでくれています．話もしてくれるようになり，少しずつ元の主人に戻っています．うつ病でなくてよかったと思っています．アルツハイマーや高齢者のうつ病の話を聞いていたので本当に心配していました．

医師 前回の血液検査も特に問題はなかったので，このまましばらくテグレトール®で様子をみましょう．ふらつきは大丈夫ですか？

患者・妻 転ぶこともなくちょうどよい量のようです．保険薬局で錠剤も半分にしてくれるので助かりました．このままずっと飲んでいれば大丈夫ですか？

医師 三叉神経痛はずっと痛い病気ではありません．発作の時期が過ぎれば嘘のように痛みが消えることがあります．それがいつとはいえませんが，今回は激しい初回発作ですので，落ち着くまで通院しながら薬を減らしていきましょう．発作が治まると不思議と薬を飲むのを忘れます．不要な薬は飲まないほうがいいですね．副作用もまったくないわけではありません．ふらつき以外に肝機能障害を起こすこともあります（表4-2）．

患者・妻 今回治まっても，また痛みが出るのですか？

医師 出ると思います．上手に付き合うことが大切です．

患者・妻 薬が効かなくなることはありますか？

医師 効きが悪くなることはあります．もし薬の量を増やしてふらついたり，副作用で内服できなくなったりした場合は，神経ブロックや手術という方法もあります．

妻 手術ですか…．

患者 その前に死んでしまうよ．（と笑顔）

医師 三叉神経痛では長生きの方が多いですよ（笑顔で返す）．

⓯ カルバマゼピンは三叉神経痛の初回発作に著効を示すことが多い．トリガーとなる行為に合わせて，起床時，食前内服などの工夫をする．

表4-3. 出血に影響を及ぼすため全科共通で休薬すべき医薬品

医薬品名		休薬期間
商品名	成分名	
プラビックス錠	クロピドグレル硫酸塩	14日以上
パナルジン錠・細粒	チクロピジン塩酸塩	10〜14日
アスピリン末 バイアスピリン錠 バファリン配合錠81, 330mg	アスピリン	1週間
エパデールS	イコサペント酸エチル	
ワーファリン錠 ワルファリンK細粒	ワルファリンカリウム	3日
プラザキサカプセル	ダビガトランエテキシラートメタンスルホン酸	2日（4日*）
イグザレルト錠	リバーロキサバン	1日

＊腎機能障害患者［CCr（mL/min）：＞30 to ≦50］で出血リスクが高い場合は、4日休薬．
（観血的操作時の医薬品取扱い（昭和大学病院）ver.9, p.2, 2012より改変）

90代の方でもブロックを希望して受診されますよ．のんびり付き合っていきましょう．残念ながら三叉神経痛の痛みで命を落とされた方をみたことはありません．

患者・妻 「てんかんの薬」が効かなくなったらブロックをしてくれますか？

医師 もちろんです．そのときにはまた詳しく説明します．ブロックのときだけ1週間ほどバイアスピリン®を休薬していただくことになりますが（表4-3），そのとき相談しましょう．

神経ブロック施行例

症例 90歳 男性．テグレトール®が効かなくなった．

主訴 今まではテグレトール®が有効であったが，次第に効かなくなり，食事ができなくて困っている．

初診時

既往歴 閉塞性動脈硬化症（ASO），高血圧症．一人暮らしで，介護保険は申請していない．

内服薬 シロスタゾール，低用量アスピリン（バイアスピリン®），バルサルタン（ディオバン®），モサプリド（ガスモチン®）．

現病歴 5年前（85歳）❶からときどき何かを嚙むとき右上奥歯に

❶発症年齢が高い．

A　顔面・頭部の疾患

痛みが走る．
　昨年7月15日ごろより，右頰〜こめかみに激痛が走り7月20日に近医の耳鼻科を受診．耳鼻科的に問題はなく，歯科を受診．義歯を調整するも疼痛は軽減せず．7月24日に激痛がさらに増強し，26日に口腔外科を紹介され受診となる．
　右三叉神経第2枝の三叉神経痛と診断され，カルバマゼピン（テグレトール®）100mg就寝前より開始❷．当初は非常に有効であった❸．

痛みの表現　戦時中，衛生兵に虫歯をペンチのような器械でつぶしてもらった．そのとき歯茎に穴が開いて痛みがズキーンと走る感じと同じ❹．当時は梅干しや塩❺を抜歯したところに詰めたり，氷で冷やして❻，感覚を麻痺させてなんとか食事をしていた．
　復員してから歯科を受診し，神経を抜いてもらって，30代半ばには総入れ歯にした❼．総入れ歯にしてからは特に歯の痛みで困ることはなかった．

経　過　昨年まではテグレトール®が有効であったため，特に問題なく生活．疼痛時期のみ内服し経過観察（他院）．
本年5月末より顔面痛激しく，近医指示にてテグレトール® 400mg/日を内服するも疼痛コントロールができず，食事もままならないため独居の自宅で困っていた．
6月6日　大学病院口腔外科受診．義歯調整．
　10日　K病院口腔外科受診．経口栄養剤（エンシュア・リキッド®）処方．
　12日　テグレトール®によるふらつきか，脱水，飢餓状態によるものか不明であるが自宅で転倒し，救急車にてK病院に緊急入院．
　15日　T大学病院口腔外科へ転院．薬物療法ではコントロール困難との判断にて，神経ブロック目的でE病院口腔外科紹介．
　16日　E病院口腔外科受診→ペインクリニックを紹介される．三叉神経痛（右V2）局所麻酔薬にて眼窩下神経ブロック施行❽．一時は疼痛が減弱するも，局所麻酔薬の効果が切れると疼痛は再度出現．
　20日　テグレトール® 600mg/日に増量．
　　　　増量するも疼痛は軽減せず入院．
　22日　車椅子にてペインクリニック外来受診．

❷ 典型的な発作の特徴は夜間痛がないことなので，就寝前よりも起床時に内服するほうがよい．

❸ 発症当初の薬物療法は有効である．

❹ 痛みの特徴をその人の表現で聞き取ることが重要．痛みを表現できない患者に例としていろいろな言葉で問いかけるとその人の感覚に近い表現を選択することが可能となる．

❺ 当時の急場をしのぐ方法として，梅干しや塩で痛みをしのいだり，正露丸®を詰めたという話もたびたび聞かれる．

❻ 三叉神経痛の痛みでは温めたほうが除痛効果はあるが，この場合は炎症性の疼痛であったと思われ冷却が有効である．

❼ 今では考えられないが，虫歯で抜歯して総入れ歯にする時代があった．現在でも三叉神経痛の診断ができず，抜歯される症例は散見される．

❽ 局所麻酔薬でブロックする場合：
　ⓐ 診断がはっきりしない
　ⓑ 神経破壊薬使用ブロックの経験者不在
など，確実な診断と技術がない場合には神経破壊薬は推奨できない．

■ 外来診察時

患者 注射したけれどあまりよくならないし，相変わらず痛くて食事ができない．薬じゃダメだ！　もっと強い注射をしてくれ！

医師 この前のブロック注射は少しはよかったですか？

患者 あまり変わらないな…．

医師 この前のブロック注射はすぐ切れてしまう薬で試したのです．ブロックのあと痛みは変化しませんでしたか？

患者 （うなずく）同じだよ．

医師 今日はもう少し長く効く薬を使いましょう！

患者 何でもいいけど痛みを取ってくれればいいんだ．

医師 痛い場所はこの前と同じところですか？

患者 そう，ずっと同じ場所だよ．

医師 それでは，この前と同じ場所にブロック注射をしましょう．

■ 眼窩下神経ブロック施行

高周波熱凝固装置がなく，神経破壊薬はアルコールのみ．2％メピバカイン 0.5 mL 注入．上口唇・小鼻などの知覚低下を確認後，複視などの合併症がないことを確認し，アルコール 0.35 mL 注入[9]．当日の入浴を避け経過観察とする[10]．1週間後に再診とする[11]．

伝授！　初診時の思考プロセス

食事・会話などのトリガーとなる動作により同じ神経支配領域に発作が誘発されること，嘔気・嘔吐，めまい，知覚異常などの合併症状を認めないこと，カルバマゼピン（テグレトール®）が有効であることなどから三叉神経痛と診断した．

経験者不在のため，局所麻酔薬にてブロック施行．局所麻酔薬が有効な時間は疼痛発作はなかったが，ブロック有効時のしびれ感があった．痛みよりしびれのほうが楽であることを確認し，神経破壊薬によるブロックを施行し，ブロック効果が安定する2週間後に評価することとした．

[9] 局所麻酔薬と神経破壊薬は同量でもよいが，筆者は若干少なめとしている．ブロックは追加できることを事前に説明しておく．

[10] 穿刺当日は腫脹の危惧があり入浴は原則として避ける．

[11] 神経破壊薬の効果安定まで約2週間かかる．外来では2週間後再診でもよい．2週間目の評価は必要．

■ 経　過

6月24日　脳MRI 脳外科受診し経過観察．

　　28日　上部消化管内視鏡検査（入院時 Hb7.8→退院時9.2）．

　　29日　再診：上口唇の感覚消失（anesthesia）．

A 顔面・頭部の疾患

治療経過

1週間後の再診時.

患者 この前の注射よりよく効いてるよ！ 助かった．先生のほうがうまいね⑫．

医師 うまいんじゃなくて使った薬が違うのですよ．

患者 ただこの辺が（第2枝領域）変な感じで…．

医師 触った感じが鈍くなっているので，変な感じといわれる方が多いです．しかし，これは薬が効いている証拠なので触った感じが鈍い間は痛みが出ないと思ってください．痛いのとどちらがいいですか？

患者 それは痛くないほうがいいに決まってるよ⑬．

医師 まだ1週間しか経っていないので来週もう一度来てもらって評価しましょう．自宅で過ごせそうですか？ ヘルパーさんを入れますか？

患者 これなら大丈夫そうだ．まだまだお上の世話にはなりたくないね！

ブロック後2週間経過
（10日間の入院にて無事退院）

医師 いかがですか？ 食事はできていますか？

患者 おかげさまで！ しびれていて変な感じだけど，おかゆを買って食べてるよ．

医師 外食（定食屋）はまだ行けませんか？

患者 まだちょっと怖くて行けないな．途中で痛みが出るんじゃないかと心配で…．今はスーパーへ行って1人分のおかずを買ってレトルトのおかゆを食べているよ．便利な世の中になったね！ でも，もうそろそろ行ってみようかと思ってる．

医師 テグレトール®はどうしていますか？

患者 飲んでいるに決まってる！！⑭

医師 痛みが落ち着いたらやめていいです．

患者 エ～！？ 心配でやめられない．

医師 1回1錠飲んでいますか？

患者 とんでもない2錠でないと効かないよ！

医師 顔がしびれているうちは強い痛みは出てこないので大丈夫ですよ．まずは1回1錠ずつにしてみませんか？ 痛みが出たら増やせばよいわけですから．あまり多く飲むと肝臓が悪くなりますよ（表4-2参照）⑮．

⑫ 1週間後に痛みの減弱が認められない場合でも，知覚低下（ブロック有効）が確認できれば，あと1週間は薬物療法で経過を観察する．2週目の評価で今後の方針を検討する．

⑬ ブロック後にanesthesiaの状態が持続することを説明済みでも，変な感じで気持ちが悪いなどと訴えることがある．しびれ感はそのうち慣れますと再度説明し，「痛みがあったときと今とどちらが楽か」と質問すると納得される．

⑭ ブロックの効果を確認できたあと，テグレトール®は適宜中止するよう説明する．患者が心配でなかなか中止できない場合は，1回量を減量するか，朝のみ定期内服とし，あとはレスキューとする．

⑮ 副作用（肝機能障害，重篤な皮膚症状など）の説明は必須．しかし，激痛の記憶がありテグレトール®を中止することに抵抗感を示すことがある．

患者 わかったよ．少なくしてみる．でも我慢はしないよ！前みたいに痛くなったら困るから．
医師 定食屋でゆっくり食事することを目標にしましょう．今度の予約は….
患者 暇だからいつでも来るよ．
医師 もう大丈夫だけど，ではまた2週間後⑯．

❶⑯ ブロックが有効で疼痛緩和されていれば，今回は終了としてよい．

ブロック1ヵ月後再診

医師 いかがですか？
患者 大丈夫．何とかなっている．
医師 困っていることは？ 薬はどうしていますか？
患者 大きな口をあけて固いものを食べる以外は大丈夫．薬は減らしても大丈夫だけど心配だな．
医師 薬は痛くなければ飲まなくでもいいです．朝1回として，起床時だけにしてみましょうか？
患者 試してみるよ．まだ食堂へ行っていないのでそろそろ行ってみようかな．
医師 痛みが出たら途中で失礼したらどうでしょう？
患者 残すのは悪いからな．自信がついたら行ってみる．今度いつ来たらいい？
医師 では1ヵ月後にしましょうか⑰．

❶⑰ 独居，介助者なしなどの悪条件が重なっており，1回/1～2ヵ月の経過観察とした．通院中，介護保険申請などを考慮．

ブロック2ヵ月後再診

身支度もきちんとしており，髭剃りや散髪など問題なし．朝一番の予約で元気に受診．
患者 大丈夫だよ！
医師 調子よさそうですね．薬も減りましたか？
患者 薬は余っているので今度は1ヵ月半ぐらいあいても大丈夫かな．でも，しびれは取れないなぁ…．しびれているうちは痛みが出ないから安心していていいんだよね？
医師 そのとおり！ 定食屋へは行かれました？
患者 行ってきたよ．定食を久しぶりに食べたよ．おいしかったねぇ．お店の人も心配していてくれてね．介護保険というのも一応申請したよ．お上の世話にはなりたくないが，やっておいたほうがいいらしいから．
医師 完璧！ 痛くなったらまた受診してください．
患者 痛くないけどしびれているからまた来るよ！

A　顔面・頭部の疾患

医師　しびれているうちは受診しなくてもよいので，痛みが出たらまた受診してください．
患者　（納得のいかない表情でうなずかない）
医師　一応2ヵ月後に予約入れておきますか？
患者　よろしく！

半年経過するも疼痛コントロールは良好．受診間隔をあけながら経過観察中．外食を楽しみながら1人で気ままに生活している．

症例解説

□ 問診のポイント
　患者・家族に三叉神経痛は強い痛みの一つであると説明する．患者が訴える尋常でない痛みを本人以外が理解することは難しいため，その痛みが真実であることを患者の家族が理解できるように説明することが重要である．この電撃痛はQOLを著しく低下させるため，迅速で確実な診断・治療が要求される．名医になるかどうかはっきりする疾患である．典型的な症例は比較的容易に診断されるが，時に難渋する症例の場合もある．十分な問診が最も重要である．疼痛部位，疼痛誘発因子，痛みのパターン，トリガーポイント，間欠期などを確認し痛みの性質を把握する．顔面の知覚低下などの感覚異常，めまい・耳鳴り・聴覚障害などの随伴症状が認められる場合には，症候性三叉神経痛を疑い精査する．このような症状がない場合も，鑑別診断のため頭部MRI・CT検査などは施行する必要がある．除外診断を怠らないことは大切である．
　激痛を訴え受診することが多いが，診断がついたあとは患者とその家族に必ず痛みをコントロールすることができるため焦る必要はないことを説明し，順序立てて治療を行う．また，疼痛発作期間には間欠期があり，ずっと激痛発作が継続することはないこと，生命に危険がないこと，すなわち治療に手遅れはないことを伝える．

□ 治療
　治療には，①薬物療法，②神経ブロック療法，③外科的療法，④ガンマナイフ療法など種々の方法があることを伝え，まず薬物療法から開始する．第一選択薬はカルバマゼピンである．クロナゼパム，ガバペンチン，プレガバリン，バクロフェンなども使用される．薬剤による副作用を説明のうえ，処方する．食後に内服を指示することがあるが，痛みは食事で誘発される場合が多く，その際は誘発動作の前に内服するよう指導する必要がある．また，一般的な消炎鎮痛薬ではなく鎮痛補助薬であることも患者にきちんと説明し，十分な理解を得ることが重要である．
　以前，保険薬局で「てんかんの薬」と説明され，筆者のところへ処方医への怒りを訴えて受診した患者がいた．いくら処方医が正しいことを伝えても，その医師のところへ戻ることはなかった．確実な診断と適切な治療，的を得たわかりやすい説明が重要である．

（樋口比登実）

症例5-① 非定型顔面痛

薬物治療例

症例	52歳 女性[1]．痛みがどんどん強くなることが心配．心気症，抑うつ傾向[2]．
主訴	本人▶左頬部の痛み，頭重感． 家族▶いつも元気だったのに，元気がなくなっていくことが心配．原因を知りたい．

初診時

既往歴　30歳で結婚．1児を授かる．20代に顎関節症[3]と診断されたが，現在は改善．

現病歴　約半年前から両側頬部痛あり，歯科処置後に左頬部痛増強[4]．同時に頭重感も出現した．

疼痛部位　左頬部．

疼痛の性質　両側の上歯部に「ジーン」とした痛みがときどき出現していたが，歯科処置後に左頬部から上顎部の持続性の痛みとなり次第に強くなった．食欲なし．体重減少．睡眠障害．VASは65[5]．

経過　半年前に両側上歯部に「ジーン」とした持続性の痛みが出現した．頭痛もあり，他院内科にて脳CT検査を受けたが問題はなく，ロキソプロフェン（ロキソニン®）を処方され，疼痛は一時的に消失した．その後，同様の痛みが出現したため歯科を受診し，5ヵ月前に右上小臼歯の抜歯を受けた．右の頬部痛は軽減したものの，左の頬部痛が増強した．痛みは「ジーン」とする持続性の痛みで圧迫感を伴っていた．夜間に増強することが多く，睡眠障害，食欲低下，2kgの体重減少，意欲も低下した．胸部圧迫感も出現した．ロキソプロフェンは無効．歯科医より左上小臼歯には問題がなく，左第2枝三叉神経痛の疑い[6]でペインクリニックを紹介された．

❶ 発症年齢は30～50歳の女性に多い．

❷ 心理検査などで，心気症傾向，ヒステリー傾向，抑うつ傾向を認めることも多い．

❸ 非定型顔面痛，顎関節症，緊張型頭痛，線維筋痛症，過敏性腸症候群，舌痛症，間質性膀胱炎，会陰部痛などは機能性身体症候群 functional somatic syndrome（FSS）に含まれる（FSSについてはp.63を参照）．これらの疾患群が既往歴や合併症として存在する場合には，診断・治療において大いに参考となる．既往歴を聞き出す際に顎関節症や緊張型頭痛など具体的な病名を出して聞くほうがよい．

❹ 顔面外傷後や歯科処置後に発症することもあるが，明確な原因がないこともある．顔面片側の鼻唇溝やオトガイに生じることが多いが，頸部を含めて広範囲の場合もある．

❺ 慢性化して抑うつ症状を示す場合と背景に精神心理的要因を持つ場合がある．

❻ 三叉神経痛として紹介されることも多い．

A　顔面・頭部の疾患

ペインクリニック受診

　ご主人，高校生の娘さんと一緒に来院．うつむき，左頬部をハンカチで押さえていた❼．病状説明は本人から十分に可能であり，ご主人と娘さんは心配そうに付き添っている．

医師 どうされました？
患者 半年前から歯が痛み出して，歯科で右の歯を抜歯しました．右の痛みはほとんどなくなったのに，左の歯がどんどん痛くなってきました．歯科の先生には左の歯に異常はないのでこちらを受診するようにいわれました．頭痛もあります．
医師 痛みの部位を正確に教えてください．また，どのような痛み方ですか？
患者 歯というか頬の奥のほうの痛みで，1日中ジーンとした痛みが続いています．
医師 食事，洗顔，歯磨きなどで痛み出したりしますか？❽　痛みに強弱はありませんか？
患者 1日中痛いので関係ありません❾．夜も痛いので眠れません．
医師 食事はとれますか？　実際どのくらい眠れていますか？
患者 食欲はありませんが食べることはできます．2kg痩せてしまいました．睡眠時間は6時間ぐらいでしょうか．痛くて寝つけませんが，眠ってしまえば朝まで眠れます．
医師 頬が腫れたり，鼻がつまったり，発熱したことはありませんか？❿
患者 ありません．
医師 顔の感覚を調べさせてください．（毛筆で左右差を診る）顔の感覚に異常はないようですね⓫．

伝授！　初診時の思考プロセス

　非定型顔面痛は除外診断で診断する．そのため初診時から確定診断ができることは少ない．ただし，診察にて三叉神経痛，歯科処置に伴う神経障害性疼痛は否定的．痛みの発症起点，経過，症状，知覚検査などから非定型顔面痛を疑うが，画像・血液検査などから副鼻腔炎などの器質的疾患の有無を検査し，再診時に診断する⓬．

❼ ハンカチで押さえる．つまり，トリガーポイントはない．三叉神経痛ではない可能性が高い．

❽, ❾ さらに，トリガーとなる行為もない．

❿ ほかの器質的疾患を鑑別する．特に悪性腫瘍や炎症性疾患の鑑別は必須．流涙，鼻汁，発汗異常，そのほかの自律神経症状はない．

⓫ 通常知覚異常はないが，軽度の知覚低下や知覚過敏を伴うことがある．

⓬ 必ず除外診断を行う．それまで確定診断はできない．国際頭痛分類第2版（ICHD-Ⅱ）の診断基準は以下の通り．
　A. 連日性かつほぼ終日にわたり持続する顔面痛で，BおよびCを満たす．
　B. 痛みは発現時には顔面片側の狭い範囲に限られ，かつ局在性の乏しい深部痛である．
　C. 痛みは感覚消失などの身体徴候を伴わない．
　D. 顔面・顎X線検査を含む精査により問題となる異常所見は得られない．
　ICHD-Ⅱでは非定型顔面痛は「持続性特発性顔面痛」と記載されている．

患者への説明

医師 歯科の先生から，三叉神経痛ではないかと紹介されましたが，三叉神経痛ではないようです．

患者 では原因は何なのでしょうか？ 悪いものでもあるのでしょうか？

医師 すでに他院で脳のCT検査で問題ないといわれているようですから，重篤な病気はないと思います．念のため，今日は顔のX線写真（副鼻腔3R）と血液検査をします❸．原因はその結果が出てから説明します．

夫 いつも元気だった妻が毎日痛みで何もできなくなっていて大変心配です．早く原因を突きとめて治療してください．

娘 心配だから早くよくなってね．

医師 検査結果が出ないとはっきりお話しはできませんが，今日は1つだけお薬を処方します．この薬は抗うつ薬に分類されていますが，うつ病と断定しているわけではありません．以前から抗うつ薬には鎮痛作用があることがわかっていて，ロキソニン®が効かないような痛みにも効く可能性があります．うつ病の処方量よりも少ない量で痛みに効くこともわかっています．また，痛みで気持ちが沈んでいらっしゃるようなので，気持ちを落ち着かせる効果もありますし，夜も眠れるようになると思います．抗うつ薬にもさまざまな種類がありますので，今日は最も軽く副作用の少ないものを処方します．試しに就寝前に1錠だけ内服してください．副作用として眠気，口渇，めまい，吐き気，倦怠感，下痢などがありますので，薬が合わなければ中止しても構いません❹．来週またいらしてください．

患者 わかりました．

処方内容

パロキセチン（パキシル®）10mg 1回1錠 就寝前

❸ 他覚的検査は必須．必要があれば，CTやMRIも考慮する．

❹ この時点では診断は未定であるが，抑うつ症状を伴っているため抗うつ薬を考慮．三環系抗うつ薬を初回から投与してもよいが，副作用の少ないSSRIから開始した．さらに抗うつ薬を投与する場合には，その目的をわかりやすく伝える．事前に説明用紙を作成しておくと便利．

治療経過

1週間後，ご主人とともに来院．

医師 どうですか？

患者 全然変わりません．左頬の強い圧迫感があります．左の口の中も「ジーン」としています．むしろ痛くなった気がします．胸苦しさもあります．（VASは75）

A　顔面・頭部の疾患

医師：前回受けていただいた血液検査も X 線写真も問題ありませんでした．

患者・夫：では何が原因でこんなに痛いのでしょうか？

医師：痛みというのは不思議なもので，原因がなくても生じます．その痛みがあることがストレスとなり，さらに痛みを増強させることがよくあります．特に顔や歯は痛みに敏感で，歯科処置などがきっかけとなって痛みを増悪させることがよくあります．これは A さんに特有の病気ではなく誰にでも起こりうることです．あえて病名をお伝えすると「非定型顔面痛」となります．病名のとおり定型的ではなく，原因不明の顔面の痛みということです⑮．

患者：よくなるのでしょうか？⑯

医師：確実に軽減できます．ただし，完全に痛みがなくなるという保証はできません．また，半年かかって増強した痛みですので，軽減するにはある程度の期間が必要になると思います．このような痛みはご自身が気づかないうちに，「脳」で記憶したり，知らぬ間に精神的なストレスが重なり増強することが多いのです．検査で悪いものが見つかったわけではありませんから，安心して治していきましょう．インターネットでこの病気のことを調べると，精神心理的な要因が書かれていることもありますのでびっくりしないようにしてください．精神的な部分はご自身では気づかないところで進行することが多いのです⑰．

患者・夫：わかりました．よろしくお願いします．

医師：今日は，別のお薬を処方します．先日，抗うつ薬にも多くの種類があるとお話ししたと思います．今日の薬も抗うつ薬に分類されますが，前回のものよりも鎮痛作用が強いので，有効性があれば少しずつ増量しましょう．ただ，眠気や口渇などの副作用が増えるかもしれませんので，そのときには教えてください．眠気などは数日で慣れますので，できれば最低 1 週間は使用してみてください．

夫：実は前回の薬もインターネットで調べました．

医師：もしお調べになるなら，慢性痛（慢性疼痛）という点からも調べてみてください．抗うつ作用よりも鎮痛作用があることがおわかりになると思います．

◻ 処方内容

　　アミトリプチリン（トリプタノール®）10mg　1回1錠　就寝前⑱

---

⑮, ⑯, ⑰
患者の痛みを理解し，受け入れることから始まる．患者（とその家族）の様子をみながら丁寧に疾患概念を伝えていくことが大切．患者が理解してくれれば，治療の半分は成功したといえる．本格的な薬物療法や神経ブロックなどはその次の段階である．

⑱ 非定型顔面痛と診断した時点で，鎮痛効果の強い三環系抗うつ薬（アミトリプチリン）に変更した．ほかの候補としてノルトリプチリン（ノリトレン®）や SNRI（デュロキセチン：サインバルタ®）などでもよい．

3回目以降

ご本人だけで来院.

[医師] どうですか？

[患者] すごく楽になってきました．痛みを忘れている時間も増えました[19].

[医師] よかったですね．

3回目VAS：30（トリプタノール®10mg　1回2錠へ増量）
4回目VAS：5

5回目

[患者] 痛みはほとんどありません．でも少し口の渇きを強く感じます．

[医師] では薬を減量しましょう．

[患者] 別の歯に虫歯があるのですが，治療してもよいですか？

[医師] 構いませんよ．

[19] 本症例は十分な説明と抗うつ薬で改善が得られたが，治療抵抗性の患者も存在する．なかには数年にわたってドクターショッピングをくり返している場合もあり，困難な症例もある．時間をかけて患者の精神心理面を含めて理解することも必要である．時に精神科や心療内科に相談することも考慮する．
本症例は神経ブロックは使用しなかったが，三叉神経痛などと鑑別困難な場合には，局所麻酔薬による三叉神経末梢枝ブロックを行うこともある．また，薬物療法に並行して星状神経節ブロックを行う場合もある．

症例5-②

顎関節症

■ 神経ブロック施行例 ■

症　例　32歳　女性．境界型人格障害で精神科通院中．

主　訴　左の顎の痛みと左側頭部痛，頸部痛，肩こり．

初診時

既往歴　某有名私立大学出身．一流企業就職後中途退職．
　5年前に自傷行為や摂食障害などから境界型人格障害と診断され現在も精神科通院中．クエチアピン（セロクエル®）内服中．

A　顔面・頭部の疾患

現病歴　20歳前から肩がこりやすかった．
　　　　　6年前からときどき顎の痛みや肩こりが強くなっていたが，精神科通院などと重なり放置していた．初発年齢26歳❶．
疼痛部位　左顎，左側頭部，左頸部，右もときどき痛みが出現❷．
疼痛の性質　開口時に耳珠前方，閉口時に側頭部に痛みが出現する．顎を動かすと「カクッ」と音がする．顎が疲れやすいのであまり口を開けていられない．安静時でも側頭部から顎にかけて痛みがあるが，特に食事中に痛みが強くなる．肩こりが強くなると顎の痛みも増強する．安静時に自然に噛み締めていることがある❸．

経　過　6年前から顎や側頭部の痛みを自覚していた．同時期に母親が脳梗塞を発症して入院し，母の病状が落ち着いた頃から自傷行為が目立つようになり精神科に3ヵ月入院した❹．精神科退院後，しばらく痛みは落ち着いていた❺．
　慢性的な肩こりは感じていたが，1年前から肩こりが強くなると顎や側頭部（特に左）の痛みが再度出現するようになった．精神科医に相談していたが，当初はいつもの肩こりが強くなったものと判断され取り合ってくれなかった．次第に痛みが強くなり摂食にも障害を及ぼすようになったため，ペインクリニック受診を勧められた．

■ ペインクリニック受診

本人だけで来院．抑うつ的な表情で受診．
医師 どうしました？
患者 顎と頭が痛いんです．
医師 もっと詳しく教えてもらえますか？
患者 以前にも顎の痛みは感じていたんですが，最近また痛みが強くなりました．食事のときに左顎が痛くて口を開けられません．普段でも左顎から頭にかけて痛みがあります．
医師 口を開けると音がしませんか？
患者 「カクッ」と音がすることがあります．
医師 一番痛いところを指で示してください．
患者 （耳珠前方を指示する）
医師 診察します．

　左耳珠前方，左側頭部，下顎部，頸部に圧痛あり，筋緊張も左側側頭部・頸部に強い傾向を認めた❻．開口距離 30mm，左クリック音あり．

❶ 初発年齢は20〜30歳で，女性に多い．

❷ 顎関節症は顎関節と咀嚼筋を含む筋骨格性の疾患群で，顎関節周囲の機能障害である．
　かつては顎関節症は「噛み合わせ」障害と考えられていたが，現在では多因子要因による Temporomandibular Disorder（TMD）と考えられている．

❸ 顎関節周囲の痛み，開口障害，関節雑音（クリック音）が三徴候である．
　痛みは顔面，頸部に広く分布することが多い．主に耳珠前方，頬部，側頭部，側頸部に自発痛を訴える．開口障害は上下中切歯間距離が40mm以下で，開口時に下顎が患側に偏位することもある．クリック音は「カクッ」「パキッ」などという単発音として自・他覚する．顎関節運動時の触診で振動を感じることもある．クリック音だけで痛みがなければ治療の必要はない．

❹ 非定型顔面痛と同様に，機能性身体症候群 funtional somatic syndromes（FSS）に含まれる．さまざまな身体的・精神的ストレスが背景にあることも多い．日常生活動作や外傷要因も加えて多因子病因説が提唱されている．

❺ 患者年齢は20〜30歳がピークで，加齢とともに減少する．自然改善率の高い疾患である．

❻ 咀嚼に関与するさまざまな筋肉の筋緊張を認める．

症例5-②　顎関節症

医師 このことが原因で歯科に行ったことはありませんか？
患者 行こうと思ったことはありますが，いろいろあって放置していました．
医師 肩がこりやすいとか頭部の締めつけ感などが以前からありませんでしたか？
患者 肩こりは昔からあります．肩こりが強くなると顎や頭が痛くなります．

引き続き精神科通院などの既往を聞き，両前腕には自傷行為の痕を確認する．精神科的には落ち着いている様子．

> **伝授！　初診時の思考プロセス**
>
> 顎関節周囲の痛み，開口障害，関節雑音（クリック音）が三徴候であるが，必ずしもすべての徴候が常に存在しないこともある．
> 背景に心理的・社会的要因があることも考慮する．
> 圧痛点があればトリガーポイント注射は診断の補助となる．

患者への説明

医師 顎関節症のようですね．
患者 やっぱりそうですか…❼．
医師 まず，歯科医に顎関節の状態を診断してもらいましょう❽．顎関節症は必ずしも顎関節に障害があるわけではなく，顎を動かす筋肉がさまざまな原因で緊張して生じることも多いのです．顎関節そのものに異常があるかないか専門の歯科医に相談しましょう．とりあえず，今日は痛みが強いようですから，痛みの強いところに注射をしようと思います．注射をすることで一時的にでも痛みが和らぐ可能性があります．また，痛みが和らげば診断の補助にもなります．やってみませんか？
患者 わかりました．

最も圧痛の強い左耳珠前方にトリガーポイント注射を施行❾．

患者 （しばらくして）少し楽になりました．口も開けやすくなりました．

❼ 顎関節症自体は患者自身が自覚し，歯科を初診することが多い．

❽ 顎関節症専門外来があれば受診させる．専門的治療の必要性などについても相談する．
日本顎関節学会では以下のように分類されている．
Ⅰ型：咀嚼筋障害
Ⅱ型：関節包，靱帯障害（外傷性）
Ⅲ型：関節円板障害
Ⅳ型：変形性関節症（主に加齢）
Ⅴ型：その他

❾ 咀嚼筋の圧痛点を認めた場合には，局所注射が有効である．診断的補助にもなる．ステロイドを併用すると著効する場合もある．

A　顔面・頭部の疾患

治療経過

歯科受診後の再診時．

医師 どうでしたか？

患者 歯科の先生に顎関節症といわれました．X線も撮ってもらいましたが，顎関節に変形はないといわれました．

医師 何か治療はありましたか？

患者 顎の筋肉をほぐすマッサージ法と夜間の緊張を取るためにスプリントを作ってもらいました⑩．家でマッサージとスプリントをしています．少しよい気がします．

医師 ぜひ続けてください．また，肩こりや顎の緊張を和らげる目的で神経ブロックを行う方法もあります．具体的には星状神経節ブロックという方法です⑪．また，頸からくる肩や頭の痛みやこりもありますので，頸椎のX線も念のため撮っておきましょう．

患者 お願いします．

　X線写真にてストレートネックを認める．頸椎可動域問題なし．Jackson test，spurling testは問題なし⑫．

再々診

10回の星状神経節ブロック後．初診より2ヵ月経過．

医師 少しよくなりましたね．

患者 はい．痛みは半分以下になりました．マッサージもしてます．

医師 肩こりはどうですか？

患者 肩の張りはありますが，強い肩こりはなくなりました．

⑩ 顎関節症が多因子病因によるもので，根治療法がなく，自然改善率の高い（self-limited）疾患であることを考慮して可逆的な治療が主流である．現在では，初期に非可逆的な治療法（咬合調整，外科療法など）を行うことはない．

⑪ 痛みだけではなく咀嚼筋の筋緊張を和らげる意味でも星状神経節ブロックは有用である．本症例では肩こりにも有効である．トリガーポイント注射も有効であるが漫然と行う方法ではない．側頭部痛が強い場合には，耳介側頭神経ブロックも考慮する．耳介側頭神経は顎関節の支配神経の一部であり，顎関節自体の痛みにも有効である．顎関節ブロックは関節造影を併用すると診断的な意味合いもあるが，組織損傷を生じる場合もあるので安易には施行しない．

⑫ 頸椎由来の疼痛も検索しておく．ほかに緊張型頭痛などとの鑑別も必要である．

📖 症例解説

■ 問診のポイント

　非定型顔面痛（ICHD-Ⅱでは「持続性特発性顔面痛」）は，除外診断を行った結果どこにも分類されない顔面痛に対する疾患名である．原因不明として安易につけられやすい疾患名でもある．しかし，顔面痛の原因は多岐にわたり，眼科，耳鼻科，口腔外科，脳神経外科，神経内科，精神科など多くの診療科が関与しているため，診断に苦慮する場合には他科との連携も考慮し，重篤な疾患を見逃

さないようにすることが大切である．

　非定型顔面痛と顎関節症の共通点は，どちらも精神心理的要因や社会的・肉体的ストレスなどが背景にあることが多い．痛みだけに固執していると，診断は可能でもその治療に難渋する可能性がある．特に慢性化した場合にはより複雑となる．大切なことは患者の訴えをよく聞き，初診時では把握しきれない場合には再診をくり返してさまざまな要因を少しずつ聞き出していくことである．星状神経節ブロックなど比較的施行しやすい神経ブロックを定期的に行いながら問診をくり返す方法もあるだろう．当院では精神心理面のチェックを目的として，初診時に九州大学健康調査票(KMI)を施行しており，ある程度傾向をつかむことができる．

　月単位あるいは年単位で痛みが持続している場合，痛みを軽減させるためにはそれなりの期間（発症から現在までの期間）をかけて焦らず治療していくことを伝えることも必要である．また，治療抵抗性の慢性痛では，除痛ではなく，日常生活動作の改善を治療目標に設定することも考慮する．

◨ 治 療

　非定型顔面痛・顎関節症ともに，機能性身体症候群 functional somatic syndrome（FSS）に含まれる．FSSとは，持続的身体症状を訴えても検査上，器質的所見が得られず，それを苦痛と感じて日常生活に支障をきたす病態である．顎関節症の38％に非定型顔面痛を合併する報告もある[1]．FSSには共通点があり，①各疾患の診断基準が類似している，②各疾患が合併しやすい，③うつなどの精神疾患を伴いやすい，④几帳面，完全性，神経質などの性格的特性を持つ，⑤抗うつ薬，抗不安薬などに反応しやすく，心理療法の対象となる，などである．前述したように，さまざまな背景要因が存在する可能性がある．そのため，まず患者の痛みをしっかりと受け止め，疾患概念を丁寧に伝え，問診を進めるうちに患者との信頼関係を築くことができれば，会話の中に治療のヒントをみつけることができる．患者にストレートに心因性疾患であると伝えてはならないが，患者によっては痛みを増強する原因の一つに，心因的な要素があることを伝えることができれば，抗うつ薬なども使用しやすくなる．患者の訴えを聞くだけでストレスを軽減できる場合もあるし，痛みの原因（原因不明も含めて）を伝えるだけで，不安から解放されて痛みが軽減する場合もある．日常生活や行動様式を変えることも補助的な治療となることもある．ただし，精神科的な要因が強いと判断するときには精神科や心療内科との連携も考慮する．

● 薬物療法

　薬物の選択は，痛みの原因を把握することから始まる．背景に抑うつ的な要因が強いと判断すれば，抗うつ薬が有効なことが多い．処方の際，抗うつ薬には鎮痛作用があることを伝えておく．痛みに発作性の要因があればプレガバリンなどの抗てんかん薬も考慮する．顎関節症で，関節や筋肉の炎症性疼痛が疑われるときには消炎鎮痛薬を選択する．

● 神経ブロック

　神経ブロックには診断的・治療的意味がある．非定型顔面痛ではほかの疾患との鑑別に用いることもある．三叉神経痛との鑑別に局所麻酔薬による三叉神経ブロックは有用である．治療としては星状神経節ブロックの継続は有用性が高い．問診や薬物療法で効果が出にくい場合や患者次第では初期から併用する．交感神経の関与する痛みの悪循環や二次的に発症した筋・筋膜痛には特に有効と考えられる．顎関節症における神経ブロックは本文に記載したので割愛する．

（信太賢治）

▌文 献 ▌

1) Nimnuan C, Rabe-Hesketh S, wessely S, et al.: How many functional somatic syndromes?. J Psychosom Res, 51(4): 549-557, 2001.

A 顔面・頭部の疾患

症例6
舌痛症

薬物治療＋神経ブロック併用例

| 症 例 | 63歳 女性．舌の先端のしびれと痛み． |
| 主 訴 | 舌が絶えずヒリヒリしていて気になる．しびれを楽にしてほしい． |

初 診 時

既往歴 若い頃からう歯（虫歯）に悩み，歯科でしばしば治療を受けてきた．入院や手術などを受けたことはなく，体は丈夫であった．

現病歴 3年前，左下顎の臼歯が痛むようになり金冠を剥がし，治療後新しい金冠をかぶせた❶．しばらくして歯の痛みはなくなったのに，舌がジリジリするような感じがして気になっていた．歯科医からはそのうちになじんできますといわれ，経過をみていた．

しびれの部位 舌の先端部．

しびれの様子 持続的である．激しい痛みはないが絶えずヒリヒリしていて気になる．

経 過 舌のしびれが続くため，かかりつけの歯科医を何度も受診したが，歯の治療は問題なく，しびれの原因と考えられるものはないといわれていた．約1年ほどは我慢して様子をみていたが，症状が持続していたため別の歯科医院を受診した．歯のほうはまったく問題ないといわれ，某歯科大学病院総合診療科を紹介された．歯の治療経過は問題なく，念のためにと補綴科（ほてつ）を紹介された．歯の治療に関してはやはり問題ないと診断され，もう少し経過をみるようにいわれた．

その後も症状は変わらず，家の近くの耳鼻科を受診した．舌を含め口腔内には器質的疾患はなく，消炎鎮痛薬を処方された❷．鎮痛薬の効果はないばかりか胃の調子も悪くなり，次に某大学病院耳鼻科を紹介された．種々の検査を受けたが

❶ 歯の治療後に発症したという患者が多いが，治療との因果関係は不明なことが多い．

❷ 炎症症状のない，この患者の舌のしびれに消炎鎮痛薬の処方は意味がない．

器質的疾患はなく，いわゆる舌痛症といわれる痛みではないかと診断された❸．治療薬として抗うつ薬と抗不安薬が有効であることを説明され，セルトラリン塩酸塩（ジェイゾロフト®）を1錠（25mg）就寝前に使用することになった❹．

　ジェイゾロフト®を服用するようになって，夜はよく休めるようになったが，舌のしびれはあまり変化なく，現在も持続していた．内服薬の増量やほかの抗不安薬処方の提案を受けていたが，たまたま健康雑誌をみてペインクリニックという診療科があることを知り，受診した．

❸ 舌痛症は主に，更年期過ぎの女性にみられる疾患で，器質的疾患がないのが特徴である．

❹ 薬物療法としては，抗うつ薬や抗不安薬が用いられる．星状神経節ブロックも適応がある[1]．

ペインクリニック受診

娘さんと来院．

医師 しびれは舌だけですか？
患者 舌の先端だけです．頬や唇は何ともありません．
医師 しびれは強くなったり弱くなったりしますか？
患者 あまり変化はありませんが，食事中はむしろ軽くなるようです．友達と賑やかに話しているときも軽いようです．夜になるとしびれは少し強くなるように感じています．
医師 夜間はしびれが強いといわれましたが，就寝中にしびれで目が覚めることはありますか？
患者 そういわれれば，しびれで目が覚めることはありません．
娘 薬のせいかもしれませんが，寝てしまうとトイレに起きるとき以外はよく休んでいるようです．
医師 トイレに起きたときはしびれを感じると思いますが，寝てしまうと症状は鎮静化するのがこの疾患の特徴です．
患者 しびれは楽にならないのでしょうか？
医師 今まで歯科や耳鼻科で検査を受け診断されているように，原因となる病気はないのですが，このようなしびれで悩む患者さんは確かにいます．ペインクリニックでもこのようなしびれの治療には苦労しているのが現実です．

伝授！　初診時の思考プロセス

　舌痛症 glossodyniaは器質的疾患を伴わない．したがって，炎症などの器質的疾患の存在をきちんと診断する必要がある．器質的疾患を否定できた場合に舌痛症を疑うことになる．舌痛症は，神経学的に知覚や運動神経には異常がなく，何かに夢中になっているとき，さらに寝てしまうと痛まないという点が特徴である．もちろん，夜間トイレに起きたときには痛みを自覚する．しかし，

A 顔面・頭部の疾患

> 寝たら痛まないというのは炎症の痛みと明らかに異なる．治療に関しても，消炎鎮痛薬は無効であることも当然である．

治療方針の説明

医師 有効な治療手段として，現在の処方薬（ジェイゾロフト®）は適切だと思います．そのほかに，抗痙攣薬が有効な場合もあります．神経ブロック療法として，星状神経節ブロックも経験的に何らかの効果を期待できますが，はっきりした根拠はありません．

患者 期待があるのなら，何でも試してみたいと思います．

医師 お気持ちはよく理解できますし，何かお手伝いはできると思います．今のしびれに関する症状について，もう少し説明させてください．しびれについて患者さんにもその特徴を理解してもらい，たとえば症状を逆手にとって上手にお付き合いするとか，手段もいろいろありますので，これからも何回かお目にかかって治療に向け相談していきましょう．

治療経過

その後1〜2週ごとに面談をくり返し，星状神経節ブロックも左右交互に実施することにした．約3ヵ月して，しびれは相変わらず持続していたが，気にならなくなる時間が増えてきたこと，若い頃からあった肩こりが楽になったことなどから，表情も明るくなってきた．今後は症状に応じて，来院頻度を調節していくということになり，治療を継続している．

薬物治療＋神経ブロック併用例

症 例	70歳 女性．口唇のしびれと痛み．
主 訴	上口唇と下口唇がジリジリ，ヒリヒリしびれて痛い．

初 診 時

既往歴 55歳でくも膜下出血を起こしたが，幸い後遺症なく回復．ほかには大きな病気をしたことがない．

現病歴 5～6年前，何のきっかけもなく口唇のしびれが出現した．近所のクリニックにかかったが，特に炎症もなく原因もわからないまま，鎮痛薬の処方を受けたが，まったく効果がなかった❶．クリニックから某大学病院の皮膚科を紹介され受診したが，診断がつかず治療は行われなかった．その後，某市民病院口腔外科を受診したが，気のせいなので心配しないよういわれ，もちろん治療も行われなかった．

数年放置していたがやはり気になって，某国立大学口腔外科を受診した．単純疱疹と診断され，抗ウイルス薬を処方された．しかし，症状は改善せず，某病院皮膚科にかかり種々の検査を受けた結果，「血管性浮腫」という診断を受け，ステロイド含有の軟膏療法を受けた．その後も症状は変わらず，偶然受診した当院分院皮膚科より紹介され来院した．

ペインクリニック受診

ご主人とともに来院．
医師 いつもマスクをしているのですか？
患者 マスクをしていると多少症状が和らぐのです．
医師 どのようなときに症状は悪化しますか？
患者 寒い日と雨の日がよくないです．
夫 痛いときは唇が腫れているように見えます．
医師 寝ているときに唇の痛みで目を覚ますことはありますか？
患者 夜寝てしまえば痛みを感じることはありません❷．
夫 夜はよく寝ています．
（といいながら，ご主人は何かイライラしている様子．後日患者に聞いたところ，ご主人は日本画家として家で仕事をしているとのこと．仕事道具の位置が掃除などで少し変わっただけでも気になるような人で，非常に気を遣うと述べていた．私のことを心配してくれるのですが，解決しないことが大いに不満のようです，とのこと）
医師 今まで受けた内服薬の治療で，有効な薬はありましたか？
患者 今までお話ししませんでしたが，脳出血のときにかかった病院でその後の経過を1年に1回みてもらっています．そこでリボトリール®（クロナゼパム0.5mg）という薬をもらったのですが，それが少しよかったような気がしていて継続しています．それまで多数の薬を処方され服用しましたが，効果はなく，リボトリール®以外は服用していません．
医師 症状が悪化したとき唇は腫れるようですか？
患者 そんな気がしますが，わかりません．

❶ 炎症のない病態に対して通常の消炎鎮痛薬投与は無効である．

❷ 舌痛症同様に夜間は痛まないのが口腔内灼熱症候群 burning mouth syndrome（BMS）の特徴である．

A　顔面・頭部の疾患

医師 ほかに何か症状はありますか？
患者 若い頃からひどい肩こりがあり，湿布薬をしょっちゅう貼っています．

> **伝授！　初診時の思考プロセス**
>
> 　この症例は舌痛症と同じカテゴリーの口腔内灼熱症候群（BMS）である．本症は器質的疾患を伴わない．したがって，炎症などの器質的疾患の存在をきちんと診断する必要がある．BMSは，神経学的に知覚や運動神経には異常がなく，何かに夢中になっているとき，さらに寝てしまうと痛まないという点が，舌痛症と同じである．治療に関しても，薬物療法では消炎鎮痛薬は無効であり，抗うつ薬や抗痙攣薬が適応となる．エビデンスはないが，星状神経節ブロックが有効なことがある．

患者への説明

医師 唇の症状は，口腔内灼熱症候群（BMS）といわれる原因不明の痛みの一つだと思います．血管性浮腫という診断を受けたことがあるようですが，それが関与しているかどうか今はわかりません．確かに交感神経という神経が何か関与しているかもしれません．しかし，典型的なBMSには明らかな器質的疾患はないと考えられています．
　今の唇の痛みに，消炎鎮痛薬は効きません．今後の治療方針として，少し効果があったというリボトリール®を寝る前に使い，交感神経の機能を整える効果がある星状神経節ブロックという治療を併用するのが効果的だと思います．星状神経節ブロックは肩こりにもきわめて効果的な治療です．
患者 しばらく通院が必要ということですが，よろしくお願いします．

治療経過

　しばらく週1回の頻度で通院をしてもらった．途中，デュロキセチン（サインバルタ®），ミルタザピン（リフレックス®，レメロン®）も少量処方したが，いずれも軽いふらつきなどがあったため，継続できなかった．また，効果もはっきりしなかった．
　初診時から1年経過したところで，2〜3週に1回の受診として星状神経節ブロックを継続している．肩こりには有効であり，寒

くなると口唇の痛みがひどいといっていた時期に比べ，気温による症状の悪化は軽減しているようである．内服薬としてクロナゼパム（リボトリール®）を継続し，適宜，星状神経節ブロックを継続していくつもりである[3]．

❸ ドクターショッピング終了．落ちついて通院しながら治療を継続することが第一目標となる．

症例解説

▣ 問診のポイント

舌痛症 glossodynia，口腔内灼熱症候群（BMS）ともに器質的疾患を伴わない．国際頭痛分類 第2版では，明らかな原因がないBMSのうち痛みが舌に限局するものを舌痛症と定義している[2]．舌痛症では血清亜鉛の低下と全身性疾患の関連[3]，舌痛症およびBMSとカンジダ関連疾患の関連[4]もとりざたされているが明確にはなっておらず，少なくとも器質的疾患がないことが特徴である．したがって，診断に際しては器質的疾患の除外が重要である．

症状は持続的であるが，何かに夢中になっていたり，皆で談笑しているときは軽減する．また，就寝中に痛みで目が覚めることはない．舌痛症では食事中は軽快するという患者がみられる．神経学的に知覚障害などは認められない．

▣ 治療

消炎鎮痛薬は無効である．薬物療法では，抗うつ薬，抗痙攣薬，抗不安薬が適応になる．一般に三環系抗うつ薬は痛みに対する効果が高いといわれているが，舌痛症に対して筆者は，SSRIやSNRIを選択し，いずれも少量から始め，患者の反応を注意深く観察しながら増量している．

星状神経節ブロックが有効であれば，しばらく継続する．頸，肩領域のこりなどを伴った患者にはぜひお勧めしたい．こりなどの症状が軽減することで，気分もよくなり舌症状が改善することを期待できるからである．

このような痛みや症状を持っている患者に対しては，患者の話を丁寧に聞くことが最も有効な治療手段でもある．診察には時間を要することがあるので，必要であれば何回かに分けて面談する．

しかし，なかには疼痛性障害と思われる患者もみられる．そのような患者が非社会的な行動をとるようなことがあれば，きちんと指摘する態度も医療者として必要である．

（増田 豊）

■ 文 献

1) 日本ペインクリニック学会ペインクリニック治療指針検討委員会 編：ペインクリニック治療指針 改訂第3版，p.85，真興交易医書出版部，2010．
2) 日本頭痛学会新国際頭痛分類普及委員会 編：国際頭痛分類 第2版（ICHD-Ⅱ）日本版．日本頭痛学会誌，31(1)：149，2004．
3) Yoshida H, Tsuji K, Sakata T, et al.: Clinical study of tongue pain: Serum zinc, vitamin B12, folic acid, and copper concentrations, and systemic disease. Br J Oral Maxilofac Surg, 48(6): 469-472, 2010.
4) Terai H, Shimahara M: Glossodynia from Candida-associated lesions, burning mouth syndrome, or mixed causes. Pain Med, 11(6): 856-860, 2010.

A 顔面・頭部の疾患

症例7
Tolosa-Hunt 症候群

薬物治療＋神経ブロック併用例

症 例	47歳 男性．突然に始まった左前額部から目の奥に広がる痛み❶．
主 訴	目の奥から額が引っかき回されるように痛み，夜も眠れない．

初 診 時

既往歴・家族歴　特に問題となるものはまったくない．

現病歴　突然4日前から，左顔面に痛みが出現した．疼痛部位は左側の目の奥から前額部であり，痛みはまるで傷口をタワシでこすりまくられるようである．睡眠障害がある．近医を受診したところ，おそらく"三叉神経痛"ではないかということで，当科を紹介され受診した．

疼痛部位　<u>左三叉神経第1枝領域であり，性状は持続性，トリガーポイントはない</u>❷．

経 過　患者は痛み出現から5日目で当科を受診した．診察室に入ってきた患者の状況はつらそうな容貌であることを除いて，特別な所見はなかった．

外来診察時
医師 掛けてください．（問診票を見ながら）顔が痛いのですか？
患者 ここがイテーんです（患者は左側の眼部から前額部を手の平で覆うようにして示す）．薬局で買った痛み止めを飲んだのですが，全然効かないんですよ．
医師 いつからですか？
患者 4日か5日くらい前からです．
医師 突然起こったのですね？　これまでにはなかったのですか？
患者 初めてです．夜も眠れない痛さです．
医師 <u>頭皮にブツブツのようなものはできていませんか？</u>❸

❶ 本症例の初診は1969年（昭和44年）X月X日のことであり，当時Tolosa-Hunt症候群という病名はほとんど知られていなかった．Tolosa EJが1954年に1例，Hunt WEらが1961年に6例の同じような症例報告をしていた．これを独立した疾患であるとしてSmith JLらが1966年にTolosa-Hunt症候群と名づけた．

❷ Tolosa-Hunt症候群にみられる痛みはほとんどが三叉神経第1枝領域であり，わずかに2枝にまで広がることがある．

❸ 三叉神経痛ではなく，帯状疱疹を疑うが確定できない．

症例7　Tolosa-Hunt症候群

患者 何もできていないと思いますけど…. とにかく痛いんです. 何とかしてください.

医師 残念ながら直ちに痛みを止められるほどの医者ではありませんが, 一生懸命お手伝いはしますね. 痛みと一緒に涙が出るとか鼻水が出るということはありませんか？ それから後頭部が痛くはありませんか？

患者 泣きたいくらい痛いです, 眠れませんし…. でも涙が出るようなことはありません. 鼻水もです.

医師 吐き気がするとか, 吐いてしまったとかもないんですね？❹

❹ 片頭痛でもないことを確認.

患者 何もありません. ただ痛いだけです.

医師 そうですか. 痛み方ですけど, 突然始まるのですか？ 起こった痛みが治まってまた起こるのですか, それともずっと続けて痛いのですか？

患者 この痛みが出てからずっと痛いんです. 途切れることはありません.

医師 お酒は飲みますか？

患者 人並みに.

医師 痛くなってから飲みましたか？

患者 少し楽になるので毎晩飲んでます❺. そうすると少し眠れるんですよ.

❺ 群発頭痛でもないことを確認するが, 原因は不明のままである.

医師 そうですか. 何もヒントがないなぁ. 触って痛いようなことは？

患者 触っても変わりません. ただ目の奥から額が引っかき回されるように痛いんです.

医師 目がチカチカすることもないのですね？

患者 ええ.

医師 （BonicaのThe Mangement of Painを見ながら）Aさんと同じ痛みはここにも載ってないよ. 困ったなぁ❻.

❻ 1960年代には, 神経ブロックも含めて痛みの臨床の場で参考となる著書は, 1953年にBonica JJの表したThe Management of Painしかなかった. 患者の訴えを聞きながら, この本をめくる毎日であった.

伝授！　初診時の思考プロセス

　三叉神経第1枝の痛みであるが, 短い発作性ではなく, 持続性でありトリガーポイントも認めず, いわゆる定型的な三叉神経痛でないことは明らかである❼.

　疼痛部位からは群発頭痛を疑うことができるが, 随伴する症状が皆無であり, 初発年齢も合わない. また, 片頭痛をはじめとする, 機能性頭痛と一致する所見も認められない❽.

　急性に発症したことおよび痛みの部位から, 皮膚症状発症前の

❼ 三叉神経痛は発作性の鋭い痛みのくり返し, 食事, 会話, 洗顔などで誘発されるなど, 問診でほぼ100％診断可能である.

❽ 群発頭痛では流涙, 鼻汁など, ほかの機能性頭痛でも種々の自律神経症状を伴う.

A　顔面・頭部の疾患

> 帯状疱疹痛の可能性は否定できないが，痛みの性状がピリピリとする神経痛様ではない．
> 　この時点で何が原因なのかさっぱりわからないため，診断を確定させることは不可能であるといわざるを得ない．
> 　眼窩部に強い痛みがあり，前頭神経ブロックは適応ではない，星状神経節ブロックを試みる決心をする[9]．

❾ 前頭神経ブロックは上眼瞼および前額の痛みには有効であるが，眼窩部の痛みには無効であり，試みるなら三叉神経節ブロックである．定型的な三叉神経痛以外の機能性頭痛やそのほかの顔面痛・頭痛に星状神経節ブロックを試みるのは一法であると考える．

患者への説明

医師 申し訳ありませんが，Aさんの痛みがどうして起こっているかまったくわかりません．

患者 えー！　何とかしてくださいよ．

医師 帯状疱疹という病気があるのですが，普通は痛みと一緒に皮膚にブツブツと発疹が出ます．ただ，たまに痛みだけが先行して出ることがあるようです．もしかしたらその痛みではないかと思います．帯状疱疹であれば，これから数日後か1，2週後かわかりませんが，額や頭にブツブツが出るかもしれません[10]．

患者 治療法はないのですか？

医師 痛み止めも効かないのですよね．こういうときは神経ブロックという方法を使います．簡単にいうと，痛いところに注射をして麻酔をかけるのです．

患者 何でもいいから，やってください．

医師 効くかどうかわかりませんよ，でもおそらくほかによい方法はないと思いますのでやってみましょう．（星状神経節ブロックの説明をし，承諾をもらう）

── 10 mL の 0.5％ LAC を使用して星状神経節ブロックを行ったあと，約30分後[11] ──

医師 どうですか？

患者 先生，楽です！　ずいぶん楽です！

医師 それはよかったぁ（半信半疑の気分）．痛みが続くのかどうかわかりませんし，痛かったら，明日でも明後日でも来てください．急性ですから予約はいりません．それから，もしブツブツが出たら，痛くなくても来てくださいね．

患者 わかりました．ありがとうございました．少しは眠れそうです．

❿ 帯状疱疹は，皮膚症状の出現より1，2週ほど前に痛みだけが出現することがある．神経支配が割合しっかりしている原因不明の痛みでは，常に念頭に置いておく必要がある．

⓫ LAC は long acting carbocaine の略であり，現在のブピバカイン（マーカイン®）のことである．また，当時の星状神経節ブロックでは 10 mL の局所麻酔薬を使用することは常識的であり，それでも副作用の出現率は現在と変わりなかった．

症例 7　Tolosa-Hunt 症候群

治療経過

　受診後3日目（痛み出現後7日）に再診した．痛みの軽減を認めたので様子をみていたが，昨夜より複視が生じたので心配になり再来したとのこと❶．

医師）どうですか，痛みは？
患者）先生おかげさまで，痛みはずいぶん減りました．
医師）それはよかった！　半分ぐらいにはなりましたか？
患者）半分よりもっといいと思いますよ，だけど先生，昨日の夜から物が二重に見えるんですよ．
医師）えーっ，本当？！
患者）痛いほうの目を手で隠すとちゃんと見えるけど，この手をはずすと二重なんです．
医師）もしかしたら，目とか頭とかに何か問題があるかもしれないね❷．大至急眼科と脳外科で診てもらいましょう．
患者）よろしくお願いします．でも前回の注射で痛みが減ったので，あとでまたあの注射をしてください．
医師）わかりました．脳外科と眼科に手紙を書きますから待っていてください．

【脳外科より】複視は認められるが，頭蓋内の異常を疑う所見はない．複視は末梢性では？❸
【眼科より】動眼神経と外転神経の麻痺が認められるが，原因不明．ステロイドの投与はいかがでしょうか❹．

医師）頭の中は問題ないようですよ．ただ眼科でも，何が起こったのかわからないという返事なんですよ．困りましたね…．
患者）治りますかね？　先生のおかげで痛みはずいぶん楽になったんだけど．
医師）眼科から，ステロイドホルモンを使ったらどうだろうかというコメントが来ているんだけど，どうしましょうか？
患者）治るのであれば，お願いします．
医師）それでは，痛みによさそうなので，頸の注射を続けながらステロイドを使ってみましょう．

　プレドニゾロンを30 mgから開始し，2日ごとに5 mgを減量するという方法で投与を開始し，同時に星状神経節ブロックを連日施行とした❺．

❶ Tolosa-Hunt 症候群は海綿静脈洞付近の非特異的炎症性肉芽腫によって生じる有痛性の眼筋麻痺を主症状とし，複数の脳神経麻痺を伴う症候群である．動眼神経以外に滑車神経，外転神経および主に三叉神経第1枝が障害される．動脈周囲の交感神経と視神経が障害されることもある．
主に中高年に好発するが，小児例の報告もある．

❷ 麻痺性片頭痛を疑う．

❸, ❹
有痛性の眼筋麻痺を認めた場合，造影MRIが診断には最も有効である．海綿静脈洞ないし眼窩先端部にかけて骨浸潤を認めない軟部組織の浸潤像が認められる．T1W1では灰白質と同信号から静脈洞と同じ低信号で著明な造影効果を示し，T2W1では病期によって高信号から同信号，低信号へと変化が認められる．
一般的な血液検査で異常が認められることはほとんどない．鑑別診断（後述）のための目的で行う．

❺ ステロイドホルモンの投与で24〜48時間以内に劇的に症状が改善し，後遺症が残ることはないと報告されている．通常，プレドニゾロン80〜100 mgから開始し，3日ごとに10 mgずつ減量するとされている．
本症例では，星状神経節ブロックにより痛みが軽減しており，通常よりも少ないプレドニゾロンでよい結果を得た．星状神経節ブロックは有用と考えられる．

A　顔面・頭部の疾患

受診後7日目
(痛み出現後11日)

その後の症状の改善はきわめて劇的で速やかであった.

医師　どうですか？

患者　昨日までは少し違和感があったんだけど，今日はまったく痛くありません．見え方もよくなりました．

医師　よかったですね．

患者　先生のところを紹介されてよかったですよ．

受診後11日目
(痛み出現後15日)

医師　どうかな？

患者　見え方も完全によくなったと思います．助かりました．

医師　本当によかったですね．一応これで卒業（終診）ということでいいでしょう．

患者　ありがとうございました．薬（プレドニゾロン）がまだ少し残ってますけど，どうしましょう？

医師　注射が効いたのか薬が効いたのかわからないので，もうあと少しの量だから，念のため全部飲んでください．今回使った量で副作用が出ることはないと思いますから．

患者　わかりました．また何かあったら来ますので，よろしくお願いします．

医師　いつでも来てください．治ったのはいいけど，何の病気かまったくわからないんだから，私ももう少し外国の本などで調べてみますよ．

症例解説

■ 特徴

有痛性の眼筋麻痺を主症状とする疾患であり，動眼神経，外転神経，滑車神経のうち1本またはそれ以上，さらには三叉神経第1枝の障害を伴う．視神経や動脈周囲の交感神経が障害されることもある．痛みは反復性，発作性であり眼窩部から前額部にかけて訴えられる．

■ 診 断

①片側性眼窩部痛であり，疼痛が生じるのと同時または少し遅れて眼筋麻痺が生じる．
②中年（40〜50代）である．
③MRIで海綿静脈洞ないし眼窩先端部にかけて骨浸潤を認めない軟部組織の浸潤像が認められる．

■ 鑑 別

Tolosa-Hunt症候群と同様の症状を呈する可能性のある疾患は以下に示すとおりである．
①血管性疾患：内頸動脈瘤，後交通動脈瘤，脳低動脈瘤，大後頭動脈瘤，頸動脈海綿静脈洞瘻，頸動脈海綿静脈血栓，頸動脈解離，海綿静脈洞虚血．
②腫瘍性疾患：下垂体腺腫，髄膜腫，頭蓋咽頭腫，上皮腫，脊索腫・肉腫および転移性腫瘍．
③炎症性疾患：外眼筋炎，サルコイドーシス，巨細胞動脈炎，Wegener肉芽腫，特発性肥厚性硬（髄）膜炎．
④感染性疾患：真菌症，ムコール菌症，放線菌症，結核性，細菌性，水痘・帯状疱疹ウイルス．
⑤その他：外傷性，糖尿病性神経障害，外眼筋麻痺を伴う片頭痛．

■ 治 療

プレドニゾロン80〜100mgの内服で開始し，3日ごとに1日量を10mgずつ減量し，1mg/kgになったら，1週ごとに5mgずつ減量していく．

（宮崎東洋）

A 顔面・頭部の疾患

症例 8

後頭神経痛

■薬物治療＋神経ブロック併用例■

症 例	82歳 女性❶．激痛発作❷で何もできない．
主 訴	本人▶後頭部の激痛発作で何もできない．眠れない． 息子▶つらそうで見ていられない．何とかしてほしい．

初 診 時

既往歴 20年前から高血圧．アムロジピン（アムロジン®）内服中．
5年前から変形性腰椎症でロルノキシカム（ロルカム®）内服中で，腰痛増強時にはジクロフェナク（ボルタレン®）坐剤50mgを頓用で使用している．
1年前から後頸部の重い痛み❸があったが，日常生活に影響するほどではなかった．

現病歴 3週間前から右後頸部痛が増強し，右後頭部の激痛発作を伴うようになった．次第に右前頭部にも痛みが広がってきた．右を向くと痛みが増強した❹．

疼痛部位 右後頸部，右後頭部，右前頭部（眼窩上）．

痛みの性質 後頸部の痛みは持続性で重い痛み．後頭部の痛みは発作痛で，2週間前から痛みが増強した．痛みは刺されるような，電気ショックの連続するような強いもので，初めは1分程度であったが持続時間も長くなってきた．腰痛で処方されたボルタレン®坐剤（50mg）❺も無効であった．日中は不定期に何度も発作痛が出現した．夜も激痛発作で入眠できず，激痛で目が覚めた．2週間前から前頭部にも重い痛みが出現した❻．

経 過 通院中の内科や整形外科に相談した．整形外科でプレガバリン（リリカ®）75mg 2錠 分2❼を処方されたが，眠気とふらつきが強く内服継続困難となった．有効性は不明．その後も改善せず，ペインクリニックを紹介された．

❶ 比較的高齢者に多い．平均年齢は54.1±16.2歳で女性にやや多いと報告あり[1)]．

❷ 後頭神経痛は発作性の突くような痛みが特徴で，うずく痛みが発作間欠期に伴うこともある．
国際頭痛分類 第2版（ICHD-Ⅱ）の診断基準は以下のとおり．
・発作性の刺痛が大後頭神経，小後頭神経または第3後頭神経のいずれか1つ以上の支配領域に生じ，うずく痛みが発作間欠期に持続する場合もあれば持続しない場合もある．
・圧痛は罹患神経上にある．
・局所麻酔薬を用いた神経ブロックにより痛みは一時的に軽減する．

❸,❹
頸椎由来の後頭神経痛を疑う所見である．後頭神経痛は一次性（特発性）と二次性（症候性）に分けられるが，慢性の後頭部痛と異なり，発作性のものは頸椎由来（変形性頸椎症，頸椎椎間板ヘルニアなど）や外傷などに起因することが多い．

❺ NSAIDsが無効であることから，炎症性疼痛でも痛みが強くNSAIDsで対応できない痛みか，またはNSAIDsが効きにくい神経障害性

76

■ ペインクリニック受診

息子さんに付き添われて受診．よほどつらいのか頭にタオルを巻いている．疲れ切った様子❽．発作痛がなければ本人が対応可能である．

[医師] おつらそうですね．
[患者] とにかく痛くて痛くて，何もできません．
[医師] 眠れませんか？
[患者] 全然眠れません．夜中に激痛がくるので…．
[息子] 痛みがくるとしばらくうずくまって耐えているのがよくわかります．家族みな心配しています．何とかしてあげたいです．
[医師] どこが最も痛いですか？　指で示せますか？
[患者] （ゆっくり右手を右後頭部に持っていく）イタタタッ…．
（激痛発作が出現したようでしばらくうつむいてしまう）
[医師] 本当につらそうですね．

—痛みの発作が落ち着いたあとに—
[医師] では私が質問しますので，そのまま動かないでお答えください．どうすると激痛が起きますか？
[患者] 右を向いたり，頭をそらしたりすると出ることが多いですが，何もしていなくても起こることもあります．
[医師] では，診察します．

右後頭部の持続性自発痛（鈍痛），同部に圧痛を認めたが，圧痛操作では発作痛はなし．発作性の痛みは右後頭部と判明．頸部の知覚異常はなし．大後頭神経に一致（外後頭隆起から2横指外側）して圧痛あり，同部の知覚過敏を認めた❾．頸椎の所見はとれず．

[医師] 腰痛で整形外科にかかっていますが，首の痛みは以前からありませんでしたか？
[患者] 1年ぐらい前から首の痛みは何となく感じていましたが，整形外科の薬で改善していました．
[医師] 転んだり，頭をぶつけたりしましたか？
[患者] いいえ．
[医師] 今回整形外科で，ボルタレン®坐剤やリリカ®といった薬が処方されていますが，効きましたか？
[患者] 坐薬は効きません．リリカ®はふらふらになって怖くて1回しか飲みませんでした．
[医師] そのとき痛みはどうでしたか？

疼痛のどちらかと考えられる．

❻ 後頭部痛に前頭部や眼窩の痛みを伴うことがある．これは主にC2領域の興奮が脊髄上部に入り，三叉神経脊髄路の第1枝に伝搬して生じる関連痛であり，大後頭神経三叉神経症候群 great occipital trigeminal syndrome（GOTS）と呼ばれている．

❼ プレガバリン（リリカ®）は，1回投与量が75mgの場合，高齢者や低体重患者などでは浮動性めまいや眠気などの副作用が前面に出ることがあるため，25mg/日から開始することも考慮する[2]．

❽ 後頭神経痛では毛髪に触れるだけで発作痛を生じることもある．逆にタオルを強く巻くことで触覚などの軽い刺激を避け，痛みを軽減している（Segmental gate effect）．

❾ 罹患神経上の圧痛は診断に有用である．

A　顔面・頭部の疾患

患者 覚えていません．
医師 先に首のX線を撮りましょう．（頸椎を動かせないため2方向だけ）

　X線写真にてC2〜6まで前方後方骨棘形成，椎間間隙の狭小化，椎体縁骨硬化などを認めた．頸椎症の所見あり⑩．

医師 X線では頸椎の変形が強いようですね．今回の痛みは首からきている可能性が高いと思います．ただし，ほかの要因で痛みがくることもありますのでMRIも予約しましょう．

> **伝授！　初診時の思考プロセス**
>
> 　後頭神経痛は二次性の痛みであることが多いため，頸椎の所見や外傷歴なども聞いておく．今回は発作性疼痛にて頸椎の他覚的所見はとれなかったが，X線所見も大切である．後頭部は主に大後頭神経，小後頭神経，第3後頭神経からなるため，その支配神経領域の知覚障害や圧痛などを調べておく．頸椎の詳細やほかの器質的疾患の有無も頸椎や脳MRIで調べておく⑪．
> 　慢性化した後頭部痛では，緊張型頭痛による一次性要因や，後頭神経の神経障害性疼痛（帯状疱疹後，神経根障害，放射線治療後など）も考慮する⑫．

患者への説明

医師 診断名は後頭神経痛です．原因は頸椎の変形によると考えられます．治療は神経ブロック療法と薬物療法があります．痛みがかなり強いですから，少しでも痛みを和らげるためにまず後頭神経ブロックを行いましょう．内服薬は通常このような発作的な痛みにはリリカ®のような神経痛の薬が有効です．リリカ®を少量から再使用する方法もありますが，またふらつきが出る可能性もありますので，リリカ®に近い薬で副作用が穏やかな薬を処方します．これはガバペン®という薬です⑬．念のため血液検査⑭もしておきましょう．
患者 とにかく何とかしてください．
医師 さっそく後頭神経ブロックを行いましょう．

　1%カルボカイン®注（メピバカイン）を右大後頭神経と小後頭神経に各2mLずつ使用⑮．

⑩ 頸椎由来の二次性後頭神経痛の原因検索には頸椎X線やMRIは有用である．今回は典型的な変形性頸椎症の所見を示した．

⑪ 二次性後頭神経痛のまれな原因として腫瘍や動脈圧迫などの報告があるが，この場合は持続性疼痛であることが多い．

⑫ 慢性後頭部痛は，北見により病態に基づく分類が報告されており，緊張型頭痛，後頭神経痛，後頭部の神経障害性疼痛に分けられる[3)]．

⑬ ガバペン®（ガバペンチン）は神経障害性疼痛に対する保険適用は認められていない．しかし，同じ作用機序を持つリリカ®に比較してマイルドに作用することから，リリカ®で副作用の強いときには代替薬として有用である．

⑭ 炎症性疾患や帯状疱疹関連痛の検索やリリカ®，ガバペン®使用時の腎機能障害の確認に必要である．

⑮ 後頭神経ブロックは診断，治療に有用であり，即効性があるため患者満足度も高い．C2脊髄神経節ブロックは有効性が高いが，手技が困難であり，後頭神経ブロックの効果時間が短い場合などに考慮する．頸椎症に伴う痛みには星状神経節ブロックも考慮する．

―30分後―

医師 いかがですか？

患者 （笑顔で）痛みがなくなりました．これで安心です．

医師 今は痛みが改善していますが，薬の効果が薄れるとまた痛みが出てくると思います．しかし，今までの強い痛みは軽くなると思います．
（息子さんへ）今回処方したガバペン®という薬は，<u>てんかんの薬です</u>❻．リリカ®も，もともとてんかんの薬です．このような発作的な痛みは神経のてんかん発作と考えてください．処方箋の説明を見てもびっくりしないようにお伝えしておきます．また，睡眠補助や鎮痛補助の目的で<u>リボトリール®</u>❼を寝る前に追加しておきます．

❻,❼ ガバペン®を処方する場合には，てんかんの薬であることやリリカ®と同じ作用があることを説明する．ガバペン®の保険適用はほかの抗てんかん薬との併用である．ベンゾジアゼピン系のリボトリール®（クロナゼパム）は併用しやすい薬剤であるうえ，発作性疼痛に有効な場合もある．

◻ 処方内容

　ガバペンチン（ガバペン®）200mg　1回1錠　1日2回
　クロナゼパム（リボトリール®）0.5mg　1回1錠　就寝前

治療経過

　数日後の再診時には日中の激痛発作はほぼ消失していた．朝方のみまだ発作痛はあるものの，NRSで5以下となった．頸部の持続性疼痛は消失し違和感となった．前頭部痛も改善した．
　一方で，ふらつき歩行や会話時にろれつがまわりにくい印象があった．頭のタオルはなかった．

医師 いかがですか？

患者 ずいぶんよくなりました．でもまだ朝方に痛みが出ます．
（ろれつが回りにくい）

医師 眠いですか？

息子 1日中横になっています．リリカ®のときほどではありませんが，ふらつきもありますので，そっとしています．

医師 ガバペン®は有効のようですね．でも副作用があるようなので1日1回夕食後のみにしましょう．今日も神経ブロックを行いましょう．今日は頸の診察ができそうですので，そっと診察してみましょう．

　右側屈で弱い疼痛の再現あり．右後頭神経領域の圧痛は続いている．後頸部の圧痛は軽減．後頭神経ブロックを施行．前回の血液検査は問題なし．

A　顔面・頭部の疾患

――― 再々診 ―――

　1週間ごとに後頭神経ブロックを施行した．ときどき不定期に発作性の痛みが出現することがあったが，約1ヵ月後には後頭部の違和感だけとなった．ガバペン®による副作用も軽い眠気だけとなった．

患者 おはようございます．
医師 お元気そうですね．痛みは取れましたか？　表情が違いますよ．
患者 嬉しいです．やっと痛みがなくなりました．頸も動かせます．ちょっと重い感じはありますが大丈夫です．
医師 多少眠気がありそうですね．ガバペン®を中止してみますか？
患者 ダメです．怖いのでまだやめられません．
医師 では2日に1回，さらに3日に1回と様子をみて減らしていきましょう．
患者 わかりました．

　半年後の経過は良好．しかし，ガバペン®はたまに内服している様子．よほどつらかったことが伺われる．

症例解説

問診のポイント

　後頭神経痛は，後頭部の神経支配領域に発作性の突くような痛みが生じ，罹患神経に圧痛を認めることで比較的容易に診断できる．後頭神経ブロックで一時的でも痛みが軽減することは，診断にも有用となる．罹患領域の感覚鈍麻や感覚異常を伴うこともある．
　原因の多くは二次性（症候性）であり，頸椎の骨病変，炎症，外傷などに起因することが多いが，腫瘍や椎骨動脈の圧迫や解離が原因となることもある．そのため，頸椎X線やMRIで確認しておく必要がある．血管，筋肉，靱帯などによる絞扼性神経障害による場合，チネル徴候（打診部のビリビリした痛み）は診断の補助となるが，確定診断には電気生理学的な検査（末梢神経伝導速度など）が必要である．
　今回提示した症例は激痛を訴える症例であったが，軽症例も少なくない．軽症例の場合や持続性疼痛の特徴を持つ場合には，ほかの後頭部痛と鑑別を要することもある．その一例として筋緊張型頭痛，頸神経根障害，帯状疱疹関連痛，頸髄疾患，頭蓋内疾患などがある．

◘ 治 療

治療には，① 神経ブロック療法，② 薬物療法，③ 二次性の場合にはその原因治療，などがあることを伝える．

罹患神経の神経ブロックは即効性，有効性，安全性，診断的意味などから，初めに施行すべき治療法である．ただし，易出血性，局所感染，同意の得られない場合などは除く．後頭神経ブロックのくり返しだけで軽減する場合もある．

薬物療法は痛みの性質から判断して使用する．ズキズキするような痛みがあれば炎症性疼痛が疑われ，NSAIDsやアセトアミノフェンを使用する．電気的なビリビリする痛み，灼熱感を伴う痛み，突かれるような痛みでは神経障害性疼痛に準じて処方する．特に発作性の要因の強い場合には抗てんかん薬（プレガバリン，ガバペンチン，クロナゼパム，カルバマゼピンなど）を使用し，時に三環系抗うつ薬（ノルトリプチリン，アミトリプチリンなど）も考慮する．保険適応外で使用する場合には，事前に特殊な鎮痛薬（鎮痛補助薬）であることを十分に説明する．痛みの強い場合，弱オピオイド（コデイン，トラマドール）も考慮するが，慎重に選択する．

二次性の原因があれば，その原因疾患につき治療を開始する．

（信太賢治）

■ 文 献

1) Koopman JS, Dieleman JP, Huygen FJ, et al.: Incidence of facial pain in the general population. Pain, 147(1-3): 122-127, 2009.
2) 日本ペインクリニック学会 編：神経障害性疼痛薬物療法ガイドライン，p.20, 真興交易医書出版部, 2011.
3) 北見公一：慢性後頭部痛の病態に即した分類について．日本頭痛学会誌, 28（1）：49-52, 2001.

A 顔面・頭部の疾患

症例9
末梢性顔面神経麻痺

薬物治療＋神経ブロック併用例

症例 71歳 女性．146cm，43kg．左顔面全体の運動麻痺．

主訴 顔の左側が動かない．

初診時

既往歴 胆石症，虫垂炎，子宮筋腫，腰椎すべり症．

現病歴 X年Y月Z日：左の口角から水がこぼれるのに気づく．
同年Y月Z+1日：耳鼻咽喉科を受診し，ベタメタゾン・アデノシン三リン酸二ナトリウム水和物（ATP）・メコバラミンの点滴静注を開始する．内服薬としてバラシクロビル塩酸塩の処方あり❶．
同年Y月Z+2日：星状神経節ブロック（SGB）施行目的で受診する．

現症 左顔面全体の運動麻痺❷，左耳後・下部の痛み（＋），発赤・発疹（－），耳鳴り（－），難聴（－），めまい（－）❸，涙分泌（正常），聴覚過敏（－），味覚障害（－）❹．

検査所見 顔面神経麻痺スコア（麻痺スコア）❺：2/40点．
神経電気検査（Electroneurography値；ENoG値）❻：53％．
血算・生化学検査：異常なし．
血清抗体価検査：単純疱疹ウイルス（HSV），水痘・帯状疱疹ウイルス（VZV）検査中．
脳CT：異常なし．

伝授！ 初診時の思考プロセス
① 中枢性（核上性）か，末梢性（核下性）か．
② 発症状況が急性か，緩徐か，あるいは反復性か❼．

❶ 他科と併診することも多く，他科での治療計画を把握しておく必要がある．

❷ 中枢性の場合，前頭筋は両側支配のため，患側でも額のしわ寄せができる．

❸ 末梢性の場合，まずは頻度として多いBell麻痺かHunt症候群（顔面神経麻痺・帯状疱疹・第8脳神経症状）かどうか鑑別する．

❹ 顔面神経は顔面神経管内を通るときに3本の末梢枝を出す．中枢側から順に，大錐体神経が涙腺・軟口蓋へ，アブミ骨神経がアブミ骨筋へ，鼓索神経が顎下腺・耳下腺・舌前2/3へ至る．顔の動きが悪くなるほかに，涙分泌が亢進（発症初期）あるいは低下したり，アブミ骨筋の緊張が弱くなるため音が響いたり，味覚が落ちたりする．

❺ 柳原40点法（表9-1）．顔面各部位の動きを点数化し，その合計点で麻痺の程度を評価する．ただし，後遺症の評価は付記のみで，点数には反映されない．採点時の留意点は，患側の皮膚が健側に引っ張られて動くのを加点しないこと，閉眼は下眼瞼の動きも合わせて評価すること，片目つぶりや鼻翼の動きは時間をかけて観察することなど．

③ 一側性か，両側性か❸．
④ 麻痺スコアなどの顔面運動評価法やENoG値などの電気生理学的検査を用いて重症度を診断する．
⑤ 血清ウイルス抗体を含めた血液検査や画像検査により，原因を診断する．
⑥ 外傷や腫瘍が原因の場合，涙腺機能検査，唾液腺機能検査，アブミ骨筋反射，電気味覚検査をすれば障害部位が確定できる．

患者への説明

医師 左の顔面全体が動かないようですね．耳鼻科の先生からもお話しがあったと思いますが，診断は末梢性の顔面神経麻痺です．脳に異常はありません．原因❾はヘルペス属ウイルスによるものが多いといわれていますが，血液検査の結果が出次第お知らせします．

　この病気は，1〜2週間かけて悪くなります．多くの方は自然に治りますが，Aさんの場合は症状の進行が速く，かつ重症です．顔面神経の変性を最小限に抑えるために，今なさっている神経の腫れを取る薬❿の点滴や抗ウイルス薬⓫の内服による治療はとても大切です．

患者 耳鼻科の先生からもそう聞いています．こちらには，首の注射の話を聞いて来ました．

医師 そうですね，星状神経節ブロックという治療をお勧めします．(SGBの穿刺部を指しながら)首のここから局所麻酔薬を注射します．血管を縮める交感神経の働きを一時的に休ませて，顔を含め頭頸部の血液の流れをよくします．そうす

❻ 鼻翼外側の口輪筋上で測定した誘発筋電図における振幅の患側/健側比．神経の変性の程度を反映する．ただし，麻痺スコアより遅れて推移する．

❼ 発症が緩徐な場合や反復する場合，腫瘍を疑う．

❽ 両側性かつ再発性の場合，糖尿病を合併する頻度が高い．

❾ Bell麻痺（主にHSVの再活性化）が53％，Hunt症候群（VZVの再活性化）が14％を占める．外傷性・術後性・腫瘍性がそれぞれ5％，耳炎性が4％と続く[1]．

❿ ステロイドの投与法：通常はプレドニゾロン換算で1mg/kg/日を経口投与し，1〜2週程度で漸減終了する[2]．投与量や投与法は麻痺の程度や病期によって異なる．ただし，発症8日以上経過した麻痺スコア20/40点以上の症例には必要ない．本症例では経静脈的にベタメタゾンを初日に8mg/日，以降3日間ずつ6mg/日，4mg/日，2mg/日と漸減投与した．また，ATP20mg/日とメコバラミン500μg/日も混合して投与した．

⓫ 抗ウイルス薬の投与法：バラシクロビル塩酸塩を例にあげる．Bell麻痺は麻痺スコア18/40点以下の症例で発症7日以内であれば1,000mg/日を5日間投与する．Hunt症候群あるいは無疱疹

表9-1. 顔面神経麻痺スコア（柳原40点法）

安静時非対称	0・2・4	鼻翼を動かす	0・2・4
額のしわ寄せ	0・2・4	頬を膨らます	0・2・4
軽い閉眼	0・2・4	イーと歯をみせる	0・2・4
強い閉眼	0・2・4	口笛	0・2・4
片目つぶり	0・2・4	口をへの字に曲げる	0・2・4

0点：筋収縮・緊張の消失（高度麻痺）
2点：筋収縮はあるが左右差あり（部分麻痺）
4点：左右差なし（ほぼ正常）　　　　　　　　　　　　　　　計　　点

後遺症の有無	病的共同運動	(0, 1, 2, 3)
	顔面のこわばり・拘縮	(0, 1, 2, 3)
	顔面痙攣	(0, 1, 2, 3)
	ワニの涙	(0, 1, 2, 3)

0点：なし　1点：軽度　2点：中等度　3点：高度

A　顔面・頭部の疾患

　　ることで，顔面神経が変性するのを抑えるだけでなく，治るのも助けます．脳や心臓の治療のために血液をサラサラにするお薬を飲んでいるとこの注射はできないんですが，いかがでしょうか？

患者　いいえ，飲んでいません．何回ぐらい注射するのですか？

医師　できるだけ早い時期から頻回に行うのが有効です．発症3日以内に開始したほうがよいでしょう³⁾⁴⁾．最初の1ヵ月は1日1回，毎日行う予定です．その後のブロック回数⑫は，経過をみながら決めます．

—SGB施行後の帰宅時に—

医師　いくつか注意していただきたいことをお話ししておきます．まずは，くれぐれも顔を無理やり大きく動かしたり，低周波の電気治療をしたりしないでください．将来，顔のこわばりが強くなったり，動きに支障をきたしたりしますからね．それから，まぶたが閉じにくくて眼球に傷がつきやすいので，お出かけ前や寝る前には目薬を忘れないでくださいね．

性帯状疱疹 zoster sine herpete（ZSH）は発症14日以内であれば3,000mg/日を7日間投与する⁵⁾．腎機能低下症例や高齢者では減量する．

⑫ SGBの施行回数ならびに施行期間：発症3週間以内は麻痺スコアが30点に改善するまで1回/日，その後36点になるまで1～3回/週の頻度で施行する．急激な麻痺の悪化を示す症例は入院を勧め，発症から14日以内は1～2回/日，以降1ヵ月まで1回/日とし，6ヵ月を目安に漸減中止する⁶⁾．本症例では発症後1ヵ月間は1回/日，2ヵ月目は3回/週，3ヵ月目は2回/週，4～5ヵ月目は1回/週，6ヵ月目以降2年後まで1回/2週の頻度で施行した．

治療経過

発症4日後

　　左耳後・下部の痛み（＋），発赤・発疹（−），耳鳴り（−），難聴（−），めまい（−），味覚障害（＋）．
　　麻痺スコア：2/40点，ENoG値：19.8％．
　　血清抗体価⑬：VZV-IgG-EIA 77.1・VZV-IgM-EIA 0.40
　　　　　　　　 HSV-IgG-EIA 17.3・HSV-IgM-EIA 0.64

患者　物の味が苦くて，塩味がわからなくなってきました…．

医師　顔面神経は軟口蓋や舌の前2/3の味覚にも関係しているので，そのためです．それから血液検査の結果ですが，水痘・帯状疱疹ウイルスの抗体価が高いようです．麻痺の原因はそのウイルスによるものと思います．

患者　え〜，帯状疱疹ですか？　ブツブツができていないのに？

医師　そうなんです．今回のように抗体価が高くても発疹が出ない場合⑭もあります．今ある症状のほかに，耳鳴りや難聴，めまいや吐き気を伴うことも多いのですが，幸い今のところそのような症状はないようですね．

⑬ VZVの再活性化の診断には，初回検査から2週間以上あけてペア血清検査を行うことが基本であり，補体結合試験（CF法）で4倍以上のCF抗体価の上昇，または酵素免疫測定法（EIA法）で2倍以上のIgG抗体価の上昇を基準とする．ただし，単独でもCF抗体価（基準値4倍未満）で16倍以上，またはIgG抗体価（基準値2未満）で50.0以上（明確には100.0以上）であれば再活性化が疑わしい．IgM抗体価（基準値0.8未満）は陽性化しないことも多い．一方，HSVの再活性化の診断では抗体価の有意の変動を認めることはまれであり，血清学的診断は困難である．

⑭ ZSHはBell麻痺との鑑別が困難であり，発症2週後までは発疹や第8脳神経症状の有無を観察する．

発症1週後

　左耳後・下部の痛み（＋），発赤・発疹（－），耳鳴り（－），難聴（－），めまい（＋），味覚障害（＋）．
　麻痺スコア：2/40点，ENoG値：11.0％．
患者 少しめまいがするかしら．

発症2週後

　左耳後・下部の痛み（－），発赤・発疹（－），耳鳴り（－），難聴（－），めまい（－），味覚障害（＋）．
　麻痺スコア：0/40点，ENoG値：1.5％．
患者 味覚は治らないけど，耳の周りの痛みとめまいは治ったわ．今日の顔の検査結果はどうかしら？
医師 麻痺スコアが40点中0点，筋電図の検査でも左の神経は右側の1.5％しか働いていないようです．顔が動き出すまでに3～4ヵ月かかる❶と思います．
患者 え～，そんなに重症なんですか？
医師 今のところ重症なままです．でも，必ず動くようになりますからね．将来顔がこわばらないように，表情筋のストレッチ❶を始めましょう．
患者 は～．（ため息）
医師 重症の方に多いのですが，後遺症が出る可能性が大きいのです．顔の筋肉は腕や足の筋肉と違って，縮んだら伸びるという反射がありません❶．縮んだら縮みっぱなしになり，短くなってしまいます．筋力は筋肉の長さに比例するので，筋肉が短くなると動きが悪くなり顔がこわばってきます．それから，神経が治ってくる過程で，たとえばまぶたに行く神経と口に行く神経が交差してくっついたまま治ってしまうことがあります．そうすると，まぶたを閉じるときに同時に口が動いたり，反対に，口を動かすときに同時にまぶたが閉じたりするのです❶．ストレッチはこれらの症状の予防や軽減にもなりますからね．耳鼻科で出された内服薬（ATP 300 mg/日，メコバラミン1,500 μg/日）もしばらく続けてくださいね．

—SGB施行後の安静時間に—
医師 つきたての温かいお餅が伸びやすいように，ブロックをして顔が温まっている間にストレッチをするといいですよ．

❶ 発症2週間後のENoG値が40％以上であれば4～6週で，10～40％では3～4ヵ月で麻痺症状は回復する．ただし，10％未満になると3～4ヵ月以降に回復が始まる[7]．なお，40％未満になると障害を受けた顔面神経内にneurotmesis（神経断裂）線維が含まれ，再生過程で後遺症が出現する可能性が生じる．

❶ 顔面の皮膚の上に指の腹をあて，個々の表情筋を筋線維の走行に沿ってゆっくりストレッチする（図9-1）．眼瞼は閉眼させて行う．眼窩下孔周辺を施行時，痛みを伴うことがあるので強度を調整する．両矢印部は両手の指を使う．あるいは，親指の腹を口腔内から頬部にあて，皮膚の上にあてたほかの指とで挟み，口元に向かって引っ張ってもよい．

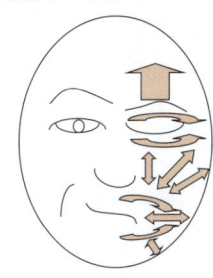

図9-1. 表情筋のストレッチ法
ストレッチの部位と方向を矢印で示す．

❶ 表情筋には筋紡錘がないため，筋緊張の不調節により短縮拘縮が起こる．

❶ 病的共同運動：neurotmesisに陥ると，神経周膜構造が欠落しているため，神経の再生過程において迷入再生回路（神経の過誤支配）が形成される可能性がある．例にあげた口眼共同運動のほかに，額口，眼頸共同運動がある．

A 顔面・頭部の疾患

患者 (ストレッチをしてみて) あ～, ほんとだ. 気持ちいいわね～.

発症4週後

麻痺スコア：0/40点, 味覚障害（+）. ENoG値：2.2％. [19]

発症2ヵ月後

麻痺スコア：2/40点, 味覚障害（+）. ENoG値：3.6％.
患者 上まぶたが重いのよね～. [20]
医師 上のほうが見にくいでしょう？ まぶたを開く運動, 開瞼運動[21]を教えますのでやってみましょう.

発症4ヵ月後

麻痺スコア：4/40点, ワニの涙（1）[22], 味覚障害（+）. ENoG値：2.4％.
患者 最近まばたきが楽になってきたわ. ただ, 食事のときに涙がこぼれるのよ.
医師 そうですね. やっと動き始めましたね. 涙に関しては涙腺に行く神経と口に行く神経がくっついて治ってきていますね. 今後ひどくなるようでしたら治療[23]を考えます. 以前にもお話ししましたが, これは重症の方に多く, 発症後3～4ヵ月のこの時期から, 神経同士が交差してくっついたまま治ってしまうことが多いのです. 今後まぶたと口に行く神経の間でも同じことが起きる可能性がありますので, ストレッチと開瞼運動を続けてくださいね.

発症5ヵ月後

麻痺スコア：14/40点, ワニの涙（1）, 味覚障害（+）. ENoG値：10.4％.

発症6ヵ月後

麻痺スコア：20/40点, 口→眼共同運動（1）, 顔面拘縮（1）, ワニの涙（1）, 味覚障害（+）.
ENoG値：8.6％.
患者 顔がこわばる感じがするのよね～.

[19] 本症例では発症2週後には神経の変性が止まった. しかし, 既往歴に高血圧症や糖尿病などがある場合, 発症3～6週後まで神経の変性が続き, 時にはENoG値が0％になることもある[8]. したがって, 初期治療後もこのような遷延する重症化に備えて, 発症4週前後は集中的にSGBを施行すべきだと考えている. 筆者は, たとえENoG値が10％未満と重症化したとしても, SGBの早期施行によりENoG値0％への陥落率は低下する傾向にあり, しかも, ENoG値0％の状態を回避できれば, ENoG値0％の場合と比べ発症3ヵ月後の回復が良好だったことを報告している[4].

[20] 患側前頭筋の緊張低下から眼瞼下垂が起こる.

[21] 動眼神経を介し眼瞼挙筋を使った開瞼運動の指導手順:
〔ステップ1〕鼻先の前方10～15cmのところに人差指をおき, 眉毛の高さまでゆっくり移動させる. 眼で指先を追っていくと自然に上眼瞼が開く. このとき, 額を動かさないように注意する. 眼の上や奥に生じる張るような感じを覚えてもらう.
〔ステップ2〕ステップ1を習得後に指導する. 額を動かさないように注意し, 遠くをボーッと見るように眼だけを大きく開く. いわゆるビックリした顔をつくる. 上手にできていればステップ1で覚えた眼の張るような感じがある. 慣れるまでは鏡を見ながら行う.

[22] 口を動かしたり食事をしたりするときに涙が出る現象. 経過中, 最初に出現することが多い後遺症である.

[23] ワニの涙に対して, オキシブプロカイン塩酸塩の点眼や涙腺へのA型ボツリヌス毒素の注入が試みられている.

医師 う〜ん，まぶたと口が一緒に動いてしまいますね．必要以上に筋肉が動いてしまうので，短縮しやすい状態です．こわばり感が強いときはストレッチをしてみてください．それから口を動かすときに意識して開瞼運動をすると，まぶたが閉じないですよ[24]．

患者 （開瞼運動しながら微笑んでみて）こうですか？

医師 上手にできていますよ．筋力強化のためのトレーニング[25]も始めましょう．

発症9ヵ月後

麻痺スコア：26/40点，眼→口共同運動（2），顔面拘縮（1），ワニの涙（1），味覚障害（+）．

ENoG値：12.8％．

患者 注射すると顔のこわばりが楽になるのよね〜．

医師 ほらほら，注射のあとにストレッチ！[26]

発症1年後

麻痺スコア：22/40点，眼→口共同運動（2），顔面拘縮（2），ワニの涙（1），味覚障害（+）．

ENoG値：35.0％．

患者 相変わらず上まぶたが重くて，物が見にくいんです．

医師 上まぶたの皮膚を切除する手術をすると楽になりますが，もう1年ぐらいは待ちましょう．神経は2年ぐらいかけて徐々に治っていきます[27]．今その手術をすると，額の筋力が回復してきたときに，まぶたが閉じにくくなることがあります．

患者 へ〜．それじゃ，もう1年待ってみるわね．

医師 それから，神経の働きはよくなっているんですが，口周りの動きが悪くなっているようですね．口周りのストレッチと筋力トレーニング，忘れないでくださいね．

患者 最近またサボってたわ．1年経っても，まだ続けないといけないのね．

発症1年6ヵ月後

麻痺スコア：22/40点，眼→口共同運動（2），顔面拘縮（2），ワニの涙（1），味覚障害（+）．

ENoG値：61.2％．

---

[24] 口→眼共同運動は，開瞼運動を習得すれば制御できるようになる．一方，眼→口共同運動の制御はなかなか難しい．生理的瞬時の眼→口共同運動は，健側の口角を外側に引くように習慣づけると目立たなくなる．

[25] まず，患側表情筋のストレッチを行い，筋収縮がしやすい状態にしておく．鏡を見ながら，健側を動かないように手で押さえ，眼瞼挙筋を使って開瞼したまま，ゆっくり患側の額にしわを寄せたり，上口唇を引き上げたり，口角を外側に引いたり，各筋肉を個別に行う．終了後もストレッチを忘れずに！

[26] 顔のこわばりを軽減するために，SGBと表情筋ストレッチの併用は有用な治療である．

[27] 発症後2年以上が経過し表情筋に不可逆的な障害がある場合，顔面神経再建術や種々の形成手術も考慮する．ただし，高度麻痺により表情筋に廃用性萎縮が生じている場合，顔面神経再建術は適応から外れる．

A　顔面・頭部の疾患

発症2年後

麻痺スコア：24/40点，眼→口共同運動（2），顔面拘縮（2）㉘，ワニの涙（1），味覚障害（＋）㉙．
ENoG値：79.6％．

薬物療法およびSGBを終了し，上眼瞼形成術を受けた．

㉘ 顔面拘縮に対し，発症2～3年後，A型ボツリヌス毒素を注入し人工的に軽い顔面神経麻痺を再発させ，表情筋のストレッチを併用し軽減させる試みもある．ただし，投与量が多いと一時的に筋力低下が増悪するので注意する．また，病的共同運動や顔面痙攣も一時的に軽減するが，再発するため再注入が必要となる．

㉙ 味覚障害は麻痺スコアの後遺症の評価に含まれていないが，Hunt症候群やZSHなどでは遷延する場合も少なくないため，治療に難渋する後遺症の一つであると筆者は考えている．

📖 症例解説

　本症例は無疱疹性帯状疱疹であり，発症3日以内にステロイドと抗ウイルス薬の投与ならびにSGBを開始したが，重症化を防げなかった．初期治療後もATPとメコバラミンの内服，SGB，リハビリテーションを継続し，発症9ヵ月後に麻痺スコアは26/40点まで回復した．その後，発症1年後にかけて麻痺スコア上の症状の回復は後退したが，ENoG値上では神経の再生は進んでいた．これは，神経の再生とともに表情筋のより強い収縮が可能になったものの，この間に表情筋ストレッチが継続されていなかったため，表情筋の短縮が生じ十分な筋力が得られず[9]，麻痺スコアに反映されなかったためではないかと推測する．発症2年後でも麻痺スコアは24/40点にとどまったが，ENoG値は80％近くに達しており，症状の回復状況と神経の再生状況に大きな差が生じた．また，一度出現した後遺症は改善しなかった．

　末梢性顔面神経麻痺の多くは自然治癒するが，決して予後がよいものばかりではない．まずは早期治療により，いかに顔面神経の変性を最小限に抑えるかが治療上重要なポイントとなる．効果があると考えられている治療は併用するべきである．しかし重症化した場合，早期回復は望めず長期にわたる治療と精神的ケアが必要となる．顔面の麻痺症状に対する羞恥心から顔をふせるなどして姿勢が悪くなれば，既存の頸椎疾患の症状が増悪することもある．検査所見上，量的に良好な回復が得られたとしてもいろいろな後遺症を残し，質的に良好な回復を得るのに難渋することが多い．量的にも質的にも双方の回復を目指した治療が必要であり，現在後遺症の予防や治療に対してもさまざまな取り組みがなされている．

（竹村　博）

文 献

1) 脇坂浩之, 柳原尚明：顔面神経障害の疫学．CLIENT21 No.9 顔面神経障害, 青柳 優 編, pp.131-135, 中山書店, 2001.
2) 羽藤直人：急性期の治療にステロイド（経口投与）は有効か？ 顔面神経麻痺診療の手引−Bell麻痺とHunt症候群−2011年版, 日本顔面神経研究会 編, pp.60-61, 金原出版, 2011.
3) 竹村 博, 増田 豊, 八代 亮ほか：重症Bell麻痺に対する初期治療としての星状神経節ブロックの有用性．Facial N Res Jpn, 16：175-178, 1996.
4) 竹村 博：重症Bell麻痺患者の予後−星状神経節ブロック施行時期の影響−．ペインクリニック, 18(8)：1084-1088, 1997.
5) 村上信五：急性期の顔面神経麻痺に対する標準的治療はあるか？．顔面神経麻痺診療の手引−Bell麻痺とHunt症候群−2011年版, 日本顔面神経研究会 編, pp.55-59, 金原出版, 2011.
6) 日本ペインクリニック学会ペインクリニック治療指針検討委員会 編：Ⅱ-F-15末梢性顔面神経麻痺．ペインクリニック治療指針 改訂第3版, pp.88-90, 真興交易医書出版部, 2010.
7) 柏森良二：顔面神経麻痺の回復過程．顔面神経麻痺のリハビリテーション, pp.66-73, 医歯薬出版, 2010.
8) 竹村 博, 増田 豊, 八代 亮ほか：脱神経が遷延した末梢性顔面神経麻痺の検討．ペインクリニック, 23(5)：679-681, 2002.
9) 竹村 博, 増田 豊, 尾頭希代子ほか：末梢性顔面神経麻痺の重症症例における長期経過観察の必要性．ペインクリニック, 31(7)：955-957, 2010.

A　顔面・頭部の疾患

症例10
顔面痙攣

神経ブロック施行例

症例	47歳　男性．和楽器奏者．片側顔面がピクピク痙攣する．
主訴	痛みはないが，痙攣がうっとうしくてたまらない．人前に出ても気にならないようにしてほしい．

初診時

既往歴　40歳のとき頸椎症性神経根症と診断され，右C5/6神経領域の痛みに対して当科で星状神経節ブロック，腕神経ブロックを施行し，2ヵ月で軽快．

職業は和楽器（三弦）奏者で定期に演奏会を開催している．最近はお弟子さんの指導でも多忙．

現病歴　約2年前（45歳）から左顔面に出現❶．

経過　初めは目の周り，特に下眼瞼が痙攣していた．近医の眼科を受診したが目には異常がなく，経過観察となった．
半年くらい経過した時点で，痙攣は頰部から口輪筋に及び，再度眼科を受診したところ，顔面痙攣と診断された❷．初めは薬物療法として抗痙攣薬のカルバマゼピン（テグレトール®）が処方された．100mg錠を1日1回から3回まで増量したが効果はなく，しかもめまいと眠気が強かったため，和楽器の稽古と指導も不可能で中止した．発症から1年経過した時点で痙攣は頸部にも及び，ボツリヌス毒素療法を勧められた．合併症や副作用が少ないことを説明され，一度ボツリヌス毒素療法を受けた．軽度の顔面の麻痺が出現し，痙攣も軽くなったが，3ヵ月で元に戻った．脳外科手術の方法があることも聞いていたが，6年前，頸椎症で当科を受診したとき，顔面の痙攣患者が治療を受けていることを思い出し，ペインクリニックを受診した．

❶ 片側顔面痙攣は，幼小児を除くあらゆる年齢層にみられるが，40代以降の発症が多い．罹患側は左右差がないといわれるが，筆者の経験では左が多く，性別では女性に多い．

❷ 片側顔面痙攣は，下眼瞼に始まり，半年から1年経過して片側顔面全体が痙攣するようになる．頸筋の一部も痙攣することがある．痙攣は間代性痙攣と強直性痙攣ともにみられ，両者が混在することが多い．通常は，人前に出たり，緊張すると出現しやすい．就寝中にも出現することがある．

■ ペインクリニック受診

医師）痙攣は相当気になりますか？

患者）痛くはないのですが，楽器の演奏やお弟子さんの指導をしているとき，うっとうしくてたまりません．演奏会などで人前に出るときに痙攣を気にすると，よけいに症状がひどくなるようでつらいです．

医師）今はあまり痙攣していないようですが．

患者）どういうわけか比較的痙攣が出ないときもあるようです．

医師）確かにそんなこともあるようですが，痙攣を誘発してみますので，私のいうとおりにしてください．

患者）わかりました．

医師）両目を閉じてください．そのままできるだけ力を入れて顔がゆがむくらい力いっぱい目を閉じてください．（3秒くらいして）パッと目を開けてください❸．

患者）そうです．こんなふうにピクピクし，キュゥーと目が閉じた状態になります．

医師）痙攣しているとき，耳の中で音がしますか？　患者さんによってはガサガサ音がすることもあるようです．

患者）音はしません．楽器を演奏する仕事をしていますので，幸いだったと思います．

医師）痙攣はご自身で，意図的に止めることはできますか？

患者）できません．

医師）そうですか．実は，それが片側顔面痙攣の特徴です❹．痙攣以外の症状，たとえば聴力の異常，顔面の知覚異常，平衡感覚の異常など気になることはありませんね？（といいながら，毛筆などで知覚を丁寧にチェックする．対光反射の異常や瞳孔の左右差がないことなども見逃してはならない❺．聴力低下などもチェックする）

患者）痙攣以外の症状は何もありません．

❸ 顔面痙攣の誘発方法は，力いっぱい閉眼をさせ，数秒そのままにして，パッと開眼させると誘発できる．1回で無理なときは2〜3回試みる．

❹ 顔面痙攣は自分の意志では止められない．その点はチック症とまったく異なる．

❺ 典型的な顔面痙攣は片側顔面痙攣以外の脳神経症状はない．

伝授！　初診時の思考プロセス

　片側顔面が痙攣し，痙攣が間代性と強直性で，しかも自分の意志で止められない場合，片側顔面痙攣を疑う．痙攣以外は脳神経に異常がないことも確認する．瞳孔の左右差や，対光反射などの異常がないことも確認する．強い閉眼後の痙攣の誘発は必須である．

　治療に関しては，薬物療法は無効であり，ボツリヌス毒素療法，顔面神経ブロック，脳外科での神経血管減圧術（ジャネッタ手術法）の中から選択するが，手遅れにならない疾患であることも考慮する．

A　顔面・頭部の疾患

患者への説明

医師　眼科で診断されたように，典型的な片側顔面痙攣です．

患者　内服薬は効果がなく，ボツリヌス毒素療法も有効期間が短くてあまり効果的ではなかったのですが，ほかによい治療法があるのでしょうか？

医師　そうですね．それでは，今後の治療について説明させてください．内服薬には有効な薬はありません❻．

　現在有効な治療手段として，ボツリヌス毒素療法が行われていますが，有効期間は数ヵ月です．痙攣の程度が軽ければ効果も長くなるのですが，強い痙攣の場合，ボツリヌスの使用量が増え，結果的に治療後の麻痺が強く出現します．それでも有効期間は3ヵ月程度です．

　ボツリヌス毒素療法が登場する前には，顔面神経ブロックが行われていました．アルコールなどの神経破壊薬を用いる方法も行われていましたが，若杉先生が穿刺圧迫法を発表されてから[1]，この方法が行われるようになりました．この方法は，顔面神経を茎乳突孔で穿刺圧迫するというもので，顔面神経を傷害することで顔面神経麻痺を起こし，痙攣を止めるという方法でした．しかし手技が難しく，かなりの痛みを伴う治療法なため，限られた施設でしか行われていませんでした．当施設では，この方法を今でも応用しています．ブロック後の麻痺の出現に対して患者さんにも十分理解していただく必要があるわけですが，経験的に顔面神経の圧迫時間を10〜15分程度とし，ENoG上40〜50％の麻痺を得た場合，半年から1年間の有効期間が得られています❼．

　しかし，顔面痙攣の原因が顔面神経を主に小動脈が圧迫していることによって誘発されるとする説が確認されて以来，1970年代からは根治療法として神経血管減圧術（ジャネッタ手術法）が急速に普及してきました．現在では手技も改良され，手術に伴う合併症も減少しています[2]．手術の場合の問題点として，一時的なめまいや聴力低下が出現することがあります．音楽家にとっては一時的であったとしてもそれが問題になるかと思います．

患者　聴力への影響はやはり心配になります．顔面神経ブロックは合併症の心配はないのでしょうか？

医師　後に残るような合併症はまずありませんが，ブロック後の麻痺が思ったより強くなることがあります．痙攣が止まっている期間は延長するわけですが，顔面神経麻痺出現期間

❻ 抗痙攣薬などが処方されることがあるが，有効ではない．

❼ ENoG（electroneurography）は，神経変性の程度を定量的に評価できる電気生理学的診断法で，顔面神経麻痺の重症度評価に欠かせない手法である．

症例10　顔面痙攣

　　　も延長します．
患者 痛いのですか？
医師 顔面神経周囲は麻酔されていない状態で，ここにブロック針を進めますので，一瞬であっても痛みは避けられません．私自身は，今でも年間数十人の患者さんに実施しています．
患者 どの治療を受けるか，正直大変迷いますね．
医師 そのとおりです．しかし，片側顔面痙攣の治療に関しては手遅れがありません❽．ボツリヌス毒素療法，神経ブロック療法，手術療法はいつ実施しても確実に結果が得られます．ただし，根治療法は手術のみです．

❽ 生命予後はよく，治療に手遅れのないことをしっかりと説明する．

患者 手術を決心するまで，つなぎにボツリヌスや神経ブロックで様子をみてもいいのですね？
医師 そのとおりです．あわてる必要がありませんから，どれを選択するかご自身で考えてください．

治療経過

　結局，本症例に対しては2年間の間に2回顔面神経ブロックを行った．しかし，この間に患者の年齢が比較的若いことと，合併症のリスクも少ないことなどから根治療法の手術を勧め，受けられた❾．幸い聴力などへの影響もなく，演奏活動を続けている．

❾ 手術の時期も患者と相談しながら経過を観察する．

症例解説

◻ 問診のポイント

　片側顔面痙攣は，外来での診察で診断が可能な疾患である．片側顔面の痙攣以外に，神経学的にほかの脳神経異常は認められない．また，自分の意志で痙攣を止めることができない．
　顔面の異常運動をきたす疾患としては，中高年になるとパーキンソン病などがあるが，顔面痙攣は片側性で律動的な痙攣であることから鑑別できる．眼瞼痙攣は両側性であること，また，両側眼瞼痙攣に口角周囲の不随運動が合併するメージュ症候群 Meige syndromeとも鑑別は困難ではない．顔面神経麻痺後の痙攣の場合は，丁寧に病歴を聞けば判定できる．
　診断を確定するには，3D-MRI検査などで神経血管圧迫所見を画像上で確認できれば確定診断となる．

◻ 治　療

　すぐ実施できる方法は，ボツリヌス毒素療法である．大きな合併症のリスクもなく，安全に実施できる．しかし有効期間が3ヵ月程度であることと，治療費が比較的高いことも欠点である．
　手技に自信があるペインクリニシャンであれば，顔面神経ブロックも選択肢の一つである．また，全身麻酔などの適応に問題がない中高年の患者には，神経血管減圧術が勧められる．

（増田　豊）

A　顔面・頭部の疾患

文　献

1) Wakasugi B: Facial nerve block in the treatment of facial spasm. Arch Otolaryngol, 95(4): 356-359, 1972.
2) McLaughlin MR, Jannetta PJ, Clyde BL, et al.: Microvascular decompression of cranial nerves: lessons learned after 4400 operations. J Neurosurg, 90(1): 1-8, 1999.

症例 11
突発性難聴

薬物治療＋神経ブロック併用例（完治例）

症 例	34歳 女性．左難聴．左耳閉感．
主 訴	左耳の聞こえが悪い．キーンと耳鳴りがする．

初診時

既往歴 数年前よりパニック障害，アルプラゾラム（ソラナックス®）内服中．

現病歴 X年6月初めから左耳閉感があったが，子どもが小さいため受診せず．
- 6月14日 聞こえが悪いと気づき，耳鼻咽喉科を受診し，突発性難聴の診断を受ける❶．
アデノシン三リン酸二ナトリウム（アデホス®），メコバラミン（メチコバール®）が処方される．
聴力検査：250Hz以下の低音域が50dB❷．
- 6月18日 聴力に変化がないため当院紹介．
- 20日 入院となる．

外来診察時

医師 どちらの聞こえが悪いのですか？

患者 左耳です．初めは耳がつまる感じで，すぐによくなるかと思い気にしていなかったのですが，そのうち日常の会話で聞こえが悪いことに気づいて近所の耳鼻科を受診しました．そこで突発性難聴といわれて薬をもらいましたが，変化がないので大きな病院へ行くようにいわれました❸．

医師 それで今日入院したのですね？

患者 子どもがまだ小さくて通院していたのですが，さらに聞こえが悪くなったので入院することにしました．この科では何をするのですか？

医師 ここでは神経ブロックを行います．左の首のところに局所

---

❶【診断基準】
下記主症状の全事項を満たすもの．
〔主症状〕
① 突然発症
② 高度感音難聴
③ 原因不明
〔参考事項〕
① 難聴（隣り合う3周波数で各30dB以上の難聴）
② 耳鳴り
③ めまい，および吐気・嘔吐
④ 第8脳神経以外に顕著な神経症状を伴うことはない．
耳鳴り，めまい，耳閉感が初発する場合も多く，耳鼻咽喉科を受診して難聴を指摘される患者もいる．疫学調査によると，突発性難聴は高齢者で増加し，高血圧，糖尿病，心疾患の既往を有する割合が増加している．特に糖尿病はリスクファクターとなっている．

❷ 正常値は0〜20dB，難聴の人は30dBまで回復したら改善したと判断する．

❸ 聴力検査では反対側も低下している症例もある．自覚していないこともあり，突発性難聴としてよいのか判断できないこともある．

A 顔面・頭部の疾患

麻酔薬を注射する方法で，星状神経節ブロック[4]といいますが，首の交感神経を一時的に休ませて，血液の流れをよくします．血流がよくなることで聴力の改善を図ります．

患者 えーっ…首に注射ですか？ 痛いですよね….

医師 薬を注射している間は，多少，肩甲骨のあたりに響く感じはありますが，小学生でもブロックを受けている子がいますからそれほど心配することはありません．聞こえが悪くなっても，早い時期からブロックを開始すると経過がよい症例が多くみられます[5]．いかがでしょう，試してみますか？

患者 そうですね…．試してみます．

> 🥕 **伝授！ 初診時の思考プロセス**
>
> 早期に治療を開始した症例は，予後がよい傾向にある．
> 低音域障害型は，比較的予後がよい傾向にある．

治療経過

ステロイド[6]の点滴開始と同時に2回／日の頻度で星状神経節ブロックを開始後，数日で聴力の改善が認められた（図11-1）．

　　初診時の聴力：500 Hz以下が40〜50 dB
　　21日の聴力：250 Hz以下が30 dB
　　25日の聴力：250 Hz以下が10 dBに回復

ステロイドの点滴終了と同時に退院となった．退院時には耳閉感，耳鳴りともに消失していた[7]．

[4] ペインクリニック治療指針では，「発症早期より連日集中的に20〜30日施行し，聴力検査で改善が認められる期間は継続する．高圧酸素療法との併用がより有効である」としている．

[5] 聴力レベルや年齢などにもよるが，発症から7日以内にブロックを開始できればよいと思われる．

[6] 糖尿病の既往がある場合は要注意．

[7] 聴力が改善しても耳鳴りや耳閉感を強く訴える患者も多い．
予後に関係する因子は，初診時聴力レベル，来院までの日数，年齢，めまいの有無，オージオグラムの傾きなどがあげられる．

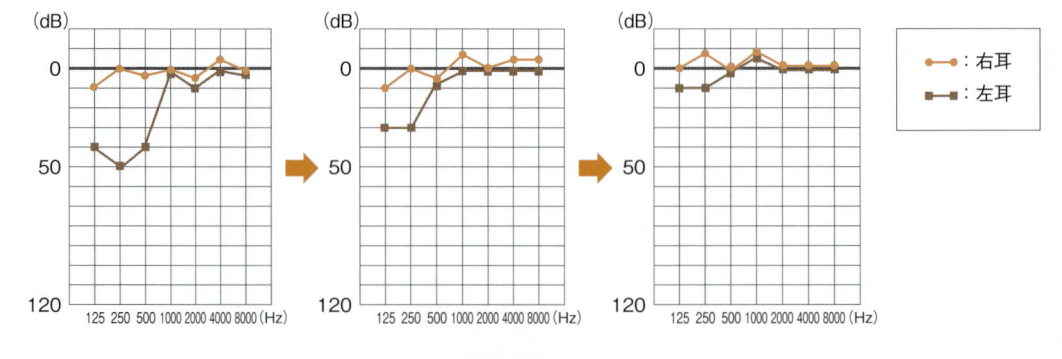

図11-1．完治例のオージオグラム

薬物治療＋神経ブロック併用例（難治例）

症例 54歳 女性．左難聴．めまい．

主訴 左耳の聞こえが悪い．めまいが強く回っている感じがする．

初診時

既往歴 特記すべきことなし．

現病歴 X年4月下旬からめまい，耳鳴りが出現したが様子をみていた．その後，左耳の聞こえも悪くなったため他院耳鼻咽喉科を受診し，突発性難聴の診断を受ける．入院してステロイド点滴，アデノシン三リン酸二ナトリウム（アデホス®），メコバラミン（メチコバール®）が処方され1週間後に退院．聴力の改善が認められないため当院耳鼻咽喉科を受診し，入院となる．聴力は1,000Hz以上の音域が60dBまで漸減低下している．

診察時

医師 左耳の聞こえはいかがですか？
患者 聞こえもよくないですが，耳がつまった感じが強くて…．めまいは前回入院時よりも少しよいのですが，まだ回っている感じがします．耳もつまる感じがしてつらいです．
医師 そうですか．横にならなくても大丈夫ですか？
患者 大丈夫です．

伝授！ 初診時の思考プロセス

聴力は，経過中に改善傾向が少しでも認められる場合は，ある程度まで回復する可能性がある．また，聴力はあるレベルまでくるとその状態に慣れてくるのではないかと思われる．

星状神経節ブロックの説明をし，治療開始．
約2週間の入院後，聴力は若干回復し，通院となる（図11-2）．

A　顔面・頭部の疾患

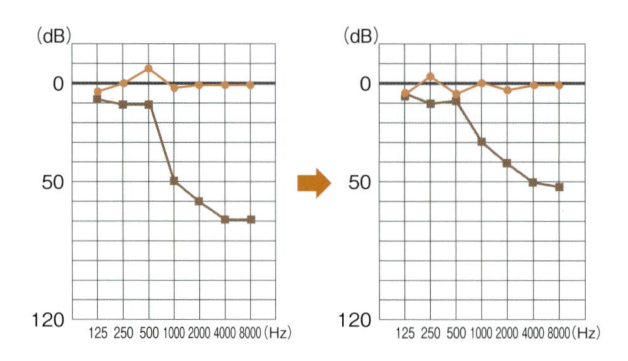

図11-2．難治例のオージオグラム

治 療 経 過

通院1ヵ月後の診察時．
医師 聞こえはいかがですか？
患者 音楽を聴いていると左耳の音がずれているので気持ち悪くて…．好きな音楽が聴けないのが非常につらいです．
医師 耳のつまり感はどうですか？
患者 最近はつまり感よりもセミが鳴くような耳鳴りが強いです❶．うっとうしいので何とかなりませんか？　天気が悪くなる前は特に耳鳴りが強くなります❷．それから家事などで忙しくて疲れたときなども耳鳴りが強くなります．
医師 そうですね．皆さん同じようにいわれますよ．天気はともかくとして，疲れないように睡眠もしっかり取るようにしましょう．漢方薬を飲むと少しよいという患者さんもいます．耳鳴りはなかなか難しい症状なので，必ず改善するという保証はありませんが，試してみますか？
患者 よくなるなら何でも試したいです．

　耳鳴りに八味地黄丸，耳閉感およびめまいに五苓散を処方し経過観察とした．

❶ 耳鳴りは星状神経節ブロックを施行すると軽減する患者も多い．
❷ 耳鳴り，耳閉感は体調や天気などの影響を受けやすい．3ヵ月くらい経過をみることも必要ではないかと思われる．

症例解説

　突発性難聴は，あるとき突然に耳の聞こえが悪くなる原因不明の難聴である．しかし，突発性難聴という診断で当科に紹介されてきても，実は突発性難聴ではない症例もあることは事実である．なぜなら，治療で聴力が改善しても再発する症例があるからである．これは，メニエール病ともいうべき疾患なのかもしれない．

　また，聴力はよくなっても耳鳴りがつらくて星状神経節ブロックを継続している症例も多い．当科では3ヵ月を目途に神経ブロック療法を継続すると説明しているが，実際は1年以上通院している症例もある．精神的な要素も加味しているのではないかと思われる症例も多い．いずれにしても，耳鼻咽喉科と併診しなければならないことも治療を難しくしている原因と思われる．

◨ 漢方薬の処方

　聴力は改善してきても，耳鳴り，耳閉感，めまいが患者の満足度を上げないことはしばしばある．
　耳鳴りに対して年齢が若ければ六味丸を，高齢であれば八味地黄丸を第一選択としている．そのほか，不定愁訴の多い患者には加味帰脾湯などを処方することもある．牛車腎気丸，五苓散も処方しているが，なかなか耳鳴りに合った漢方を処方することは難しい．

◨ 高圧酸素療法（HBO）

　10〜15分かけて2気圧に上げる．60分間持続し，15分かけて減圧する．この間にO_2 13L/分を投与する．気圧を上げていくと，耳痛を強く訴える患者も多いが，その際は，鼓膜切開を施行するなどして対処している．当院では，HBOは10回までを目安に入院のうえ，施行している．

（橋本　誠）

A　顔面・頭部の疾患

症例12
アレルギー性鼻炎

薬物治療例

症例	30歳 女性．妊娠4ヵ月❶．花粉症ではないかと思い受診．
主訴	くしゃみ，水様性鼻汁．

初診時

既往歴　浸出性中耳炎．会社員だったが，第一子の妊娠を機に専業主婦になった．
家族歴　父が花粉症，3歳長男がアレルギー性鼻炎❷．

現病歴　6年前から春になるとくしゃみ，水様性鼻汁が出現し，初回妊娠を機に症状が強くなり，ほかの季節でも軽く鼻汁が出るようになっている．時に目のかゆみがある．

外来診察時：3月中旬のある日

医師　どうしましたか？
患者　このところ，くしゃみと鼻水がひどくて，花粉症みたいなんです．
医師　つらそうですね．鼻づまりはありますか？
患者　鼻づまりがあまりない分だけいいのですが．とにかく，鼻水がひどくて，ティッシュの箱が3日で1箱なくなるぐらいです．くしゃみはそれほど多くはなく，1日10回程度です❸．
医師　それはつらいですね．そうすると鼻をかむ回数は1日20回程度ではすまないということですね？❹　鼻水はどのような性状の鼻水ですか？
患者　性状というと？
医師　水のようにサラサラしているとか，黄色く粘っこいというようなことです．
患者　最初は鼻血かと思ったぐらいスーッと鼻から垂れてきたんです．一度にたくさん出るわけではなく，鼻を何度かんでも出てくる感じです．そして，しばらく落ち着いていたか

❶ 30歳以上では通年性アレルギー性鼻炎よりスギ花粉症の有病率が高く，29歳以下ではスギ花粉症より通年性アレルギー性鼻炎の有病率が高くなる．

❷ 全国平均有病率を1998年と2008年と比較した場合，アレルギー性鼻炎全体は29.8％から39.4％と約10％増加し，国民の5人に2人程度であり，特にスギ花粉症は16.2％から26.5％まで増加して，いまや国民の1/4はスギ花粉症患者である．

❸ アレルギー性鼻炎はくしゃみ・鼻漏型と鼻閉型に分類される．

❹ 各症状の程度．
【くしゃみ発作，鼻汁の1日の平均回数】
　＋：1〜5回
　2＋：6〜10回
　3＋：11〜20回
　4＋：21回以上
【鼻閉】
　＋：口呼吸はまったくないが鼻閉あり．
　2＋：鼻閉が強く，口呼吸が1日のうちときどきあり．
　3＋：鼻閉が非常に強く，口呼吸が1日のうちかなりの時間あり．
　4＋：1日中完全につまっている．

症例12　アレルギー性鼻炎

と思えば，また何回か続けて鼻をかむことをくり返しています．

医師　いつごろからくしゃみや鼻水が出ていますか？

患者　今年は2週間前から症状が強くなってきました．

医師　今年はというと，以前から出ていたのですか？

患者　6年前ぐらいからです．最初の年は鼻水が3週間ぐらい続いて，長いかぜだなと思っていたんです❺．そしたら，翌年また春になってくしゃみと鼻水が出てきて，これは花粉症かなと思ったんです．それで，市販の花粉症の薬を飲んでいました❻．

医師　効果はどうでしたか？

患者　そのときは，まあまあ効いていたような気がしました．でも，3年前に第一子を生んだころに一時期，鼻づまりがひどいときがあって，そのあとくしゃみや鼻水の症状も強くなり，期間が長引くようになってきたように思います．そのころから春以外にも鼻水がちょくちょく出るようになったんです．でも，症状は春が断然強いです．ピーク時は目のかゆみも出ます．そういえば，3歳の息子もアトピー性皮膚炎が乳児のころからあったのですが，最近鼻水が出てきて，症状が似ているんで心配です．

医師　なるほど，息子さんもね．アトピー性皮膚炎があって，同じような症状が出ているとなると，耳鼻科で一度診てもらっておいたほうがよいですね．最近はアレルギー性鼻炎も低年齢化してきており，その場合，1年中症状があるというタイプも多いですからね．

　　　ところでAさんの症状の原因は，花粉症以外のものもあるかもしれません．花粉症はアレルギー性鼻炎の一種なんですが，アレルギーを起こす原因もさまざまなうえに，同じような症状でアレルギーではないものもあるんですよ❼．意外と診断は簡単なようで難しいことがあるんです．

患者　えっ？！　花粉症がアレルギー性鼻炎と一緒だとは思っていましたが，アレルギーではない鼻炎もあるのですか？私は自分で絶対に花粉症だと思い込んでいました．

医師　もちろん，この時期にくしゃみや水様性鼻汁，それにひどいときは目のかゆみも出ていることから，スギ花粉症が一番疑われますが，ほかの時期にも少し症状があったり，期間が長引いたりしていることを考えれば，スギ花粉以外の原因も考えておかなければならないでしょうね．原因が1つとは限りませんよ．それに3月に症状が出ているとはいえ，

❺ 花粉症とかぜとの鑑別．
【花粉症】鼻汁は水様性，目のかゆみがある．毎年同じ時期，花粉に曝露されたときに症状が出現．時に全身症状として頭痛や全身倦怠感があり，鼻汁好酸球検査・皮内テストは陽性である．
【かぜ】鼻汁は水様性〜粘性，目のかゆみは伴わない．発熱・咽頭痛を伴うことが多い．

❻ スギ花粉症では医療機関を受診する患者は40％以下であり，多くは市販薬に頼っている．

❼ ① 感染症
　　a. 急性，b. 慢性
② 過敏性非感染性
　　a. 複合型（鼻過敏症）：
　　　ⅰ）アレルギー性：通年性，季節性
　　　ⅱ）非アレルギー性：血管運動性（本態性），好酸球増多性
　　b. 鼻漏型：
　　　味覚性，冷気吸入性，老人性
　　c. うっ血型：
　　　薬物性，心因性，妊娠性，内分泌性，寒冷性
　　d. 乾燥性
③ 刺激性
　　a. 物理性，b. 化学性，c. 放射線性
④ その他
　　a. 萎縮性，b. 特異性肉芽腫性

A　顔面・頭部の疾患

今年はまだ寒いですしね．寒冷性鼻炎というのもあるし，以前，妊娠されたときに症状が強くなったとお話しされていましたが，妊娠性鼻炎なんてものもあるんですよ．ですから，いくつか検査をする必要がありますね．

◻ 検　査

・鼻汁好酸球検査[8]
・皮内反応などの皮膚試験
・特異的IgE抗体検査

[8] 鼻汁好酸球検査は鼻汁採取時期により陰性のこともある．その場合，複数回施行する必要がある．

患者　実は私，今妊娠中で，4ヵ月目に入ったところなんです．肩の痛みでここのペインクリニックにかかっているBさんと知り合いで，そのBさんからアレルギー性鼻炎に神経ブロックという薬以外の治療があるらしいって聞いて来たんです．妊娠中ということもあって内服薬はできるだけ飲みたくないので，神経ブロックをしてもらえませんか？

医師　その神経ブロックは星状神経節ブロックといって，確かに一時期アレルギー性鼻炎に盛んに施行されたこともありました．症例によっては鼻汁や鼻閉が改善する例もあったのですが，なぜ効果があるのか，なかなか証明できなかったのです．今は内服薬や点鼻薬などの薬も新しく出てきていますし，星状神経節ブロックで完治するわけではないので，保険も適応外になってしまい，次第に行われなくなってきました．そのため，Aさんに神経ブロックは行いません．
そうすると，症状をどう抑えるかですが，まずはできる限り花粉を避ける方法を考えて生活していかなければなりませんね．花粉症というのは花粉が鼻や目の粘膜に抗原として侵入してきて[9]，それに対する即時型のアレルギー反応としてくしゃみや鼻汁が出るんです[10]．したがって，いかに花粉にさらされるのを防ぐか，また，いかに花粉の侵入を防ぐかにかかってくるわけです．マスクや眼鏡が重要になってきますね．

患者　そういえば，父も花粉症なんです．いつも2月中旬ごろからゴールデンウィークが終わるころまで室内での食事以外はマスクをはずしたことがないといっていました．使い捨てで値段は安いものらしいんですが，鼻のところにワイヤーが入っていて，隙間がないようにできる不織布製のマスクにしてからはだいぶ楽になったといってました．

[9] 抗体に特異的な抗原の鼻粘膜へのチャレンジによって，主として粘膜型肥満細胞表面で免疫反応が起こり，ケミカルメディエーター（ヒスタミン，ロイコトリエンなど）が遊離し，標的組織を刺激して起こる局所アナフィラキシーである．

[10] 【即時相反応】
ヒスタミンは知覚神経を刺激し，くしゃみ中枢を介してくしゃみ発作を起こす．同じ刺激は分泌中枢，副交感神経を介して鼻腺から鼻汁を分泌する．
【遅発相反応】
即時相反応に続いて数時間後に起こり，鼻閉という症状で発現する．

症例12　アレルギー性鼻炎

医師　お父さんは花粉症対策についてよくおわかりになっていらっしゃるようですね．

患者　でも，マスクは格好が悪いし…．眼鏡とおっしゃいましたが，私はコンタクトレンズを使っているので，眼鏡のほうが目が防護されていて花粉を防ぐにはいいんでしょうね．

医師　そうではないんですよ．目の粘膜部に花粉が入らないようにブロックできなければならないわけで，むしろ眼鏡でもレンズ横に防御カバーがあるのがいいぐらいです．本当は外出は避けたほうがいいのですが，そうもいきませんから，外出時は花粉がつきやすいウールの衣服は避けて，帽子やマスク，眼鏡などの対策は最低限必要になりますね．帰宅時は玄関前で花粉を振り払い，洗濯物はできれば部屋干しが必要でしょうね．花粉情報を参考にして花粉の多いときは外出を避ける工夫も必要ですね．リアルタイムの花粉情報はインターネットで，環境省の花粉観測システム「はなこさん」からも得られるので利用してみてください．

患者　わかりました．

伝授！　初診時の思考プロセス

　本症例で患者は神経ブロックを希望していたが，現在，アレルギー性鼻炎に星状神経節ブロックは保険適応外であるため，薬物療法を検討した．

　また，患者が妊娠中であることから，内服薬よりも点鼻薬を選択し，可能な限り薬を使用しないですむように，花粉症対策の指導も十分に行い経過をみることとした．

患者への説明

医師　現在，妊娠されているので，先程お話しした花粉症対策を十分にして，様子をみることにしましょう．ただ，鼻汁が多いので，あまりにもつらいときは内服薬ではなくて，局所に使用する点鼻薬を少量使用するのがいいでしょうね．

患者　点鼻薬なら大丈夫ですか？

医師　妊娠16週以内の絶対過敏期に薬物を使用するのは避けたほうがいいと思いますが，その時期を過ぎれば，点鼻薬は母体血中への薬剤の移行が少ないので比較的安全だと思われます．ただ，5ヵ月過ぎていれば，症状がひどくて点鼻薬でコントロールがつかない場合に，内服薬を使用することが

A 顔面・頭部の疾患

あります．その場合は治療するメリットが危険性に勝ると判断された場合のみで，比較的安全性が高いといわれているものを使用することになります❶．

患者 そうですか．子供のためには格好なんか気にせずに，何とか薬を使わないで工夫して乗り切りたいですね．来年のことになりますが，産後は何かいい内服薬はありますか？ どうしても眠気が出てしまうのがイヤなんです．

医師 Aさんは症状が強いので，来年であれば，花粉の飛散開始予測日の1～2週間前から内服薬を使い始めるのがいいかもしれませんね．症状が出始めた時期に内服するなら，抗ヒスタミン薬がいいでしょう．眠気に関しては抗ヒスタミン薬も第二世代のものは軽くなってきています．それでも，どうしても眠気が強いようならば，症状の元となるケミカルメディエーターの遊離を抑える内服薬があります．ただし，この系統の薬は効果が出てくるまでに2～4週間かかるので，内服時期に気をつけなければなりません．急速に症状改善を図る必要があるときは，ステロイドの内服という方法もあります．花粉シーズン以外のときには，免疫療法という方法もあることはあります．

患者 ひょっとして，減感作療法というものですか？ あれは，注射がとても痛いとかショックを起こしたりとか，延々と通院しなければならないとかいろいろ聞いていてちょっとお呼びではないかなと思います．

医師 今は減感作療法とはいわないんですよ．確かにおっしゃるとおりのところもありますが，舌下免疫療法やワクチン療法といった新しい免疫療法などがいろいろ開発中でして，欧米ではすでに製剤化されているものもあるので日本でももうすぐ出てくるでしょう．さて，それでは，念のために今回は点鼻薬だけ処方しておきましょう．

患者 わかりました．新しい免疫療法を期待して待っています．点鼻薬は症状が強くてどうしようもないときのために一応もらっておきます．どうもいろいろとありがとうございました．

医師 あっ！ このマスクをどうぞ．

❶ 妊婦へのアレルギー性鼻炎用薬剤投与リスクとして，オーストラリア医薬品評価委員会とアメリカFDAの基準がある．

治療経過

約1ヵ月後の再診時（4月下旬）．

患者 おはようございます．

医師 どうでしたか？

患者 薬を飲みたくない一心で，頑張って花粉を避ける工夫をしてました．マスク，眼鏡はもちろんのこと，洗濯物を部屋干ししたり，掃除を頻回にしたり，どれだけ効果があるかわかりませんが空気清浄機も買って使用していました．おかげさまで点鼻薬は妊娠5ヵ月を過ぎて，今までで鼻水が止まらなかったときに数回使っただけでした．

医師 ほう，頑張りましたね．スギ花粉の時期はもうすぐ終了するでしょうが，最後まで気を抜かずに頑張ってください．

患者 わかりました．

医師 それでは，お大事に．

症例解説

■ 問診のポイント

アレルギー性鼻炎と同じような症状を呈する非アレルギー性鼻炎も多く，鼻症状の出現する時間帯や環境を詳しく聞くことと，合併症状を詳細に聞くことが重要である．花粉症の場合，目のかゆみを伴うこともある．ほかには一般的ではあるが，年齢，性別，職業，発症年齢，アレルギー既往歴，家族歴，過去・現在の治療歴と経過などは鑑別や治療の選択時に必要な項目である．アレルギー性鼻炎のなかで一番多いのがスギ花粉症である．くしゃみ・鼻漏型と鼻閉型に分けられ，それぞれの症状の程度を把握する必要がある．アレルギー日記を利用するのも一つの方法である．

■ 治療

治療はまず第一に抗原の除去と回避であり，次いで患者のQOLを目標とした薬物療法である．将来的にはよりよい免疫療法の選択肢も可能となってくる．鼻粘膜に対するレーザー手術や星状神経節ブロックが行われることもある．花粉症の薬物療法は「鼻アレルギー診療ガイドライン2009年版」にあるように，「例年，強い花粉症状を示す症例では初期療法を勧める．予測される花粉飛散量と最も症状が強い時期における病型，重症度を基に用いる薬剤を選択する．くしゃみ・鼻漏型では第二世代抗ヒスタミン薬，ケミカルメディエーター遊離抑制薬またはTh2サイトカイン阻害薬を，鼻閉型では抗ロイコトリエン受容体拮抗薬または抗プロスタグランジンD_2・トロンボキサンA_2受容体拮抗薬を用いる．花粉飛散量の増加とともに，症状の悪化が見られる場合には鼻噴霧用ステロイド薬を追加する」（表12-1）．

表12-1. アレルギー性鼻炎治療薬

ケミカルメディエーター遊離抑制薬（肥満細胞安定薬）			クロモグリク酸ナトリウム（インタール®），トラニスト（リザベン®），アンレキサノクス（ソルファ®），ペミロラストカリウム（アレギサール®，ペミラストン®）
ケミカルメディエーター受容体拮抗薬	a）ヒスタミンH₁受容体拮抗薬（抗ヒスタミン薬）		第1世代 d-クロルフェニラミンマレイン酸塩（ポララミン®），クレマスチンフマル酸塩（タベジール®） 第2世代 ケトチフェンフマル酸塩（ザジテン®），アゼラスチン塩酸塩（アゼプチン®），オキサトミド（セルテクト®），メキタジン（ゼスラン®，ニポラジン®），エメダスチンフマル酸塩（ダレン，レミカット®），エピナスチン塩酸塩（アレジオン®），エバスチン（エバステル®），セチリジン塩酸塩（ジルテック®），レボカバスチン塩酸塩（リボスチン®），ベポタスチンベシル酸塩（タリオン®），フェキソフェナジン塩酸塩（アレグラ®），オロパタジン塩酸塩（アレロック®），ロラタジン（クラリチン®）
	b）ロイコトリエン受容体拮抗薬（抗ロイコトリエン薬）		プランルカスト水和物（オノン®），モンテルカストナトリウム（シングレア®，キプレス®）
	c）プロスタグランジンD₂・トロンボキサンA₂受容体拮抗薬（抗プロスタグランジンD₂・トロンボキサンA₂薬）		ラマトロバン（バイナス®）
Th2サイトカイン阻害薬			スプラタストトシル酸塩（アイピーディ®）
ステロイド薬	a）鼻噴霧用		ベクロメタゾンプロピオン酸エステル（アルデシン®AQネーザル，リノコート®），フルチカゾンプロピオン酸エステル（フルナーゼ®），モメタゾンフランカルボン酸エステル水和物（ナゾネックス®）
	b）経口用		ベタメタゾン・d-クロルフェニラミンマレイン酸塩配合剤（セレスタミン®）
その他			非特異的変調療法薬，生物製剤，漢方薬

（鼻アレルギー診療ガイドライン作成委員会 編：鼻アレルギー診療ガイドライン2009年版，ダイジェスト版，ライフ・サイエンス，2009より改変）

（岡本健一郎）

症例13

舌咽神経痛

薬物治療＋神経ブロック併用例

症例	65歳 女性．主婦．嚥下に伴う発作痛．
主訴	2ヵ月前，左咽頭部からこめかみに走る痛みが出現して，食事ができない．

初診時

既往歴 特記事項なし．

現病歴 5年前，3年前にも今回と同じ痛みが出たことがあった❶．今回は，2ヵ月前から出現している．

疼痛部位 左頸部から下顎と舌の付け根，および左耳周囲に及ぶ❷．

疼痛発作 食事を飲み込もうとすると痛みが出現．耐えがたい痛みで，じっとしていると治まってくるが，再び飲み込もうとすると誘発される．食事は流動食として，どうにか食べられるときに摂取している状態．寝ていても痛みが出ることがあったが，最近は治まっている．

経過 5年前，痛みが出てから数件の内科クリニックを受診したが診断がつかず，消炎鎮痛薬の処方も受けたが無効であった．のどが痛むことから近くの総合病院耳鼻咽喉科を受診した．種々の検査結果から原因となる器質的疾患はなく，舌咽神経痛の可能性があるといわれ，同院の脳神経外科を紹介され精査を受けた．脳神経外科でも舌咽神経痛と診断され，耳鼻科に戻された．耳鼻科から，薬物療法としてカルバマゼピン（テグレトール®）を処方され，100mgの錠剤を1日3回服用し始めた．痛みは止まったが，めまいがひどく立っていられないほどとなり，再び耳鼻科を受診して，結局半錠（50mg）にしたテグレトール®を1日2〜3回症状に応じて使用することになった．約2ヵ月間の使用で痛みは治まり，3年間は症状なく過ごした．

❶ 舌咽神経痛は三叉神経痛と比較して，寛解期が長い．数年から5〜6年発作が出ないこともしばしばである．

❷ 痛みは嚥下に伴う発作痛であり，よく聞くと三叉神経痛第3枝の痛みと異なり，咽頭と舌根部から耳やこめかみに及ぶ．会話やあくびでも誘発されることがある．

A　顔面・頭部の疾患

　2年前，同じような症状が出現したため，同じ耳鼻科を受診して，テグレトール®の処方を受け，症状は1ヵ月で消失した．

　今回も症状が出現してすぐに同じ耳鼻科を受診し，テグレトール®の処方を受けて症状は軽減したが，消失しないため，徐々に増量した．増量時にめまいなどが出現したが徐々に治まり，1ヵ月前から1日6錠（600mg）を服用している．それでも痛みは完全に治まらず，食事がつらくて，頭もボーッとしていたため，担当医から脳外科手術を受けるか，またはペインクリニックの診察を受けてみるかと提案され，本人の希望でペインクリニックを受診した．

ペインクリニック受診

医師　痛みはかなり激しいようですが，どこが一番つらいですか？
患者　のど，舌の奥からこめかみにかけて，激しい痛みが出現します．食事が飲み込めません．
医師　右か左か，あるいは両側ですか？
患者　左です．
医師　痛み出すきっかけがありますか？
患者　食事や唾液を飲み込もうとすると痛みが出るため，飲み込めません．
医師　食事はできませんか？
患者　痛みが出始めた頃は，テグレトール®がよく効いて食事はできました．でも服用するにつれ少しずつ効きが悪くなり，今はテグレトール®6錠（600mg/日）を服用しています．少しは痛みが和らいでいるようで，やっとのことで食べています．とにかく耐えられない痛みです．
医師　夜は痛みませんか？
患者　痛みが出始めた頃は，寝ていても痛みが出て目が覚めることがありましたが，最近は治まっています❸．
医師　痛む部位を指でさしてください❹．
患者　のどの奥と舌の付け根が一番痛み，そこから耳とこめかみに痛みが走ります．
医師　痛みの発作時に，意識が遠のくようなことはありますか？❺
患者　そんなことはありません．
医師　今，唾液を飲み込むことは可能ですか？
患者　怖くてできません．
医師　痛みを誘発する手段に，綿球で咽頭部を刺激する方法がありますが，やめましょう．その代わりに，のど（咽頭部）に

❸ 夜間痛は，三叉神経痛ではないのが普通であるが，舌咽神経痛ではしばしばみられる．

❹ 部位は患者自身に示させる．

❺ 舌咽神経に迷走神経が関与している場合には，失神発作を誘発することがある[1]．

局所麻酔薬をスプレーして，痛みが止まるかどうか確認したいのですが，よろしいですか？

患者 やってみます．

医師 これがキシロカイン®（リドカイン）スプレーという局所麻酔薬です．左側ののどに少量❻噴霧します．口の中も少ししびれるかもしれません．

―数分後―

医師 口の中が変な感じでしょうけど，唾液を飲み込んでみてください．多分痛みは出ないと思います．

患者 （患者はおそるおそる唾液を飲み込む）大丈夫のようです．

医師 舌咽神経痛に間違いないようですね．非常に珍しい痛みの病気です．一度落ち着くとかなり長時間再発しないことも特徴です❼．いずれにしても，今後の治療方針についてお話ししましょう．

❻ 8％リドカインスプレーを使用．大量に使用すると局所麻酔薬中毒になるため注意が必要である．

❼ 舌咽神経痛の発症頻度は，三叉神経痛の1/100程度といわれ，女性にやや多い．
三叉神経痛，顔面痙攣などと同様，神経への血管などによる圧迫が発症原因と考えられている[2]．

伝授！　初診時の思考プロセス

　舌咽神経痛はきわめてまれな疾患である．病歴聴取の際，寛解期が数年以上あるなども特徴で，三叉神経痛とはやはり異なる．痛みの部位が咽頭や舌根であること，嚥下が誘発になるという点が特徴である．綿球による咽頭部の刺激と，表面麻酔後に誘発されないという所見が得られれば診断は確実になる．

　治療として，薬物療法では抗痙攣薬のカルバマゼピンが用いられるが，副作用などで服用できなければ，ガバペンチンやプレガバリンも考慮する．

　神経ブロックは局所麻酔薬を用いる場合が多い．神経破壊薬などは口腔内法で使用可能であるが，実際にはあまり実施されることはない．脳外科で行われる神経血管減圧術が根治療法である．

患者への説明

医師 薬物療法は，抗痙攣薬のテグレトール®が一番効果的だと思いますが，服用量が多すぎます．せいぜい400 mgくらいで抑えるべきです．一時的に600 mgになっても長期間の使用は控えるか，ガバペン®（ガバペンチン）やリリカ®（プレガバリン）などとの併用を考慮するべきです．

患者 体調によくないのはわかっていますが，激痛が怖くて仕方ありません．

A　顔面・頭部の疾患

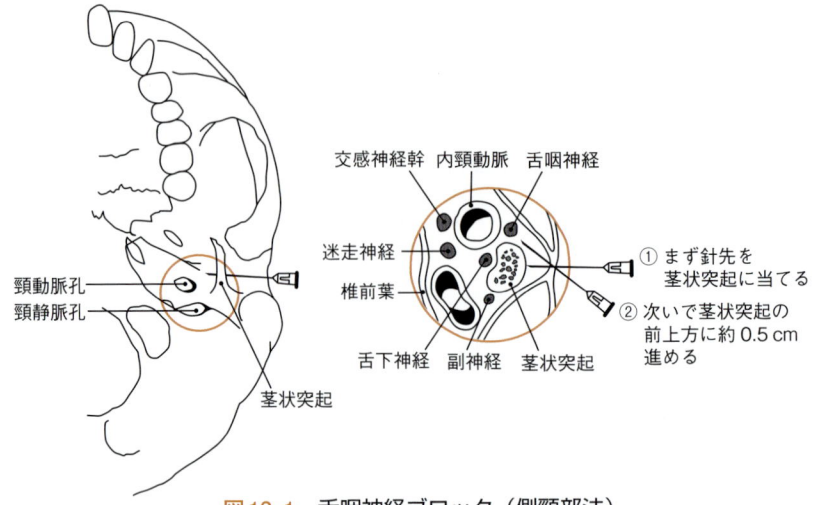

図13-1．舌咽神経ブロック（側頸部法）
（長沼芳和：舌咽神経ブロック．ペインクリニック 神経ブロック法 第2版，若杉文吉 監修，p.40，医学書院，2000）

医師 そんなときは神経ブロックという治療で痛みの程度を軽くすることができるかもしれません．舌咽神経を麻酔する方法です．キシロカイン®スプレーが有効であったことは理解されたと思います．長期に麻酔効果を維持すれば鎮痛が得られます．舌咽神経を麻酔する手技はいくつかあります．しかし，神経を破壊するような長期に効果を及ぼす方法は手技的に難しいのです．一時的に局所麻酔薬で麻酔することでも，痛みが軽くなるような効果は期待できると思います．

患者 ぜひ試してみたいのですが…．

医師 キシロカイン®スプレーもその一つですが，口の中がしびれて気持ち悪いでしょう．代わりの方法として，耳の下部から治療する方法があります（図13-1）．

患者 副作用とか怖いことはないのでしょうか？

医師 舌咽神経のそばを走るほかの神経に影響が及ぶと，血圧や脈拍に影響が出ることがありますが，それらに対処する準備をして行えば大丈夫です．

患者 一度受けてみたいのですが…．

医師 1日おきくらいに数回行ってみましょう．しかし，あまり有効でない場合は，循環系や呼吸器系に全身麻酔をためらうような問題がありませんので，脳外科での手術も考えるべきだと思います．痛みが軽くなるような効果があったら，テグレトール®の量は減量してください．

患者 わかりました．手術に関しては耳鼻科の先生からも説明を受けています．

治療経過

初診時から1〜2日おきに局所麻酔薬で，側頸部法にて舌咽神経ブロックを3回施行していた．3回目の来院時，発作はかなり減ったことを述べていた．初診から2週間後の診察時．

医師 痛みはどうなりましたか？

患者 麻酔薬の注射を受けてから痛みの発作は少しずつ少なくなり，今週はテグレトール®も朝1回飲むだけで，痛みが治まっています．食事も痛みなく飲み込むことができます．

医師 よかったですね．経過を伺ったときから思っていたのですが，今回の発作時期も終わりに近づいていたのではないでしょうか．もちろん麻酔の注射も有効であったかもしれませんが．

患者 テグレトール®はやめても大丈夫でしょうか？

医師 やめましょう．今回の発作は多分終了でしょう．今後再発することもありますが，手術療法も考慮して経過をみていくことにしましょう．

患者 <u>再発時にまたお伺いします</u>❽．

❽痛みが完治しなくても，治療の方法があれば患者は安心して生活できる．QOLの向上は間違いない．

症例解説

■ 問診のポイント

痛みは発作性の激痛で，三叉神経痛の第3枝（下顎神経）の痛みと似ているが，嚥下で誘発されること，下口唇にはトリガーがみられない，しばしば夜間痛があるなどの違いがある．過去に何回か発作の経歴がある場合，三叉神経痛に比べて寛解期がかなり長いこともポイントである．

診断がはっきりしない場合は，綿球などを用い，咽頭部を刺激して痛みを誘発することも有用な方法である．そのうえで，局所麻酔薬のスプレーなどを噴霧し，痛みが誘発されないことを確認すれば確実性は高まる．

■ 治療

薬物療法では抗痙攣薬（カルバマゼピン，ガバペンチン，プレガバリンなど）が有効である．痛みが数ヵ月持続している場合，薬剤の効果が減少するのに伴い服用量が増加することがあり，過量投与とその副作用に注意する．

局所麻酔薬を利用した咽頭部への噴霧，舌根部や側頸部からの舌咽神経ブロックを試みることは，診断および治療に役立つ．破壊薬や高周波を用いる長期の神経ブロックは，合併症のリスクも伴うため，控えるべきであろう．薬物療法や局所麻酔薬を利用した神経ブロックで発作期間を乗り越えられればよいが，発作が長期に及び，そのうえ薬剤の副作用が出た場合は，手術療法は重要な選択肢であり，患者とよく話す必要がある．この点で，三叉神経痛の場合に行う神経ブロック療法の対応とは少し異なる．

（増田　豊）

A 顔面・頭部の疾患

文 献

1) Ferrante L, Artico M, Nardacci B, et al.: Glossopharyngeal neuralgia with cardiac syncope. Neurosurgery, 36(1): 58-63, 1995.
2) Jannetta PJ: Observations on the etiology of trigeminal neuralgia, hemifacial spasm, acoustic nerve dysfunction and glossopharyngeal neuralgia. Definitive microsurgical treatment and results in 117 patients. Neurochirurgia, 20(5): 145-154, 1977.

B 頸・肩・腕部の疾患

症例14
外傷性頸部症候群

薬物治療例

症 例	24歳 女性．頸部痛，頭痛，めまい．

主 訴	首や頭が痛くて，夜もあまり眠れない．いつになったらよくなるのかが不安．

初診時

既往歴 特記すべきことなし．

患者背景 高校卒業後，現在の勤務先に入社して7年目．

現病歴 昨年11月に自家用車運転中，追突事故に遭遇．頸部痛，頭痛などが出現し，近医（整形外科）受診．X線検査では問題なく，内服薬と湿布が処方される．その後も痛みが残存するため，2ヵ月後に別の整形外科に転院．低周波治療や牽引療法などが施行されるが，症状の軽減はなく，知人に紹介されて当院（ペインクリニック）を受診となる．

■ 5月ペインクリニック受診

本人1人で受診．待合室では雑誌を読んでいる❶．
医師 こんにちは．はじめまして，医師のAと申します❷．よろしくお願いします．今日はどうしましたか？
患者 昨年の11月に交通事故に遭ってから，首や頭が痛いんです．
医師 どのような交通事故でしたか？❸
患者 私が交差点で信号待ちしているところに，急に後ろから追突されたのです．車は後ろのバンパーがへこんだくらいでした．

❶ 待合室での様子をさりげなくのぞくと大変参考になる．NRS：10/10と主張している患者が，座って雑誌を読んでいるなど矛盾点がみえてくる．被害者意識が強い場合や詐病を疑うときは，普段のしぐさがとても重要である．

❷ 患者の名前を聞くだけではなく，必ず名乗るほうがよい．

❸ 受傷した事故の情報は必ず聴取する．ここで被害者なのか，加害者なのかがわかる．

医師 そのとき運転されていましたか？
患者 はい，運転していました．
医師 バックミラーで後ろから車が迫ってくることは事前にわかりましたか？ それとも，追突されて初めて気がつきましたか？
患者 追突されて初めて気がつきました❹．
医師 シートベルトはしていたのですよね．エアバッグなどは作動しましたか？❺
患者 もちろんシートベルトはしていました．そのため頭や膝などをどこかにぶつけるようなことはありませんでした．エアバッグも作動しませんでした．
医師 追突されたあとに，意識がなくなるようなことはありませんでしたか？❻
患者 直後は気が動転していて，特にどこも痛く感じませんでした．警察の実況見分が終わってから，大事をとって近くの整形外科に行きました．
医師 そのときはどのような症状がありましたか？
患者 首が重たいくらいで，特に痛いところはありませんでした．
医師 どのような検査や治療を行いましたか？
患者 X線を撮りましたが，特に問題はないといわれました．その日は痛み止めの薬と湿布が出ました．
医師 その後どうなりましたか？
患者 次の日くらいから吐き気が出てきて❼，頭全体も痛くなってきました．めまいや耳鳴り❽なども出てきました．また，起き上がると苦しいような感じ❾がしました．そのため，翌日も同じ整形外科を受診したところ，電気治療に毎日通いなさいといわれました．
医師 しばらく通院を続けたのですか？
患者 はい，週3～4日は通院していました．
医師 治療の効果はどうでしたか？
患者 率直にいって，あまり変わりませんでした．そのため，今年になってからは，別の整形外科に通うようになりました．
医師 そこではどのようにいわれましたか？
患者 むち打ち❿といわれました．
医師 どのような治療を行いましたか？
患者 低周波とウォーターベッド，牽引などです．
医師 効果はどうでしたか？
患者 そのときはよいのですが，家に帰ると同じでした．
医師 薬はもらってましたか？

❹ 追突をあらかじめ予知できる場合は，軽症で済むことが多い．

❺ エアバッグが作動しない場合の衝撃は小さいことが推察される．

❻ 事故直後に意識障害がある場合は，外傷性頸部症候群ではなく，軽度外傷性脳損傷の疑いも出てくる．

❼ 受傷日（事故当日）より時間を経てから症状が出てくるのが，外傷性頸部症候群の特徴である．時間差ができる理由として，持続性筋緊張（筋肉のスパスムス）が関与しているという説もある．

❽ バレー・リュー（Barré-Lieou）症候群は，非回転性めまいや耳鳴り，視覚障害などを訴える．椎骨動脈の血流低下や頸部交感神経損傷によるものといわれている．

❾ 脳脊髄液減少症候群との鑑別が難しいこともある．

❿ 「むち打ち」という言葉は，難治性を意味すると受け取られがちであるために，外傷性頸部症候群という用語を使うようにしたほうがよい．

症例 14　外傷性頸部症候群

患者　ロキソニン®（ロキソプロフェン）という鎮痛薬をずっともらっていました⓫．

医師　鎮痛薬は効きますか？

患者　率直にいって，あまり効いている感じはしませんでした．でもほかにはお薬をもらっていないので…．それで，知人からペインクリニックというものを教わって，ここを紹介されました．

医師　交通事故は，通勤途中でしたか？

患者　はい．通勤災害で労災の認定⓬もおりました．

医師　現在の症状はどのようなものですか？

患者　(指で広範囲の部位を示しながら⓭)首の後ろが重苦しいんです．頭全体も苦しい感じがします．たまにめまいがすることもあります．

医師　手のしびれはありませんか？⓮

患者　事故のあとしばらくは手もしびれましたが，今はしびれもありません．

医師　痛みで夜寝られないということはありますか？

患者　はい．今もあまり眠れない日があります．寝ていても，うつらうつらといった感じです⓯．

医師　お仕事はどのようなことをしていますか？

患者　事務をしていますが，事故後は仕事を休んでいます．

医師　最近はご自宅でどのような生活をされていますか？

患者　長く起きていると疲れてくるので，横になっていることも多いです．たまに友達と出かけることもありますが，すぐ疲れてしまいます．会社からは，完全に治ってから出てこいといわれました⓰が，いつになったら治るのかが不安です．

医師　食事のほうはどうですか？⓱

患者　動いていないので，あまりおなかも減りません．

医師　今までの鎮痛薬（ロキソニン®）ではあまり効果がなかったようですね．このお薬は，急性期には効果がありますが，慢性期になるとだらだら飲んでもあまり効き目がなく，副作用がいろいろ出てきてしまいます⓲．胃が痛くなったりしませんでしたか？

患者　胃がもたれるような感じがしていますが，動いていないからかもしれないと思って…．でもほかに薬がないので，気休めでもいいから飲んでいます．

医師　慢性期には違う痛み止めのほうが，効果がみられます．うつ病などの方にも使うお薬⓳ですが，決してうつ病だから出すわけではありません．うつ病に効く量よりも少ない量を

⓫ いまだにNSAIDsを漫然と出している医師も多い．

⓬ 通勤途中の事故は労災認定される．労災になると，長期化することも多い．

⓭ 疼痛部位は神経学的に一致しない範囲である．

⓮ 慢性期になっても手のしびれが長期化する場合は，一度MRIなどの検査を行うほうがよい．まれに外傷をきっかけに発症した頸椎椎間板ヘルニアがみつかることがある．

⓯ うつ症状など不定愁訴が多くみられることも多い．慢性的な痛みによるものか，ほかの疾患の合併かを正しく評価する必要がある．

⓰ 患者にとって，完全に治って復帰という言葉が，負担になっていることが多い．

⓱ 痛みのことだけではなく，ADL，食欲なども聞き出す必要がある．

⓲ 患者は薬に依存しやすくなっている．NSAIDsは急性期もしくは増悪時のみ使用するように指導するべきである．

⓳ 抗うつ薬や抗てんかん薬を用いるときは，必ずそのような薬剤であることを示しておく必要がある．保険薬局などでの無用なトラブルを避けることができる．

B　頸・肩・腕部の疾患

表14-1. ケベック分類（重症度分類）

Grade	症状・所見
Grade-0	頸部の愁訴なし，理学的所見なし
Grade-Ⅰ	頸部の痛み，こりや圧痛があるが，理学的所見がない
Grade-Ⅱ	頸部の愁訴あり，筋・骨格徴候（可動域制限，圧痛）がある
Grade-Ⅲ	頸部の愁訴あり，神経学的徴候（深部腱反射の減弱や消失，脱力，感覚障害）がある
Grade-Ⅳ	頸部の愁訴あり，骨折や脱臼がある

備考：難聴，めまい，耳鳴り，頭痛，記憶消失，嚥下障害，側頭上顎関節痛などはどのGradeの時期に合併してもかまわない．

飲んで，脊髄のところで痛み止めとして作用[20]します．そのようなお薬を試してみましょうか？

患者 はい，よろしくお願いします．

医師 あと，事故前の痛みのない自分に戻ることを目標にするのではなく，会社に復職して仕事ができるようにするのをまず目標[21]にしましょう．そうすることによって，痛みもだんだんと小さくなっていきますよ．まずは，できることから少しずつ始めて，なるべく動いていくようにしましょう．

患者 はい，わかりました．

[20] 薬の作用機序を簡単に説明したほうが，患者も受け入れやすい．

[21] 患者にまずADLの目標を決めさせる．痛みの軽減ではなく，ADLの改善を目標とすることを示す．そのうえで，実際に何を行ったほうがよいのかを具体的に示すのがよい．

□ 処方内容

ミルナシプラン（トレドミン®）25mg
　　　　　　　　　　　　1回1錠　1日1回　就寝前

伝授！　初診時の思考プロセス

　外傷性頸部症候群の患者は被害者意識も強いため，痛みが遷延することも多い．労災が絡むと，なおさら状況は複雑になってくる．痛みの減少を目標とするのではなく，ADLを正しく評価し，QOL拡大を目標とするように指導する．

　重症度の分類にはケベック分類（表14-1）がよく用いられ，その重症度によって，治療法[1]が決まってくる．

治療経過

再診時．少し晴れやかな顔で現れる．

医師 こんにちは．少し元気が出てきたようですね．

患者 はい，短時間ですが，少しずつ動けるようになってきました．なるべく外出などもするようにしています．
医師 それはすばらしいですね．
患者 そろそろ職場にも戻ろうかと思っています．前のようにはバリバリと仕事はできないかもしれませんが，できる範囲で頑張りたい[22]と思います．

[22] 患者の意識が変わるだけで，ADLが改善し，痛みが軽減することも多い．薬物の効果を期待するだけではなく，話をよく聞いて正しく指導していくことが重要である．

神経ブロック施行例

症例 38歳 男性．後頭部から背部，肩にかけての重苦しい痛み，頭痛．

主訴 左首の後ろが痛くて，夕方になると首も動かせなくなる．

初診時

既往歴 特記すべきことなし．

患者背景 大手商社マン，営業担当，勤続16年．

現病歴 X年5月に高速道路の渋滞でノロノロ運転中，後続のトラックに追突されて受傷．事故翌日から頸部痛や嘔気あり，近医（整形外科）を受診し，X線検査では問題なく，内服薬と湿布が処方され，カラーを装着[1]．1ヵ月経っても痛みが残存するため，温熱治療や牽引療法などを施行．仕事には復職しているが，残業などはできない状態．事故から5ヵ月経ったところで，当院初診．当初は薬物療法のみで軽快してきたが，冬になり痛みが増強[2]してきた．

外来診察時

患者 最近寒くなってきて，左の首の後ろが特に痛くなってきたんです[3]．夕方になるとパンパンになって，首も動かせなくなってくるんですよ．
医師 特に痛いのはどのあたりですか？
（患者が左頸部を手で押さえる．医師がその付近を母指で押しながら圧痛を調べてみる）[4]
右の同じところに比べて左のここが特に痛いようですね．一度痛いところに注射してみましょう．

[1] 急性期を過ぎても頸椎カラー（ポリネック）固定を続けていると回復が遅れることが多い[2]．ケベック分類Grade Iでは（表14-1参照）ポリネック固定は不要であり，Grade II・IIIでも3〜4日以内にしたほうが回復が早い．

[2] 慢性期には気候や体調により痛みに波ができる．外来受診時だけではなく，最近の様子を聞いて平均的な痛みや増悪時の痛みを判断するのがよい．

[3] 痛みは左右のどちらかで強い場合が多い．筋緊張も左右差がみられることが多い．

[4] 痛みの範囲は広範囲であることが多いが，圧痛点はいくつかに限局していることが多い．圧痛点は痛みやしびれの部位だけではなく，遠く離れた部位にある場合がある．

B　頸・肩・腕部の疾患

▣ トリガーポイント注射施行

　圧痛を確かめながら，ネオビタカイン®（ジブカイン，サリチル酸ナトリウム，臭化カルシウム）を1ヵ所0.5mL程度注入❺．直後から痛みは軽減する．その後，外来受診のたびにトリガーポイント注射を施行．

❺ トリガーポイント注射ではあまり多くの量を注入するべきではない．

> **伝授！　外来診察時の思考プロセス**
>
> 　薬物療法や理学療法でも十分な効果が期待できないときや痛みが強いときには，診断的な効果も期待して神経ブロックを行う．慢性期に漫然と神経ブロックを行うのは問題が多いが，診断的な意味や症状増悪時に行う場合は効果が高い．

治療経過

1ヵ月後の外来診察時．

患者 最近注射の効果がなくなってきたような気がします．首もなおさら動きにくくなり，運転中，左後方の確認ができなくなってきています．また事故に遭わないかと不安になります．

医師 それは心配ですね．どれどれ…．（側方より頸部の圧痛点を調べる）

患者 イタタタ…．

医師 ここの痛みは首を動かしたときに痛いんですか？　それとも安静にしていても痛いんですか？❻

❻ 椎間関節の痛み（ファセットペイン）は安静時には痛みがなく，体動時に痛みがあるのが特徴である．椎間関節部に圧痛点もみられる．

患者 首を動かそうとしたときだけビリッと痛みがくるんです．普段は，痛みはありません．

医師 首にある関節あたりの痛みのようですね．（模型を示しながら）ここにある椎間関節というところが悪いみたいですよ．X線を見ながら，痛みのある椎間関節に注射をしてみましょうか？

▣ 頸椎椎間関節（ファセット）ブロック施行

　患者を側臥位として，レントゲン透視下で圧痛点を再確認し，ブロック針を関節内に進め，造影剤で確認後，デキサメタゾン添加2％メピバカイン1mL注入．左C4/5，C5/6，C6/7ファセットブロック施行．放散痛の強さは，C5/6＞C4/5＞C6/7であった❼．

❼ 関節内に注入したときの放散痛が，いつも痛い部位に一致するかどうかが重要である．放散痛の強さで責任椎間関節が推察される．

3回目の外来診察時

患者 おかげさまで，首の痛みはずいぶん減りました．ただ，後頭部の重苦感が取れないですね．夕方になると目が疲れやすくなったり，<u>たまにめまいがすることもあります</u>❽．残業をしたくても，このような症状があるとできないのが現状です．

医師 だるくなったりすることはありませんか？

患者 やはり体が重たい感じがします．<u>疲れやすい感じもします</u>❾．

医師 夜は眠れますか？

患者 おかげさまでこの前のブロック以降，夜はゆっくり休めます．

医師 それはよかったですね．<u>食欲はありますか？</u>❿

患者 はい，食べるほうはまったく問題なくて，逆に太ってしまわないかと不安です．（笑顔になる）

医師 だるさや目の疲れ，めまいなどは自律神経の一種である交感神経が関与していると思われます．<u>自律神経のアンバランスを元に戻していく効果がある星状神経節ブロックというのを始めてみましょうか？</u>⓫

患者 それは1回で効く注射ですか？

医師 いいえ，自律神経のアンバランスを是正するブロックですから，<u>現在の自律神経のバランスがどの程度狂っているかで何回注射をするかは違ってきます</u>⓬．

■ 星状神経節ブロック施行

合計10回程度施行したところで，症状が軽減してきた．間隔をあけても症状の悪化はみられない．

4回目の外来診察時

患者 おかげさまで，夕方になってもだるさや目の疲れなどはなく，あまりつらくなくなってきました．残業も徐々にできるようになっています．

医師 よかったですね．体調をみながらうまく薬を減らしていきましょう．<u>これで，リハビリも終了できそうですね</u>⓭．

---

❽ めまいや耳鳴り，眼精疲労，易疲労感などは交感神経の過緊張が関係していることがある．このような不定愁訴にはくり返しの星状神経節ブロックが有効なことがある．

❾ 倦怠感や重苦感はうつ症状の一つとも考えられるので，外来でのしぐさや覇気が感じられるかどうかなどを観察する．

❿ 睡眠障害や食欲低下などはうつの症状であることも多い．睡眠障害の場合は，痛みのために眠れないのかを聞くとよい．食欲低下の場合は，ご飯がおいしく感じられるかどうかが重要である．

⓫ 星状神経節ブロックが効くか効かないかは，個人差があるので，患者が納得するように，自律神経のバランスを戻すブロックと説明すると理解してもらえることが多い．

⓬ 星状神経節ブロックは，反復し施行することにより，徐々に軽快していくブロックであることを説明しておく必要がある．

⓭ リハビリテーションや薬物療法は常に併用していることが多い．多面的に治療することにより症状の軽快を目指す．

症例解説

■ 疾患の概要

外傷性頸部症候群は，何らかの外傷により頸椎周囲の支持組織（靱帯・椎間関節・椎間板・筋膜など）に障害をきたすばかりではなく，自律神経や末梢神経などの神経系や視覚・聴覚などの感覚系の障害，加えて心理・社会的にも異常をきたすことがある疾患である．以前は「むち打ち」と呼ばれていたが，マスメディアに難治の病として紹介されたために，その後「頸椎捻挫」という言葉にとってかわられたが，多彩な症状を呈することから現在では「外傷性頸部症候群」と呼ぶようになってきている．原因は追突時に強制後屈されたために起こる周囲支持組織の損傷である．事故などの被害者意識が強く，自賠責保険や労働災害との関連も強いため，治療に難渋することも多い．交通事故による保障制度のないギリシャでは，90％以上の患者が4週間以内に軽快し[3]，慢性的障害に至った例はほとんどないといわれている．また，「むち打ち」という概念のないリトアニアでも症状が長期化することはないという[4]（わが国では45.9％に症状が残存したとの報告がある[5]）．このように，被害者意識が関与する心理社会面の影響は大きい．

■ 問診のポイント

まず，どのような交通事故であったかをしっかり聞き出すことが重要である．状況説明で患者が事故に対してどのような思いを抱いているかが推察される．また，自賠責保険や労働災害の認定などがあるかどうか，後遺症認定（事故についての補償が終わるときにされる認定）がされているかどうかを確認する必要がある．場合によっては，保険会社と裁判になっていることもあり，発言には注意を要する．

症状が多彩であり，痛みやしびれが広範囲で神経学的に一致しないのが特徴である．しびれや痛みの部位が神経支配領域に一致している場合は，椎間板ヘルニアなどが隠れている場合があり，そのような徴候は見逃さないようにする．また，痛みによらない不眠や食欲低下などはうつ症状であることが多く，そのようなサインも見逃さないようにする．

患者は痛みやしびれに苦しむだけではなく，社会的にも不安になっていることが多く，SDS（self depression scale）などの心理テストや臨床心理士のインテーク面接などを併用したほうがよい．また，事故をきっかけとして発症する線維筋痛症もあり，慢性化してきた場合でも，定期的に神経所見などを聴取したほうがよい．

■ 治療

治療は，薬物療法や神経ブロック，リハビリテーション，心理的アプローチなど多方面から同時に加療していくことがよい．

● 薬物療法

薬物療法では，NSAIDsは原則中止し，ワクシニアウイルス接種家兎炎症皮膚抽出液（ノイロトロピン®）や抗うつ薬，抗てんかん薬などをベースに治療することが望ましい．痛みには波があるため，増悪時にはアセトアミノフェン（1,000 mg/回）などで対処する．痛みが強くADLが著しく阻害されている場合は，トラマドール/アセトアミノフェン配合薬（トラムセット®）などのオピオイドを使用することもできる．オピオイドを使用する場合でも，鎮痛を目的とするのではなく，ADLの改善を目標とすることを患者には強く指導しておかないと，瞬く間に増量してしまうことにもなりかねない．ベースに使用する抗うつ薬は，三環系のアミトリプチリン（トリプタノール®）やSNRIのデュロキセチン（サインバルタ®），ミルナシプラン（トレドミン®）などが使いやすい．また，胃痛が起きやすい患者にはスルピリド（ドグマチール®）が有用なことがある．

● 神経ブロック

　外傷性頸部症候群に用いる神経ブロックには，トリガーポイント注射，星状神経節ブロック，後頭神経ブロック，硬膜外ブロック，椎間関節ブロック，腕神経叢ブロック，神経根ブロック，椎間板ブロックなどがある．圧痛点が著明な場合はトリガーポイント注射を行うことが多いが，漫然と行うべきブロックではなく，効果が短期的な場合は別のブロックに変更し，増悪期だけに用いることが望ましい．めまいや倦怠感，眼精疲労などの場合は，星状神経節ブロックを，後頭神経領域の痛みには後頭神経ブロックを施行してみるのがよい．椎間関節ブロックは，安静時には痛みがないが，動作時に鋭い痛みがあり，圧痛点がある場合には大変有効である．椎間関節ブロックで一時的にしか効果が得られない場合は，ファセットサーモ（脊髄神経後枝内側枝高周波熱凝固術）を用いるとよい．

● リハビリテーション・心理アセスメント

　リハビリテーションは，慢性期には特に重要であり，セルフコントロールを意識させるためにもぜひ行いたい手技で，筋緊張の高い筋肉を中心にストレッチを行っていく．臨床心理士によるインテーク面接は，患者の不安などの痛みの増悪因子を洗い出し，それに対処することが可能となる．患者にとって初めは敷居の高い面接ではあるが，医師がうまく誘導してあげると満足な結果が得られることが多い．

　治療の目的は，痛みをゼロにすることではなく，ADLやQOLの改善であることを十分に認識させることが，症状軽快の早道である．

（伊達　久）

文献

1) 田邉　豊：ペインクリニックにおける外傷性頸部症候群の臨床．ペインクリニック，32(8)：1156-1164, 2011.
2) Rosenfeld M, Gunnarsson R, Borenstein P: Early intervention in whiplash-associated disorders: a comparison of two treatment protocols. Spine, 25(14): 1782-1787, 2000.
3) Partheni M, Constantoyannis C, Ferrari R, et al.: A prospective cohort study of the outcome of acute whiplash injury in Greece. Clin Exp Rheumatol, 18(1): 67-70, 2000.
4) Schrader H, Obelieniene D, Bovim G, et al.: Natural evolution of late whiplash syndrome outside the medicolegal context. Lancet, 347(9010): 1207-1211, 1996.
5) 伊藤友一，大島義彦，平本典利ほか：交通事故に伴う外傷性頸部症候群の中長期予後調査．整形外科，53(5)：591-596, 2002.

B　頸・肩・腕部の疾患

症例 15
頸肩腕症候群

薬物治療例

症例	45歳 男性．身長180 cm，体重85 kg．ねこ背，なで肩．
主訴	頸部から肩，上肢にかけての痛み．

初診時

既往歴　腰椎椎間板ヘルニア，高尿酸血症．会社員．
家族歴　特記事項なし．

現病歴　半年前から頸肩腕の痛みが徐々に出現．

外来診察時

医師　どうしましたか？
患者　首と肩から腕にかけて痛いんです．
医師　痛みの部位をもう少し詳しくみてみましょう❶．
この身体の絵に痛みの範囲を図示できますか？　痛みのある場所を線で囲ってください．ここというポイントがあったら，矢印で示してください．
患者　（図に痛みの範囲を記入する）
医師　（図を見ながら）なるほど．そうすると，痛いのは両側で，頸は後側なのですね．後頭部から肩，上腕にかけてですか？
患者　そうです．
医師　これらの部位はいつごろから痛み始めましたか？　また，何か痛みのきっかけがありましたか？　たとえば，けがをしたとか急に運動を始めたとか，痛くなり始めた理由として思いつくものはありますか？
患者　特にきっかけというのはなく，半年ぐらい前から徐々にという感じでしょうか．
医師　痛みの程度はいかがでしょうか？
患者　仕事ができないほどではないのですが，けっこうつらいですね．

❶ 部位は診断をするうえで重要．

症例15　頸肩腕症候群

医師 半年前から今まで痛みの程度に変化はありませんか？　また，1日のうちで痛みの程度に波がありますか？
患者 先月ぐらいが一番痛かったですね．1日のうちでは朝起きるときと，夕方になるとつらくなってきますね．
医師 朝は起き出す前から痛みがあるわけですか？
患者 目が覚めて，起き上がろうとしたときですね．動いているうちに楽にはなりますが，会社から帰るころにはつらくなってきますね．
医師 起き上がるときの痛みはどこかに走るような痛みですか？
患者 いや，首がよく回らないような痛みです．
医師 頸を動かすと肩や腕まで痛みますか？　ちょっと<u>頸部を左右に曲げて頭から圧迫してみますよ</u>❷．痛みやしびれがどこかに走りますか？
患者 いや，そうでもないです．
医師 先月が一番痛かったのですね．そのころ何かありましたか？
患者 数ヵ月前から決算期なもので，仕事が忙しい時期ではありました．
医師 <u>差し支えなければ，仕事の内容を教えていただけますか？</u>❸
患者 経理課ですので，デスクワークです．1日中ずっとパソコンとにらめっこでした．今は一段落したところです．
医師 体操とか運動を何かしていましたか？
患者 忙しさにかまけて何もしていませんでした．
医師 一時期より少し痛みが軽くなってきたとのことでしたが，痛みの程度を10段階の整数で表し，一番痛かったときを10とし，まったく痛くない場合を0としたときに，今は数字でいくつと表現できますか？
患者 7ぐらいです．
医師 痛みの程度はわかりましたが，頸，肩，腕のそれぞれがどういう痛みかということは表現できますか？
患者 何と表現したらいいんでしょうかね．
医師 鋭い痛みか鈍い痛みか分けるとするとどうですか？
患者 鋭くはないんでしょうねぇ．痛い感じとしかいいようがないような…．
医師 痛み以外に何か気になる症状はありますか？　たとえば，腕や手がしびれたり，冷えたり，力が入りにくかったり，あるいは吐き気があったり，めまいがしたり，お小水が出にくく，残った感じがするなど，ご本人が今回のことと関係ないかなと思っているものでも，何か痛み以外にありませんか？

❷ Jackson test，Spurling test．

❸ 職場や家庭における作業負荷の把握は重要．

B　頸・肩・腕部の疾患

患者　そういわれてみると，たまに手のしびれや冷えがありますね．特に力が入りにくいということはないです．ほかに今聞かれたこと以外では特に気になることはありません．
医師　咳や痰が出るとか物が見にくいなどということもありませんか？
患者　大丈夫です．
医師　パソコンのキーは打てていたわけですが，ポケットの中の小銭などは見ないで取り出せますか？
患者　こうですか（ポケットの中の小銭を見ないで取り出す）．まぁ，大丈夫ですね．
医師　それではちょっと診察してみましょう．どこか腫れていたり，皮疹ができていたり，赤くなったりなど，何か気がついたところはありますか？
患者　特にありません．
医師　念のため，シャツを脱いでいただけますか？（視診を行う）皮膚に変わったところはないようですね．手の筋肉の萎縮もないようですね．
　　　電車でつり革につかまっていたり，鞄などを手に下げていたりするときにつらくありませんか？ 姿勢は左右に傾いてはいませんが，前かがみなのはいつもですか？
患者　つり革や鞄などは大丈夫です．家族に姿勢が悪いとよくいわれます．
医師　それでは両腕を横に伸ばして開きましょう．手のひらを前に向けて，そのまま，肘を90度曲げましょう．その姿勢で手指を3分ほど握ったり開いたりしてください．私が両手首の動脈を触ります（Roos test）❹．今度は鎖骨の上の頸のくぼみを15秒ほど圧迫します（Morley test）❺．両方とも特に問題ありませんね，手を下ろして結構です．
患者　何を調べているのですか？
医師　胸郭出口症候群かどうかを調べています．胸郭出口症候群というのは，第一肋骨と鎖骨とその周囲の筋肉からできている胸郭出口部で神経・血管が圧迫されて起こる症候群のことで，先ほどのような検査で陽性に出るわけです．それでは，今度は後ろ髪を結うように両手を後頭部に持っていってください❻．次に帯を結うように両手を後ろに持っていってください❼．いわゆる五十肩といわれる肩関節周囲炎の場合はこういう動作がうまくできないのですよ．
患者　（スムーズに動かす）

❹, ❺
ほかにAdoson test, Eden test, Wright testなどがある．

❻ 結髪動作．
❼ 結帯動作．

| 医師 | スムーズにできますね．次に筆で[8]いろいろなところを軽く触れていきます．特に触られてピリッときたり[9]，感覚が鈍いところはないですか？

| 患者 | 特にありません．

| 医師 | 今度は少し痛いかもしれませんが，指で頸や肩を押してみます．

| 患者 | 痛い！

| 医師 | 僧帽筋と三角筋部に圧痛がありますね．

| 医師 | それでは血液検査と頸椎と肩のレントゲン（X線）写真を撮りましょう．糖尿病や内臓の病気を指摘されたことはありますか？

| 患者 | 会社の健診で高尿酸血症といわれ，尿酸を下げる薬は飲んでいますが糖尿病といわれたことはありません．胸の写真も撮りましたが，異常はないとのことでした．

[8] 毛筆でわかりにくい場合は，圧覚の要素も入る可能性があるが，術者の指腹でそっとなでてみると感覚低下がわかりやすいこともある．

[9] アロディニア．

伝授！ 初診時の思考プロセス

各種検査で胸郭出口症候群および肩関節周囲炎などの器質的疾患が除外されたため，頸肩腕症候群と診断した．本疾患は除外診断が重要である．

患者への説明

| 医師 | 血液検査では尿酸値はコントロールできているようですね．診察結果も踏まえ，画像検査では特に問題ないので[10]，筋骨格系の痛みが中心で，頸肩腕症候群といわれるものと考えます．薬物療法から始めてみましょう．まずは非ステロイド性抗炎症薬（NSAIDs）と筋弛緩薬を服用してみましょう．
NSAIDsは胃腸障害が起こりやすいので，胃腸薬も一緒に使います．外用薬も併用するのがよいでしょう．それで効果がない場合は，筋緊張によって筋虚血が生じるのを防ぐことと冷えを改善するために，循環改善薬を使用しましょう．精神的ストレスや不安が強く不眠がある場合は，筋緊張を防ぐ意味でも抗不安薬が有効な場合がありますよ．

| 患者 | 漢方はどうですか？

| 医師 | 漢方も「証」をきちんとみてくれる先生が処方したものを服用するのであればいいと思います．薬物療法も大切ですが，運動なども大切ですよ．

[10] 各所に圧痛がある以外は画像検査，生化学的検査，血液学的検査，理学的所見では異常なし．

B 頸・肩・腕部の疾患

治療経過

運動療法を継続し，痛みが楽になったのでNSAIDsは中止したが，日常生活は問題なく行えるようになった．

神経ブロック施行例

症例 43歳 女性．転職によるストレスあり．気分変調をきたす．

主訴 頸部から肩，背部にかけての痛みと腕から手にかけてのしびれと痛み．

初 診 時

既往歴 アレルギー性鼻炎，事務職．
家族歴 特記事項なし．

現病歴 2年前から徐々に頸肩の痛みが始まり，背部，上肢から手にかけての痛みとしびれが広がっていった．

外来診察時

患者 先生，あちこちが痛いんだけど，どうにかしてくださいよ．
医師 あちこちってどこが痛いんですか？
患者 首や肩，背中も痛いし，腕や手はしびれて痛みます．
医師 けっこう範囲は広いんですね．一度に全部痛いんですか？
患者 いや．そうじゃなくて，首と肩が痛いなと思っていたら，今度は背中が痛くなったり，腕や手がしびれて痛くなります．でも，不思議なことに左だけなんですよ．
医師 左だけですか．頭が痛かったり，吐いたり，手足に力が入りにくくなったりとか，痛み以外に何か気がついたことはありますか？
患者 たまに吐き気があったり，頭がボーッとしたり，ちょっとふらっとしたりすることがあったので，脳外科にも行って調べてもらいましたが，問題ないといわれました．
医師 あちこちの痛みは同じような痛みですか？
患者 ジワーッと重い感じやキューッとこり固まってくるような感じやズーンと響く感じが首や肩や腕，それに背中にもあります．たまに何かにわしづかみにされたみたいに「イタタターッ」っていうときもあります．手のしびれは手全体

がたまにしびれているかなと感じる程度です．
医師 普段は家事などはできますか？
患者 実は私，左利きなんです．痛いときは夫に手伝ってもらっています．
医師 それほど痛いのですね．
患者 そう，つらくて何もできないときもありますが，痛みが軽いときはせっせと家事でも何でもやるようにしてますよ．
医師 どういうときに痛みが強くなりますか？ つまり，じっとしていても痛いのか，ある動作をすると痛いのか，あるいは時間帯によって強さが変わるかということですが．
患者 特に何かをしていたから痛くなるというわけではないですね…．よくわかりません．
医師 下を向いて作業しているということはないですか？❶
患者 2年前ぐらいに転職して，今はパソコンの作業が多いですかね．それから，今の職場にちょっと苦手な人がいて，それがストレスになっていたとは思います．
医師 痛みだしたのはいつごろからですか？
患者 そういえば2年前ぐらいですね．最初，近所の医院に行ったんですけど，レントゲン写真では何にもないといわれて，痛み止めと湿布だけをもらっていたんです．
　全然よくならないので，脳外科や整形外科，内科にも行ってみたんです．やっぱりよくならないので，1ヵ月前にH病院整形外科を紹介されて，首や肩や頭までMRIやCT，X線を撮ってもらったんです．血液検査もしましたね．そしたら「血液検査や画像上は問題ないんだけどなぁ」っていわれたんです．あちこちいろんなところが痛いっていってたからなのか，カルテをのぞき見したら「不定愁訴多し」なんて書いてあるんですよ．それで，診察の最後に「精神科を紹介しましょうか」っていわれたんです．本当に腹が立って，行くのをやめました．今まで痛み止めや筋弛緩薬やうつに使うお薬など，いろいろ試したけど効かなかったんです．知人から神経ブロックが効くと聞いてこちらに来ました．
医師 それはつらかったでしょうね．痛みは機能的なものだから，血液や画像ではわからないことも多いんですよ．ただ，骨折や炎症などではないんだということを確認しておかなければなりませんからね．検査はどうしても必要なことではあったんですよ．
患者 画像写真と血液データはもらってきました．（画像検査，生化学的検査，血液学的検査，理学的所見では異常なし）

❶ 上肢を同一肢位に保持または反復使用する作業で起こることが多い．

B　頸・肩・腕部の疾患

> ### 伝授！　初診時の思考プロセス
>
> 　頸肩上肢痛は再発が多く，経過が長いものがある．また，病態も多彩なため，専門科によっては見逃されている疾患もあるかもしれない．過去の通院歴，治療歴を参考にしつつも，新たに疾患が加わっている可能性も含めて考え，新たな視点で診察することが大事である．ペインクリニック外来に来るころにはすでに薬物療法は施行されていることが多いが，適切な神経ブロック（表15-1）を施行すれば以前はあまり効果のなかった薬物でも効果が得られることもあるので，併用することを考えてもよい．

患者への説明

医師　それでは神経ブロックを開始しましょう．痛みの範囲も広いので，基本的にはまず星状神経節ブロック❷から始めましょう．まずは週に2〜3回施行して，20回程度は続けましょう．

患者　そんなにやるんですか？

医師　局所の血流を改善しつつ，痛みの悪循環を断っていくという点で，初期にしっかり施行して，徐々に回数を減らしていくのがいいと思いますよ．（星状神経節ブロックの施行上の注意点と合併症についてパンフレットを使用して説明）

❷ 星状神経節ブロックは幅広い適応があり，局在がはっきりしない頸肩上肢痛や自律神経症状を伴う病態，循環障害を伴う病態，広範囲の痛みに適している．

■ 星状神経節ブロック施行

　第6頸椎横突起を指標に25ゲージ（G），25mm針で刺入し，1％メピバカイン5mL注入，ホルネル徴候確認．ベッド上に臥位で30分安静．

表15-1．頸肩腕症候群で施行しうる神経ブロック

1. 交感神経ブロック
    ① 星状神経節ブロック
    ② 局所静脈内交感神経ブロック
    ③ 胸部交感神経ブロック
2. 硬膜外ブロック
3. そのほかのブロック
    ① 後頭神経ブロック
        a．大後頭神経ブロック
        b．小後頭神経ブロック
    ② 頸神経ブロック
        a．深頸神経叢ブロック
        b．浅頸神経叢ブロック
    ③ 頸・胸神経根ブロック
        a．C1脊髄神経節ブロック
        b．C2脊髄神経節ブロック
        c．C3〜C8頸神経根ブロック
        d．Th1, Th2胸神経根ブロック
    ④ 頸椎椎間関節ブロック
        a．後頭環椎関節ブロック（C0/1）
        b．外側環軸関節ブロック（C1/2）
        c．頸椎椎間関節ブロック（C2/3以下）
    ⑤ 腕神経叢ブロック
    ⑥ 肩甲上神経ブロック
    ⑦ 腋窩神経ブロック
    ⑧ 筋皮神経ブロック
    ⑨ 肩甲背神経ブロック
    ⑩ 肋間神経ブロック
    ⑪ トリガーポイントブロック

治療経過

星状神経節ブロック10回施行後の会話.

患者 星状神経節ブロックを行ったその日ぐらいは少し楽かなという感じですね．腕の痛みはちょっとは減ってきましたが，首から肩がキューッと痛いんです．それと肩甲骨と背骨の間も痛みますね．

医師 どれどれ，肩の触診をしてみましょう．第6頸椎の棘突起から4横指分横ぐらいの肩のところなんですが，ここをちょっと指で押してみますよ．

患者 アイタターッ．ちょっと，先生，強く押しすぎ！

医師 それほど強くは押していないんですよ．試しにほかのところを押してみましょうか．

患者 ほんとだ．

医師 今日はその圧痛のあるところに注射をしてみましょうか．トリガーポイント注射というんです．

—トリガーポイント注射施行—

患者 アーッ．痛いけど効く感じがする〜．

医師 きちんとトリガーポイントに注射すれば，効果も大きいのですよ．ポイントを外せば，かえって筋肉痛が強くなりますがね．

（星状神経節ブロック施行日の間にトリガーポイント注射を適宜数回施行）

トリガーポイント注射を適宜数回施行後の受診時

患者 首の付け根あたりの肩の痛みはだいぶ楽になりました．ただ，背骨と肩甲骨の間に痛みがまだ残っています．

医師 そうですか．何年も首と肩が痛かった患者さんが数回のトリガーポイント注射で楽になったという経験もありますよ．今日は肩甲背神経ブロック[3]といって，肩甲骨内側縁と胸椎棘突起の中間で圧痛があるところにブロック注射をします．

（肩甲背神経ブロック施行）

[3] 肩から肩甲間部に肩こりと圧痛がある例に有効.

B　頸・肩・腕部の疾患

######　肩甲背神経ブロック施行後の受診時　######

患者　肩の痛みはだいぶ楽になりました．痛みが取れたら今度は，腕から手にかけてのしびれと痛みが気になりますね．

医師　腕や手のしびれと痛みに対して，今日は腕神経叢ブロック❹をしてみましょう．

患者　腕神経叢ブロック？　痛いブロックですか？

医師　いや，直接神経に注射をするわけではなく，腕神経叢が含まれているコンパートメントという領域に薬を入れるので，かえって痛みは少ないかもしれませんよ．エコーを見ながら施行する方法もありますが，ここにはないので，レントゲンを見ながら行う湯田式の方法で行いましょう．造影剤を入れれば確実にコンパートメントが確認できますから，消毒を始めてから薬を入れ終わって針を抜くまで5分もかかりませんよ．

（腕神経叢ブロック施行）

❹ 肩から腕にかけての広い範囲の痛みに有効．上肢の血行障害による痛みにも有効．

######　腕神経叢ブロック施行後の受診時　######

患者　腕や手のしびれは確かによくなりました．なんだか少しずつ痛いところがはっきりしてきました．今は首の横が痛いのと頭の後ろと首の間が痛いですね．

医師　では，ちょっと診察してみましょう．

患者　また，押すんですか？　怖いなー．でも痛いところがはっきりして，楽にしてもらえるから我慢しないといけませんよね．

医師　側頸部と後頸部に圧痛がありますね．側頸部に関しては頸椎の椎間関節に障害があるかもしれませんね．まずは治療を兼ねて診断的に透視下で頸椎椎間関節ブロック❺をしてみましょう．

患者　お願いします．

（C4/5頸椎椎間関節ブロック施行）

❺ 後頭部，後頸部，肩甲背部，上腕部などの非特異的な自発痛に加えて，側頸部でそれぞれの責任椎間関節に一致した部位に圧痛がある場合に適応．

C4/5頸椎椎間関節ブロック施行後の受診時

患者 首の横の痛みは楽になりました．

医師 そうすると椎間関節障害の痛みもあったのかもしれませんね．今日は前回残した，後頸部から後頭部の治療をしましょう．それでは，うつぶせになってください．消毒が顔の前に垂れてこないように，タオルで顔を覆ってから消毒しますね．

―大・小後頭神経ブロック[6]施行後―

患者 あれっ！　不思議ですね．頭がボーッとしていたのが，すっきりしただけではなくて，周りが明るくなって，視力がよくなった感じがします．

医師 ひどいときはこめかみまで痛みがありませんでしたか？

患者 そうですね．孫悟空のようなわっかをはめられているみたいに締めつけられる痛みもありました．

医師 筋緊張型の頭痛もあったのですね．星状神経節ブロックは20回施行しましたから，そろそろ週に1～2回程度に減らしていきましょうか．

[6] 大後頭神経：後頭部から頭頂に至る領域．
小後頭神経：耳の後部から後頭にかけての領域．

その後の経過

その後，耳後部から後頭部および耳介周囲から下顎角，上顎からオトガイ，鎖骨上窩から肩にかけての痛みに浅頸神経叢ブロック[7]を施行．髄節性の痛みはなかったので，神経根ブロックは施行せず．

患者 少し，全体的に重い感じがあるかなというぐらいで痛みは楽になりました．また，痛みが出てきますか？

医師 そうですね．気分的にも落ち着いてきましたか？　今後，痛みが出ないようにするには，下を向いて作業しているときは5～10分ごとに上を向いて，頸を回したり，毎日ラジオ体操をするなど普段から努力することが必要でしょうね．あとは枕の高さが高すぎないように気をつけてください．

患者 先生，本当にありがとうございました．

[7] 頸部の表在性の痛みが適応．小後頭神経，大耳介神経，頸横神経，鎖骨上神経がすべてブロックされる．

症例解説

■ 問診のポイント

　頸肩腕症候群は頸部，肩，背部，上肢，手など上肢帯の広い範囲に痛みやしびれ，だるさ，冷えなどの多彩な症状を訴える症候群である．原因，病態が解明された疾患は除外し，画像や諸検査で病因が特定できないものを指す．頸肩上肢痛をきたす疾患・病態は非常に多彩であり，整形外科的疾患はもちろんのこと，内臓痛による関連痛や血管性疾患，がん性痛（がん疼痛），帯状疱疹痛，糖尿病性神経障害などの代謝性疾患や器質性疾患に加えて，うつ病の初期症状の場合もあるなど，慎重に診断しなければならない．日本産業衛生学会では，特に業務による頸肩腕痛をきたすものを頸肩腕障害としている．

　既往や過去の治療歴，家族歴，現症などの問診が最も重要で，特に痛みの部位確認は重要である．部位ごとに痛みの程度や性状，発症様式，経過，髄節の一致の有無，随伴症状などを確認する．特に適切な部位で圧痛を確認することは重要である．ただ，痛みの性状は患者により表現が困難なことがあるので，大事な所見ではあるが，最後にさらっと聞くぐらいでないと問診が滞ることがある．また，感覚障害などの神経学的所見，筋力低下・筋萎縮の有無，理学的診断，姿勢の観察，皮膚性状などの診察技法の基本を疎かにしてはいけない．加えて，画像検査，血液学的検査，生化学的検査などの血液検査も重要な手段である．除外診断を怠らないことが大切である．

■ 治療

　治療には，① 薬物療法，② 神経ブロック療法などがあることを伝え，まず薬物療法から開始する．第一選択薬はNSAIDsである．ほかに筋弛緩薬，鎮痙薬，骨粗鬆症治療薬，外用薬（NSAIDsの湿布など），循環改善薬，鎮痛補助薬，漢方薬などがあげられる．筋緊張によって筋虚血が生じるのを防ぐため，筋弛緩薬，鎮痙薬を使用して筋緊張緩和を図る．筋緊張により発痛物質が生じるのを防ぐため，循環改善薬を使用し，循環改善を図る．筋痛が生じたり，不安が強い場合に筋緊張が生じるのを防ぐため，鎮痛薬，抗不安薬，外用薬を使用する．

　頸肩腕部の痛みに対しては多数の神経ブロック療法が行われている．どのブロックを選択するかはあくまでも症状の部位と程度，性状，発症様式，経過，髄節の一致の有無，圧痛部位，随伴症状，感覚障害などを勘案し，画像診断を参考にして選択するべきである．一般臨床医でもよく行われているトリガーポイント注射，肩甲上神経ブロックなどの末梢神経ブロックは積極的に応用するべきである．星状神経節ブロックは幅広い適応を持っており，頸肩腕部のさまざまな症状に対して有効であることから，可能であれば本ブロックを優先させる．症状が強い場合は硬膜外ブロックも適応となる．椎間関節症を疑う場合は，診断と治療を兼ねた椎間関節ブロックもよい適応である．

（岡本健一郎）

症例16
肩関節周囲炎

薬物治療例

症例 52歳 男性．会社員（事務系）．左肩関節，上腕外側の痛み．

主訴 前日から急に左肩に痛みが出た．痛くて衣服の着脱にも困っている．

初診時

既往歴 5年前より脂質異常症にてアトルバスタチン（リピトール®）10mg/日内服中．
3年前より糖尿病にてボグリボース（ベイスン®）1.8mg/日（分3），シタグリプチン（グラクティブ®）50mg/日内服中❶．

❶ コントロール状態不明の糖尿病を有する．

現病歴 前日朝，会社に着いたころから左肩に痛みを感じた．徐々に症状が強くなり，上着の脱ぎ着で左肩から上腕外側に激痛が生じるようになった．市販の湿布薬を貼ってみたが，夜も痛みで何回も目が覚めてしまったので来院した❷．

❷ 痛みは左肩関節および上腕外側に限局．夜間痛も認める．

外来診察時

医師 昨日の朝から肩の痛みが始まったということですが，何か痛みの原因となるようなことは思い当たりませんか？

患者 特には思い当たりません．

医師 痛みの出る前に重いものを持ったり，肩をぶつけたり，手を引っ張られたりするようなことはありませんでしたか？

患者 そういえば，朝の満員電車で左肩にかけていたショルダーバッグが引っ掛かって持って行かれそうになったので，引き戻そうと不自然な角度でバッグを引っ張りました．確かにそのあとから痛みが出てきたような気がします❸．

医師 今発熱していたり，痛いところが熱を持っていたり，腫れた感じがしたりしていないですか？❹

患者 特にありません．

医師 痛いのは左肩と上腕の外側の真ん中くらいまでですか？　肘より先に痛みが走ったり，腕や指がしびれたりしませんか？

❸ 痛みの始まった時期がはっきりしている場合には，痛みの発症に誘因がないかどうか聴取する．

❹ 患者に問診するとともに局所の発赤や腫脹，熱感などの炎症や変形の有無について視診で確認する．

B 頸・肩・腕部の疾患

患者：はい．肩と二の腕の痛みだけです❺．
医師：肩を動かすときに痛いのですね．首を動かしても痛みは出ないですか？
患者：はい．首は普通に動かせます．

理学所見 知覚低下なし．
Jackson test（−），Spurling test（−）❻，painful arc sign（＋），drop arm sign（−），棘上筋テスト（＋）．

画像所見 肩峰骨頭間距離の狭小化（−），肩峰下骨棘（−），石灰化（−）❼．

> 🎓 **伝授！　初診時の思考プロセス**
>
> ①炎症は認められず，内臓疾患を疑わせるような所見や随伴症状もみられない．
> ②肩関節周囲および上腕外側に限局する痛みであり，知覚低下を伴わない．
> ③肩関節の動きに伴い痛みが生じるが，頸部の動きにより痛みは誘発されない．
> ④painful arc sign（＋），棘上筋テスト（＋）
>
> これらから外傷により生じた腱板損傷と診断し，疼痛の生じる動作の禁止，および局所の安静を指示する．
>
> 糖尿病があることや患者の不安が強いことから，薬物療法を選択．

■ 処方内容

ロキソプロフェン（ロキソニン®）60mg　1回1錠　1日3回
エソメプラゾール（ネキシウム®）20mg　1回1カプセル
　　　　　　　　　　　　　　　　　　　　　　　　1日1回
ジクロフェナク坐剤（ボルタレン®サポ）50mg　頓用

▶ 患者への説明

医師：症状からは肩関節を動かす筋肉のうち，棘上筋という筋肉の腱に傷がついているのではないかと思われますが，MRIの検査をするともう少し詳しくわかります．通勤途中に受傷されたようですので，MRI検査で確認しておきましょう❽．治療ですが，痛みがとても強いようであれば，肩関節に注射して局所麻酔薬と炎症を抑えるステロイドという薬を一

---

❺ 最も痛い部位だけを訴えることもあるため，再度痛みの局在を確認する．

❻ 頸椎疾患に起因する痛みではないか，あるいは頸椎疾患の合併がないか確認する．肩関節に原因がある場合，知覚障害を認めることはなく，肘関節より末梢に痛みが出ることもない．また頸椎の動きにより痛みは誘発されない．

❼ 急性発症した石灰沈着性腱板炎では，肩峰下滑液包内注射により多くの症例で劇的な除痛効果が認められるため，石灰化の有無を確認する（図16-1）．

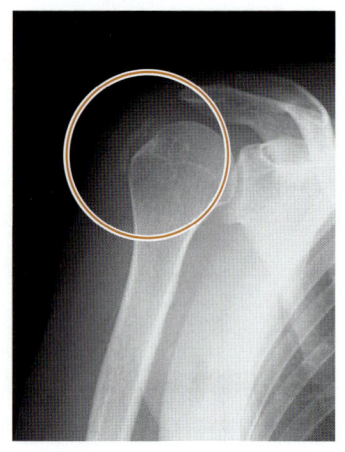

図16-1．石灰化（＋）の典型例
30代女性．激しい肩痛でROMの著しい低下を認めた．

❽ 腱板損傷の診断では理学所見が重要であり，MRI検査は補助的に行う．本症例では通勤災害に関係する可能性があるため，MRI検査を施行した．

緒に入れる方法があります．しかし，糖尿病の方はそうでない方よりも局所の感染を起こす危険性が高く，また，ステロイドには血糖を上げる作用があります．糖尿病のコントロール状態がわからないので飲み薬から始めてみましょう❾．

患者 注射は怖いので飲み薬にします．それでも痛みが引いてこないようなら注射を考えることにします．

医師 では，炎症を抑える効果も併せ持つ痛み止めを毎食後に飲んでみてください❿．就寝中も痛みで目が覚めるようなので，寝る前に坐薬を使ってみたらどうでしょうか．

患者 坐薬は使ったことがないですが，昨晩のことを思うと不安なので使ってみます⓫．

医師 現在ある痛みは肩関節の腱の損傷からきていると考えて，痛みが強いうちは安静を保ってください．特に痛みが出る方向にはあまり動かさないようにしてください．

❾ 併存疾患を考慮し，治療法を決定する．その際，選択しうる治療法，全身状態から推奨される治療法について患者にわかりやすく説明する．

❿ 特に急性期の痛みの場合，服薬コンプライアンスの高い長時間作用型の非ステロイド性抗炎症薬よりも，日に2〜3回服用できる短時間作用型を処方するほうが患者の不安が少なく，満足度が高いことが多い．

⓫ 夜間に痛みを訴える場合には，非ステロイド性抗炎症薬の内服を毎食後ではなく8時間ごとの服用とし，夜間も血中濃度を保つようにする場合もある．

治療経過

初診日の帰宅途中に他医療機関でMRI施行．T2強調の矢状断像で棘上筋の腱板の欠損，関節水腫を認める．1週間後の再診時の会話．

医師 いかがですか？

患者 1週間前よりだいぶよいです．坐薬のおかげで夜も目が覚めずに朝まで眠れました．一昨日は坐薬を入れ忘れても大丈夫だったので，昨日も使いませんでした．

医師 では坐薬はやめてみましょう．内服薬もきちんと3回飲むのではなく，痛ければ飲むようにしてみてください．

2週間後

患者 鎮痛薬は1日1回くらいしか使っていません．

医師 では，痛みがぶり返さないように気をつけながら運動療法を始めていきましょう．

B 頸・肩・腕部の疾患

神経ブロック施行例

症例 58歳 女性．主婦．左肩の痛み，可動域制限あり．

主訴 3ヵ月前から左肩に痛みが出現．肩関節の動きに制限があり，日常生活に支障が出てきている．

初診時

既往歴 5年前に左上肢に痛みとしびれが生じ，頸椎椎間板ヘルニア❶と診断されたことがある．牽引を数回受けて改善した．

現病歴 3ヵ月前から左肩に痛みが出現．徐々に痛みが強くなり，肩関節の可動域制限を自覚するようになってきた❷．夜間痛もみられるようになったため他医受診．X線検査を行ったところ，肩関節には所見がなく，頸椎でC6/7の椎間腔の狭小化を指摘された．頸椎症の診断のもと，セレコキシブ（セレコックス®）200mg/日が処方されたが効果なし．また，週に3～4回の頻度で1ヵ月間牽引療法を受けていたが症状に改善はみられなかった．

　1ヵ月前，MRI検査にてC6/7の頸椎椎間板ヘルニア❸の診断を受けた．その後，トラマドール塩酸塩／アセトアミノフェン配合薬（トラムセット®）4錠/日（分4），プレガバリン（リリカ®）150mg/日（分2）処方されるも効果がない❹．

外来診察時

医師 3ヵ月前から徐々に肩の痛みが増してきたのですか？　何か痛みの出るきっかけとなるようなことはありましたか？

患者 特に原因は思い当たりません．初めは動かすと肩に違和感がある程度でした．1～2ヵ月前から痛みとして感じるようになり，夜も寝返りを打つたびに痛みで目が覚めるようになったため，ほかのクリニックを受診しました❺．

医師 痛みが強くなってきたころから肩関節が動かしづらくなってきたのですね？

患者 はい．洗濯物を干すことができませんし，洋服の脱ぎ着にもとても時間がかかります．

---

❶ 糖尿病や甲状腺機能亢進症などは五十肩の発症に関係するとされている．病歴の有無を確認する[1]．

❷ 可動域制限が生じている．

❸ ヘルニアの認められる部位と症状が一致しない．C5の神経根症状の場合は肩関節周囲に痛みを認めるため，鑑別が必要である．

❹ すでに種々の鎮痛薬が使われているが，いずれも効果は認められていない．

❺ 通常，夜間痛を認めた場合，悪性疾患や炎症性疾患を考慮する必要があるが，肩関節疾患ではこれらの疾患でなくとも夜間に痛みを認めることが多い．治療に抵抗性で進行性の痛みを訴える場合には，早急に精査を行う．

理学所見 知覚低下なし，痛みのために筋力の判定不能．
Jackson test（−），Spurling test（−），impingement sign（−）．
左肩関節可動域 挙上60°，外転45°，外旋30°，結帯動作不可❻．

> **伝授！ 初診時の思考プロセス**
>
> ①明らかな誘因が見あたらない中高年者の肩の痛みである．
> ②自動可動域および他動可動域が全方向で制限されている．
> ③頸椎疾患，および肩の痛みをきたしうるほかの疾患が除外される．
> これらから"いわゆる五十肩"と診断．
> 　他医ですでに種々の鎮痛薬が用いられており，効果がないため神経ブロックを選択．痛みの生じない範囲での運動療法を指示する．

❻ 全方向で他動可動域に制限がみられる．腱板損傷では他動可動域には制限がみられないことが多い．

■ 神経ブロックの内容
・肩峰下滑液包内注射・肩甲上腕関節注射（局所麻酔薬＋ステロイドあるいはヒアルロン酸製剤）
・肩甲上神経ブロック

■ 患者への説明
医師 症状からみて"いわゆる五十肩"と思われます．"いわゆる"という理由は五十肩には特異的な所見がなく，その病因や病態がまだ十分にわかっていないので，肩に痛みが出るほかの疾患を除外することによって診断をつけるからです❼．
　"いわゆる五十肩"は自然経過でも徐々に痛みや動きの制限が改善してくる疾患ですが，よくなるまでに年単位の時間がかかる人もいます．いろいろな鎮痛薬を試されたようですが効果がないようですし，痛みもかなり強く，日常生活にも困っているようなので，いくつかの注射を組み合わせた治療法を試されるのも一つの方法だと思います．
患者 痛みでだんだん気分が滅入ってきてしまっているので，注射をしてみたいです．
医師 では試してみましょう．肩関節が固まってしまうのが怖いので，家でも痛みの出ない範囲でできるだけ肩関節を動かしてください．

❼ 十分な鑑別を行ったうえで診断をつける．除外診断であることを常に念頭におき，定期的に診断を見直す．

治療経過

初診日，肩峰下滑液包内注射（1％メピバカイン5mL＋ベタメタゾン2mg）施行．3日くらいは昼間の痛みが半減するも元に戻る．

1週間後，1％メピバカイン＋ヒアルロン酸ナトリウムで2回目施行．2日くらいは効果があったが，夜間の痛みは変わらず．

10日後より肩甲上神経ブロック（1％メピバカイン5mL）2回／週の割合で計6回施行．夜間の痛みはなくなり，徐々に可動域が広がってきたが，肩峰後角下の痛みが残る．そのため，肩甲上腕関節注射（1％メピバカイン5mL＋ベタメタゾン2mg）を後方より施行．肩峰後角下の痛みは消失．自覚的に，肩甲上神経ブロック施行後のほうが可動域訓練を楽に行える感じがあるため，週1回で神経ブロックを継続し，運動療法を続ける．

2ヵ月半後，痛みはなくなり，可動域も全方向でほぼ改善し終診となった．

症例解説

問診のポイント

肩の痛みを訴えて患者が来院した場合，以下のことに注意して診断を進めていく．

① 重篤で緊急性のある疾患か否かの判別（レッドフラッグを見落とさないようにする）

　　左側に症状がある場合は虚血性心疾患との鑑別が必要である．労作時に症状が悪化しないか，胸痛や胸部不快感などを伴っていないかを確認する．血圧に左右差を認めたり，痛みの部位が移動するようなときには大動脈解離が疑われる．いずれも緊急度の高い疾患であるので，直ちに専門医を受診させる．

② 運動器に由来する痛みか否かの判別

　　内臓疾患の関連痛として肩に放散する痛みが生じる場合がある．そのため肩の痛みを訴える患者では，既往歴やほかの随伴する症状にも注意をして，運動器以外の疾患も念頭において診察を行うことが大切である．上記循環器系疾患以外に膵疾患でも左肩に放散痛を訴える場合がある．また，胆道系疾患では右肩に痛みが放散することがある．

③ 外傷の有無の確認

　　腱板損傷や，いわゆる五十肩では，軽微な外傷が原因であることがあり，本人が気づいていないことも多いので具体的に例をあげて質問する．スポーツ歴についても聴取する．

④ 脊椎疾患由来の痛みか，肩関節由来の痛みかの判別

⑤ 肩関節の痛みを起こしている病因の絞り込み

　　画像所見と症状が必ずしも一致するわけではない．詳細な問診と理学所見から疾患を絞り込む．また，ある程度の診断がつくとその疾患にとらわれがちであるが，臨床の場において疾患は1つとは限らない．一度否定した疾患も常に頭の片隅に留め，併存していないか，見落としはないか確認しながら治療を進める．

◨ 治 療
● **保存療法**
肩関節周囲炎では，原則保存療法から開始する．
① 薬物療法
　　痛みの程度に応じて非ステロイド性抗炎症薬の経口剤や外用剤を処方する．痛みの強い時期で十分な鎮痛が得られないときには，オピオイド鎮痛薬を用いる場合もある．
② 注射療法・神経ブロック療法
　　第一選択は，肩峰下滑液包内または肩甲上腕関節内への局所麻酔薬とステロイド，あるいはヒアルロン酸製剤の注射である．除痛効果が持続することも多く，原因となる病変の局在の診断にも用いられる．ステロイドの副作用には十分注意し，漫然と長期にわたり使用しないようにする．
　　神経ブロックでは肩甲上神経ブロックが最も使われる．症状によりトリガーポイント注射や星状神経節ブロックなども行われる．関節の可動域を広げるために運動療法の前に腕神経叢ブロックを行うこともある．
③ 理学療法
● **手術療法**
　　病態，年齢，活動度などにもよるが，3ヵ月以上経ってもまったく治療効果があがらない場合や，拘縮により可動域制限が著明な場合には手術も考慮する[2]．

〔羽尻裕美〕

文 献
1) 小川清久：五十肩の診察と治療．日本医師会雑誌，116（14）：1935-1939，1996．
2) 菊地臣一 編：運動器の痛み プライマリケア—頚部・肩の痛み，pp.87-94，南江堂，2010．

B　頸・肩・腕部の疾患

症例17-①
多汗症

薬物治療例

症例	17歳 女性．母親と来院．汗が手とわきの下に出ることで悩んでいる．
主訴	手と腋窩の汗が多い．

初診時

既往歴　特になし．

現病歴　初発年齢：10歳のころには自覚[1]．
発汗部位　両手，腋窩，足底[2]．
発汗発作　幼少時より汗が多かった．中高校生ごろより会話，テストなど緊張する場面で特に両手や腋窩に発汗し，ひどく気にするようになる[3]．中高生時代から人前に出るのが苦手で，上がり症であった．学校も休みがちになり，何とか自分を変えたいと思っている．母親の話では幼少時より汗かきだが，さほど汗が出ているとは思えず，娘は神経質であり気の持ちようだと考えている．母親としてはむしろ引きこもりになることを心配しており，両手腋窩の汗が原因なら，これを治してほしいと思っている．

外来診察時
医師　Aさん，汗で大変ですね[4]．
患者・母　（大きくうなずく．表情は硬く，困り果てている様子）
医師　会話や試験などで汗が出て困っているんですね．夜間は眠ってしまえば大丈夫ですか？[5]
患者・母　（大きくうなずく）
医師　家族で同じ症状の方はいますか？[6]
患者　父が汗っかきです．
医師　わかりました．
母　内科では問題ないといわれ，こちらを紹介されました．

[1]【多汗症の疫学】
人口比：日本人では約5％あまりといわれる．
発症年齢：幼少時のころから自覚することが多い．年をとっても汗の量はあまり変わらない．ただし，年をとると代謝が下がり，緊張する機会が減ることからあまり気にならなくなる傾向にあるといわれる．

[2] 全身多汗でも特定の部位の発汗を訴えることが多い．

[3] 緊張状態のときに汗が多く出るのが特徴．

[4] 多汗症患者と対話するときの注意点として，まずは共感し傾聴することが重要．慢性痛患者と同様に周りから正しく理解されていないことが多い．

[5] 睡眠中は緊張しないので異常発汗はない．

[6] 家族発症は50～60％くらいである．

症例 17 －①　多汗症

人より汗っかきなんでしょうか？❼

医師　多汗症の方がただの汗っかきと違うところは，緊張したときや，手のひらのマッサージなどの機械的刺激などで大量に汗をかくことです❽．これはれっきとした病気です．

母　精神的な病気ですか？

医師　いいえ．多くの方が明らかに精神的な緊張のない幼少時より発症しています．自律神経は，交感神経と副交感神経という神経のバランスで成り立ちますが，多汗症の人は交感神経が普通の人より強く刺激され，汗が出てくるのです．触って診察してもよいですか？❾

患者　はい．（嫌がらない様子）

医師　触って刺激したり手のひらをこすったりすると，汗が増えることが多いのです．
（触って診察したあとに）よくわかりました．血液検査を行ってその結果が出たらお話ししましょう．

血液検査は最低限のもののみ．ただし，年齢を考え甲状腺機能を追加した❿．

❼ 多汗症とは"生理的な必要量を超える発汗"と定義される．

❽ 全身の汗を定量的に計測する方法は確立されていないが，換気カプセル法（小さなカプセルを皮膚に装着し局所の発汗量を測る），ミノール法（ヨウ素でんぷん反応を利用して皮膚に塗ることで発汗の範囲を知る）がある．

❾ 患部を触ると刺激により発汗が強くなることが多い．多汗に対する嫌悪感が強い場合があるので配慮が必要である．

❿ 除外診断：重篤な疾患もあるが，多くは診察で除外可能である．内分泌・代謝・循環器疾患，中枢性・末梢性神経障害，感染症，悪性腫瘍など（詳しくは成書参照）．

伝授！　初診時の思考プロセス

このように，多汗症患者は疼痛患者より総じて若く，医療に対する理解が乏しいことがある（p.146症例解説参照）．家族の同席が望ましいが，この症例では本人と母親の多汗症に対する理解が異なり，これを修正する必要があった．初診時に続発性多汗症を除外診断したあと，重症度と器質的，社会心理的要素の度合いをみる．この症例では重症度が低いわりに，社会心理的要素が強いと判断した．

治療法の選択は，あえて無治療，外用療法，内服，心理療法，ボトックス®治療，神経ブロック，手術のなかから選択するが，無治療も含めて全例保存的治療から考慮するのが原則である．その際，治療を延期しても治療成績は変わらないこと，進行性，悪性の疾患ではないことを説明すると理解が得やすい．

患者への説明

医師　血液検査の結果は正常です．日本皮膚科学会ガイドラインでは[1]，① 初発症状が25歳以下，② 両手あるいは両脇に対称性の多汗，③ 就寝時の異常発汗はない，④ 1週間に1回

以上症状がある，⑤家族に同様な症状がある，⑥多汗によって日常の生活に支障が出る，のうち2つ以上当てはまると多汗症となります．今の様子からですとグレード1の軽症⓫ですね．

患者 そうですか．（やや不満げ）

医師 ご本人にとっては重要なこと⓬ですね．でも命にかかわる病気や進行する病気ではありません．それに治療を先延ばしにしても，手遅れになることもありません．だから塗り薬から始めてみましょう．塩化アルミニウム溶液を用法どおりに使ってください．

患者・母 （大きくうなずき，少し安堵の様子）

◻ 塩化アルミニウムの用法・指導法[2]⓭

　塩化アルミニウム六水和物を蒸留水や白色ワセリンなどで20％にする．比較的安価で院内薬局で簡単に調剤可能．水溶液は単に浸けるより，密封療養（ODT療法：布手袋に浸してその上からビニール手袋をつける）もよい．就寝前に浸けて朝洗い流す．連日行い効果が出れば，減らしてもよい．副作用として刺激性皮膚炎があるが，多くは用法の誤りである．特に傷や表皮が薄く発汗の少ない指間，手背足背などは白色ワセリンを塗って保護することが大切である．また，顔や腋窩には刺激の弱い10％程度を使うのがよい．市販の液もあるが，濃度は低い．

◻ イオントフォレーシス⓮

　手足を水道水に浸し，専用の機械で通電する方法で，家庭用もある．交流式のほうが直流式より効果が高いという報告がある．保険の適用あり．

◻ 内服薬

　内服は外用薬やボトックス®注射の効果がみられないときに行うことを推奨する国もある[1]．いずれものどの渇きや消化器症状，眠気が出るので，少量から漸増すること，自動車などの運転に注意すること，保険病名が多汗症でない薬もあることなどをしっかりICしておく．
① 抗コリン薬⓯
② ベンゾジアゼピン系抗不安薬⓰
③ 選択的セロトニン再取り込み阻害薬（SSRI）⓱

⓫【多汗症の重症度分類】
他覚的分類であるグレード分類は次のとおり．
グレード1：手は汗で湿っているものの，光の反射を利用してよく見ないと汗ばみがわからない程度．
グレード2：手のひらの汗ばみがはっきり見える．水滴までも見えるが，汗が滴り落ちるほどではない．
グレード3：手のひらに汗の水滴ができ，汗が滴り落ちる状態．
ほかに自覚症状による分類（HDSS分類）や平均発汗量による分類（定量的分類）で分けられる[1]．

⓬ 発汗の重症度と本人の苦痛は相関しない場合が多い．

⓭ 塩化アルミニウム法で，1～2週間効果が持続する患者もいる．この場合は完全に汗が元に戻る前に再度浸けると効果的である．
　塩化アルミニウム法でも代償性発汗（後述のp.145「手術後合併症」を参照）はある．ただし軽度なので，心配しないようにインフォームドコンセント（IC）をしておく．

⓮ イオントフォレーシスの機械はインターネットで個人購入可能である[1]．ただし，電流の関係で特有のビリビリ感を嫌がり継続できない患者もいるので，購入前に話しておくと親切である．

⓯ 抗コリン作用による自律神経節遮断作用により多汗を改善する．プロパンテリン臭化物〔プロ・バンサイン®60mg/日（分2）〕は比較的安全な胃腸薬で，日本では多汗症の保険収載がされている．緊張する1時間位前に内服すると6時間位効果がある人もいる．

⓰ トフィソパム〔グランダキシン®150mg/日（分3）〕は自律神経失調症の治療薬である．

⓱ パロキセチン〔パキシル®5～10mg/日（分1）〕はクロナゼパムと併用することで推奨されている．パキシル®には抗コリン作用があるとされ，クロナゼパム〔リボトリール®，0.5mg/日（分3）より開始〕はベンゾジアゼピン系の抗てんかん薬，抗不安薬である．

治療経過

2週間後の再診時，患者の表情は明るくなっていた．母親と受診．

患者 手の多汗は軽快しました．

医師 うまく塗り薬でケアできるようになりましたか？

母 おかげさまで何とか汗も調整がつくようです．そのためか，明るくなって自信がついたようです．

医師 診察しましょう．特に手荒れもないようですし，このまましばらく塗り薬でいきましょう．握手してみましょう[18]．学校は部活などをしている？

患者 美術部です．絵を描くときはまだ困るけど．

医師 でも絵を描くことは楽しいでしょう？ 友達とおしゃべりするとか，楽しいことをたくさんみつけてみましょう[19]．落ち着くまで通院しながら，薬をつける回数を減らしていきましょう．

患者・母 わかりました．

[18,19] 多汗症を持っていても楽しい時間があることを導いたり，握手をさりげなくして，本人が思うほど第三者は多汗症を気にしないことを共感を得ながら，さりげなく示す方法がある（短期療法）．

症例 17 − ②
掌蹠多汗症

■ 胸腔鏡下交感神経節遮断術施行例 ■

症 例 25歳 男性．両掌蹠多汗症．

主 訴 両手の多汗で仕事に支障が出てとても困っている．

初診時

既往歴 特になし．

現病歴 幼少時より発汗は多く，中高生時代より，手掌と足蹠の多汗を強く自覚した．5年前（大学生時代）よりすでに内服，塩化アルミニウム，ボトックス®注射❶，星状神経節ブロック（SGB）❷の治療を行ったが効果は一時的であった．2年前より

❶ ボトックス®注射：A型ボツリヌス毒素製剤50または100単位を2〜3単位/0.1mLにて約2cmおきにまんべんなく皮下注射する．約6ヵ月間効果がある．「重度の原発性腋窩多汗症」のみ保険適用あり．

B　頸・肩・腕部の疾患

IT企業の技術職として働いており，コンピュータの開発をしている．仕事はデスクワークだが，キーボード使用時に支障が出ている．グレード3❸にて手術を希望して受診した．

外来診察時

患者　インターネットで調べて❹副作用の代償性発汗も知っています．デスクワークだし，多少足の裏や下半身に汗をかいてもいいのですが，それよりもキーボードを使うときに支障が出てとても困っているので早く治してほしいです．

医師　わかりました．まずは手術について説明することから始めましょう．

伝授！　初診時の思考プロセス

この症例は前医で多くの治療を経験しているが，前述した除外診断は必ず行い，診断基準（p.141）に沿って掌蹠多汗症と診断した．治療歴も詳しく聞き，過去の治療をやり直す必要はなかった．
　本人が希望の手術（胸部交感神経節遮断術）は神経破壊術である．一般に神経ブロックでは，神経破壊施行の前に局所麻酔薬を使って効果と合併症を本人とともに確かめることができる．しかし，この手術では全身麻酔を用いるため確かめることができないので，慎重に適応を選択する．この症例では重症度，治療歴に加えて，職業，年齢，理解力などから代償性発汗〔(p.145)「手術後の合併症」参照〕も許容できると考えられた．手術の希望があっても，安易に行わないことも大切である．

手術についての説明と同意（IC）

手順やリスク・合併症については必ず文章で行うが，箇条書きのリストに本人とチェックをしながら話を進めていく．DVDを作り配布している施設もある．

はじめに　手術以外の治療法に効果がなく，発汗量が多い患者に行う．満足度は80％以上と高いが，手術で後悔する患者も数％存在する[3)]．後悔の多くは代償性発汗によるものである．したがってICは時間をかけて行う．特に若年者では親を同席させる．全身に重大な影響を与える病気ではないこと，手術を先延ばししても治療効果は変わらないことを話す．
　顔面・手掌多汗症では胸腔鏡下交感神経節遮断術が主流に

❷ SGBが有効であった報告がある．低侵襲の直線偏光近赤外線治療（スーパーライザー）の報告もあり，手術前に試す価値はある．

❸ 前述の重症度分類（p.142）を参照のこと．

❹ 多汗症の治療に関するインターネット情報はかなり混乱しているので要注意．

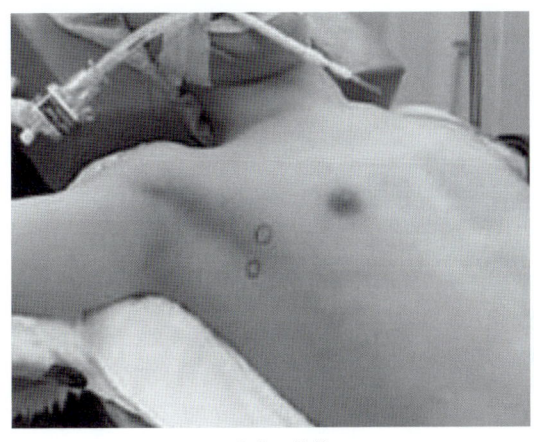

症例 17 －② 掌蹠多汗症

a. 術中の体位 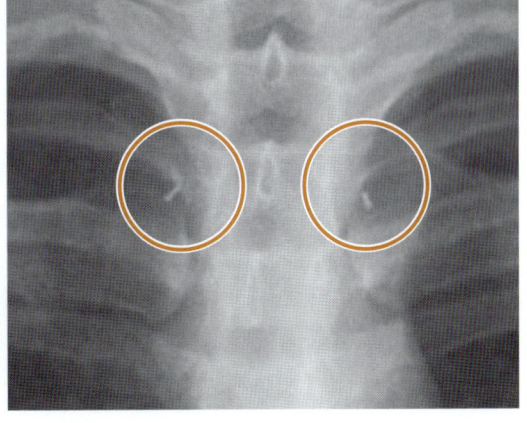　　　　　　　　　　b. 術後胸部レントゲン

図 17-1. 胸腔鏡下交感神経遮断術
b. 術後胸部レントゲンのマル（○）は遮断に使われたクリップ．

なっている．これは，全身麻酔下で両側の胸部交感神経節を遮断する方法であり，それには，熱凝固，部分切除，全切除，絞扼術（チタン製クリップによる）がある．

手術の手順　詳しくは成書を参照していただきたいが，概略を示す．全身麻酔後，半坐位にする（図17-1）．胸腔へのポートは通常1ヵ所で行う．胸膜癒着や術野に脂肪が付着している場合やクリップ法では分離肺換気のうえ，2穴で行う．代償性発汗と遮断位置について，ICをしておく❺．

手術後の合併症　効果と同様に，副作用も長期間続くことが特徴である．

① **代償性発汗**：手術で上胸部より頭側部分の発汗がなくなるため，腹腰部や足の発汗が代償として増える．体温調節をするための「温熱性発汗」の一種で，夏に多くなる．術後高い確率で起こり後悔の原因となる．代償性発汗にも器質的要素と，心因的要素が混在しているといわれる．代償的発汗の治療法は塩化アルミニウム，内服，心理療法と多汗症の治療と変わらない．クリップ術の場合はクリップを抜去することが可能である．しかし，術早期にクリップ抜去をした場合は，代償性発汗の軽減は早期改善するが，時間が経過した例は，軽減は完全でなくかつ時間がかかるといわれる．

② **味覚性発汗**：カレー，飴などに反応して顔面などに少量の汗が出る．手術の20％前後に起こる．

③ **手や顔の乾燥**：完全に汗が止まり逆に乾燥するため，スキンケアが必要となることがある❻．

❺【代償性発汗と遮断位置】
一般に遮断の位置は，赤面・顔面多汗ではT2肋骨下，手掌多汗症ではT3肋骨下で行う．しかし，日本皮膚科学会のガイドラインではT2での遮断で強い代償性発汗が発生することから，T2温存を推奨している[1]．
一方，赤面・顔面多汗ではT2肋骨下で遮断する必要があり（そのうえ高濃度の塩化アルミニウム溶液は顔面には使用しづらい），ガイドラインでは赤面・顔面多汗の治療法をはっきり触れていない[1]．
また，孤立性腋窩多汗症の場合は成功率が60％といわれ，推奨しない報告がある一方，T4遮断で治療効果が良好であるという報告もある[1]．遮断位置に関してはいまだ議論の多いところであり，ICではこの点に触れておく必要がある．

❻ ちょうどよい程度に汗を止めることはできないこともICしておく．

B 頸・肩・腕部の疾患

手術手技上の問題点
① 肺の癒着[7]
② 血管の走行[8]
③ 交感神経の側副路[9]

効果の持続期間 長期成績は証明されていないが，半永久的と考えられている．わずかに再発するが，再手術の成績は良好である．

そのほかの問題点 気胸，出血，感染，全身麻酔の合併症も説明する．また，将来予期しない症状が出る可能性についてもICする．

手術の同意が取れ，入院手術となった．術後の経過は特に問題ないため翌日退院となる．

[7] 胸腔鏡下手術は困難なことがある．肺結核や肋膜炎，肺炎，肋骨骨折の既往に注意する．

[8] 交感神経節の上に血管が走行している場合がある．画像診断で予想が困難．

[9] 交感神経節を経ない側副路がある場合，節を処理しても効果がない．術中に同定できない場合もある．20〜25%の症例に存在するといわれる．

治療経過

1ヵ月後の再診時．
患者 よく効いています！ 助かりました．
医師 汗は出なくなりましたか？
患者 はい．ただ乾燥気味なのでスキンケアは行っています．
医師 その習慣はいいと思います．胸から下の発汗はどうですか？
患者 ありますが，今のところは困っていません[10]．
医師 夏になると今よりも発汗の量が増える方が多いです．これは胸から上が効いている代わりだと思ってください．
患者 わかっています．おかげで仕事がはかどります！

[10] 代償性発汗は夏に多くなるので，術後は1年以上フォローが必要である．満足度も夏を経験するとやや低くなる．

📖 症例解説

多汗症は，特発性と続発性の大きく2つに分類される．ここでは，特発性多汗症について述べる．特発性掌蹠多汗症は器質的な疾患がなく，顔面，手掌，腋窩，足の裏などに異常に多くの汗をかく疾患である．全身多汗を併発することが多い．幼少時に発症し，代謝が高まる思春期以降で精神的に緊張する場面（対人関係，試験など）が増すと，自覚して来院する場合が多い．

■ 治療
多汗症の治療は，無治療，外用療法，内服，心理療法，ボトックス®治療，神経ブロック，侵襲的治療〔胸腔鏡下交感神経遮断術 endoscopic thoracic sympathectomy（ETS）など〕を症例に応じて段

階的に選択する．一般的に重症度に留意して保存療法から治療を始める．
　たとえば，前述したETS施行症例のように，手蹠多汗症で考えると，微細な作業を行う鍼灸師，プログラマーなどでは局所的な多汗を抑えれば，多少の不便（代償性発汗）も許容できる立場にある．重症度の高い多汗症では，ETSの満足度は高い．しかし，ほぼ必発の代償性発汗の問題や心理的側面の重症度を把握しないで不用意に行うと，患者は後悔することになる．ETSは，神経破壊が主体なので，治療効果や代償性発汗を一度経験してみるという選択肢はない．したがって，ETSは適応を十分に検討する必要がある．
　一方，前述した薬物治療例のように社会心理学的側面を多く持つ多汗症では，「手の多汗さえなくなれば，仕事や趣味，恋愛に打ち込めて，家族・友人に認められる」といった過度の期待をする場合もある．代償性発汗の承諾がされたとしても，リスクを軽くみている可能性がある．社会・心理面を評価するために，臨床心理士の心理アセスメントを全例に行えば，後悔する症例を減らす可能性が高い．
　実際の臨床では，器質的要素と社会心理学的要素は多かれ少なかれ混在している．侵襲的治療は，発症してから時間が経っていても治療成績が変わらないので，個々の症例の性格，社会・心理状態，住んでいる地区の平均気温などを勘案し，10年先を見越して，リスクと患者の希望を考慮したうえで治療を選択する．
　また，多汗症患者は，内科，皮膚科，心療内科や精神科，胸部外科などを転々とする場合も多い．そのうえ代償性発汗も含めると，そのケアは長期間に及ぶ．ペインクリニック医はチーム医療の中心となることで（たとえばETSを行わない施設でも，紹介・術後のフォローを親身に行うなど），患者からひいては地域から信頼を得られると考えている．
　今後の課題としては，ETSの切除高位の問題があるが，今回は掌蹠多汗症を中心に，無治療，皮膚のケア，外用療法，内服，心理療法，神経ブロック，手術（ETSなど）の診療について述べた．

（西山隆久，大瀬戸清茂）

文献

1) 田中智子，横関博雄，片山一朗ほか：原発性局所多汗症診療ガイドライン．日本皮膚科学会雑誌，120(8)：1607-1625，2010．
2) 藤本智子，横関博雄：掌蹠多汗症：塩化アルミニウムのコツ．MB Derma，190（2012年4月増刊号）：100-105，2012．
3) 安部洋一郎：胸腔鏡下交感神経切除術（治療にてこずる皮膚疾患）．皮膚科の臨床，52(11)：1556-1559，2010．

B 頸・肩・腕部の疾患

症例18-① 頸椎症性神経根症

薬物治療＋神経ブロック併用例

症例	48歳 男性．くり返す首から手指の痛みとしびれ．
主訴	左頸から母指，人差し指の先までの強い痛みとしびれがつらい．

初診時

現病歴 11年前の秋ごろから主訴が出現し，近医で単純X線，MRI検査にて「椎間が狭い」といわれ内服薬を処方された．2ヵ月ほどで鎮静した．

経過 10年前の年8月から3度再発している．そのつど理学所見はJackson test, Spurling test（左3+）のほかは神経学的所見はなく頸部神経根症の診断で漢方薬，ビタミンB_{12}を投薬し星状神経節ブロック（以下SGB）で対応した．

1回目はSGB開始3週間で6回施行していたが著変なく，処方をNSAIDs（ジクロフェナク：ボルタレン®SR37.5mg），筋弛緩薬（エペリゾン：ミオナール®50mg），ビタミンB_{12}に変更し，その後SGBを10日で5回施行して軽快した．

2回目は1年前の4月に腹筋運動をして再発し再診した．左第5, 6頸神経の走行および左第5神経根部にのみ強い圧痛を認めた❶．左第5, 6神経根症と考えて漢方薬（葛根湯，抑肝散，アコニンサン），ビタミンB_{12}を処方，週1回ごとに左SGBを11回施行し，VAS値は82からほぼ2ヵ月でVAS値0となり，終了した．

3回目は今年1月に再発し，2週間後に憎悪して再来した．X線検査（図18-1）は初診時から著変なくJackson test, Spurling test（左3+）のほかは神経学的所見はなかった．

❶圧痛点診断で被刺激性の亢進している神経をみつける．

症例 18 −①　頸椎症性神経根症

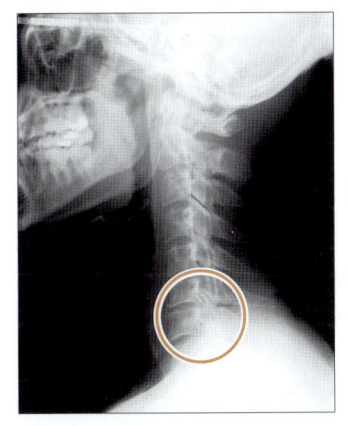

図18-1．立位単純X線側面正位像

外来診察時

諸検査後の会話．

医師 しびれているのは今までと同じところですね？　VAS値は80ですか．（手背第1・2指間を押さえて❷）ここは痛いですか？

患者 イタタタッ！

医師 今回は前回と痛みの中心が違いますね．今回は痛みの中心としびれが同じ，頸の6番目の神経ですね．

患者 とにかく頸の付け根から親指先まで痛くて，とてもしびれが強いんです．今回は痛い注射を我慢します．

医師 では次回，X線テレビで見ながら頸の6番目の神経に直接注射をしましょう．今日はまず，漢方薬（葛根湯，抑肝散，アコニンサン）とビタミンB_{12}を処方します．

❷ 手背第1・2指間は第6頸神経の圧痛点．

伝授！　初診時の思考プロセス

　X線検査所見と Jackson test, Spurling testで頸の動きによる左神経根の物理的圧迫が推定できる．

　圧痛点診断で左手背第1・2指間に強い圧痛を認めたため第6頸神経の被刺激性亢進と診断した．以前から強い痛みが出るたびに神経ブロックをうけた経験があるので神経根ブロックでしっかりと治療をして，その後，SGBなどで経過を追うことを考えた．

B　頸・肩・腕部の疾患

治療経過

初診7日後，左第6頸神経根ブロックを施行❸して2日後に再診．

患者 痛みはだいぶ楽になりましたが，しびれがそのままでつらいです．

医師 VAS値は91ですか．（肘関節前外側を押さえて❹）ここは痛いですか？

患者 痛いです．

医師 （手背第1・2指間を押さえて）ここの痛みはどうですか？

患者 痛くないです．

医師 痛みは神経への一時的刺激でも起こりますが，しびれは，電線が何かに触ってショートするのと同じで，神経が何かに触れ続けていることが考えられるので，MRI検査をしましょう．

❸ 透視下で神経根部に最も強い圧痛を確認する．

❹ 肘関節前外側は第5,6頸神経の圧痛点．

初診13日後

MRI画像（図18-2）を見ての会話．

医師 このC6/7の後方への突出に対して，今までの痛みを強く支持する所見はないですね．でも今日の痛みはこのくらいですか（VAS値92）．（肘関節内側尺側と手背第2・3，3・4指間を押さえながら❺）これは痛いですか？

患者 イタッ！　しびれはまったく変わっていません．

医師 今日はSGBをしましょう．これで変化がなければ今痛かった7番目の神経に直接注射をしましょう．

❺ 肘関節内側尺側と手背第2・3，3・4指間は第7頸神経の圧痛点．

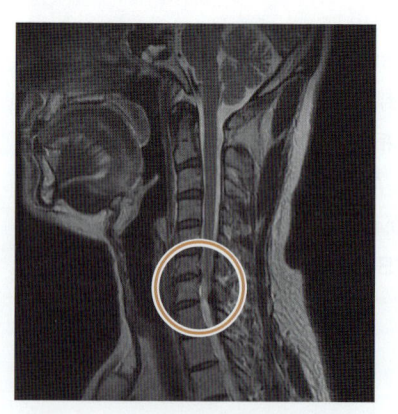

図18-2．MRI T1強調矢状断像
立位X線検査で後方開大を認めたC5/6はbulding（±），C6/7はbulding（＋）．

初診21日後

　症状所見に著変なく左第7頸神経根ブロックを施行[6]，同時にボルタレン®SR，ミオナール®を処方する[7]．

初診28日後

患者 薬が効いているのかな，という感じです．やはり，鎮痛薬は少しボーッとしますね[8]．
医師 ボーッとして，仕事は大丈夫ですか？　痛みは少し落ち着いてきていますね（VAS値83）．（肘関節前外側，内側尺側，手背第1・2，2・3，3・4指間を押さえながら）痛いですか？
患者 痛いけど強い痛みではないです．ボーッとするのは何とか我慢します．
医師 SGBをしましょう．同じお薬のボルタレン®SR，ミオナール®と漢方薬，ビタミンB_{12}を出します．

初診35日後

患者 頸を後ろに反らしたときにしびれるだけで，あとは楽です．
医師 消炎鎮痛薬が効果を出していますね．（肘関節内側尺側と手背第2・3，3・4指間を押さえながら）これは痛みますか？　ボーッとするのはどうですか？
患者 全然痛くないです！　薬でボーッとするのは慣れました．
医師 痛みはこのくらいですね（VAS値29）．（手背第1・2指間を押さえながら）これはどうですか？
患者 少し痛いです．
医師 今日もSGBをして同じ内服薬を続けましょう．ボルタレン®SRを使い始めて1ヵ月が過ぎました．今日は血液検査をして腎機能，肝機能を調べましょう[9]．

　その後，血液検査も問題なく，週1回の通院でSGBを施行し，そのつどVAS値も下がり，初診49日後，VAS値20を切ったところでNSAIDsを漢方に切り替えて，都合4ヵ月で神経根ブロック2回，SGB10回で治療を終了した．

---

[6] 透視下で第7頸神経根部に最も強い圧痛を確認する．

[7] 炎症性疼痛が強く神経ブロックで痛みが残り，胃弱，肝腎機能の問題がなければNSAIDs（特に最強のジクロフェナク）を使用して短期の鎮静を図る．

[8] ボーッとするのは患者にとってとてもつらいものである．使い続けるかどうかは患者の様子をみながら決める．

[9] 月をまたいで投薬するときは肝機能，腎機能検査は必ず施行するべきである．
高齢者では，可逆的ではあるが，1週間で急速に腎機能の悪化をみることがまれではない．

B 頸・肩・腕部の疾患

症例18-② 頸部椎間板ヘルニア

■ 神経ブロック施行例 ■

症例	50歳 男性．左肩甲間部から小指にかけてのしびれと激痛．
主訴	左肩甲間部から上腕外側から小指にかけてのしびれ，痛みがつらくて夜中も目が覚める．

初 診 時

既往歴 店舗開発の営業で車での移動が多い．スポーツ歴は中学から高校までサッカーをしていた❶．14歳のとき鉄棒をしている際にあごを引いた形で頭から転落し，頸部打撲，左上腕骨折の外傷歴がある．18歳のときサッカーボールが顔面に当たって網膜剥離の外傷歴がある❷．

現病歴 18歳ごろから頸部痛の自覚があり，近医の整形外科を受診した．単純X線検査で頸椎に椎間狭小と変形があるとの指摘を受けて，牽引などの理学療法を受けたが著変なく経過した．

経過 X年6月，起床時に主訴激痛があったが，動いている間に軽減したため，そのうち治まるだろうと思い様子をみていた．しかし，激痛が持続したため，3日後に近医病院の整形外科を受診した．単純X線検査❸で「問題はありません，痛みはすぐには取れません」と告げられたが痛みがつらかったため，その4日後に当クリニックを受診した．初診時左握力34kg（右56kg），手背屈および指開筋力低下を認めた．頸椎単純X線検査では，頸椎前彎消失とC5/6椎間狭小，左C3/4, 5/6椎間孔棘突起（＋）を認め（図18-3, 18-4），後屈位はまったく不能であった．知覚神経正常，腱反射正常だった．

❶ スポーツ歴，特に学生時代のスポーツクラブ活動を聞くことは重要なことと考える．筋骨格が十分に発達していない時期の無理な運動が脊柱の形態的障害の原因であることが多い．

❷ 交通事故を含めた外傷歴を聞くことは，特に脊柱の形態的障害の有無を推定できる．

❸ 他院，特に整形外科でのX線診断を鵜呑みにしない．

症例 18 −②　頸部椎間板ヘルニア

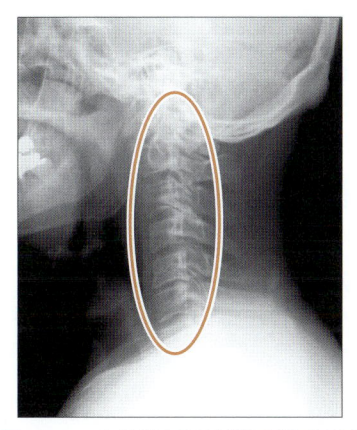

図18-3. 立位単純X線側面背屈画像（これ以上背屈できない）

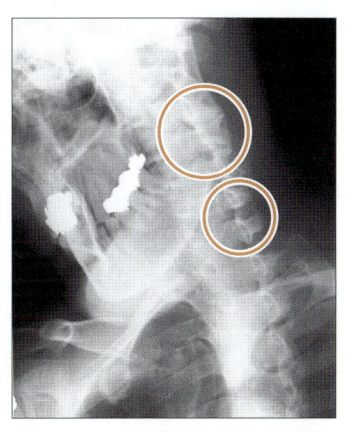

図18-4. 立位単純X線左斜位像

■ 外来診察時

患者 左肩甲骨のところから小指までしびれて，痛みで夜中も目が覚めます[4]．

医師 今のつらさはVAS値80[5]ですか．（左尺骨神経溝，手関節外側，手背第4・5中手骨間[6]を押しながら）これが一番痛いでしょう？

患者 イタ！！　イタタタタ！

医師 左の第1肋間も強く痛むし，橈骨神経，正中神経の通り道も少し痛むようですね．左の握力がかなり落ちていますね．手首の反りと，指の開きも力が弱いですね．これは首の6番の神経，8番の神経，胸の1番の神経の運動神経がどこかでいじめられているのです．このX線写真からだとC5/6で椎間板ヘルニアが疑われますが，10日後に前の先生のところでMRI検査の予定が入っているので，その結果を待ちましょう．今日は，今一番痛みを訴えている8番の神経に直接注射をして痛みを抑えましょう．（C8神経根ブロック[7]施行）

[4] 痛みで夜間覚醒するときは，痛みに対する閾値の低下が起こっている可能性がある．強い痛みで交感神経緊張が高まり自然治癒力を抑える．痛みと戦いやすくするためにも，しっかり鎮痛を図る必要がある．

[5] 痛み，不快感の評価は難しい．痛みスケールなどでの評価が必要．

[6] 圧痛点診断は神経の被刺激性の亢進を確認し，多角的に痛みをみつけ出す重要な診断方法．

[7] 初診時からの神経根ブロック施行は異論のあるところだが，理想的には60％の痛み軽減効果があり，神経の炎症性疼痛だけなら減衰するまで2週間かかるはずである．それが認められなければ，神経に対する持続的障害があると推測できる．

伝授！　初診時の思考プロセス

運動神経障害は神経の持続的圧迫を考えなければならないため，原因精査による早い対応が必要である．

近日中のMRI検査を待ちながら，強い炎症性疼痛に対して神経ブロック療法を計画した．また，MRI検査の結果によっては早期に手術療法を含む，形態的治療に進む必要がある．

B 頸・肩・腕部の疾患

治療経過

初診2日後．
患者 昨日は仕事が少しできました．今朝からは前腕外側から小指に限局してつらいです．
医師 （C8神経走行の圧痛を確認して）この神経の治療が少しよかったということですね．続けてはできないので，今日は全体の治療をしましょう．（腕神経叢ブロック施行）

初診7日後

患者 左脇の下から小指まで灼けるように痛くてしびれています[8]．
医師 （尺骨神経の走行と第1肋間を押しながら）これが痛いでしょう？
患者 痛い！
医師 最初の日にも確認しましたが，胸の1番目の神経が痛んでいますね．だから前腕外側が強く痛かったのでしょう．今日は，この神経を治療しましょう．（T1神経根ブロック[9]施行）

初診10日後
（MRI画像を持参して）

患者 前回，神経ブロック安静後にも肘の下から小指がとても痛かったです．MRI検査中もしびれて地獄でした．
医師 （MRI画像を見ながら）C5/6にも小さなヘルニアはありましたけど，Aさんの小指にくる神経のところに大きなヘルニアがありますね（図18-5, 18-6）．これだけ大きなヘルニアだと，手術療法の適応もありますが，とりあえず破裂させてしまう方法もあります．

[8]「灼けるような痛みとしびれ」はあたかも神経障害性疼痛を思わせるが，単に強い痛みの表現であることもある．

[9] 圧痛点診断をしなければ，腋窩から前腕の痛みはC8の痛みと考えやすい．

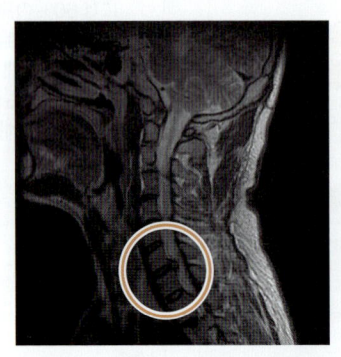

図18-5. MRI T2強調矢状断像 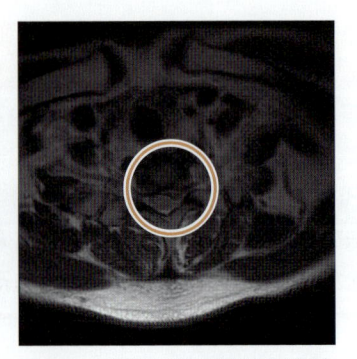　　図18-6. MRI T2強調水平断像

症例 18-② 頸部椎間板ヘルニア

患者 いや，手術はちょっと…．ここでできることをしてください．
医師 破裂させてもこのヘルニアを包んでいる袋が縮んで，症状が治まるのに少し時間がかかりますがいいですか？
患者 お願いします．

初診 14 日後

初診13日目に椎間板加圧注射法を施行後，翌日の受診．
患者 昨晩は痛みが強かったけれど，家族に「今日は笑顔が見られる」といわれました（とVAS値78を示した）．

その後，VAS値60前後で経過して，圧痛点診断で腕神経叢ブロック4回，T1神経根ブロック2回，C8神経根ブロック3回を施行し，VAS値が50前後になった．

初診 7 週後

患者 痛みとしびれはありますが，左腕を下に下げていられるようになりました．

初診 8 週後

患者 （VAS値43となり）坐薬は週に1回使うだけで済んでいます．

初診 9 週後

患者 （VAS値23となり）手の外側と小指・薬指のピリピリ，チリチリ感だけになりました．

初診 12 週後

この間にC8神経根ブロック1回，腕神経叢ブロック3回を施行．
患者 痛みはなくなっています．しびれは不快だけど，忘れることもあります．

ここでMRI検査で経過観察．
医師 残念ながらMRI画像の変化はほとんどありませんが，破裂による画像に出ないほんの少しの縮小で，痛みはこれだけよくなるんです．

B　頸・肩・腕部の疾患

患者 パソコン作業でしびれが強くなったりしますが，だんだんしびれの範囲も小さくなってきています．今は痛みはなくしびれだけ❿です．

医師 ではしびれに対して，神経に直接電気刺激をパルスで流すことをしてみましょう．〔C8神経根ブロック高周波熱凝固パルス刺激法（42℃）❶〕

　その後，C8神経根ブロック高周波熱凝固パルス刺激法（42℃）を4回施行した．

❿ ヘルニアによる神経への圧迫はなくなり，痛みは消失したが，依然すぐそばを走る神経と触れていることを意味している．

⓫ 神経根ブロック高周波熱凝固パルス刺激法（42℃）のしびれに対する効果発現機序はまだ明確ではないが，効果は実感できる．

初診6ヵ月後

患者 しびれ，不快感がはっきりと和らぎました．指先だけ，ときどきチクチクします．夜にしびれが出てくることがあります．ただ，左手でボタンをしめるような細かい動作が下手です（握力　左36kg）．

医師 運動神経が完全に戻りきっていませんね．その障害は残るかもしれませんね．

—その後，投薬もなく経過をみて8ヵ月後—

患者 しびれ，不快感もなくなりました．すっかりよくなりました．ありがとうございました．

医師 細かな動作も問題なくなり，運動神経も改善してよかったですね．

症例解説

診断のポイント

　さまざまな原因で痛みを訴える患者を診察するうえで，原因検索は当然重要なことである．しかし，原因を推定したうえで治療法を考えるとき，今日いかに発達した画像診断とはいえ，それだけで治療目標を定めてはいけない．目の前にある画像に一致した痛みだけが，患者のつらさの原因ではないことも多い．末梢神経だけでもお互いにつながりを持ち，さらには交感神経を介した痛みも当然前面に出ていることも多い．末梢神経の痛みを治療するのだから，痛みを出している末梢神経をみつけだすきわめて簡便な「圧痛点診断法」を駆使するべきである．患者の痛みを直接表現する神経だけでなく，訴えには至らない，いわゆる未痛（患者は訴えないが今の訴えに絡んでいる神経）もみつけられる．痛みを訴える神経は閾値が下がっており，これを外から圧迫すれば必ず痛みを訴える．この神経をブロックすれば，痛みが軽減するのは理の当然である．

治 療

　薬物治療（＋神経ブロック併用）例では下部頸椎変形性頸椎症を，神経ブロック施行例では下部頸椎の大きな椎間板ヘルニアの症例を提示した．形態的にはヘルニアであろうと変形性頸椎症であろうと，神経根症に対する治療であることに変わりはない．

● 薬物療法

　C1, 2, 3, 4頸神経根症は初診時VAS値の高い症例でも，1～2回の神経根ブロックなどを含み比較的短期間で軽快することが多い．しかし，C5以下の神経根症は，初診時VAS値が中等度以下でも治療に難渋することが多い．経過をできるだけ短くするために，血液検査で肝・腎機能のチェックをし，問診で胃の強弱を確認したうえで，使えるなら消炎鎮痛効果の強い薬を使うことも一方法と考える．しかし，特に高齢者では，消炎鎮痛薬による腎機能障害は驚くほど早く出現する．また，若年者でも月をまたいで継続投与をする場合は，必ず血液検査を施行するべきである．

● 神経ブロック

　神経ブロック施行例はヘルニア症例を提示した．本症例のように大きな椎間板ヘルニアで，というより運動神経障害が認められる症例では，比較的早期の手術療法が適切と考える．しかし，実際，外来で患者と話をしていると，必要があって勧める手術でもなかなか紹介状を書かせてもらえないことがある．また，患者がどのような立場の人でも通院期間は短いほうがよいはずである．できるだけ積極的な治療方法を選択・施行して治療期間を短くすることで，効果がないときは手術という判断もそのぶん早くできる．本症例は「仕事のために入院治療はできない，どうしても外来で治療したい」という強い希望で，椎間板加圧注射法を施行したが，さらに半年以上の経過を要した症例であった．現在，内視鏡手術の技術が進んでおり，それほどの入院を要さないようである．患者の立場に立って治療法を選択することが必要と考える．

（髙橋嚴太郎）

文 献

1) 髙橋嚴太郎：圧痛点診断法（湯田式）．ペインクリニック，28(10)：1397-1401, 2007.

C 腰・下肢の疾患

症例19
変形性腰椎症

薬物治療例

症例	69歳 男性．156cm，56kg．慢性腎不全．
主訴	左腰からお尻にかけて痛い．歩くとズキズキ痛くなる．座っていれば痛くない．

初診時

既往歴 40代後半から腎機能障害あり．56歳のとき，腎臓内科で膜性腎症，慢性腎不全と診断され，治療継続中（あと少し進行すると透析といわれている．93歳で他界した母の20年以上にわたる透析生活のつらさを見てきたため，透析導入にならないように生活管理しているとのこと）．

20年以上のサラリーマン生活のあとに，46歳から器械製造業を自営，67歳で仕事をやめて現在無職．

現病歴 20代から重いものを持ったあとなど，ときどき腰痛はあったが，無理をしないでいるうちに自然に治っていた．

今回は半年くらい前，起床時に腰から臀部の痛みを自覚．やがて歩行時にズキズキと痛むようになり，歩き続けることができなくなった．腎臓内科より外用薬を処方されたが，痛みは少しも楽にならない．

発　症 60代後半❶．
疼痛部位 左腰～臀部❷．

経　過 今回の痛みもいつか治まるだろうと我慢していたが，2ヵ月経っても改善しないため，近くの整形外科クリニック

❶ 発症年齢は中高年以上．加齢に伴う椎間板や骨の変形によって生じる．男性に多いが，男女差は小さい．

❷ 腰・背部～臀部の痛みが主体．下肢の症状は乏しい．下肢のしびれや痛みもある場合，腰部脊柱管狭窄症や椎間板ヘルニアなどを考える．

を受診．腰椎レントゲンで若干のL4/5変性すべりとL5/S1椎間板変性が認められた．しかし神経学的異常はなく，"牽引療法や温熱療法で様子をみましょう"といわれ，内服薬はなかった．約1ヵ月治療を受けたが痛みの改善はなく，大学病院整形外科に紹介された．脊椎MRIでは軽度の狭窄を認めたものの，脊柱管狭窄症と診断されるほどではなく，両下肢のMMTはいずれも"powerfull"であった❸．手術の適応はないと説明された．ワクシニアウイルス接種家兎炎症皮膚抽出液（ノイロトロピン®），リマプロストアルファデクス（オパルモン®），疼痛時の頓用でジクロフェナク（ボルタレン®）坐剤25mgが処方されたが効果はなく，ジクロフェナク坐剤の腎機能への悪影響が懸念されたため，使用をやめた❹．

本人の希望によって，腎臓内科から当ペインクリニックへ紹介された．紹介状には"慢性腎不全のため鎮痛薬が使いにくい状況であるが，痛みが強く困っている"との記載があった．

6月初めペインクリニック受診

待合室からのわずかな距離も，一本杖をついて顔をしかめて移動．診察室に入ると"やれやれ"といいながら椅子に腰かける．

医師 歩くのが大変そうですね．この簡易疼痛調査票（数値評価スケール）によると，最も痛みが強いときはNRS 10ですが，これは歩いたときですか？

患者 そうです．歩くとこの辺が（腰の少し左寄りのあたりをさすって）ズキズキ痛くなります．痛みがひどくなって歩ける距離が短くなってきました．

医師 半年くらい前から痛みがでてきたということですが，何かきっかけはありますか？ 重い物を持ったとか…．

患者 特にないのですが，強いていえば，家族みんなで布団を新調したんです．それまでの煎餅布団からフカフカになって❺．それが悪かったかと思って，すぐに元の煎餅布団に戻したんですが，変わりませんでした．

医師 杖はいつも使っていらっしゃいますか？ 杖を使えば少しは楽になりますか？

患者 杖を使えば少しは楽です．でも，長く立っているのさえつらいし長く歩けないので，外出することも減りました．気分も落ち込んでしまいます．去年まで市の園芸相談員を引き受けていたんですが，今年はもう無理だと思って断りました❻．

❸ ペインクリニック受診までに，レントゲン，MRIなどの画像検査は行われていることが多い．前医の検査結果はすべて持参してもらう．画像検査がまったく行われていない場合は，初診時にレントゲン検査を行い，必要に応じてMRIやCT検査などを追加する．画像を見るとき，悪性腫瘍の腰椎転移や腎臓・膵臓などの内臓疾患，解離性大動脈瘤との鑑別も常に念頭におくこと．

❹ NSAIDsは腎血流量を低下させる．使用後，腎機能が急激に悪化する場合があり注意が必要．

❺ 特別な誘因はないことが多い．中腰での作業や「孫の抱っこ」などがきっかけになることも．

❻ 慢性痛（慢性疼痛）患者は，痛みのために行動を制限し活動が低下する．それによる気力の低下やうつ傾向を示すことが多い．

C　腰・下肢の疾患

医師 それは残念ですね．痛いと何もしたくなくなって，気が滅入ってしまいますね．痛いのは腰のあたりだけですか？ 脚のほうまで痛いとかしびれるとか，感覚が鈍い感じとか，冷たい感じはないですか？ 靴と靴下を脱いで足も見せてもらえますか？

患者 しびれはありません．脚の感覚が鈍いこともないし，冷たく感じることもないです．

医師 (足を見て触って) 両足とも温かいし，血の巡りに問題はないですね．私が触っているのもごく普通に感じますか？1枚皮に覆われているみたいな感じはないですか？❼

患者 それもないな．

医師 (再び簡易疼痛調査票を見て) 最も弱い痛みは0〜1にマル(○)をつけていらっしゃいますね．これはどんなときですか？

患者 座っていればほとんど痛くないです．でも，起き上がって，10〜20歩も歩くと痛みが出てきます❽．

医師 痛みで寝つけないことはありますか？

患者 痛みは3（NRS）くらいに感じるけど，眠れないことはないです．最近は睡眠薬も使っていません．

医師 夜中に痛みで目が覚めることはありますか？

患者 それもないです．トイレに起きたときは痛いって思うし，寝返りを打つのも少し気にはなります．

医師 まとめてみますと，"座ったり寝ていたりするのには特別困ることはないけれど，歩いたり動いたりすると強い痛みが起きる．そのために，やりたいこともできず，活動性が落ちてしまって生活を楽しむことができない，気分もふさいでしまう．歩くときの痛みが楽になるような方法はないか，しかも，腎臓に負担をかけずに"，というご希望ですね．

患者 そのとおりです！

　X線やMRIはすでに施行され，血液検査は腎臓内科で定期的に行っているので，今回は新たな検査はなし．

❼ 下肢のしびれや痛み，知覚低下がある場合は腰椎椎間板ヘルニア，脊柱管狭窄症などを考える．さらに皮膚の色調や温度を確認し，ASO（閉塞性動脈硬化症）などの末梢血行障害，血管病変を除外する．

❽ 坐位や臥位などの腰部に負担の少ない姿勢なら安静時痛は軽度．立ったり座ったり歩くなどの体動時痛が主．

処方内容

トラマドール/アセトアミノフェン配合剤（トラムセット®）
　　　　　　　　　　　　1回1錠　1日2回

ドンペリドン（ナウゼリン®）10 mg
　　　　　　　　　　　　1回1錠　1日3回　毎食前

酸化マグネシウム（マグラックス®）330 mg
　　　　　　　　　　　　1回1錠　1日3回　毎食後

センノシド（プルゼニド®）12mg

1回1錠　1日1回　就寝前

伝授！　初診時の思考プロセス

X線やMRIの画像所見・自覚症状から，「変形性腰椎症」と診断．消化管障害や腎機能への影響からNSAIDsの長期・連続投与は不適切である．そのため，オピオイド鎮痛薬を痛みに合わせて患者自身で使用できるよう支援する❾．

❾ NSAIDsの鎮痛作用はCOX阻害によってプロスタグランジン産生を抑制するためであり，胃腸障害，腎機能障害，血小板機能障害などの副作用を招く．オピオイド鎮痛薬は，腎機能への影響はない．

患者への説明

医師 あなたの足腰の痛みは，「変形性腰椎症」のためと診断します．MRI検査によると，神経の通り道が狭くなる「脊柱管狭窄症」ではないようです．椎間板がつぶれて腰椎が変形していますので，「変形性腰椎症」といって，年をとると誰にでも起こる病気です．つらい痛みに苦しむ人もかなり多くいます．

整形外科で説明を受けたように，この病気は手術の対象にはなりません．脊柱管狭窄症では手術をする場合もありますが，高齢の患者さんが多いので，いろいろな病気にかかっていて手術ができないこともあります．ですから，脊柱管狭窄症でも変形性腰椎症でも，痛みをコントロールして上手に付き合っていく，という考え方が必要です❿．持って生まれた自分の身体です．取り換えることができません．最期まで付き合わなければならないのですから，「上手な付き合い方」を身につけていきましょう．

患者 それ，よくわかります．私は透析にならないようにこの腎臓と付き合ってきました．

医師 それでは，「痛み止め」である鎮痛薬を使う「上手な付き合い方」を考えてみましょう．最初に薬の説明をしますね．鎮痛薬はその強さによって大きく3つのグループに分けられます⓫．第一段階の薬は，歯が痛い，膝が痛い，頭が痛いというときに最初に使われる薬で，主に消炎鎮痛薬です．熱があったり腫れを伴うような，炎症による痛みによく効きます．しかし，胃を荒らしたり胃潰瘍をつくったり腎機能を低下させるなどの重大な副作用があります．1週間に数回しか使わない場合や，短期間の使用ならば問題はないことが多いのですが，慢性的な痛みのコントロールに長く使う

❿ 慢性痛（慢性疼痛）治療の目標は，「痛みをコントロールして自分の身体とうまく付き合い，当たり前の生活を取り戻すこと」である．

⓫ 鎮痛薬の説明は「WHO方式がん疼痛治療法」の"三段階除痛ラダー"に従っている．
第一段階は痛みが強くないときに使う非オピオイド鎮痛薬で，アスピリンなどのNSAIDsとアセトアミノフェンが代表薬である．
第二段階は軽度～中等度の痛みに用いるオピオイド鎮痛薬で，コデインとトラマドールが含まれる．
第三段階は中等度～高度の痛みに用いるオピオイド鎮痛薬で，モルヒネ，オキシコドン，フェンタニル，ブプレノルフィンがある．

C　腰・下肢の疾患

場合には向きません．第二段階と第三段階の薬はオピオイド鎮痛薬と呼ばれ，多くは「医療用麻薬」に分類されています．

患者)「麻薬」ですか？

医師)麻薬と聞いてびっくりしましたか？　怖い薬,というイメージがありますよね？　この「麻薬」という言葉は,法律上の用語です．ときどきニュースに出てくる覚醒剤や不正麻薬と違って,"医療用"麻薬は医療に必要な治療薬として研究開発されたものです．痛み止め・咳止め・下痢止めとして,200年以上前から使われてきました．その代表がモルヒネです❶．

患者)モルヒネ,ですか….

医師)モルヒネと聞いて,「がん」とか「最期」って思われました？　20年くらい前までは,がんの強い痛みでも,我慢してさんざん苦しんでから最期にモルヒネを使いました．これは"下手な"モルヒネの使い方です．そのため,モルヒネ＝「がんの最期の薬」という誤解と偏見が広がってしまいました．モルヒネは,命を縮めたり頭をおかしくする薬ではありません．「強い痛みを治療する薬」です．痛みの原因ががんであろうとなかろうと，強い痛みは上手にモルヒネを使うことでコントロールできます❸．

患者)でも,副作用はありますよね？

医師)主な副作用が3つあります．嘔気(吐き気)と便秘と眠気です．胃を荒らしたり胃潰瘍になる心配はありません．

　嘔気には個人差がありますが，1～2週間で治まります．初めから吐き気止めの薬を使えば，軽くすみます．便秘は腸の動きが鈍くなるために起きます．便を軟らかくする薬（緩下薬）と腸を動かす薬（大腸刺激薬）を，排便の状況に応じて調節して飲みます．眠気はモルヒネを飲み始めてから2～3日に現れやすい副作用です．身体が慣れてくるとなくなりますが，「眠くてどうしようもない」というような強い不快な眠気は，モルヒネの"飲みすぎサイン"です．強い眠気があるときには，次の内服を休んで薬を飲む間隔をあける必要があります．

患者)腎臓に影響はないのですか？

医師)モルヒネには腎機能を悪くする作用はありません．しかし，モルヒネのある部分が腎から排泄されるために，腎機能が低下していると，それが蓄積されて作用が強く出ることがあります．いつもなら私は，NRSで10をつけた患者さんに

❶「モルヒネ」や「麻薬」という言葉に誤解や偏見を持っている患者は多い．オピオイド鎮痛薬について，正しい知識と情報を患者に提供し，理解されてこそ信頼関係ができあがる．使用経験が最も長いモルヒネは，医療用麻薬の代表であり基準薬である．

❸オピオイド鎮痛薬は製剤によって適応が異なる．慢性痛（慢性疼痛）に使用できる医療用麻薬製剤には，モルヒネ塩酸塩錠・散とフェンタニル貼付剤（デュロテップ®MTパッチ）がある．
第二段階のオピオイドのうち，1%コデイン散とトラマドールは「麻薬」指定を受けていない．コデインリン酸塩錠（麻薬）とトラムセット®配合錠（非麻薬）は慢性痛（慢性疼痛）に適応がある．ほかのオピオイド製剤の適応は「がんの痛み」に制限されている．しかし各種製剤の適応拡大が進められており，慢性痛（慢性疼痛）治療に使用可能なオピオイド鎮痛薬は今後さらに増えるだろう．常に新しい情報と知識の整理をするよう心がけたい．

症例 19　変形性腰椎症

はモルヒネをお勧めする⑭ところなのですが，Aさんの場合，透析の一歩手前なのでモルヒネの蓄積が心配されます．夜眠れないような強い痛みがあるわけではないので，その1つ下の第二段階のオピオイド鎮痛薬で，腎機能の低下に影響されない薬をまず使ってみましょう．鎮痛薬の強さとしてはモルヒネの1/5〜1/10くらいで，嘔気や便秘などもモルヒネに比べれば軽度になります．

患者　なるほど，その薬を使ってみたいです．

医師　トラムセット®配合錠という薬で，医療用麻薬に指定されていません．この薬には，トラマドールという第二段階の強さのオピオイド（麻薬成分）と，第一段階のアセトアミノフェンという鎮痛薬の成分が含まれています．アセトアミノフェンは，赤ちゃんの熱さましとしても使われている安全な薬で，よほど大量に飲まない限り肝機能障害を起こしません．腎臓にもほとんど影響はありません．第一段階薬のなかでは，抗炎症作用のほとんどないちょっと特殊な薬です．

　トラムセット®配合錠は，1日当たり最大4回で，8錠まで使えますが，効果と副作用の程度をみながら少しずつ増やしていくことにしましょう．今日からの1週間は1日2回，1錠ずつ使ってみてください．1錠は朝起きて活動を開始する前に飲んでください．もう1錠は昼ごろでも夕方でも，痛みがピークになる前に飲むことがポイントです．たとえばこれから出かけるなど，動き出す前に飲んでおくといいでしょう⑮．

　嘔気はないと思いますが，念のために，吐き気止めのナウゼリン®錠を出しておきます．毎回，食事の前に飲んでください．嘔気がなければ，2〜3日でやめてもかまいません．便秘の予防として，便を軟らかくするマグラックス®を毎食後に1錠ずつと，腸を動かすプルゼニド®を寝る前に1錠内服してみてください．便秘は個人差が大きいので，自分で薬の量を減らしたり増やしたりして調節してください．

　一度では覚えられないこともありますので，これを見て確認してください（薬の内服方法の説明書と，「内服時刻の記入表」を渡す）．そして，この「記入表」にトラムセット®を内服した時刻を記録してください⑯．記録することで，自分で痛みをコントロールするタイミングがわかってきますし，私も使用状況が確認できます．わからないことや，不安な点などありませんか？

患者　特にないです．これならできそうです，希望がでてきた感じ！

⑭ 前述の⓫を参照のこと．

⑮ 内服間隔は4時間以上あける．鎮痛薬の使い方のコツを示す．

⑯ 内服薬は自分で管理できるように，くり返し確認できるような配慮が必要．

C　腰・下肢の疾患

医師：薬を飲んでみて，気になることや不安に思うことがでてきたら遠慮なく連絡くださいね（連絡先として外来・医局・携帯電話の番号を渡す）．1日2錠飲んでみて効果を確認したら，痛みの取れ方によって3錠，4錠と増やしていくことも考えています．いずれはモルヒネに変えることもあるかもしれません⓱．モルヒネや鎮痛薬についての資料を差し上げますので，時間のあるときに読んでください．

❶⓱ 今後の方針・方向性をあらかじめ示しておけば患者を不安にさせることはない．
モルヒネ内服の場合，筆者は「山形大学方式」[1]に従って服薬の指導を行っている．処方したその日から電話での服薬支援を開始し，モルヒネ内服を患者が自己管理できるようになるまで続ける．

治療経過

1週間後の再診時．1週間，電話連絡はなし．

患者：おはようございます．（杖は持っているが初診時よりスイスイ歩く）

医師：（記録用紙を確認しながら）トラムセット®を朝起きてからと，昼過ぎから夕方にかけて飲みましたね．痛みはどうですか？

患者：はい，効いています．痛みが楽になるという感覚がはっきりわかります．今まで使ってきた薬とは明らかに違います．そのぶん，切れてきたなという感じもわかります．

医師：ということは，1日2回では，痛みを我慢している時間が結構あるということですね．"1日3回飲んだらもっと楽に動けるようになるなぁ"という感じでしょうか？

患者：はい，そのとおりです．（笑顔でニッコリ）

医師：じゃあ，今日からの1週間は1日3回飲めるように処方します．吐き気や便秘，眠気はどうですか？

患者：吐き気はなかったのでナウゼリン®はやめました．便秘の薬も飲むと下痢する感じだったのでやめています（残薬を全部袋から出してみせる）．少し眠くて，昼寝を2時間くらいすることがあるけど，夜もよく眠れるし，起きたらすっきりしています．それに，朝起きてから痛みを感じないのは嬉しいです．

医師：それはよかった．もう吐き気の心配はないですが，1日3回内服すると便秘するかもしれません．油断しないで便秘薬の調節をしてくださいね⓲．記録も忘れずに，また見せてください．

❶⓲ 便秘対策は大切．これがうまくいかないと，オピオイド鎮痛薬の内服を嫌がられてしまう．

さらに1週間後

患者 1日3回にしたけど，大きな変わりはないようだな（というが今日は杖を持っていない）．3錠にしたら便秘したので，残っていた便秘薬を使いました．便秘のせいか，食欲も落ちた感じです．何となく食べたくない感じ．

医師 便秘のコントロールは大切ですよ．便秘薬をうまく使ってください．マグラックス®もプルゼニド®も1錠ずつが基本ですが，便は少し緩めに保つように飲み方を加減して，下痢をしたら減らす，という方法でいきましょう．

患者 わかりました．ところで毎日ではないんですが，少し多く動いたりしたとき，もう1錠飲めるといいな，と思うことがあります．

医師 活動によって痛みが変化するのは当然のことです．痛みに合わせて1日4回飲めるように処方しましょう．これから暑くなる季節なので水分補給をこまめにしてくださいね．便秘のためにも腎臓のためにもですよ．

さらに1ヵ月後

トラムセット®は1日3錠内服する日が多いが，ときどき4錠内服している．そのときの様子を聞くと，ウォーキングやグランドゴルフをした日とのこと．内科の血液検査でも問題なし．

医師 痛みに合わせて上手に使えていますね．便秘はコントロールできていますか？

患者 動いているからか，便秘しなくなりました．むしろ下痢することもあるくらいです．杖を使わなくてすむのだけでも助かります．

医師 お役に立てたようでよかった！　ずいぶん活動性もアップしたようですね．

患者 この前は久しぶりにゴルフに行ってきました．いい気分転換になったなぁ．

医師 （思い切りビックリ！！）ゴ，ゴルフですか….すごい！それで，スコアはどうでした？

患者 フフフ，秘密，ヒミツ．いい気分転換になりました！！

C　腰・下肢の疾患

症例解説

■ 診断のポイント

「変形性腰椎症」とは，腰痛を主訴とする高齢者に多い疾患である．多くの場合，加齢による腰椎椎間板の変性によって，椎間腔の狭小化，椎体縁の骨棘形成や椎間関節の関節症性変化などをきたした結果，腰痛を生じたもので，腰椎X線検査やMRIなどの所見と症状から診断する．しびれや下肢への放散痛などの症状はないのが一般的であり，同一姿勢の保持や動作の始め，運動などによって症状（腰痛）は増悪し，安静によって軽減する．腰痛というありふれた症状であるため，鑑別診断が大切である．特に比較的若くて働き盛りの年代では，職業病のようなものなどと軽く考える傾向があり，注意が必要である．たとえば，重い物を持つ仕事をしていた40代男性の次第に増強してきた腰痛が，肺がんの転移によるものであったり，デスクワーク時間の長い事務職の30代女性の腰痛が，乳がんの転移によるものだった，という経験が筆者にはある．常に悪性腫瘍の転移や内臓疾患などの可能性を考えて，除外診断を行うことが重要である．

慢性腰痛患者の診療では，痛みのためにどの程度日常生活動作に支障をきたしているかをきちんと評価し，さらにそれによる気分の変調についても評価し理解を示す態度で臨まなければならない．しばしば，腰痛という「身体的痛み」が「精神的心理的な痛み」も引き起こしていることがある．

■ 治療

痛みに対する保存療法が基本である．牽引療法や温熱療法などの理学療法や腰痛体操の指導，外用剤や中枢性筋弛緩薬，NSAIDsの投与はすでに受けていることが多く，それでも症状が軽快しない難治例が，ペインクリニックを受診する．治療には，①薬物療法，②神経ブロック療法があるが，神経ブロックを行うには頻回の通院もしくは入院が必要であり，合併疾患や内服薬によっては侵襲的治療が望ましくない場合も少なくない．

治療にあたっては，第一に，「加齢による退行変性を元に戻すことはできないので，症状をコントロールしてうまく付き合っていく術を身につけること」が大切であることを理解してもらう．つまり，患者が自分自身で痛みを「自己管理」できるようになることを目標とする．これには内服による薬物療法が最も簡便であり適している．鎮痛薬の特徴や副作用，内服方法をきちんと患者に説明し理解させたうえで，「痛みの強さに合った鎮痛薬」を，「痛みが楽になる適切な量」を内服できるように支援する．患者自身に記録してもらう「服用の記録」は，痛みと服薬のタイミングを理解してもらううえで，有用な手段である．さらに，無理な姿勢をとらない，かかとの高い靴を履かない，重い物を持たないなど，生活習慣を改善するためのアドバイスも大切である．

（山川真由美，加藤佳子）

■ 文 献

1) 加藤佳子，山川真由美，加藤 滉：慢性疼痛に対するモルヒネ内服の適正な使用法－「山形大学方式」によるモルヒネの内服自己管理の支援－．ペインクリニック，28：337-346，2007.

症例20 脊柱管狭窄症

■ 薬物治療例 ■

症例	81歳 女性．腰部・臀部・下肢の疼痛．

主訴	お尻も腰も足も痛いので歩けなくて困っている．

初診時

既往歴 特記すべきことなし．

現病歴 8年前から左下肢痛があり，腰部脊柱管狭窄症との診断にて近医で手術（L4/5，L5/S1後方椎体間固定，L3-S1までの後側方固定術）を行った．2年前から左臀部から大腿部への痛みが出現し，歩行時の疼痛の増強があり，L3/4動揺性があるため，再度神経根除圧と後側方固定再手術を行った．

2回目の手術後1年ぐらいで，臀部痛・腰痛が出現し，理学療法・薬物療法を行ったが改善せず，疼痛が強くなり日常生活（独居）ができなくなったため当科紹介となる．前医からの紹介状では「追加固定したL3椎弓根スクリューの移動はあるがCT，MRIでは脊髄圧迫所見はなく，スクリューは抜去せずに経過観察している」とのことであった．

疼痛は心因性疼痛であるとして精神科を紹介され薬物治療を受けたが，改善しなかった．前医にて<u>抗うつ薬，睡眠導入薬</u>❶，八味地黄丸，NSAIDs，抗アレルギー薬（のどの違和感があるとの訴えに対して）が処方されていた．経過中にプレガバリンを試したことがあったが，疼痛は軽減せず，めまいがしたので服用中止になった．コデインも処方されたが，気持ちが悪くなり中止にした．<u>神経学的には感覚障害や運動障害は認められなかった．疼痛過敏もアロディニアも認められなかった</u>❷．痛みは慢性痛（慢性疼痛）のカテゴリーではあるが，神経障害性疼痛や複合性局所疼痛症候群（CRPS）の診断基準には当てはまらなかった．

❶ 高齢者での慢性痛（慢性疼痛）では機能障害と抑うつが一般的にみられ，機能障害は患者のADLを阻害し，さらに抑うつ状態を悪化させる．高齢者は若年者と違い疼痛の程度とうつ状態の程度と強い関連がある．慢性痛（慢性疼痛）患者の約65％は睡眠障害を訴えている．

❷ 慢性痛（慢性疼痛）は大きく3つに分類することができる．すなわち，組織の疾患や損傷による痛み（侵害受容性疼痛，例：変形性関節炎），体性感覚系の疾患や損傷による痛み（神経障害性疼痛），侵害受容性疼痛と神経障害性疼痛が混在した痛みである．慢性痛（慢性疼痛）の診断には，神経障害性疼痛であるのか侵害受容性疼痛であるのか，その混合かを初診時には判断する必要がある．

C　腰・下肢の疾患

外来診察時

　初診時は車椅子で来院し，診察室に入って来たときは，うつ的な表情であった．痛みのため車椅子に座っているときに一定に体位を維持できず❸，絶え間なく臀部を動かしている．

医師　いかがしましたか？　紹介状ではお尻と腰が痛いと書かれてますが，痛いところはその場所でいいですか？　痛いところを自分で指してもらえますか？

患者　お尻も痛いし腰も痛いし，足も痛いです．前の先生は，検査をしてもどこも痛くないはずだから，気分の問題だというけれど，私は本当に痛いんです．2回も手術をしたのに，治るどころか痛みが酷くなっています．いくら痛いと先生にいっても，検査をしたら悪いところはないので，治療の方法がない❹といって，薬をくれるだけで，痛みがまったく取れません．私は1人で住んでいるので，痛みがあったら何もできなくて，横になっているだけです．こんな状態なら死んだほうがましです．先生に診てもらったら痛みが取れるかもしれないと息子がいうのでこちらの病院にきました．自分は腰に釘が入っているせいで痛みが出ると思うので，釘を抜いて，注射で治してほしいです．私の友達から腰が痛くてペインクリニックに行って腰に注射をしてもらったら治ったという話を聞いているので，ぜひ注射をしてください．前の先生は手術をしたら治るといったのに，まったく痛みが取れません．体の調子もよくないし，痛くて座ることもできないし，……(延々と前医に対する不信感と自分の痛みを医師が信じてくれないとの話が続く．筆者は患者がしゃべりたいだけしゃべり終わるまで聞き役に徹している．最大で1時間話しをする患者もいる❺)．

医師　大変でしたね．今一番困っていることは何ですか？

患者　左のお尻と腰が痛くて歩けないのが一番困っています．座っていても痛いので，横になっているしかなく，何も自分でできません．今の痛みは釘が入っているせいだと思うので，釘を抜いて欲しいです．

医師　釘を抜いてもよくならないと私は思いますが，もう一度検査をして，今の腰の状態を調べてから，脊髄が専門の先生に相談してみることにしませんか？　それまでに痛みがよくなればいいし，痛みが取れなければ手術のことも考えましょうね．あとは体のことで特に気になることはありませんか？

患者　体が冷えると痛みが強くなり，お風呂に入っていると痛

❸ 診察室に入ってくるときの状況・状態は診断の重要な手掛かりになるので，細かく観察する．

❹ 慢性痛(慢性疼痛)の治療では「治す方法がない」は絶対にいってはならない．

❺ 慢性痛(慢性疼痛)で経過が長い患者は訴えが多いのが普通であり，患者が話したいだけ話をさせることが治療の第一歩として重要である．このことにより患者は今回の医師は自分の話を聞いてくれると思い，信頼関係の第一歩が始まる．慢性痛(慢性疼痛)の治療では信頼関係がなければうまくいかないことが多い．
慢性痛(慢性疼痛)を扱ううえでの心理療法的態度として，支持，受容，保証，説得が大切であり，これらは患者への理解と共感の技術である．

が和らぎます❻が，お風呂から出て温まっていた体が元に戻ると痛みが強くなります．

医師 そうですか，体が冷えると痛みが強くなりますか？　もともと冷え症なのですか？

患者 もともと冷え症でしたが，今ほど手足が冷たいことはありませんでした．最初の手術をしたあとから冷え症が強くなり，2回目の手術後に痛みがまた出るようになってから，冷え症がさらに強くなり，夏でも靴下をはかなければ寝られないようになっています．

医師 冷えを改善すると痛みが取れることがあるので，体の冷えを改善する漢方と痛みを緩和する漢方を出しますから，飲んでみてください．また，慢性の腰痛治療では，腰に注射する神経ブロックという治療がありますが，Aさんの痛みにはブロックはあまり効かないと思いますので，とりあえずお薬を飲んでみてください．もしお薬が効かないようでしたら，ほかの方法を考えてみます．

伝授！　初診時の思考プロセス

西洋医学的治療での改善もみられず，神経ブロックも適応がないと考えたため，漢方薬での治療を検討した．当帰四逆加呉茱萸生姜湯❼，抑肝散❽，アミトリプチリン（トリプタノール®）を処方し経過をみることにした．

❻ 本症例は西洋医学的治療では改善しておらず，また神経ブロックも適応がないと考え，漢方での治療を行った．慢性痛（慢性疼痛）の漢方治療では「冷え」は重要な所見である．また，経過の長い慢性痛（慢性疼痛）は痛みにだけ注目していたのでは治療効果が上がらないことがしばしば見受けられる．慢性痛（慢性疼痛）もトータル・ペインとして扱い治療する必要がある．

❼ 冷えが久しく続いて，体の中が冷え切っている状態によく使用する．

❽ 抑肝散は慢性痛（慢性疼痛）に効果があることがある[1]．

■ 処方内容

当帰四逆加呉茱萸生姜湯(1包2.5g)　1回1包　1日3回
抑肝散（1包2.5g）　　　　　　　　　1回1包　1日3回
アミトリプチリン(トリプタノール®)10mg　1回1錠　1日1回　就寝前

治療経過

1週間後の再診時．車椅子での来院．

医師 いかがでしたか？　少しはよくなっていますか？　初めていらしたときより顔色はよくなっていますが，痛みはいかがですか？

患者 体全体が温かくなって，気持ちがいいです．しかし，激痛は少し取れましたが，痛みはまだあり，歩くことができま

C 腰・下肢の疾患

せん．眠たくて寝てばかりいます⑨．
医師 痛みはまだかなりありますか？　最初の痛みを10とするとどのくらいですか？　痛みで寝られないといっていましたけど，眠れるようになってよかったですね．1週間前は激痛でお尻が痛くて座れないとおっしゃっていましたが，座れるようになりましたか？
患者 激痛が取れたので座ることはできます．痛みは40％ぐらい取れたかな（カルテにNRS 6/10と記載⑩）．今は座っているぶんには痛みはないです．
医師 よかったですね．痛みは取れていないとおっしゃるけど，40％も取れて，座ることもできて眠れるようになっていることは，私はかなりよくなっていると思いますよ．眠たいのは今まで痛みで眠れなかったので，その痛みが取れたためですよ．それから，処方した漢方薬のなかで抑肝散という薬は眠くなることがありますし，寝る前に飲んでいるトリプタノール®という薬も眠くなることがありますので，そのせいかもしれませんね．少し薬を変えましょうか．ほかに困っていることはありませんか？
患者 のどに物が詰まっている感じがして⑪，吐き出そうとしても出ないし，飲み込もうとしても飲み込めない感じがします．前の先生にこのことを話したら，耳鼻科を紹介されて診てもらいましたが何も異常はないといわれました．そのため，腰痛とのどが詰まった感じは関係ないし，耳鼻科の先生が何も問題ないといっているのだからあまり気にしなくていいと前の先生にいわれましたが，やはり気になっています．
医師 そうですか．嫌ですよね，のどに物が詰まっている感じは．では，今回はのどの詰まった感じを取る薬を追加しましょう．それと，あまりに眠いようなので寝る前の薬を変えてみましょう．冷えは改善されてきたようなので同じ薬を続けて飲んで様子をみましょう．

◼ 処方内容

ノルトリプチリン（ノリトレン®）⑫ 10mg　1回1錠　1日1回　就寝前
当帰四逆加呉茱萸生姜湯（1包2.5g）　1回1包　1日3回
半夏厚朴湯（1包2.5g）　　　　　　　1回1包　1日3回

また，この診察時に脊椎外科医に紹介し，抜釘の可能性について患者に話してもらったところ，釘を抜くと不安定性が増すためこのままのほうがよいとの意見に患者は納得した様子であった．

⑨ トリプタノール®と抑肝散の作用と考えられる．あまりに眠いとのことで，薬を変更する．

⑩ 診察時には必ず痛みの程度を記載する．一般的には100mm視覚アナログスケール：VAS（visual analogue scale）や数値評価スケール：NRS（numerical rating scale）が使用されている．

⑪ 慢性痛（慢性疼痛）ではよくみられる所見であり，漢方的には肝気うっ結の状態であると考える．半夏厚朴湯（はんげこうぼくとう）がよく効く．ペインクリニックでは，医師が聞かない限り訴えないことが多いので，多少ともうつ傾向のある患者には質問してみる．腰痛以外の症状・所見が慢性腰痛の治療においても参考になることが多く，特に漢方を処方するときには参考になる．

⑫ IASP（国際疼痛学会）では，三環系抗うつ薬ではノルトリプチリンが第一選択薬として勧められている．

初診から3週間後

　独歩で外来受診し，表情も明るくなり，うつ状態はかなり改善している印象である．

医師 いかがですか？　今日は歩いてきたんですね．すごくよくなりましたね．顔色もすごくいいですよ．よかったですね．痛みの程度はどのくらいですか？　冷えやのどの詰まった感じはいかがですか？

患者 痛みはかなり取れて，のどの詰まりもなくなりました❸．まだ痛みはあるけど歩くことができるようになったので，自分一人で生活する自信がついてきました．冷えは前ほど感じなくなっているので楽です．夜も足が冷たくて眠れないことはありません❹．痛みは今は最初の20％ぐらいかな．自分の家に帰りたいので，自宅近くの先生に紹介状を書いてください．

医師 痛みが20％ぐらいになって，のどの詰まりも取れてよかったですね．私のところに来てからまだ3週間しか経っていないので，もう少し私に診させてください．本当に痛みが出なくて，一人で生活できる自信がついたら，紹介状はいつでも書きますから，しばらくは同じ薬を飲んでみてください．

❸ 半夏厚朴湯の効果でのどの詰まりが取れると，痛みも激減している．このことから心理的要因もかなりの割合を占めていると考えられる．

❹ 冷えが改善されたことで，痛みが緩和されている．

初診から5週間後

　杖歩行であるが，痛みがある歩行ではないことが，診察室入室時に観察できる❺．

医師 いかがですか？

患者 前回の診察から2日前まで自分の家で一人で生活してみました．そしたら，痛みがないときと同じように過ごせたので自分の家に帰ることにしました．近医への紹介状を書いてもらえますか？　痛みは少しありますが，この程度なら生活するには困らないのでお願いします．（初診時のうつ状態はとれて，普通に話すことができている．また歩行時の問題はなくなっている）

　患者のQOLはかなり改善しており，痛みの訴え方も初診時に比べかなり客観的に話すことができている．紹介状を書き，同処方を継続するように依頼する．

❺ 患者の経過を検討するためには，診察室入室時の状態・状況が非常に参考になる．

C　腰・下肢の疾患

薬物治療例

症　例　71歳 男性．左下肢痛，臀部痛．

主　訴　足の外側に針で刺されるような痛みがある．痛いときには足が熱くなってくる．

初診時

既往歴　甲状腺手術以外は特記すべきことなし．

経　過　約7ヵ月前に某病院で腰部脊柱管狭窄症のためL3/4開窓術を行ったが，術後2週間ごろから，L4，L5の神経根症状が出現し，神経根ブロックを行うが疼痛は軽減しなかった．精査目的で当科整形外科に紹介となった．MRIではL4/5レベルで軽度の脊柱管狭窄が認められた．硬膜外ブロック目的で当科に紹介となった．前医で「どこも悪くないから痛みの原因がわからないので，治療法はない．痛いはずがない」といわれ，患者は医師に不信感❶を抱いている状態であった．

外来診察時

医師　痛みはいかがですか？

患者　手術をしたら治るといわれて手術しましたが，痛みはあまり変わらず足の外側が痛くて，針で刺されるような痛みがあり，痛いときには足が熱くなってきます．前の先生は「どこも悪くないから痛みの原因がわからないので，治療法はない．痛いはずはない」といって，自分が嘘をついているような扱いでした．先生，痛みは本当にありますよ．精神科を受診するように勧められ，精神科の先生に診てもらって薬をもらいましたが，効果がないので今は飲んでいません．手術をしてもあまり歩けるようになっていません．（前医に痛みを否定されたためか，非常に怒りっぽい感じで話をしている❷）

医師　痛いのは大変だもの．一番痛いところを指1本で教えていただけますか？❸　足が熱くなるといわれましたが，どのように熱くなるか教えてください．

患者　痛いのはここで（L5神経領域を指し示す），痛みが強くなるとほてってきます．（他覚的には熱感はない）

❶医師や治療に不信感を抱くと慢性痛（慢性疼痛）の治療は非常に難しくなるので，このようなことは決していってはならない．医師は「心因性」「精神的」「ストレス」「異常がない」との言葉は使用してはならない．患者だけでなく，家族にもネガティブな感情を植えつけることになる．

❷本症例も主に漢方で治療を行った．怒りが前面に出ている慢性痛（慢性疼痛）の患者は，抑肝散の効果があることが多い．

❸痛いところを指1本で指し示すことができるときは物理的な障害（痛み）が存在することが多く，そうでなくこの辺りと漠然と示すときには心因的要因が強いことが多い．

医師 今,私が痛いところを軽く触ってみますが,触ったとき痛みが出ることがありますか？❹

❹ アロディニアの確認をする.

患者 それはないです.

医師 腰の検査では手術をした1つ下のところがまだ少し狭いので,そのために今の症状が出ている可能性があります.私のところで治療してもよくならなければ,もう一度手術を考えてもいいかもしれませんね.整形外科の先生は腰の注射で私のところを紹介されましたが,Aさんには注射（硬膜外ブロック）はあまり効果がないと思うので❺,お薬で治療してみましょうか.

❺ すでに前医で神経ブロックをして効果がなく,また訴え方が心身症的であったので神経ブロックは行わなかった.

患者 手術はもういいです,前も手術をしたらよくなるといわれて手術をしたけど,よくなっていません.先生,薬で何とかしてください.

> **伝授！　初診時の思考プロセス**
>
> 前医で施行した神経ブロックの効果がないことと,心身症的な訴えだったため,漢方薬での治療を試みる.
> アミトリプチリン（トリプタノール®）,抑肝散を処方し経過をみることにした.もし薬物治療で効果がみられなければ,神経根症状があるため,L5神経根ブロックを検討する.

■ 処方内容

アミトリプチリン（トリプタノール®）10 mg　1回1錠　1日1回　就寝前
抑肝散（1包2.5 g）　　　　　　　　　　　　　1回1包　1日3回

治療経過

1ヵ月後の再診時.

医師 いかがですか？　少しはよいことがありましたか？

患者 ジリジリとした痛みの回数は減少し,下肢全体の痛みは減少してきていますが,まだ痛みはあります.少しずつだけど調子はいい感じがするので,また薬を出してください.
（NRS 7/10）

C　腰・下肢の疾患

さらに2週間後

医師 いかがですか？ 痛みは少しはよくなっていますか？

患者 痛みはかなり減ってきて（NRS 4/10），楽になっています．朝に700歩は歩くことができるようになりました．足がほてる感じはなくなりましたが，今度は逆にすごく冷たくて…．体が冷えると下痢するので困っています．

医師 痛みが取れてきてよかったですね．体が冷えるとすぐに下痢するのですね．今度は冷えを改善する薬を追加しますね．（真武湯❻を追加処方した）

❻ 冷えで痛みが増強し，冷えるとすぐに下痢傾向になる患者に処方する．

処方内容

抑肝散（1包2.5g）　1回1包　1日3回
真武湯（1包2.5g）　1回1包　1日2回

さらに2週間後

医師 痛みと冷えはいかがですか？

患者 激しい痛みはまったくなくなりましたし，下肢の冷えもあまり感じなくなりました❼．痛みとしびれは減少し，生活が楽になってきています❽（NRS 3/10）．6,000歩は歩けるようになりましたし，膝に力が入るようになってきました．

医師 しばらく薬を続けてみましょうか．

❼ 慢性痛（慢性疼痛）のときには，冷えと痛みは密接に関連しており，漢方治療で冷えを改善すると痛みが緩和されることはよく経験する．

❽ 高齢者の慢性痛（慢性疼痛）は100％治癒することは難しく，QOLの改善を第一目標として行うことが肝要である．QOLが改善し，患者のある程度の満足が得られれば，治療目的は達したと考えてよい．

症例解説

疾患解説

　腰部脊柱管狭窄症の初期症状としては，動くことによりそれらの症状が改善する腰痛と，朝起きたときの腰が固まった感じとして現れることが多く，その後の時間経過とともに，腰痛，臀部から大腿にかけての痛み，ふくらはぎの不快感，こむら返り，下肢のしびれと痛みが出現してくる．運動障害は目立つ症状ではないが，多くは長時間の立位や歩行により出現し，神経学的間欠的跛行となる．L5とS1神経支配の筋肉に症状・所見が出ることが一般的である．初期には症状は軽度であり，長時間の歩行や立位のときにだけ出現し，多くの患者はその進行が遅く，これらの症状に留まることが多い．進行してくると短時間の歩行や立位で症状が出現し，重篤になるとほとんど歩くことができなくなり，前屈することのみでそれらの症状が改善されるため，QOLが非常に悪くなる．弛緩性膀胱のために反復性の尿路感染症として現れてくる膀胱機能障害が約10％の患者にみられる．

▣ 治 療

治療は保存的治療と外科的治療があるが，基本的には保存的治療が一次的である．保存的治療としては理学療法が基本であり，薬物療法と神経ブロック，定期的な硬膜外ステロイド投与，超音波治療などが行われる．

慢性痛（慢性疼痛）は国際疼痛学会 International Association for the Study of Pain（IASP）の定義では「正常な組織修復時間を超えて持続する疼痛であり，通常は損傷後3ヵ月を超えても持続する疼痛を慢性痛（慢性疼痛）とする」とされている[2]．神経障害性疼痛を含む慢性痛（慢性疼痛）に対する治療の第一選択薬は，セロトニンやノルアドレナリンなどのモノアミントランスポーターの抑制，脳幹部や脊髄での下行性疼痛抑制系の賦活化，Naチャネル遮断作用などの薬理作用に基づき効果を示す三環系抗うつ薬，カルシウムチャネル $\alpha_2\delta$ サブユニット遮断薬（ガバペンチンやプレガバリン）であり，第二選択薬は医療用麻薬（トラマドールを含む），第三選択薬は抗痙攣薬，Naチャネル遮断薬，NMDA受容体拮抗薬，局所カプサイシンである．今回の症例ではこれらの西洋医学的治療で鎮痛をまったく得ることができず，前主治医に対する非常に強い不信感を伴い，痛みとうつ状態とが病態を複雑にしていた．このような患者を治療するときには，痛みを医師が認め，精神的な安定感を作るよう努め，それと同時に薬物治療を行う．本症例でも，前医はさまざまな西洋医学的治療を試みていたが，鎮痛は得られなかった状況から判断して，漢方薬での治療を選択した．このような難治性の疼痛において鎮痛・除痛ができない症例に漢方薬を試みる価値はある．

▣ 慢性痛（慢性疼痛）に対する漢方治療

漢方薬を処方するときには，西洋医学的な診断をするとき以上に痛みの性質や痛みが増強する状態・状況を詳しく聞き取ることが肝要である．また，全身的な状態，疼痛がある場所の冷えの有無，熱感，便秘・下痢の状態，夜間の痛みの有無などについて問診をする[3]．漢方薬にはいわゆる鎮痛薬はなく，患者の状態を目標に方剤を決定する．すなわち，六病位や気血水などの漢方学的診断法に基づいて方剤を選択することが一般的であるが，西洋学的病名投与で選択することもある．経過が長ければ気の異常（気うつ，気逆，気虚）がみられ複雑な病態を示す．以下に本症例で使用した3種類の漢方薬について述べる．

● 抑肝散

抑肝散の作用機序として，セロトニンのパーシャルアゴニスト作用，グルタミン酸（求心性トランスミッター）による興奮を抑制する効果，神経鞘の保護作用などが報告されている．これらの作用機点から推測すると，セロトニンのパーシャルアゴニスト作用は神経障害性疼痛に対する脊髄下行性抑制系を介した作用，グルタミン酸（求心性トランスミッター）による興奮の抑制効果は脊髄感作（Spinal sensitization）に関与する脊髄後角の興奮抑制，NMDA受容体の活性化抑制，また神経鞘の保護作用は電気的短絡回路（エファプス ephapse）の形成予防などの効果が推測できる．絞扼性神経損傷ラットモデルにおける抑肝散の効果を検討した筆者らの実験結果では，抑肝散は抗アロディニア作用を示し，その機序の一つはグルタミン酸トランスポーター活性化により，グルタミン酸濃度を低下させる[4]．従来の薬物療法や神経ブロックなどであまり効果が認められない慢性痛（慢性疼痛）患者に対して，証は特に考慮せずに抑肝散を投与したところ60％の症例に有効であり，副作用は特に認められなかった．抑肝散のみで効果が弱いときには芍薬甘草湯を併せて処方する[5]．

● 当帰四逆加呉茱萸生姜湯

日常的に四肢冷感を訴える人の寒冷に伴って，増悪する下腹部痛，腰痛，四肢の痛み・冷感を使用目標に用いる．『傷寒論』に「手足厥寒，脈細にして絶せんと欲する者，当帰四逆湯之を主る．若し其の人，内に久寒ある者，当帰四逆加呉茱萸生姜湯に宜し」とあり，手足の強い冷えを使用目標に用いられ，特に血虚（血の機能不足による病態であり，血虚では，顔色が悪い，皮膚の乾燥・荒れ，頭髪が抜けやすい，眼精疲労，こむら返り，めまい，耳鳴り，目がかすむ，爪が硬くカサカサになる，ある

C 腰・下肢の疾患

いは変形する，女性では月経の出血量が少なくて出血の色が淡い，稀発月経などの症状を示す）および裏寒（体内全体が冷えている状態）が著しい血虚受寒の症例に用いる．神経障害性疼痛を含む慢性痛（慢性疼痛）やCRPSに対して当帰四逆加呉茱萸生姜湯の効果がある．頸椎症性神経根症，頸椎症手術後の難治性疼痛に対し，抗うつ薬・抗不安薬・抗痙攣薬が無効であった症例に，当帰四逆加呉茱萸生姜湯の効果がみられる．

● 半夏厚朴湯

　厚朴，紫蘇葉，半夏，茯苓，生姜，香附子，陳皮，甘草からなり，紫蘇葉，香附子，厚朴には抗うつ作用があり，半夏，茯苓には鎮静，止嘔作用があるため，気うつに用いる．気剤の代表的な方剤である．主な適応症状としては，咽喉の異物感（梅核気または咽中炙臠），嘔吐・悪心などの胃腸症状，呼吸器症状，抑うつ的な神経症状である．慢性痛（慢性疼痛）の患者で痛み以外の症状として，「のどの詰まった感じ」「のどの違和感」「のどから胸の中が閉塞した感じ」などの異常感は，意外に多くの患者が訴えている．患者からすれば疼痛で受診しているから，のどの異常感は関係ないと思っていて，聞かれない限り話さないことがしばしばある．慢性痛（慢性疼痛）の患者では，のどの異常感があれば半夏厚朴湯を使用するときの指標になる．

〔光畑裕正〕

文献

1) 光畑裕正：神経障害性疼痛に対する抑肝散の効果．ペインクリニック，31（別冊秋号）：S391-S402，2010．
2) International Association for the Study of Pain: Classification of chronic pain. Descriptions of chronic pain syndromes and definitions of pain terms. Pain(Suppl 3): S1-S226, 1986.
3) 光畑裕正：神経障害性疼痛に対する漢方治療：抑肝散を中心に．ペインクリニック，32(12)：672-684，2011．
4) Suzuki Y, Mitsuhata H, Yuzurihara M, et al.: Antiallodynic effect of herbal medicine yokukansan on peripheral neuropathy in rats with chronic constriction injury. Evid Based Complement Alternat Med, 2012; Article ID 953459, 2012.
5) 光畑裕正，中村吉孝，川越いづみ ほか：神経障害性疼痛に対する抑肝散の効果－臨床症例と動物実験結果．痛みと漢方，20：13-19，2010．

症例21
脊椎手術後症候群（FBSS）

神経ブロック施行例

症例 81歳 女性．腰痛と下肢痛．

主訴 腰が痛くてあまり歩けない．太ももの外側と股関節部分の痛みが強くなっている．

初診時

既往歴 特記すべきことなし．

経過 約4年前に腰部脊柱管狭窄症に対して腰椎椎弓切除術を行った．術後半年ぐらいから腰痛と右下肢痛（股関節部と大腿外側の痛み）の出現があり，近医で硬膜外ブロック治療（計153回）を行った❶．硬膜外ブロックでは疼痛コントロール不良で当院整形外科を受診し，消炎鎮痛薬で治療を行い，右大腿外側～前面の疼痛に対し右L3ルートブロックを施行した．下肢痛はある程度緩和したが，腰痛の緩和不良のためアルプロスタジル（プロスタグラジンE_1製剤）の点滴とリハビリを行っていた．しかし，腰痛はほとんど変化なく，股関節部と大腿外側の痛みがだんだん強くなっている❷ため，ペインクリニックを紹介され受診した．

❶ 硬膜外ブロックの効果があるときもあるが，効果のないときには早めにほかの治療手段に切り替えるべきである．

❷ 仙腸関節痛を疑わせる疼痛である．

外来診察時

医師 痛みがあって大変ですね．今一番困っている痛みはどこですか？

患者 手術をしたあとしばらくはよかったのですが，腰の痛みと太ももの痛みが出てきました．外来で1週間に1回の硬膜外ブロックを受けましたが，あまり効果はありませんでした．硬膜外ブロックをした直後は少しだけ痛みが取れましたが，またすぐに痛みが出てくる状況です．こちらの病院の整形外科で診てもらって，痛い注射（神経根ブロック）をしたら太ももの痛みは少し取れましたが❸，やはり腰が痛くて，あ

❸ 神経根ブロックもFBSSの治療における選択肢の一つである．

C　腰・下肢の疾患

まり歩けなくなっています．あとは太ももの外側と股のところが痛いです．痛みが取れれば楽になると思います．痛みがあると生活が不便で，買い物にもあまり行けません．

医師 大変ですね．今の状況では，日常生活が不便ですよね．この痛みの治療はなかなか難しいので，これまでの治療ではあまり効果がなかったようですね．私のところでは違う方法を考えてみましょう．リリカ®（プレガバリン）という薬を飲んだことはありますか？❹　一番痛かったときを10とすると今の痛みはどの程度ありますか？

患者 リリカ®は飲んだことがありますが，めまいがしてだめでした．今は飲んでいません．痛みは6〜7ぐらいかな．（NRS 6〜7/10）❺

医師 腰の手術をしたあとで出る痛みは，骨盤の関節と，腸骨と仙骨という骨が作っている関節が原因となっている❻ことがあるので，検査をしてそこに注射をしてみましょうか．腰にする注射は硬膜外ブロックとは違う注射です❼．（模型を示しながら説明をする）

　1本の指で痛いところを教えていただけますか？❽　今日のブロックで効果があれば外来で1週に1回のブロックを続けてみましょう．

❹ 現在の痛みが神経障害性疼痛か侵害受容性疼痛かの鑑別を行う．神経障害性疼痛であれば，プレガバリンの効果は期待できるが，当然すべての症例で効果があるわけではない．プレガバリンのNNT（Number Needed to Treat）は4〜5の間である．

❺ 痛みの程度は必ず記載する．

❻ 仙腸関節機能障害はFBSSの原因の一つである．筆者の経験では，意外と仙腸関節痛が関係していることが多い．

❼ 後仙腸靱帯ブロック．

❽ One-finger test：1本指で最も疼痛の強いところを示させる[1]．

❾ Newton test：直接的に骨盤に力を加える．

❿ Gaenslen test：両手で健側の膝を抱えさせ，患側の股関節を進展する．

⓫ Patrick test：患側の足を健側の膝に乗せ，健側の骨盤を固定し，患側の膝を押し，股関節を開く．

⓬ Fadire test：股関節の屈曲，内旋を強制し，そこから他動的に股関節を伸展方向に動かす．股関節周囲に痛みを生じれば陽性．

伝授！　初診時の思考プロセス

Newton test❾，Gaenslen test❿，Patrick test⓫，Fadire test⓬にて右側にすべて陽性所見を示し，仙腸関節痛の診断にて，後仙腸靱帯ブロックを1％メピバカイン5mLで行った．後仙腸靱帯ブロック後に痛みが軽減していることを確認し，1週に1回のブロックを継続することとした．

治療経過

1週間後の再診時．

医師 痛みはいかがですか？　今回のブロックはいかがでした？

患者 今までのブロックより効果はあるみたいです．まだ痛いですが全体的にはよくなっているので，このブロックを続けてみたいです．

医師 今日はブロックするときにいつもの薬（局所麻酔薬）と炎症

を抑える薬を使ってみます．(後仙腸靱帯ブロックを1%メピバカイン5mLとデキサメタゾン2mgで行った)

3週間後の診察時

医師 いかがですか？
患者 腰も太ももも痛みはほとんどなくなりました．あとは注射しなくても大丈夫だと思います．
医師 よかったですね．でもまた痛くなることがあったら，すぐに外来に来てくださいね．

3回の後仙腸靱帯ブロックにより，腰痛および大腿外側痛はほとんど消失し（NRS 1〜0/10），治療は終了とした．その時点での誘発テストはすべて陰性となった．

神経ブロック施行例

症 例 69歳 男性．左下肢痛．

主 訴 腰と左太ももの外側，脚の付け根が痛む．もう一度手術をするのは嫌なので何とかしてください．

初 診 時

既往歴 特記すべきことはなし．

経 過 腰部脊柱管狭窄症に対し腰椎椎弓切除術を行い，その後，約3年で左下肢痛が出現した．痛みは持続的にあり，歩くと痛みが増強するため日常生活を普通に送ることができない．脊椎外科を専門にする某病院を紹介され，検査の結果，神経根開放術と後側方固定の手術を勧められ，責任神経確認のためL5神経根ブロックが行われたが，疼痛はほとんど取れなかった．患者本人は手術を拒絶し，保存的に治療したいとのことで当科に紹介となった．

外来診察時

1人では痛みのためうまく歩けなく，奥さんの付き添いで診察

C　腰・下肢の疾患

室に入ってきたが，全体的に元気がなく，うつ状態であった．歩行も付き添いがなければ危なっかしい感じである．

医師　痛みはどこが一番強いですか？　またどんなときに痛みの程度が増強しますか？

患者　手術を受けてしばらくは痛みもなく普通に歩けていましたが，手術後6ヵ月ぐらいから痛みが出てきて，その後3年目から徐々に強くなってきています．手術をした先生に紹介された病院で検査をしたところ，再度手術を勧められ，そのときは第5腰神経根ブロックをしましたが，痛みはほとんど変わりませんでした．もう一度手術をするのは嫌で，こちらに紹介してもらいました．（今までの経過を紙に書いてきており，その記録を見ながら，経過と病状を説明する）．

　痛みは両側の腰と左の大腿から下腿にかけての外側にあります．また脚の付け根も痛みます❶．歩くと痛みが増してきます．自宅で何もしないで横になっていると痛みはありません．夜間は痛みで眠れないようなこともありません．

医師　そうですか．検査をしてみて仙腸関節からの痛みであれば，1週間に1回，後仙腸靱帯ブロックをしてみましょうか．

❶ 仙腸関節由来の疼痛は，腰部だけでなく，脚の付け根（股関節部の前面）や大腿外側に痛みがみられることが多い．また，非連続性の痛みが下腿にみられることがある．

伝授！　初診時の思考プロセス

Fadire testのみ左側が陽性で，1％メピバカイン5mLで後仙腸靱帯ブロックを行い，ブロック施行30分後には疼痛の緩和とFadire testは陰性になった❷．ブロックが有効なため施行を続け，経過観察することとした．

❷ 仙腸関節痛が疑われるときには，後仙腸靱帯ブロックを試験的に行い，その効果の有無を確認し，疼痛が仙腸関節由来か否かを判断する．

治療経過

6週間後の診察時．付き添いの人は必要なく，1人で約1時間半かけて通院し，受診できるようになっている．

医師　いかがですか？　元気になられましたね．

患者　疼痛は少しずつですが，減少しています．歩ける距離も少しだけ伸びています．日常生活をするうえで助かっています．痛みは最初にこちらに来たときからすればほぼ半分ぐらいです（NRS 5/10）．痛むときには痛みの程度はあまり変わりませんが，痛みがない時期があるようになったので楽になっています．

以後，後仙腸靱帯ブロックを1週に1回で継続している．痛みの程度が緩和されているので，最近は2週に1回でブロックを継続している．

■ 神経ブロック施行例 ■

症 例	70歳 男性．左下肢痛．
主 訴	左の脚がいつもビリビリ痛む．

初 診 時

経 過 腰部脊柱管狭窄症の診断で某病院にてL3-S1の後方固定術が行われた．術後6ヵ月目ごろ❶から左下肢にビリビリとした痛みが出現したため，プレガバリン（リリカ®）を処方され内服治療をしていたが，疼痛コントロールが悪く紹介となる．

■ 外来診察時

[医師] 痛みはいかがですか？ 慢性の痛みによく使われるリリカ®という薬の効果はなかったですか？ 現在，痛みの程度はいかがですか？

[患者] 手術からしばらくは特に痛みもなく，完全に治ったと思っ

❶ FBSSは，①術直後から症状に変化がない，あるいは悪化，②術後一時症状は軽快するも，術後2年以内に術前と同様あるいは新たな腰痛や下肢痛が出現，③術後一時症状は軽快するも，術後2年以降に術前と同様あるいは新たな腰痛や下肢痛が出現，の3つに分類でき，各々の原因に違いがある（表21-1）．

表21-1. Failed back surgery syndrome（脊椎手術後症候群）の原因

		1. 症状に変化なし	2. 術後軽快するも2年以内に再発		3. 術後軽快するも2年以降に再発
		術前 高度の神経障害 不完全な病態把握	同一高位	椎間板ヘルニアの再発 脊柱管狭窄症の再発 神経根周囲組織の炎症・癒着 椎間不安定性の出現 癒着性くも膜炎の発症	脊柱管狭窄の再発 椎間不安定性の出現
			隣接椎間	椎間板ヘルニアの発症	椎間板ヘルニアの発症 脊柱管狭窄の発生 椎間不安定性の出現 （特に固定術後の隣接椎間に顕著）
		──	仙腸関節痛		仙腸関節痛
術 中		医原性神経障害	──		──
その他		心因性疼痛	心因性疼痛		心因性疼痛

（大谷晃司：Failed back syndromeの病態−エピドラスコピーによる評価と限界−．日本ペインクリニック学会誌，12(2)：59-68, 2005より一部改変）

C　腰・下肢の疾患

ていましたが，術後6ヵ月ごろより左下肢に痛みが出るようになり，いつもビリビリとした痛みがあります．腰は少し痛いですが，我慢できる範囲内です．しかし，左側の脚が痛くて…．左下肢の痛みは，大腿外側と股（鼠径部）のところに痛みがあり，足首にも痛みが出ています．MRIでは異常な所見はなく❷，痛みの原因がよくわからないといわれました．

医師　左脚の外側が痛くて，その痛みが足首までつながっているのですね？　腰はどのあたりが痛いのか1本の指で教えてもらえませんか？❸

患者　腰は後ろの骨が出ているあたりです（上後腸骨稜のあたりを指す❹）．太ももの外側が膝の上あたりまで痛みます❺．膝から下の外側はあまり痛みはありませんが，足首あたりに痛みが出てきます．歩けないほどの痛みではありませんが，調子の悪いときには少し歩くと痛みが出てくるので，休み休み歩いています．薬はいろいろもらいましたが，あまり効果はありませんでした．

医師　症状をお伺いすると，骨盤を形成している仙腸関節からの痛みのような気がします．検査をして，仙腸関節からの痛みでしたら，ブロックをしてみましょう．（患者には骨盤の模型を見せながら後仙腸靱帯ブロックの説明をする）

❷ 現在の画像診断では仙腸関節痛はほとんど診断できない．特徴的な疼痛領域と疼痛誘発試験が診断に有用である．

❸ 患者に指1本で疼痛の最も強いところを示すように指示する（One-finger test）[1]．

❹ 仙腸関節痛ではほとんど上後腸骨稜のあたりを指す．腸骨側を指した症例は仙腸関節痛でないことが多い[1]．

❺ 大転子から膝の外側に走る痛みは仙腸関節痛に特徴的である．また鼠径部痛が多くみられる．

伝授！　初診時の思考プロセス

Newton test, Patrick test, Fadire testが陽性であり，1％メピバカイン5mLで後仙腸靱帯ブロックを行ったところ，疼痛はNRS 2/10に減少した．以後，1週間に1回の後仙腸靱帯ブロックを行う．

治療経過

1ヵ月後の診察時．

医師　今まで4回ブロック行いましたが，いかがですか？　歩き方をみていると痛みはかなり減少しているようですが．

患者　痛みはなくなりました．今はまったく痛みません．ブロックがよく効いたと思います．

医師　よかったですね．また痛みが出る可能性はありますので，もし痛みが出たらすぐに外来受診してください．

症例解説

脊椎手術後症候群 failed back surgery syndrome（FBSS）の治療では硬膜外ブロック，仙骨部硬膜外ブロック，神経根ブロック，後仙腸関節ブロックなどが選択されている．最近ではFBSSの治療として，エピドラスコピーやRaczカテーテルを用いた神経根ブロックなどが試みられている．FBSSの治療にあたり，まずその原因の検索を行い，明らかな神経障害がある場合や，脊椎固定術（instrumentation）の失敗や偽関節があるときには，手術による治療が優先される．FBSSの原因は表21-1（p.181）のように分類できる．

■ FBSSによる腰下肢痛への神経ブロック

腰下肢痛に対する局所麻酔薬による硬膜外ブロックには明確なエビデンスはない．しかし，特に薬物療法では寛解せず，日常動作もうまくできないほど強い腰下肢痛に対して，局所麻酔薬による硬膜外ブロックは一時的な効果であるにせよ日常活動性（ADL）を改善し，同時に薬物療法と安静療法の効果を増大することがある．FBSSによる慢性腰下肢痛の治療は1種類の治療で完結できるような簡単なものではないことは周知の事実であるが，神経ブロックは診断学的意義とともに，慢性痛（慢性疼痛）の悪循環を遮断し疼痛を軽減する有用な方法である．

硬膜外ブロックでは疼痛軽減があまりなく，神経根症状の明らかな症例では，責任神経の神経根ブロックを局所麻酔薬とコルチコステロイド（ベタメタゾン）で行う．腰椎神経根症状に対して神経根へのステロイド注入による治療効果は，短期（6週間以内）および長期（6週間以上）の鎮痛に関して強いエビデンスがある．しかし，神経根症状のない非特異的な腰痛では，硬膜外ステロイド投与は効果がない[2]．腰仙椎神経根性疼痛に対する硬膜外コルチコステロイドの効果について検討した11研究のメタ分析では[3]，プラセボと比べて75％以上の除痛効果のあった仙骨または腰椎硬膜外ブロックのオッズ比は2.61（95％ CI：1.90〜3.77）であり，腰下肢神経根性疼痛に対して硬膜外コルチコステロイドは効果がある．腰椎根性疼痛と腰椎椎弓切除術後疼痛に対して，硬膜外ステロイド投与は中程度の根拠がある[4]．また，慢性腰痛患者の10〜15％は椎間関節性腰痛症が原因である[5]．椎間関節性腰痛症での椎間関節への局所麻酔薬とステロイド注入の治療効果については明確でないものの，最近の大規模研究では椎間関節ステロイド注入は中・長期間の効果があると示される．

■ 仙腸関節痛の診断・治療

腰痛疾患と仙腸関節障害とが合併する症例は少なくなく，腰痛のうち仙腸関節痛は3.5〜30％と報告されている．また，慢性腰痛の原因として仙腸関節由来の疼痛が14.1％を占めており，理学的所見や誘発試験で仙腸関節由来の疼痛が疑われた72例に対して仙腸関節ブロックを施行したところ，64％に有効であったという報告がある[6]．仙腸関節由来の疼痛の診断法が完全に確立されていないので，診断が難しい傾向はあるが，硬膜外ブロックや神経根ブロックなどで改善しないFBSSには考慮するべき病態である．

仙腸関節由来の疼痛は，腰部では上後腸骨稜あたりの疼痛が特徴的であり，下肢では大腿外側，下腿，鼠径部，坐骨部などに放散する痛みやしびれがみられるが，これらの痛みは神経根症状と違い非連続性であり，デルマトームに一致しないことがよくある．鼠径部や大腿外側部で膝の上までの痛みがあるときには仙腸関節痛を疑ってみる．仙腸関節性疼痛は下腿まで放散する非連続性の関連痛が出現することがあるため，椎間関節性疼痛や椎間板性疼痛による神経根症状と似通うことがある．そのため診断に苦慮することがあるが，疼痛部位の詳細な聴取により仙腸関節痛を診断できる．また，診断に際しては疼痛発現動作を確認し，疼痛誘発テストを含む触診が重要である．

C 腰・下肢の疾患

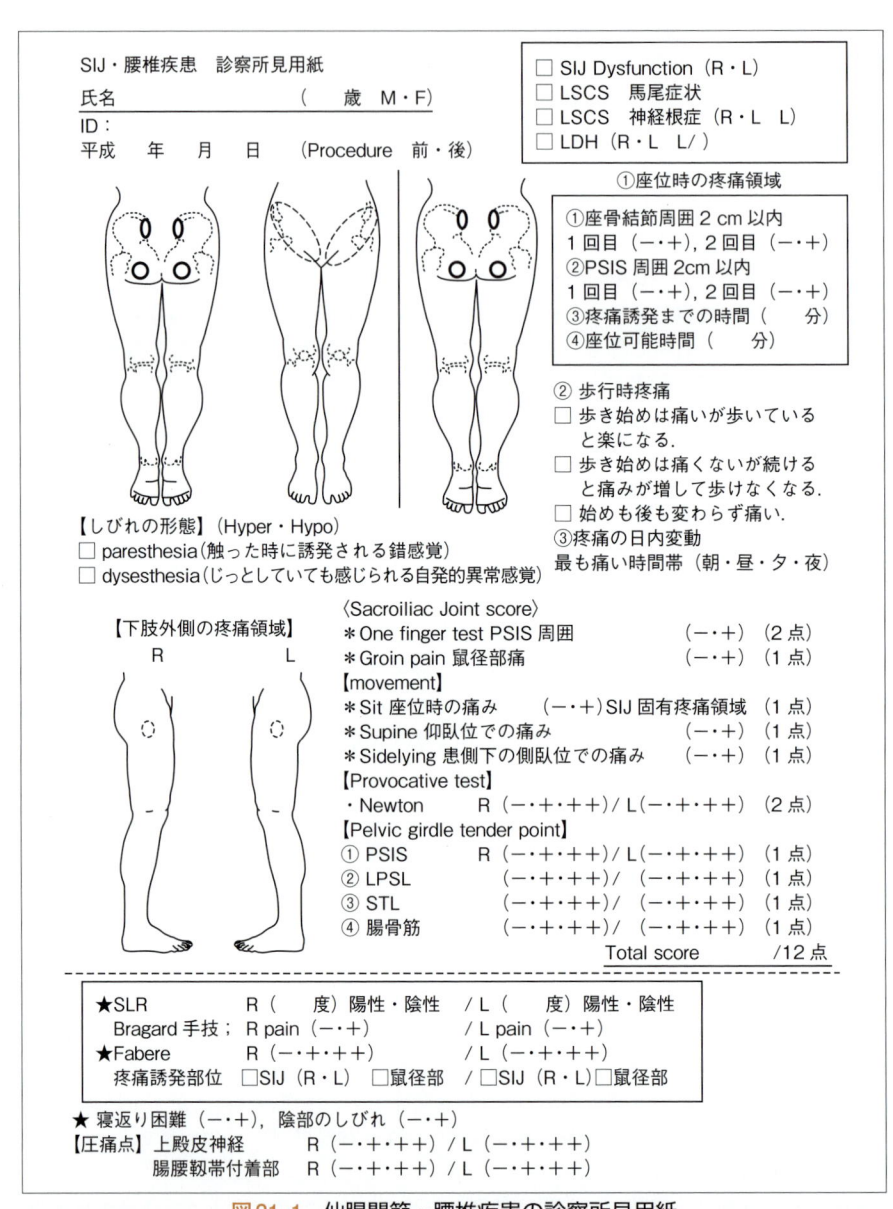

図21-1. 仙腸関節・腰椎疾患の診察所見用紙

仙腸関節スコア：このスコアを使用して、①腰椎椎間板ヘルニア、②腰部脊柱管狭窄症、③変形股関節症と仙腸関節障害を比較して、5点以上であれば仙腸関節障害が疑われる。①～③の疾患は4点以下が多い。
（この診察所見用紙は仙台社会保険病院腰痛・仙腸関節センター外来にて作成・使用されている）

（村上栄一先生の許諾を得て掲載）

FBSSで仙腸関節由来の疼痛が疑われるときには，筆者は仙腸関節性疼痛の誘発試験としてNewton test，Gaenslen test，Patrick test，Fadire testを行っている．われわれの症例ではそれぞれの試験で70.5％，52.9％，50.0％，53.1％の頻度で疼痛が誘発された．村上らは各々の誘発テストの特異度に関して，Newton test 86％，Gaenslen test 77％，Patrick test 68％と報告している[7]．ほかの検査として，仙腸関節由来の疼痛は，特異的に上後腸骨棘およびその近傍に出現することが多く，患者自身に最も痛みの強い部位を1本指で示させるone-finger testが有用である[1]．しかし，1テストだけの検査結果だけでの判断は難しく，これらのテストを組み合わせて行うことで診断の精度を上げることができる．村上は，仙腸関節痛の診断基準として，「①片側の腰臀部痛，②Newton test，Gaenslen test，Patrick testの1つ以上が陽性，③ほかのブロックが無効で仙腸関節ブロックが70％以上の疼痛の軽減」を示している[8]．村上が作成した仙腸関節・腰椎疾患の診察所見用紙と仙腸関節スコア（5点以上が陽性）は診断の有用な手段である (図21-1)．

● 後仙腸靱帯ブロック

仙腸関節痛の疑診がなされたならば，試験的ブロックで後仙腸靱帯ブロックを試みてみる．仙腸関節ブロックには関節腔内ブロックと関節後方の靱帯ブロックがある．仙腸関節機能障害の発生源の多くが後方の靱帯領域に存在することから，後仙腸靱帯ブロックは効果的で，かつ発生源に対する直接的な治療法と考えられる[8]．Murakamiらは関節腔内ブロックと後仙腸靱帯ブロックの比較では，その有効性が62％対96％と明らかに後仙腸靱帯ブロックが有効であることを報告している[9]．

提示したすべてのFBSS症例では，後仙腸靱帯ブロックで疼痛の軽減が認められた．FBSSで仙腸関節痛の誘発試験が陽性の患者18人に後仙腸靱帯ブロックを行い，全例1回目の後仙腸靱帯ブロックにより有意にNRSが平均約4.6に減少した (図21-2)．画像では仙腸関節痛の診断は困難であることにより仙腸関節痛を考慮に入れ，初診時に誘発試験およびone-finger testにて仙腸関節痛を疑い，試験的後仙腸靱帯ブロックにより仙腸関節痛の有無を確認することは，価値があると考えられる．

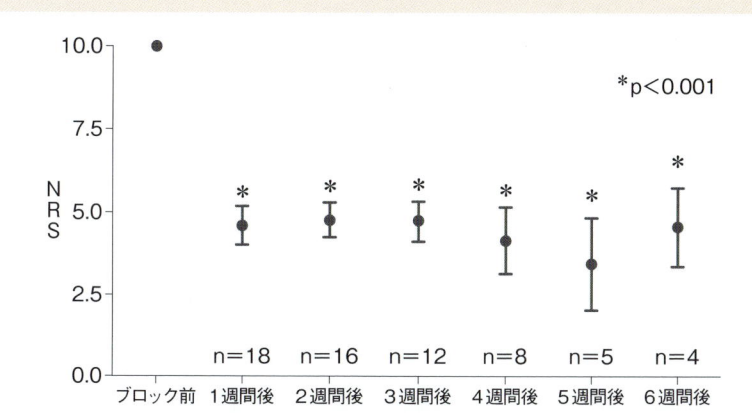

図21-2. FBSS患者18人での後仙腸靱帯ブロック後の1週間ごとのNRSの経過

NRS：Numeric Rating Scale
痛みを「0：痛みなし」から「10：これ以上ない痛み（これまで経験した一番強い痛み）」までの11段階として，数字を選択する

（光畑裕正）

C　腰・下肢の疾患

■文　献

1) Murakami E, Aizawa T, Noguchi K, et al.: Diagram specific to sacroiliac joint pain site indicated by one-finger test. J Orthop Sci, 13(6): 492-497, 2008.
2) Levin KH: Nonsurgical interventions for spine pain. Neurol Clin, 25(2): 495-505, 2007.
3) Watts RW, Silagy CA: A meta-analysis on the efficacy of epidural corticosteroids in the treatment of sciatica. Anaesth Intensive Care, 23(5): 564-569, 1995.
4) Abdi S, Datta S, Trescot AM, et al.: Epidural steroids in the management of chronic spinal pain: a systematic review. Pain Physician, 10(1): 185-212, 2007.
5) Cohen SP, Raja SN: Pathogenesis, diagnosis, and treatment of lumbar zygapophysial(facet)joint pain. Anesthesiology, 106(3): 591-614, 2007.
6) 伊藤圭介，花北順哉，高橋敏行ほか：仙腸関節ブロック症例の臨床的検討．脳神経外科ジャーナル，18(11)：833-838，2009.
7) 村上栄一：仙腸関節由来の腰痛．日本腰痛学会雑誌，13(1)：40-47，2007.
8) 村上栄一：仙腸関節の痛み〜診断のつかない腰痛〜．南江堂，2012.
9) Murakami E, Tanaka Y, Aizawa T, et al.: Effect of periarticular and intraarticular lidocaine injections for sacroiliac joint pain: prospective comparative study. J Orthop Sci, 12(3): 274-280, 2007.

症例22
椎間板ヘルニア

■ 薬物治療＋光線治療併用例 ■

症例 50歳 男性．腰下肢痛としびれ．

主訴 左の腰からふくらはぎにかけて痛む．足の裏もしびれて気持ちが悪い．

初診時

既往歴 狭心症にて低用量アスピリン（バイアスピリン®）内服中[1]．

現病歴 数年前から腰下肢痛があり，鍼灸や整体などに通っていた．

経過 今回，ゴルフ中に左臀部から下肢後面の痛みとしびれが出現し，寝返りもできないくらいに痛くなったため整形外科を受診．内服，牽引，電気治療を継続しながら3ヵ月通院し痛みは半減したが，しびれは変わらないため整形外科より紹介され受診となった．

■ **外来受診時**

多少，左下肢が重そうな歩き方で入室．
- 医師 どこが痛みますか？
- 患者 左の腰からふくらはぎが痛いです．（話しながら，左臀部を押さえる）
- 医師 お尻から太ももの裏側，ふくらはぎが痛いのですね？
- 患者 そうです．
- 医師 足の裏はどうですか？
- 患者 足の裏はしびれたような，何かがくっついた感じ[2]もあります．とても気持ちが悪いです．
- 医師 どのようなときに痛みが出ますか？
- 患者 立ったり座ったりするときに痛いです．
- 医師 歩くのはどうですか？
- 患者 痛みはありますが，歩けます．

[1] 患者は抗血小板薬を内服していることを知らないことも多い．特に，初診時の内服薬チェックが重要．神経ブロックを施行する際，抗血小板薬を内服している場合は，内科に休薬が可能かを確認する必要があるが，基本的には休薬できても1ヵ月以内といわれることが多い．疾患にもよるが，なるべく休薬期間は短いほうがよいと思われるのでその際は薬物療法を選択する．

[2] 患者はいろいろな表現で訴える．ほかには「お餅がくっついたような」「ぬれた新聞紙がくっついたような」など．

C 腰・下肢の疾患

医師 足は冷えますか？
患者 多少冷えている感じです．
医師 ここを押すとどうですか？（左右S1の圧痛点を押す）
患者 左は多少痛みます．右は痛くないです．（左右L5の圧痛点も押すが，痛みはない）

> **伝授！　初診時の思考プロセス**
>
> 抗血小板薬を休薬できればよいが，難しい場合も多い．この場合は，痛みだけではなく，しびれや下肢の冷えなどの症状に対して薬物療法が主体となる．

患者への説明

医師 MRIでは，5番目の腰の骨と仙骨という骨の間の椎間板が左のほうに少し出ています．これが左のお尻から太ももの裏側，ふくらはぎ，足の裏へと続く神経を圧迫していることが痛みの原因だと考えられます．
　　基本的な治療は仙骨の一番先端の穴から局所麻酔薬を注射する，仙骨ブロックという方法です．
患者 えっ！　注射ですか？　注射は好きではないです…．
医師 Aさんの場合，バイアスピリン®を飲んでいますので，基本的にはブロック注射❸は控えたほうがいいと思われます．
患者 あー，よかった．できれば薬で何とかなりませんか？
医師 Aさんの今の痛みはそれほどでもないようですので，薬と光線治療❹を併用しましょう．
患者 光線治療ですか？
医師 キセノンという光線をあてる治療です．痛みはなく，温める効果があるので少し気持ちいいと思いますよ．それから，薬は鎮痛薬と漢方を処方します．血流をよくして痛みを和らげる成分が入っています．しびれにもよいと思います❺．
患者 それはいいですね．
医師 足はつりますか？
患者 はい．寝ているときにつります．つると，30分以上我慢して眠れません．
医師 それでは，もう一つ別の漢方❻を処方しますので，夜寝る前に飲んでみてください．

キセノン施行後，帰宅．

❸ 抗血小板薬のなかでもリマプロストアルファデクス（オパルモン®）はブロック前日と当日の休薬で施行可能である．

❹ 光線治療には，低出力レーザー，直線偏光近赤外線，キセノン光などがあり，出血傾向，抗凝固薬服用中などの穿刺リスクの高い患者や穿刺を嫌がる患者に対し，安全に施行できる治療法である．

❺ 鎮痛薬はNSAIDsが主流．
整形外科などですでに処方されていて，内服しても効果がないといわれる場合もある．その際は漢方薬が効果的なこともある．下肢の冷えを伴うしびれなどには牛車腎気丸（ごしゃじんきがん）が第一選択である．入浴により症状が軽減する場合には附子末を追加することもある．

❻ こむら返りには芍薬甘草湯（しゃくやくかんぞうとう）が特効的だが，漫然と使用すると偽アルドステロン症を発現することがあるため，頓服的に内服させるようにする．

治療経過

約2週間後の再診時.

医師 どうですか？

患者 寝ているときに足がつらくなくなりました.

医師 よかったですね. ほかに痛みはどうですか？

患者 重いものを持ったりすると痛いですね. あと, 歯磨きのときも腰が重くなります.

医師 <u>重いものはできるだけ持たないようにしましょう. どうしても持つときは手や腕の力だけで持ち上げるのではなく, 腰で持つような感じにしてください. 歯磨きをするようなときに前屈みの状態を維持すると痛みが出ますので, 磨いている間は身体をまっすぐにしておいたほうがいいです. 歩くときの姿勢にも気をつけましょう</u>❼.

患者 あと, パソコンをやっていると痛くなります….

医師 じっと同じ姿勢でいると痛くなりますので, 20〜30分くらいしたら少し立ってみたりするだけでも違ってきますよ.

3回目受診

医師 いかがですか？

患者 痛みはずいぶんよくなりました. 午前中は大丈夫ですが, 夕方になると腰が重くて痛みも出てきます. でも翌日には痛みが治まっているので仕事はできます.

医師 この調子でいきましょう. 毎日少しずつ歩いてみましょう. 初めは5分でもいいです. 歩くときにはバッグなどを持たずに姿勢に気をつけて歩いてください. 調子がいいからといって急に距離を延ばしたりしないで, いつもと同じ距離を歩くようにしてください. 1〜2週間やってみて大丈夫なら歩く時間を5分から10分に長くしてみましょう. そのときは平地を歩くようにしてください. それから犬の散歩はカウントしないでください.

患者 わかりました. やってみます.

❼ 腰痛の治療には神経ブロック, 薬物療法以外に患者の日常生活がどのようなものかを把握して, 指導することが必要と思われる. 患者は電気治療などの**理学療法**をリハビリと思っていることが多い. リハビリは日常的に自分で行うことが大切であることを伝える.

C　腰・下肢の疾患

数回受診後

患者 ほとんど日常生活には支障がなくなりました．会社に行くのに20分くらい歩いて通勤しています．夕方になると少し腰が重い感じがするだけです．

医師 これからも無理をしないようにして，今までどおりやっていきましょう．

神経ブロック施行例

症 例　35歳 男性．右腰下肢痛，歩行困難．

主 訴　痛くて座っていられない．歩くのも大変．

初 診 時

既往歴　特記すべきことなし．

現病歴　仕事で重いものを持ったら，腰が痛くなった．整形外科を受診し，X線検査にて腰椎椎間板ヘルニアと診断され鎮痛薬などを処方された．その後，痛みが増強し歩行困難となったため，当科受診となった．

外来受診時

右下肢を引きずりながら入室．
医師 かなり痛みますか？
患者 じっと座っていられなくて…．立っていてもいいですか？
医師 大丈夫ですよ．仕事はデスクワークですか？
患者 はい．ほとんどパソコンを使うのが主体です．今は痛くて座っていられません．食欲もなく，横になっているほうがまだましです．
医師 どこが痛みますか？
患者 右の腰から脛の外側が痛くて…．電気が走るような感じです．整形外科では4番5番の椎間板がやられているといわれたのですが，どうなんでしょうか？（身の置き場がない様子）
医師 横になれますか？〔圧痛点を探す（図22-1）❶〕

❶ 湯田式圧痛点．

症例 22 椎間板ヘルニア

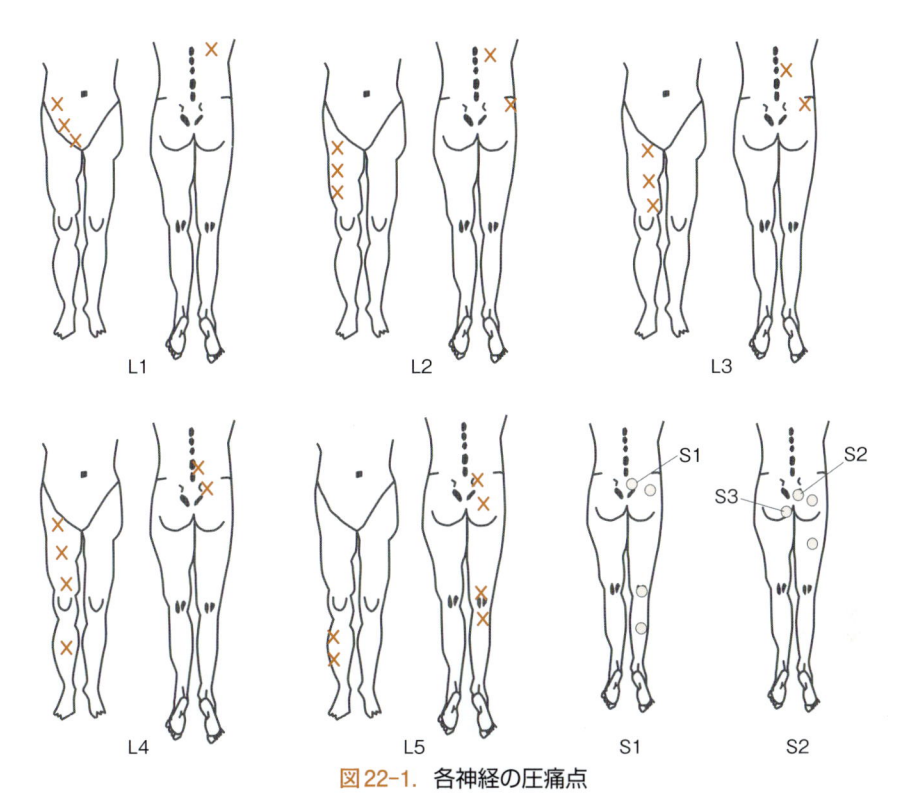

図 22-1. 各神経の圧痛点
(湯田康正：腰仙部神経根造影・ブロック・加圧注射療法. 臨牀と研究, 82(4)：697, 2005)

> **伝授！ 初診時の思考プロセス**
>
> 一般的な診察はもちろん重要であるが，患者の痛みの部位を特定することが最も重要である．MRIの所見と圧痛部位が一致しないこともある．また，患者が訴えている部位が圧痛点とずれていることもある．その場合は圧痛点を優先し，そこを痛みの部位と特定して治療する．

患者への説明

医師 右腰椎の5番目の神経の痛みが強いですね．この神経に直接針を刺して局所麻酔薬を入れる神経根ブロック❷をしましょう．

患者 直接，注射するんですか？ 痛そうだな…．

医師 かなり痛い治療ですが，ブロックしたあとは非常に楽になりますよ．ブロックは，X線（レントゲン）を使って骨をみながらやります．台の上でうつ伏せになって右側をやや上

❷ 神経根ブロックは透視下にて斜位法で施行する．

C 腰・下肢の疾患

にして横になってもらいます．消毒したあとにレントゲンをみながら皮膚に痛み止めの注射をします．それから右の5番目の神経まで針を進めます．針が神経に当たったら，右足の外側から親指にかけて電気が走るような痛みがきます．造影剤で神経を確認してから，局所麻酔薬を注射します．局所麻酔薬が入ってくると痛みはスーッと消えていきます．

患者 かなり痛そうですね…．時間もかかるんでしょ？

医師 痛いことは痛いです．でもブロックしたあとは楽になりますよ．時間は数分で終わりますが，ブロック後はしばらく安静にしてもらいます．安静時間は2時間ほどです．その時点で足に力が入りにくかったり，しびれが強かったりしたら，もう少し安静にしていただきます．よろしいですか？

患者 頑張ります．

神経根ブロック施行後，帰宅．

治療経過

7日後，再診．痛みが激減し，仕事にも復帰できた．

医師 いかがですか？

患者 痛みはほとんどないです．右の脛が多少痛いというか，違和感はあります．こんなことなら，もっと早く受診すればよかった．

医師 では，今日は硬膜外ブロック❸をしましょう．前回のような痛みはありませんから，大丈夫ですよ．今回は痛みのある右側を下にして横になります．背を丸めて，エビのようなかっこうをしてもらいます．腰から針を刺して脊髄の外側にある硬膜という膜の手前まで針を進めます．そこに局所麻酔薬を注入します．しばらくすると腰から下が温かくなり，しびれた感じが出てきます．場合によっては足が動かしにくくなることもありますが，局所麻酔薬が切れると必ず元の状態に戻りますから安心してください．これをしばらく続けることで痛みはもっとよくなりますよ．

患者 では，やってみます．どのくらいの頻度で通う必要がありますか？

医師 痛みの程度によりますが，週1〜2回でしょうか．もっとよくなれば間隔をあけて経過をみることになります．

❸ 神経根ブロックと硬膜外ブロックの順番はケースバイケース．根症状がはっきりしており，圧痛点での痛みの程度が強い場合は神経根ブロックを最初に施行する．圧痛点が多数ある場合などは硬膜外ブロックを施行することで圧痛点が減ることがある．そこで，より圧痛の強い部位の神経根ブロックを施行する．

数回受診後

患者 ずいぶんといいです．少し痛みを感じるときもありますが….
医師 そうですか．前回のMRIから時間が経過していますので，もう一度MRIを撮りましょう．

―MRIの結果を見たあとに―
医師 前回のMRIよりも椎間板の突出が小さくなって，神経への圧迫が減っていると思われます．痛みはどうですか？
患者 もう痛みは大丈夫のような気がします．仕事も普通にできますし，日常生活も大丈夫です．
医師 では，今日でいったん終了にしましょう．ただし，<u>姿勢などに注意していないと痛みが出てくることもあります．少なくとも今の体重を維持することやウォーキングなども継続してください</u>❹．また痛みが出たら，無理せずに受診してください．今度は，1つ下の神経が痛くなるかもしれません．今回のMRIを見ると腰椎の5番目と仙骨の間の椎間板が少し出てきています．今のところ症状はありませんが，左のお尻からふくらはぎの痛みが出るかもしれないので，今までどおり気をつけてください．
患者 わかりました．

❹ 日常生活での姿勢などをアドバイスすることで痛みの軽減を早めたり，再発を防ぐ効果があると思われる．

症例解説

　神経ブロックを施行して痛みが軽減したあとにMRIを施行しても，椎間板が突出した状態には変化がないことも多いが，その場合，ブロックにより症状は改善していることを説明し，患者にも自覚を促すことも必要である．硬膜外ブロックで局所麻酔薬を注入する際に痛みが走るといわれることも多いが，治療を継続して痛みが軽減してきたら，注入痛も減ってくることがあることを患者に説明し，不安を軽減することも大事である．
　また，椎間板の突出が軽減してきたら，下肢痛が取れて腰痛を訴えてくる傾向があることも一つの目安にすることもできよう．
　慢性化している場合は，硬膜外ブロックを施行することにより，痛みが軽減してくることが多いが，しびれを改善するのは難しいこともある．また，漢方などの薬物療法を併用すると痛みやしびれ，冷えの症状が軽減することもあり，特に冷えに対しては非常に効果がある．いずれの場合も，普段の姿勢などは重要であり，痛みを再燃させないように日常生活を送ってもらうようにすることが大切である．

（橋本　誠）

C　腰・下肢の疾患

症例23
椎間関節症

■神経ブロック施行例■

症　例	58歳　男性．数年にわたって腰痛に悩まされていた．3日前突然上臀部に電撃痛が走り，動けなくなった．
主　訴	腰が重い．痛くて動けない❶．若い頃から腰痛があったが，今回は痛みが強く，何をやってもよくならない．

初診時

既往歴　職業：左官工，現役40年❷．
　5年前から高血圧症でARB，カルシウム拮抗薬内服中．入院歴，手術歴なし．

現病歴　身長165cm，体重80kg，BMI 29.3（肥満）．
疼痛部位　腰部，左上臀部〜大腿背側部❸．

　10年ほど前，40歳を過ぎてから，疲れると腰部に鈍痛を感じるようになる．

　急性腰痛症はこれまで年1回程度あった．痛みが強いときは近くの診療所で牽引を行い，NSAIDs，湿布薬が処方されており，2〜3日安静にすると楽になっていた．

　2年前，強い腰痛が出現した際，椎間板ヘルニアの疑いで市立病院を紹介された．整形外科，内科で精査を受けたが腰椎椎間板ヘルニア，内科的疾患は否定され，「加齢と疲労による腰痛であろう，様子をみるように」と近医での加療継続を指示されていた（MRIにて特異的所見なし）．

経　過　1ヵ月前から午後になると漠然とした鈍い痛みが腰臀部に出現した．痛み止め，マッサージで一時的に軽快するのでいつもの痛みと思って様子をみていた．

　3日前，仕事中に重たいバケツを持ち上げたとき，急に左上臀部に激痛が走り，次第に痛みで動けなくなった．友人にペインクリニックを勧められ予約来院した．

❶ 厚生労働省国民生活基礎調査によると，腰痛の有訴率はすべての愁訴のなかで1位である．
（103.9人/1,000人，2010年）

❷ 肉体労働者，運転手，事務員など，長時間にわたって不良姿勢を取り続けなければならない職業の人に発生しやすい．

❸ 腰痛を訴える患者に聞くポイント．
① 痛みの部位
② きっかけ
③ 経過，程度
④ 再現痛のある動作，姿勢

ペインクリニック受診：3病日目

同僚に付き添われてタクシーで来院．診察室まで肩を支えられ，腰をかばうようにおそるおそる入室．中腰であるが，ゆっくりなら歩ける様子❹．

医師 かなり痛みが強いようですね．座れますか？❺

患者 何とか，そっとなら大丈夫．（ゆっくりおそるおそる座る）

医師 痛むのは腰ですか？　急に起こったようですね．前にも似たような症状がありましたか？❻
（問診票のシェーマ：腰部全体に斜線あり）❼

患者 （上臀部を押さえながら）そうそう，この忙しい時期にまいってしまうよ．昔から腰痛はあったけど，仕事で無理したっていつもの痛み止めを飲むと我慢できたんだ．でも今度のはダメ．薬が全然効かない．動くと腰に激痛が走って，どうにもならないんだ．

医師 今回，急にお尻の上が痛くなったんですね．何か思い当たるきっかけはありましたか？❽

患者 きっかけかどうかわからないけど，一昨日，仕事で塗料の入ったバケツを持ち上げたら腰がギクッとなったよ．そのときはちょっと痛い程度だったけど，夕方になってだんだんひどくなって動けなくなった．前にも似たような腰痛が何度かあったから，しばらくすればよくなるかなと思っていたけど…．こんな痛いのは初めてだよ．ぎっくり腰かな．

医師 大変でしたね．前にも同様の症状があったようですが，同じ部分が痛みますか？

患者 うーん，何ともいえないな．（腰背部全体を触りながら）この辺りが漠然と痛むんだ．
　今は少しよくなったけど❾，一昨日は痛くて顔も洗えなかったよ．腰の奥のほうに響いて体を曲げられないんだ．仕事もこの2日間休んでいるよ．横になってじっとしてると楽なんだ．近所の先生に痛み止めをもらっていたけど，全然効かなかったよ．

医師 足にも痛みがきていますか？❿

患者 この辺にしびれたような重だるい痛みがずっとあるんだよ．（左下臀部から大腿にかけてさする）

医師 腰の痛みのほかに，何か症状はありますか？

患者 熱もないし，だるくもない．食欲もあるよ．腰だけが痛いんだよ．

医師 詳しく診てみましょう．立てますか？

患者 （ゆっくり，ぎこちなく立ち上がる）ああ，イテテテッ…．立

---

❹ 入室時の観察も重要．救急車で来院することもある．

❺ 何らかの動作，姿勢で再現痛があることを確認．

❻ 痛みの始まりを質問する．急性発症であっても，それ以前に腰痛の既往があったのか，突然発症したのか区別する（慢性腰痛の急性増悪か，初発例か）．

❼ 痛い部分を図に示してもらう（問診票に全身の図を入れておくとよい）．背部痛も側腹部痛も腰痛と表現することがある．腰痛に伴う下肢痛，関連痛の部位は高位診断に役立つ．

❽ 痛みの経過，過程を質問する．腰痛の始まりが姿勢，動作，疲労とまったく関係なく，説明することが困難な場合，内科的疾患も考慮しなければならない．発熱，安静時痛，進行性の腰痛は化膿性疾患，大動脈疾患，悪性腫瘍由来の可能性がある．

❾ 時間経過とともによくなっていることを確認．

❿ 坐骨神経痛と異なり，痛みが足関節まで響くことはほとんどない．

C 腰・下肢の疾患

つのが一番きつい⑪．何とか立てるけど，立ち上がるときは手伝ってもらわないと…．
医師 前に屈めますか？⑫
患者 ゆっくりなら…．（FFD：30cm）
医師 後ろに反れますか？⑬
患者 うーん，ダメダメ，これは無理．

後屈制限（＋），根性痛（－）〔kempサイン陰性〕

医師 つま先立ち，かかと立ちはできますか？⑭
患者 こうかな．〔腰をかばいながらもしっかりできることを確認．（簡易筋力テスト：正常）〕
医師 今度は診察ベッドに仰向けに寝てください．
患者 寝るのか…．そっとそっと，ゆっくりね．
医師 下肢をあげますよ⑮．（SLRテスト：90° 90° 正常）
患者 体が硬いっていわれるけど，これはできるな．
医師 足がしびれたり，力が入らない感じはありませんね？⑯

（下腿を触診する）
下肢の知覚低下（－），筋力低下（－）
（腹部もあわせて触診）
圧痛（－），腹壁：平坦，軟

患者 うん，大丈夫．何ともない．
医師 今度はうつ伏せになってください⑰．
患者 うーん．寝返りがきついからできるかな．（激痛が走らないように，ゆっくりと腹臥位になる．体をねじれない様子）
医師 背中を触っていきますよ．腰を揺すったり指で押したりしますから，痛かったら教えてください⑱．

（圧痛点を確認する）⑲
第4,5腰椎左側近傍部に圧痛（＋）
傍脊柱筋の硬直（＋）⑳
棘突起の揺さぶり振動による痛みの再現（＋）
棘突起への叩打痛（－）

患者 そこそこ，そこが痛いんだ．
医師 ご協力ありがとうございました．もう少し詳しい検査をさせてください．血液検査とX線検査を進めましょう．

⑪ 立ち上がるときなど，体動開始時に痛みが出現することが多い．
⑫ 指尖床間距離 finger floor distance（FFD）の確認．
⑬ 立位体後屈伸展時に椎間関節に最大の負荷がかかる．

⑭ 筋力は正常なことが多い．

⑮ 椎間関節症では神経根症状はみられない．
⑯ 知覚障害はほとんど認められない．筋力低下は疼痛による機能低下のことが多い．

⑰ 立ち上がるときや寝返りなど体動開始時に腰痛を最も強く感じる．

⑱ 痛みの訴え方を慎重に観察するとともに筋の緊張状態をみる．
⑲ 該当椎間関節の近傍に圧痛点がある．それより外側に関連痛としての筋膜性疼痛部位が広く存在する．
⑳ 椎間関節症に続発する二次的な攣縮は多裂筋の痛み（筋・筋膜痛）の原因となる．

腰部単純X線写真[21]：特徴的所見なし．加齢による退行性変性を認める（椎間板腔の狭小化，骨棘形成，椎間関節の肥厚，硬化，関節裂隙狭小化，不整像，椎体の石灰化）．
血液検査：神経ブロックに備えて最低限の検査を施行（血算，生化，凝固系に異常なし）．

医師 お疲れさまでした．昔からの腰痛が急に悪くなったようですね．痛み止めも効かず日常生活にもお困りでしょう．早速，神経ブロックを始めましょう．
患者 仕事を長く休むわけにはいきません．よろしくお願いします．

☐ **盲目的椎間関節ブロック施行**

　棘突起から疼痛側に外側2cmを穿刺点とし，垂直にカテラン針を進める．約4cmほどで椎間関節近傍，もしくは横突起基部に当たる．そこで1%メピバカイン（カルボカイン®）5mLとデキサメタゾン（デカドロン®）3.3mgの混合液を1ヵ所あたり2～3mL注入する．椎間関節に分布する脊髄神経後枝内側枝へのブロックをイメージして施行する[22]．

> 🥕 **伝授！　初診時の思考プロセス**
>
> 　神経学的には異常所見がなく，罹患関節に一致した圧痛，棘突起の揺さぶりで再現痛があることにより，椎間関節症を疑う．神経ブロックは急性増悪時に即効性があり，瞬時に痛みを軽くすることができるため，患者との信頼関係を築きやすい．X線透視下での椎間関節ブロックが有効であれば確定診断となる（表23-1）．

患者への説明

ブロック直後より痛みの軽減を認める[23]．
医師 腰椎に軽い変形があり，椎間関節からの痛みが考えられま

[21] X線検査は椎体圧迫骨折，化膿性脊椎炎，悪性腫瘍の骨転移など重篤な疾患を否定するために施行する．椎間関節症の痛みを説明できる画像所見が得られることは少ない．

[22] 穿刺針の深さと方向には細心の注意が必要である．X線透視下で経験を積んでから施行することが望ましい．

[23] 椎間関節症の保存療法として椎間関節ブロック，後枝内側枝ブロックは最も効果的で，治療期間の大幅な短縮が可能である．

表23-1．椎間関節症の症状と診断ポイント

症　状	後屈制限と後屈時痛 体動開始時痛 罹患椎間関節に一致した圧痛 股関節，臀部，大腿外側部への関連痛
診断ポイント	SLRテストは正常 神経学的所見は正常 椎間関節ブロックによる疼痛消失

C　腰・下肢の疾患

　　　　す．何回か通院してください．経過をみながらブロックを継続しましょう．
患者　何だか少し軽くなったようだよ，ありがとう．腰にも関節があるんだね．これなら仕事に出られそうだ．自宅でじっと寝てなければダメかな？㉔
医師　普通に生活して大丈夫ですよ．厳密に安静にしている必要はありません．痛みが強いときはコルセットを使用して仕事に出てもいいですよ㉕．痛み止めを処方しておきます．痛いときに頓用で使ってください㉖．

㉔ 基本は安静であるが，ベッド上の安静を指示する必要はなく，症状が消失あるいは緩和する程度に日常生活，仕事量をセーブすればよい．
㉕ コルセットは安静にさせるために使用するのではなく，日常活動を促すために使用する．
㉖ 急性期の薬物療法は，NSAIDsを主体にする．局所炎症が存在する1〜2週間，消化器症状に注意して神経ブロックと併用して投与する．

治療経過

　3日後再診．介助者なく1人で来院．初診時のような激痛はなくなったが，重く鈍い痛みが上臀部に残っている．
医師　おはようございます，今日はお一人ですか．ずいぶんよくなりましたね．仕事も再開したようですね．
患者　助かったよ，ありがとう．だいぶ痛みも軽くなって現場にも出ているよ．歩いたり普通に体を動かしても大丈夫になってきたな．でもいつもみたいな重い鈍痛がまだ残っている．
医師　これまでもたびたび腰痛があったようですね．
患者　そうなんだ．朝，起きてしばらくはいいんだけど仕事が一段落するくらいになると，お尻の上が重くなって横になりたくなる㉗．若いころは何ともなかったのに年はとりたくないね．痛み止めも欠かせないし，まだまだ仕事も続けなくちゃならない．何とかなりませんか？
医師　慢性の腰痛症のようですね．原因を詳しく調べて㉘，痛みの治療を継続しましょう．

㉗ 慢性の椎間関節症では安静時痛はないが運動により痛みが増強することが多い．

㉘ 高位の椎間板ヘルニアなども痛みの部位が臀部，大腿部に広がる．

■ 硬膜外ブロック施行

　ペインクリニックでは，腰痛に対しリスクを勘案したうえで硬膜外ブロックを行うことが多い．腰下肢痛に対する基本的な神経ブロック療法であり，疼痛治療だけでなく診断を進めるためにも有用である．急性期には1回注入法〔0.5％メピバカイン（カルボカイン®）6〜10mL〕を3〜4回/週の頻度で行う．直接的効果は少ないが，椎間関節症に関連して起こる筋・筋膜痛に有効である．慢性期は1回/1〜2週程度で行う[1)]．

その後

継続して神経ブロック（腰部硬膜外ブロック2回，盲目的椎間関節ブロック4回）を施行㉙．くり返しブロックを行うことで，痛みの軽減する時間が数日～数週間と延び鎮痛効果を認めた．

後日レントゲン室の予約を取り，X線透視下に椎間関節ブロックを施行．明らかな除痛が得られたため，脊髄神経後枝内側枝高周波熱凝固術（ファセットリゾトミー）㉚を行っている施設に紹介とした．

㉙ 神経ブロックは侵襲的な治療であり，硬膜外血腫などの不可避な合併症を起こす可能性がある．椎間関節ブロックは危険性が比較的少ない．

㉚ 慢性痛（慢性疼痛）への高周波熱凝固術の適応は限られているが，三叉神経痛と同様に，椎間関節症にも優れた鎮痛効果が得られる．

症例解説

■ 疾患のポイント

腰痛の約15％が腰椎椎間関節に由来するといわれている[2]．その臨床像はぎっくり腰といった急性腰痛から，脊柱管狭窄症や骨粗鬆症などの脊椎変性疾患により二次性に発生した慢性腰痛まで多彩である．日常生活は不自由なく過ごせるが，何らかの動作，姿勢をきっかけに強い痛みが再燃し来院してくる患者は多い．椎間関節も四肢の関節同様，加齢とともに退行性変化が起こる．前方支持組織である椎間板が変性し高さが減少してくると，後方支持組織である椎間関節への負荷が増大する．その結果，急性期には椎間関節損傷（椎間関節捻挫），慢性期には関節症性変化が起こり，椎間関節に分布する知覚神経（脊髄神経後枝内側枝）が刺激され痛みが発症する．

椎間関節に由来する痛みの特徴として，罹患関節近傍の圧痛，脊椎の伸展，屈曲時の再現痛などがあげられているが，特異度，感度とも低く，画像上も特徴的な所見は少ない[3]．椎間関節症の痛みの確実な診断方法はないが，一般的にX線透視下での椎間関節ブロック，内側枝ブロックで除痛が得られた場合，椎間関節由来の痛みと診断している．

■ 治療

ほかの腰痛診療同様，内科的な重篤疾患を見逃さないことが重要である．強い安静時痛や発熱，明らかな神経学的異常がないことを確認する．プライマリの現場では，問診や触診などの診察が基本となる．治療には，①薬物療法，②局所麻酔薬による神経ブロック療法（椎間関節ブロック，後枝内側枝ブロック），③高周波熱凝固術などの方法がある．

薬物療法として，急性期もしくは慢性期の急性増悪時にはNSAIDsが有用である．高齢者や腎機能低下を認めるときはアセトアミノフェンを考慮する．長期にわたる痛みのために不安，抑うつ状態が生じ，侵害受容性疼痛と神経障害性疼痛が混在した痛みとなっている患者には，抗うつ薬や抗痙攣薬の投与も考慮していく．

慢性痛（慢性疼痛）の急性増悪をきっかけに来院することも多いため，神経ブロックを活用し患者との信頼関係を築き，慢性痛（慢性疼痛）の治療を継続して行う．診断が確定すれば高周波を用いた脊髄神経後枝内側枝高周波熱凝固術（ファセットリゾトミー）はよい適応になる[3,4]．

理学療法は慢性期の疼痛管理として積極的に指導する．筋力維持のための運動療法，脊柱の柔軟性を維持し，ストレスから椎間関節を守るためのストレッチ体操などを継続して行わせる．急性増悪時には積極的に疼痛緩和に努め，慢性期では運動療法や生活指導を行い，疼痛再発を予防することが大切である．

（毛利祐三）

C 腰・下肢の疾患

文献

1) 日本ペインクリニック学会ペインクリニック治療指針検討委員会 編：Ⅱ-H-11腰椎椎間関節症．ペインクリニック治療指針 改訂第3版, pp.111-112, 真興交易医書出版部, 2010.
2) Cohen SP, Raja SN : Pathogenesis, diagnosis, and treatment of lumbar zygapophysial (facet) joint pain. Anesthesiology, 106(3) : 591-614, 2007.
3) 長櫓 巧, 桧垣暢宏, 武智健一ほか：難治性慢性患者への治療と対処 神経ブロックの適応と方法．麻酔, 57(11) : 1371-1378, 2008.
4) 延原弘明：腰椎椎間関節症．ペインクリニック診断・治療ガイド－痛みからの解放とその応用 第4版, 大瀬戸清茂 編, pp.326-331, 日本医事新報社, 2009.

症例24
骨粗鬆症・圧迫骨折

薬物治療例

症例	75歳 女性[1]．転倒後から，動くと腰背部が痛い．
主訴	動くと腰背部が痛い．

初診時

既往歴 60歳：高血圧症．

現病歴 今まで特に腰背部痛はなかった．10日前に自宅の階段で転倒し，その後，腰背部痛が出現した．じっとしているときには痛みはないのだが，動くと激痛が走る．

経過 近くの医院に受診し，脊椎のX線撮影をしてもらったが，腰椎には変形はあるものの，大きな問題はないといわれ[2]，鎮痛薬と湿布を処方された．しかし，痛みはいっこうに軽減しない状態であった．家族が心配になり，インターネットで調べてペインクリニック科を受診することとなった．

外来診察時
痛みが出てから10日後，ペインクリニック科を受診．
杖歩行にて[3]受診．ゆっくり杖をつきながら歩行するも，座るときに顔をしかめる．

医師 どこがおつらいですか？
患者 背中から腰が痛くて…．
医師 今も痛いですか？
患者 今のように座ってしまえば痛みは少ないのですが，動くと激痛が走るんです．
医師 何か，痛みが出るようなきっかけがありましたか？
患者 10日前に階段で転んでしまって．といっても階段の上から落ちたわけではなくて，最後の3段くらいで滑ってしまったんです．

[1] 骨粗鬆症は中高年の女性に多い．

[2] 骨折初期には脊椎X線画像では発見されないことが多い．

[3] 車椅子などへの移動時には痛みがあるが，いったん移動すると痛みは軽減する．ただし，そこから体勢を変えると痛みが出るため，動かないことが多い．歩き始めると痛みが低下して，歩いて受診できる人もいる．

C　腰・下肢の疾患

医師　そのあとから痛くなったのですね？
患者　はじめはすぐによくなると思っていたのですが，10日経ってもいっこうによくならなくて❹．
医師　その後，どこかの病院を受診しましたか？
患者　いつも行っている近くの病院を受診しましたが，特に問題はないといわれ，痛いときだけ痛み止めを飲むようにいわれました．でも全然痛みが取れないんです．
医師　夜，眠ることはできますか？
患者　いったんベッドに入ると痛みは消えるので眠ることはできます．でも寝返りを打つと痛みが出る❺ので，すぐに目が覚めてしまい，なかなか眠れません．
医師　それはおつらいですね．おうちで生活するのも大変だと思いますが，今はどうされていますか？
患者　日頃は1人で生活している❻のですが，今は無理なので，息子の奥さんに身の回りの面倒をみてもらっています．お風呂に入れないのでシャワーだけにしています．髪を洗おうと前かがみになると痛くてつらいです．
医師　腰や背中以外に，たとえば足に痛みや，しびれた感じ，力が入りにくい感じはありますか？❼
患者　足は何ともないです．
医師　痛いところを触ってみてください．
患者　このあたりです．（左右の腰やや上の領域を触る）❽
医師　背骨の真ん中を押したり軽く叩いたりします．痛みがあるところがあったら教えてください．
患者　イタタタタッ！　そこが痛いです．（患者が触ったところより上に痛みがあり）❾
医師　腰のX線画像を撮ってみましょう．
患者　前に行った医院の先生に腰の骨は何ともないといわれましたが，撮る必要がありますか？
医師　痛みが出たときにはわからなくても，少し時間が経ってからわかることがありますよ．

―撮影後―
医師　胸椎という骨の12番目が折れていますね❿（図24-1）．背骨（椎体）は円柱の形をしていますが，横からみると長方形にみえます．折れると，骨がつぶれて楔のような形になります．これを圧迫骨折といいます⓫．
患者　この前撮ってもらったX線画像ではなかったはずなのに…．

❹ 急性腰痛の場合は数日で改善傾向が認められるが，圧迫骨折では軽減しない．

❺ 寝ているときは安静時痛ととらえがちだが，寝返りを打つときの痛みは体動時痛である．

❻ 家族がなく一人暮らしで生活している高齢者が増加している．どのような生活をしているかは，その後の治療方針にも影響を与えるため確認しておくとよい．

❼ 破裂骨折など，脊柱管内まで骨折が波及すると神経根症状を呈することがあり注意を要する．

❽ 胸腰椎の圧迫骨折では，腰臀部に痛みが出ることが多い．片側のこともあるが，両側のこともある．

❾ 通常，圧迫骨折をしている部位は，痛みがある部位より上位にある．

❿ 圧迫骨折は胸腰椎移行部に多い．

⓫ 脊椎側面像にて楔状変化として確認できる．

症例24 骨粗鬆症・圧迫骨折

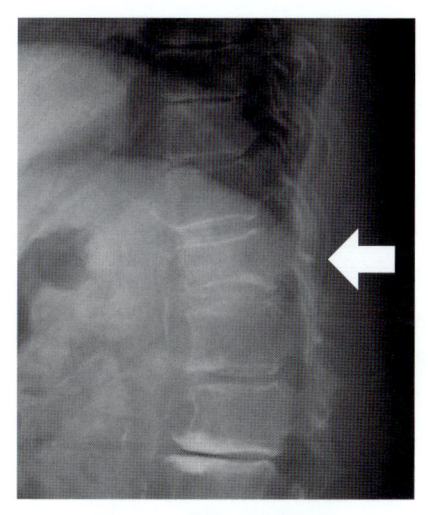

図24-1. 胸椎X線側面像
Th12に圧潰像が認められる．

医師：圧迫骨折は骨折してもすぐにはわからないことが多いのです．体の重みが加わることで徐々につぶれていきます．1～2週間程度してからX線画像でわかってくることが多いですね⓬．

患者：そうなんですか．どうしたらよいでしょうか？

医師：このままにしていると，骨折がさらに進行する可能性があるので，まずは，コルセット⓭ をしましょう．できればしっかりしたものを作ったほうがよいので専門の業者に依頼したほうがよいのですが，それまでは簡易的なものでもしておいたほうがよいですよ．

患者：入院したほうがよいでしょうか？

医師：骨が固定され始めるのに1ヵ月くらいかかります⓮．ですから，あと2週間くらいはあまり動きすぎず，動くときにはコルセットをして最低限の動きにしておいたほうがよいです．ですから，ご家族が身の回りのことをサポートできるのであれば自宅安静でも可能です．しっかりとしたコルセットをすると，動くときの痛みも軽くなることが多いですね．

患者：今，近くにいる息子の家族が自分の家に来てくれるので，身の回りのことは自分たちで何とかできます．

医師：2週間はあまり無理をしない生活をするようにしてもらいます．痛み止めと骨を丈夫にするお薬を出しましょう⓯．コルセットを使用して，お薬を使いながら様子をみても痛みが軽減しなかったら，神経ブロックなどの治療をしましょう．

⓬ 2週間程度でX線画像による変化を認めることが多い．

⓭ 圧迫骨折急性期は，コルセットの装着は必須である．

⓮ 通常，圧迫骨折は骨癒合が開始するのに1ヵ月程度を要する．ただし，もともと骨粗鬆症が強くある場合は延長することもある．

⓯ 圧迫骨折に対する処方としては，NSAIDsなどの鎮痛薬，痛みによる不眠などがある場合に抗不安薬などを処方する．

C　腰・下肢の疾患

> **伝授！　初診時の思考プロセス**
>
> 　高齢者の女性で転倒などが原因となり体動時の腰背部痛が出現した場合は，骨粗鬆性圧迫骨折を疑い脊椎X線を撮影する．しかし，急性期は椎体の圧潰が確認できない場合もある．年齢，性差，痛みの性質，全身状態の評価などからある程度鑑別は可能だが，鑑別が難しい急性腰痛の場合を含め，まずは安静やコルセットの使用などで椎体への負担を軽減させることが優先となる．痛みやADLなどの状態をみて自宅安静が可能か，入院治療が必要かを検討する．

治療経過

2週間後．

患者　ずいぶん痛みが楽になってきました．

医師　そうですか，それはよかった．しかし，まだ骨が完全についたわけではないので，2ヵ月程度は起きているときにはコルセットをつけておき，慎重に生活しましょうね．

神経ブロック施行例

| 症例 | 82歳 女性❶．急に動くと腰に激痛が走るようになった． |
| 主訴 | 動くと腰が痛くて❷ベッドから動くことができなくなった． |

初診時

既往歴　75歳：乳がん．

現病歴　10年ほど前からときどき腰痛が出現することがあったが，自然軽快していた．
　1ヵ月半前に外に干していた洗濯物を取り込んでいる際❸，腰に軽い痛みを感じた．その日のうちに痛みは激痛に変わった．じっとしているときには痛みはないが，動くと激痛が走るため身動きができない状態になってしまった．

❶ 骨粗鬆症は中高年の女性に多い．

❷ 圧迫骨折の痛みは体動時痛が主体．安静時には痛みが消失する．

❸ 圧迫骨折は転倒などが原因となることがあるが，骨粗鬆症の症状が進行している場合，特に誘因なく骨折することも多々ある．

経　過　家族に連絡して来てもらい，近くの医院を受診することにした．腰椎のX線撮影をしたところ，背骨が何ヵ所も骨折しているから❹大きな病院でみてもらったほうがよいといわれた．その医院から紹介された整形外科の病院で約1ヵ月入院後退院したが，痛みは軽減していない．知人に勧められ，ペインクリニック科受診となった．

❹ 痛みが強い場合は複数ヵ所同時に骨折していたり，陳旧性の圧迫骨折がもともとあったところに新しい圧迫骨折を生じている場合などがある．

■ 外来診察時

痛みが出てから1ヵ月半後，ペインクリニック科を受診．

息子夫婦に付き添われ，車椅子にて❺受診．家族が世話をしているせいか，ある程度衣服などは整えてあるが，整髪などはできておらず疲れた表情をしている．

医師 どこがおつらいですか？
患者 腰が痛いんです．
医師 今も痛いですか？
患者 動かないと大丈夫ですが，少し動くだけでも激痛が走るんです．
医師 何か，痛みが出るようなきっかけがありましたか？
患者 洗濯物を取り込もうとしたときに急に腰に痛みが走ったんです．でも，そんなに重いものを持ち上げたわけではありません．ただ，物干しにかけていたタオルを取り込もうとしただけなんです．
医師 痛みが出てから，どこかに受診しましたか？
家族 近くの整形外科でX線画像を撮ってもらったら，背骨が何ヵ所も折れているので，大きな病院の整形外科に受診したほうがよいといわれました．総合病院の整形外科を受診したところ，そのまま入院となりました．コルセットを作ってもらって，なるべく動かないようにいわれて，あまり動かないようにしていたのですが，痛みは変わりませんでした．1ヵ月経ったのでいったん退院することになったのですが，痛みが強く，布団に入ると動けない状態です．
医師 寝ているときには痛みは大丈夫なのですか？
患者 いったん布団に入って動かなくなると痛みは出ません．でも，寝返りを打つと痛いし，仰向けで寝られないのもつらいです❻．
医師 それはおつらいですね．おうちでの生活はどうされていますか？
家族 今はこんな状態なので，私たちの家で身の回りの面倒はみています．ただ，移動させてあげるときもつらそうです．

❺ 車椅子などへの移動時には痛みがあるが，いったん移動すると痛みは軽減する．ただし，そこから体勢を変えると痛みが出るため，動きたがらない．

❻ 陳旧性の圧迫骨折を含め，多発圧迫骨折をしていると，すでに亀背が進み，仰臥位をとるのが困難となる．

C 腰・下肢の疾患

患者 だから，ほとんど寝たきりの状態で….
医師 腰以外に，たとえば足に痛みや，しびれた感じ，力が入りにくい感じはありますか？[7]
患者 足は何ともないです．
医師 痛いところを触ってみてください．
患者 ここあたりです．(左右の腰部下領域を触る)[8]
医師 背骨の真ん中を押したり軽く叩いたりします．痛みがあるところがあったら教えてくださいね．
患者 イタタタタッ！ そこが痛いです．(触ったところより上に複数ヵ所痛みがあり)[9]
医師 10点が耐えられない痛み，0点がまったく痛くないとすると，動くときの痛みは何点くらいになりますか？
患者 9点ですかね．動かないと0点ですが．
医師 前の病院ではどこが悪いといわれましたか？
家族 X線画像では背骨が何ヵ所か折れているといわれました．そのあとMRI写真も撮ったのですが，新しい骨折が2つあるといわれました．今日はその画像を持ってきています．
医師 拝見しますね．背骨のなかで腰の骨を腰椎と呼び，全部で5個ありますが，X線画像を見ると1番目から4番目まで腰椎は折れています．しかし，MRIを見ると，そのうち上の腰椎2つ（第1,2腰椎）が新しく折れています．そうなると，下の2つ（第3,4腰椎）は以前に骨折していたことになりますね[10]．これですと，動くと痛くて寝たきりの状態になってしまう可能性があります．入院して治療しましょう．
患者・家族 よろしくお願いします．

[7] 時間が経過し，椎体の圧潰が進むと，脊柱管を狭窄させ神経根症状や場合により脊髄症の症状を呈する危険があるため注意を要する．

[8] 胸腰椎の圧迫骨折では，腰臀部に痛みが出ることが多い．片側の場合もあるが，両側の場合もある．

[9] 通常，圧迫骨折をしている部位は，痛みがある部位より上位にある．

[10] 多発圧迫骨折している場合，そのうちの数ヵ所は陳旧性の圧迫骨折であるが，本人はいつ骨折したかわからないことが多い．

伝授！ 初診時の思考プロセス

2ヵ所以上同時に圧迫骨折を生じると，痛みが強くて動くこともできなくなり，通常の生活が送れずに寝たきり状態になることがあるため入院治療を検討する．急性期の圧迫骨折か否かは脊椎MRIで判断する．コルセットの作成，安静の指示などと同時に，廃用症候群を予防するため可能なリハビリテーションを行う．また，内服治療，神経ブロック治療などを行い，少しでも痛みが軽減できる状態を作る．ただし，骨折が高度に脊柱管を狭窄し，麻痺症状を呈している場合は，早急に整形外科による手術治療の適応を検討する．

入院後

医師 骨折をしてから1ヵ月半くらい寝たきりの状態だったので,体の筋力が低下していますし,知らないうちに痛みが出るのが怖くて動かせない状態になっています.リハビリテーション科にお願いしてリハビリを始めましょう⑪.

患者 えっ,でもあまり動いてはいけないのではないですか?

医師 骨折している部位に負担をかけなければできるリハビリはあります.今からやっておかなければ,治療をしても筋力がなくて動けなくなってしまうこともあるんですよ.作成してもらったコルセットは,動くときに必ずつけて移動してくださいね.

患者 わかりました.

医師 痛みの治療として神経ブロック療法を行いましょう.まず,椎間関節ブロック治療を行います⑫.

患者 どのような治療でしょうか? 痛いですか?

医師 椎体が折れると隣の椎体との間の関節の動きが悪くなり,動くときに痛みを生じることがあります.そこで関節に痛み止めを注入して,痛みを軽くする方法やその関節を支配している神経(後枝内側枝)に痛み止めを使用する方法などがあります.原因になっていると考えられる関節は数ヵ所ありますから,どの関節が最も痛みの原因になっているか調べるために,何ヵ所かブロックしてみましょう.

―ブロック後―

患者 先生,だいぶ痛みは軽くなりましたが,2〜3日したらまた痛くなってきました.

医師 椎間関節を支配している神経を後枝内側枝といいますが,そこに,針先から熱が出る特殊な針で熱を与えると,前回のブロックの効果が長続きすることがあります.そちらもやってみましょう(椎間関節後枝内側枝高周波熱凝固術)⑬.それでも痛みが強い場合は,経皮的椎体形成術といって,折れている背骨の中に医療用セメントを入れて,不安定な部分を固定する方法もあります(経皮的椎体形成術)⑭.

患者 よろしくお願いします.

⑪ リハビリテーションは筋力低下などの廃用症候群を予防するのみだけではなく,亢進している筋緊張を軽減させることで,筋緊張からくる痛みの改善にもつながる.

⑫ 圧迫骨折に対する神経ブロック療法としては,先にあげたもの以外にも硬膜外ブロック,腰神経叢ブロック,神経根ブロック治療などさまざまなものがあるが,出現している症状により,どの神経ブロック療法を選択するかは異なる.

⑬ 現在,わが国で使用できる機器には,Neuro Therm®社製のものがある.

⑭ セメントによる不安定な椎体を固定させる作用には即効性があるため,治療直後より痛みは消失することもある.施術例を図24-2に示す.

C　腰・下肢の疾患

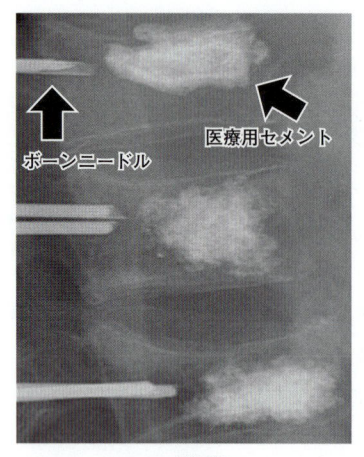

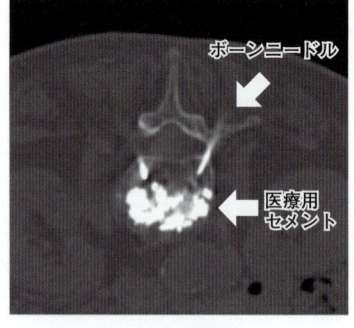

a．側面像　　　　　　　　　　　b．水平断像
図24-2.　経皮的椎体形成術の一例
a：第1, 2, 3腰椎圧迫骨折に対し，ボーンニードルを用いて椎体内に医療用骨セメントを注入している．
b：背部から経椎弓根的に椎体内にボーンニードルを挿入し，椎体内に医療用骨セメントを注入している．

治療経過

患者 前よりもだいぶ痛みが軽くなりました．痛くて動けないようなことはなくなりました．

医師 よかったですね．骨折した骨が固まって安定するまで，通常3ヵ月かかるといわれますが，もともと骨粗鬆症もあるため骨は弱いですから，あと2ヵ月は起きているときにコルセットをして生活してください[15]．

[15] 特に，経皮的椎体形成術を行った場合は，隣接椎体の圧迫骨折のリスクをわずかながらあげるため，治療後2ヵ月はコルセットの装着が必要である．

症例解説

◆ 診察のポイント

　腰痛を訴えて受診した人に対して，はじめから圧迫骨折だとは予想しにくい．腰痛はペインクリニック科領域に受診する患者が最も多く訴える症状で，その原因もさまざまである．圧迫骨折は頸椎，胸椎，腰椎のどこでも発症することがあるが，最も多いのは胸腰椎移行部で，そこで骨折した場合は腰痛として訴える．圧迫骨折の腰痛は徐々に痛くなることはなく，急性痛として発症する．急に痛くなる腰痛で真っ先に考えるのは急性腰痛，いわゆる"ぎっくり腰"のようなものだろう．また，圧迫骨折を発症する場合，骨が折れるのだから転倒など明らかな誘因があると思われるかもしれないが，骨粗鬆症性の圧迫骨折は自分でも気がつかないようなことが誘因となることがある．骨粗鬆症は中高年の女性に多く認められ，それはエストロゲン欠乏による骨吸収の亢進が骨形成を上回ることによるが，炊事，洗濯，掃除などの家事を行っている際に発症するケースをよくみかける．たとえば洗濯物を干す，掃除機をかけるなど，これまで当然のように行ってきて，通常ならばこんなことで骨が折れるわけがない，といったことで簡単に骨折してしまう．それだけ骨が弱くなっ

ているのである．

　また，圧迫骨折ならば脊椎X線で画像上骨折が認められれば判断しやすいが，骨折してもすぐには圧潰せず，骨折後1週間くらいは正常な椎体と差がないことも多々ある．さらに，もともと骨粗鬆症が根底にあるせいで骨の透過性が亢進しているため，正確な判断が困難となる．腰椎MRIによる造影画像やSTIR（脂肪抑制画像）を見れば，急性期の圧迫骨折があるか明らかとなるが，いきなり腰痛で受診した人に，「造影MRIを撮影しましょう」と提案するのは，検査にかかる費用からも敷居が高い．ほかの腰痛疾患と鑑別するには，年齢，性別，生活歴などから骨粗鬆症の可能性があるか，また，骨折を疑う場合は，その椎体に圧痛，叩打痛などが認められるかを確認する．

　また，急性期圧迫骨折の可能性を示唆するものに血液検査のCRP値がある．骨折をしている場合，WBCは正常でありながらCRPが軽度に上昇することが多い．これは外傷のない骨折で組織が崩壊することによりC-タンパクが増加するからで，通常のぎっくり腰では上昇はしない．ただし，本当に炎症反応が上昇する疾患，たとえば椎体炎，椎間板炎などの炎症性疾患，また，骨転移のような悪性疾患の可能性も考えなければならない．圧迫骨折には安静時痛はなく，体動時痛が主体となるが，炎症性，腫瘍性の腰痛は体動時痛だけではなく持続痛を伴うことが多い．しかし，体動時だけ痛みがある場合もあり，それだけで鑑別はできない．ほかの検査結果，既往，全身状態などを的確に把握し，早く治療しなければならない疾患を見落とさないようにすることが大切である．

■治療

　圧迫骨折の多くは骨が固定されれば痛みは消失する．よって，まずは極力骨が動かないような状態をつくる．これまでは，体幹固定をして3ヵ月は臥床したまま骨が固定されるのを待つ，といった治療がされてきたこともあるようだが，骨が固定されたときには廃用性症候群や認知症を生じ，寝たきりの状態に至るケースも認められたようである．現在は，コルセットをして必要以上には活動しないものの，慎重に最低限の生活を送るほうがよいといった見解が主流になっている．約1ヵ月程度してくると骨が癒合し始め，それに伴い痛みも軽減してくる．その際の痛みの治療はNSAIDsなどの消炎鎮痛薬が主体となる．しかし，痛みが強い場合はNSAIDsのみでは効果が少ないため，寝返りするだけで痛みが出現し，動くことに恐怖心を覚えるようになる．特に多発圧迫骨折を発症している場合は顕著となる．そのような場合は集学的な治療が必要となるため，入院治療を検討する．鎮痛補助薬を使用しながら神経ブロック治療，リハビリテーションによる廃用症候群の予防などを計画する．

　効果が期待できる神経ブロックとしては椎間関節ブロック，椎間関節後枝内側枝高周波熱凝固術などがある．また，圧潰が進行すると脊柱管への圧迫を生じ，神経根症状を生じてくることがある．その際は，硬膜外ブロック，腰神経叢ブロック，神経根ブロック，高周波熱凝固術（神経根サーモ，パルス）などが効果を発揮することがあるが，圧潰を放置しておくと麻痺症状を生じ，それが不可逆的な経路をたどることもあるため注意が必要である．これらの治療を行っても痛みが残存する場合，特に椎体内に空洞が形成され亀裂（クレフト）を生じ，いわゆる偽関節の状態を呈すると骨が自然に固定される可能性は少なくなる．このような場合，医療用セメントを椎体内に注入することで椎体内の固定を促す経皮的椎体形成術が有効となる．

　圧迫骨折，骨粗鬆症に対する予防であるが，まずカルシウム摂取を含めた食事や栄養摂取の改善，散歩などの適度な運動を行うといった生活習慣を確立するのはもちろんだが，骨強度が低下した骨粗鬆症には薬物療法も検討していく．これまで，ビスホスホネート製剤，カルシトニン製剤，活性型ビタミンD_3製剤，SERM（選択的エストロゲン受容体調整薬），ビタミンK_2製剤，カルシウム製剤などを使用してきたが，テリパラチド（副甲状腺ホルモンであるパラチロイドホルモンの誘導体）のような新しい薬剤も登場してきており，今後，それらの治療効果が注目される．

（上島賢哉）

C 腰・下肢の疾患

症例25
変形性膝関節症

■薬物治療＋リハビリテーション±神経ブロック併用例■

症例	72歳 女性．歩行時に両ひざが痛む，やや肥満，運動量は少ない．

主訴	本人▶膝が痛くて外出できない．正座もできないので人と会うのも億劫だ． 夫　▶いつも寝てばかりで，家事もままならない様子．心配だ．

初診時

既往歴　10年前：2型糖尿病〔シタグリプチン（ジャヌビア®）内服中〕，高血圧症〔バルサルタン（ディオバン®）内服中〕，脂質異常症〔ベザフィブラート（ベザトール®）内服中〕．

現病歴　6年前から階段を降りるときに左膝が痛むことがあったが，普通に生活をしていた．3年前から次第に痛みが増強し，最近は右膝も痛むようになった[❶]．

発症　X－6年前，初発年齢66歳．

痛みの部位　両膝の内側[❷]．

経過　他院でヒアルロン酸の関節内注射を左計20回，右計10回受けた．また，1年間にわたりほぼ毎日物理療法（低周波治療，レーザー治療）を行っていた．これらの治療の直後は痛みが軽くなる気がするが，長期的には改善しないため，別の治療法を相談するために当院を受診した[❸]．

X線分類上はK–L分類グレード3[❹]．

MRIでは関節軟骨の磨耗，欠損，内側半月後節の変性断裂が確認される．軟骨下骨にはT1 low，T2 highのbone marrow lesionが観察される．

立位FTAは右膝184°，左膝181°．

可動域は他動で右膝屈曲120°，伸展－15°，左膝屈曲110°，伸展－25°．

筋力はMMTで両側大腿四頭筋4，ハムストリングス4．

圧痛は左右ともに鵞足部に認められる．

---

❶ 大規模調査ROADプロジェクトによると，わが国における変形性膝関節症（膝OA）の潜在患者数約2,350万人，有症患者数は850万人と推定される．

❷ 日本人の膝OA患者の80〜90％はO脚変形を伴っており，内側型OAが98％と欧米より高頻度である．

❸ 他力本願で痛みを取ってもらおうと考えるのが根本的な患者の過ちである．薬や注射では不十分で，知識の習得とリハビリテーションに努力を要することを知ってもらう必要がある．

❹ X線画像診断と症状は乖離している．構造的な変化を伴っていたとしても，最初の治療目標は保存的に痛みを取り除くことである．
【Kellgren-Lawrence分類】
グレード1：骨硬化像，また骨棘，骨囊胞の形成
グレード2：関節裂隙の狭小化（3mm以下）
グレード3：関節裂隙の閉鎖または亜脱臼
グレード4：荷重面の摩耗または欠損（5mm以下）
グレード5：荷重面の摩耗または欠損（5mm以上）

Ober testは両側陽性（大腿筋膜張筋から腸脛靱帯の緊張）．歩容は疼痛性跛行で，左にlateral thrustが観察される❺．

診察時

杖歩行で左足をひきずって受診（antallgic gait）．
歩容の観察，痛みの評価とADLの評価を行う．

医師 歩くのはつらそうですね．
患者 本当に嫌になります．何にもできません．
医師 簡単な家事くらいはできませんか？
患者 いいえ，痛くて全然できません．
医師 どんなときに痛みますか？
患者 いつもです．一番つらいのは立ち上がるときと歩くときです．それに，階段もつらいです．寝ているときも痛くて目が覚めます．
医師 しばしば気分が沈んだり，希望がないと感じますか？ あるいは，物事に興味や喜びが持てなくなったりしますか？❻
患者 そうですね．生きる希望がないし，テレビを見ても面白くないです．
医師 よほどおつらいのですね．（共感）
では，お買物などに外出することはありますか？
患者 いいえ，最近は病院に行くくらいです．
医師 これまでにどのような治療をしていましたか？
患者 一生懸命リハビリに通って電気も当てていたし，もらったお薬も毎日飲んでいるし，よくなるからって注射も受けましたよ．高いけどサメ軟骨とグルコサミンもちゃんと飲んでます❼．どうしてよくならないのかしら？
医師 痛み止めの薬も飲んでいらっしゃるのですか？
患者 去年の今頃から飲んでいますよ．飲むとちょっとは効いているみたい．でも，ときどき食事のあとに胃がむかむかしたり，胸焼けしたり…．でも，治すためにはしょうがないわね．
医師 いえいえ，頑張って飲んでも早く治るわけじゃないし，長期間飲んでいると胃が悪くなるものですよ❽．それに，血液検査の結果でも，腎臓の機能が少し弱っているようです❾．
患者 そういえば，以前にもほかの病院で同じようなことをいわれました．
医師 ひとまず痛み止めのお薬を変えてみましょう❿．それからリハビリもぜひ始めてみてください．

❺ 立脚期における膝関節の外側への動揺性のこと．内転モーメントが増加することにより関節への負荷が大きくなる．OAの進行と痛みに影響する因子．

❻ やや抑うつ的．スクリーニングには2質問法が簡便でよい．米国予防学会もこの方法をプライマリ・ケア医に推奨している．

❼ European guidelines（eGuidelines.co.uk）では，ヒアルロン酸の関節内注射を推奨していない．コンドロイチン，グルコサミンは条件により使用しないことを推奨している．
米国整形外科学会（AAOS）の膝OAに対するガイドラインでも，コンドロイチン，グルコサミンの処方を行わないように推奨している（エビデンスレベルⅠ，推奨レベルA）．鍼灸も推奨されていない（エビデンスレベルⅠ，推奨レベル結論なし）．

❽ NSAIDs潰瘍は使用開始後2週間程度で発生する．カプセル内視鏡の普及で知られるようになった小腸潰瘍にもNSAIDsが大きく関連しているとされる．米国老年医学会による高齢者の疼痛治療ガイドライン（2009年改訂版）では「高齢者ではCOX-2選択的阻害薬を含むNSAIDsは，慎重に患者選択を行い限定的に使用する」としている．

❾ eGFRが60mL/min以下のCKDに該当．70代女性の過半数がCKDである．海外の運動器慢性疼痛ガイドライン（Guidelines for the Treatment of Chronic Muscloskeltal Pain Management）では，心血管や腎リスクがある変形性関節症患者にNSAIDsは投与せず，オピオイドを使用することを推奨している．

❿ European guidelinesではトラマドールはほかのオピオイドより副作用が少ないとして区別し，最新のAmerican College of Rheumatology 2012 recommendationでも，アセトアミノフェン，経口・外用NSAIDs，関節内ステロイド注射とともにト

C 腰・下肢の疾患

■ 処方内容

トラムセット®錠　1回1錠　1日1回　就寝前　3日分
トラムセット®錠　1回1錠　1日2回　朝食後・就寝前
　　　　　　　　　　　　　　　　　　　　　　3日分
トラムセット®錠　1回1錠　1日3回　朝昼食後・就寝前
　　　　　　　　　　　　　　　　　　　　　　1日分
ドンペリドン（ナウゼリン®）錠　1回1錠　1日3回　毎食前
　　　　　　　　　　　　　　　　　　　　　　7日分
NSAIDs外用薬　　1日3～4回膝に塗布

伝授！　初診時の思考プロセス

典型的な内側型の膝OAであるが，鑑別には膝蓋腱炎，タナ障害，半月損傷，大腿骨顆部骨壊死などを考慮し，圧痛の確認，McMurrayテスト，X線画像検査，MRI画像検査を行う．

Common diseaseである膝OAの治療として推奨されるのは患者教育と積極的なリハビリテーションであり，一部の薬物治療も推奨される．ある程度エビデンスがある治療方針に誘導することが第一段階である．鎮痛薬の副作用が問題となる場合，ブロック治療は時に非常に有効な手段である．しかし，報告が少ないために有効性のエビデンスが十分に検証されていない．

■ 患者教育の考え方

患者教育とは，病気を理解してもらうこと，治療ゴールを設定すること，ダイエットや運動方法を理解し実践させることであり⓫，結果的に痛みの軽減・生活習慣の変化・抑うつの改善・診療回数の減少・医療費の削減が得られることが示されている．

■ 薬物療法の考え方

薬物療法の目標は，痛みを完全に取り去ることではなく，ある程度のADLやQOLを実現できることであり，それが実現された場合は，機能を維持して痛みに耐えられる最小限の用量まで減量する．痛みの訴えがある限り増量するようなことはしない．

■ リハビリテーションの考え方

リハビリテーションは患者教育，減量，運動療法の3つが重要である⓬．また，運動療法については，理学療法士（PT）による介入が効果的で，有酸素運動，関節可動域運動，筋力（特に大腿

ラマドールは推奨されている．
なお，トラマドール/アセトアミノフェン配合剤（トラムセット®）は漸増法がよい．治験段階の吐気の発生率は40%にのぼるが，漸増法と制吐薬の予防的使用により吐気の発生率は10%程度まで低くなる．慢性痛（慢性疼痛）の薬物治療では医師側が結果を焦らないことが大切である．
外用NSAIDsは経口NSAIDsと同等の有効性という評価もある（European guidelines）．

⓫【AAOSガイドライン2008の推奨】
自己管理プログラム，生活のなかに運動を組み込むように教育することは効果がある（エビデンスレベルⅡ，推奨レベルB）．
自己管理のために定期的に診察を行うことも有効である（エビデンスレベルⅣ，推奨レベルC）．
BMIが25以上の変形性膝関節症の患者に食事療法，運動療法を処方し5%以上の減量を行うことは効果的である（エビデンスレベルⅠ，推奨レベルA）．

⓬英国国立医療技術評価機構（NICE）における膝OA治療目標では患者教育，減量，運動療法を3つのコア治療としている．

四頭筋）強化運動を実施することが推奨されている[13]．

　痛み方は原因に応じて次の3つのタイプに分類することができる[14]．立ち上がり痛や階段昇降時痛は膝蓋大腿（PF）関節由来[15]，歩行時痛や荷重時痛は大腿脛骨（FT）関節由来[16]，安静時痛や夜間痛は周辺組織の腫脹や滑膜炎由来というようにそれぞれの原因が異なるため，原因に応じた治療を計画する．

理学療法士による患者への説明

理学療法士　リハビリでは主に運動療法を行っていきます．

患者　運動は初めてです．痛みが強いですけど，ひどくなったりしませんか？

理学療法士　今の痛みは，主に筋肉が硬くなったり，うまく働かなかったりしていることが原因なので，直接，筋肉を伸ばしてあげたり，力を入れる感覚を取り戻したりしてあげるのが，一番効果的な治療です．電気やレーザーによる治療は，痛みを和らげる効果がみられることがありますが，根本的な原因に対する治療ではありませんし，運動と併用していなかったので，一時的にはよくなっても痛みがなかなか治まらなかったのだと思います．

患者　そうですか．じゃあ，今回は電気治療みたいなことはしないのですか？

理学療法士　以前行っていた低周波やレーザー治療よりも超音波治療のほうが効果的ですので[17]，そちらにしましょう．
　治療を始める前にまず膝の関節についてお話しします．膝の関節は大きく2つに分けることができます．一つは太ももとすねの間の関節（FT関節），いわゆる一般的に膝といわれている関節です．もう一つは膝のお皿の裏側と太ももの前側との間の関節（PF関節）です[18]．

患者　2つに分けられるなんて知りませんでした．

理学療法士　重要なのは，この2つの関節はそれぞれ痛みの出やすい動作が異なるということです．FT関節では主に歩くときや体重がかかったときに痛みが生じ，PF関節では主に立ち上がるときや階段を上り下りするときに痛みが生じるといわれています．そのため，痛みの出る動作によって治療対象となる関節が異なるということになります．

患者　そんな違いがあったのですね．確かに，歩くときと立ち上がるときとで，微妙に痛みの出る場所が違う気がします．

理学療法士　Aさんの場合は両方の痛みがあり，その原因となっているそれぞれの関節に対して治療を行っていきます[19]．

[13] 国際変形性関節症学会（OARSI）のガイドラインでは，膝OA患者において，痛みの緩和および身体機能の改善を得るための適切な運動療法について，PTによる評価と指示・助言を受けることは有益であるとしている．また，定期的な有酸素運動，関節可動域運動，筋力強化運動が推奨される．AAOSガイドラインでも，有酸素運動，関節可動域運動，大腿四頭筋強化運動が推奨されている．

[14] WOMACスコア（ウエスタンオンタリオ・マクマスター大学変形性関節症指数）においても同様に分類されている．

[15] 腸脛靱帯や外側広筋などの拘縮により，膝蓋骨が外方偏位した状態で，立ち上がりや階段昇降のような膝屈曲角度が大きい動作を行うと，PF関節外側への圧迫力増加を引き起こし，痛みが生じると考えられる．

[16] 歩行時や荷重時は，lateral thrustや膝内反変位での荷重などによる内反ストレスがFT関節内側への荷重負荷増加を引き起こし，痛みが生じると考えられる．

[17] 日本理学療法士協会の理学療法診療ガイドライン（変形性膝関節症の項目）では，物理療法のなかでは超音波療法が最も推奨されている（推奨グレードA，エビデンスレベル1）．

[18] 患者教育は，膝の構造と病態の理解から始めるほうが結果がよいと考えられる．

[19] 通常，膝OA初期の患者は立ち上がり時痛や階段昇降痛から訴え始めるので，PF関節由来の痛みはほぼすべての膝OA患者にみられるが，歩行時痛や荷重時痛などのFT関節由来の痛みはK-L分類グレード3程度まで進行してからみられる．階段昇降時の痛みの消失と歩行時痛の消失には関連を認めないという報告もあるので，それぞれの関節に分けて治療を行う．

C　腰・下肢の疾患

患者 具体的にどのような運動をするのですか？

理学療法士 まず，PF関節の痛みは，太ももの外側の筋肉が硬くなることにより，お皿の骨が外側に引っ張られて，正常な位置からずれていることが原因としてあります．その状態で立ち上がりや階段の上り下りなどの膝を深く曲げる動作を行うため，膝のお皿の外側に圧迫される力が集中してしまうことで痛みが出ます．そのため，治療は硬くなった太ももの外側の筋肉を柔らかくして膝のお皿を正しい位置に戻すために，ストレッチなどを行います[20]．

患者 ストレッチですか．

理学療法士 次に，FT関節の痛みは，太ももの内側にある筋肉のうち，前側の筋肉が弱くなり，裏側の筋肉が硬くなるためにO脚に変形し，膝がまっすぐ伸びなくなっていることが主な原因です．その状態で体重がかかると，膝の内側に負担が集中してしまうことで痛みが出ます．そのため，治療は硬くなった太ももの裏側の筋肉を柔らかくすると同時に，普段使えていない太ももの前側の筋肉を強化して，できるだけ膝をまっすぐに近づけるためにストレッチや筋肉を鍛える運動を行います[21]．

患者 こちらは筋肉を鍛えることもするのですね．

理学療法士 それから，関節への負担を少なくするために体重を減らしていきましょう．

患者 食事制限をするのですか？　それはつらいですね．

理学療法士 もちろん食事量を減らすことも大事ですが，それ以上に運動をすることが大事です．特に散歩や水中歩行，固定式自転車などの運動を，息が上がらない程度のつらくない負荷で20分以上連続して行うことも重要です．

患者 つらくない程度の運動でいいのですね．

理学療法士 最後に家でできる運動も指導しますので，ぜひ試してみてください．

患者 えっ，家でも運動するのですか？

理学療法士 リハビリに来たときだけよりも，家でも運動していただいたほうが痛みが早くよくなるという研究結果もありますし，最初は1つか2つの運動だけですからご安心ください．正しい方法で行えるようにここでやっていただいた運動のなかから選んで指導します．

患者 それならどうにかできそうですね．頑張ってみます．運動したり歩いたりするときに出る痛みを少なくするために，ほかに何かできることはありませんか？

[20] PF関節の膝蓋骨外側関節面への圧迫力を軽減させることを目的とする．大腿筋膜張筋や外側広筋の過緊張を緩和し，膝蓋骨のアライメントを正常に近づける．

[21] lateral thrustを抑制し，FT関節における内反ストレスを軽減させ，FT関節内側への荷重負荷を軽減させることを目的とする．lateral thrustを抑制するには，立脚初期に膝伸展位で安定する必要があるため，内側ハムストリングスや腓腹筋内側頭の過緊張を緩和すると同時に，内側広筋の収縮効率を高めることにより，膝伸展可動域を改善させ，FT関節における内反ストレスの軽減を図る．

症例 25　変形性膝関節症

理学療法士　うーん，それでは，靴の中に入れて使用する装具㉒がありますので，そちらを作成してみましょう．
患者　お願いします．

㉒ 以前は外側ウェッジ足底板が処方されてきたが，近年その効果について否定的な報告も多いため，距骨下ストラップ付足底板の処方が望ましい．
【AAOSガイドライン2008の推奨】
症状のある膝OAに対して膝蓋骨のテーピングは短期間であるが，痛みの除去と機能改善に有効である（エビデンスレベルⅡ，推奨レベルB）．
内側型OAに対して外側楔状型の足底板を処方しないことを推奨する（エビデンスレベルⅡ，推奨レベルB）．
内側単独型のOAに対して外反装具の処方は推奨できない（エビデンスレベルⅡ，推奨レベル結論なし）．
外側単独型の変形性膝関節症の患者に対して，内反装具を処方することは推奨することができない（エビデンスレベルⅤ，推奨レベル結論なし）．

治療経過（痛みが強い場合）

オピオイド，腰部神経根症ブロック

患者　リハビリはやってみたけど，まだ痛いです．痛み止めは少しは効いていますが…．
医師　やっぱり買い物には行けないですか？
患者　そうですね．じっとしていても痛むし，長くは歩けないですね．早く痛みがなくなってほしいです．
医師　お薬を効果の高いものに変えてみましょう㉓．それから，腰の神経根ブロックを何回か試してみましょう㉔．

骨穿孔術

医師　さて，3回ほど神経根ブロックを試しましたが，膝の痛みは軽くなっていましたか？
患者　毎回2時間くらいは少し軽くなりますが，その日のうちにまた同じように痛くなりました．
医師　なるほど，ごく短時間しか効果がなかったのですね．それでしたら，別の方法として骨に小さな穴をあけるよう

㉓ 慢性痛（慢性疼痛）に対するオピオイド治療は，がん性痛（がん疼痛）のそれとは大きく異なった考え方に基づいて行われる．適応のあるオピオイドは，トラマドール/アセトアミノフェン配合剤（トラムセット®），ブプレノルフィン貼付剤（ノルスパン®テープ），フェンタニル貼付剤（デュロテップ®MTパッチ）などがある．プライマリ・ケア医は経験のある痛み治療の専門医などに紹介して開始することが望ましい．

㉔ 矢吹らによれば，膝部痛を訴え膝OAと診断されて関節内注射を受ける患者の7％に，神経根症が単独または混合性に関与するとされている．このような例で第4腰神経根ブロック奏効例が報告されている．忘れられがちな事実である．

C 腰・下肢の疾患

　　　　な治療[25]を試してみませんか？
患者 穴をあけたら痛みがよくなるのですか？
医師 そうですね．MRIで一定の変化がみられるような方では有効である可能性が高いといわれていますが，結果はやってみないと何ともいえません．もし，うまく効いて痛みが軽くなったら，リハビリをまた頑張りましょうね．

[25] 骨穿孔術は保険適応外，出血や感染のリスクがあることを伝える．
【補足】
関節内注射についてAAOSガイドラインでは，ステロイドの関節注射は短期間の疼痛除去に有用（エビデンスレベルⅡ，推奨レベルB），軽度～中程度のOAに対しては，ヒアルロン酸の関節内注射は推奨されない（エビデンスレベルⅠまたはⅡ，推奨レベル結論なし），関節穿刺による洗浄は行われるべきではない（エビデンスレベルⅠ，Ⅱ，推奨レベルB）としている．

症例解説

■ 疾患のポイント
　膝OAは罹患者が多く，NSAIDsやヒアルロン酸の関節内注射，物理療法などが漫然とくり返され，患者自身も受動的な治療になっているケースが多い．患者教育による能動的な治療への誘導，痛みの原因に応じた運動療法，適切な薬物療法による痛みのコントロールが重要である．

■ 神経ブロック治療の考え方
　リハビリテーションと薬物療法でADLの回復に十分な効果が得られない場合，神経ブロック治療は残り少ない治療の選択肢である．
　日本ペインクリニック学会の治療指針をみると，「神経ブロックの意義は少ない．前内外側関節裂隙の滑膜下組織や関節包に限局した痛みの場合は，トリガーポイント注射を厳重な無菌操作で行う．重症例では手術が必要であるが，手術適応のない場合には関節感覚枝の高周波熱凝固法を考慮する」としている．膝関節枝の高周波熱凝固治療の効果は不定だが，空振りを覚悟して試みると思いのほか奏効することもある．また，膝部痛に第4腰神経根の症状が関与している可能性を忘れがちなので注意する．
　そのほか，大腿骨遠位または脛骨近位内側部の圧痛部に骨穿孔術を施すことで痛みが軽減した例も数多く報告されている．膝関節の痛みの原因がもとより不明のため，この効果の機序もまた不明であるが，骨シンチグラムによる集積像や，MRIにおけるT1 low, T2 highの画像所見が有効性の予測に役立つと考えられる報告が散見される．

（染谷卓志，村井邦彦）

症例26
painful legs and moving toes

薬物治療＋神経ブロック併用例

症例	43歳 女性❶．左足趾の不随意運動および同部位の痛み．
主訴	左足の親趾が突然動き始め，それがほかの指にも広がる．指が動くとひどい痛みも始まる．

初診時

既往歴 専業主婦（夫はサラリーマン　子供はなし）22歳のとき強迫性障害と診断され，内服治療継続中．

内服薬 フルボキサミン（デプロメール®），ブロマゼパム（レキソタン®），エチゾラム（デパス®）

現病歴 9ヵ月前，ソファーに座っていたとき，突然左足の親指から不随意運動が始まり，徐々に左足趾全体に広がった．また，同時に痛みが出てきた❷．当初発作は自然に消えていたが，徐々に不随意運動ならびに痛みが強くなり，近医にて腰椎MRI検査などを行うも異常を認めず❸，ペインクリニック受診を勧められた．

外来診察時

受診時歩行障害もあり，夫に付き添われ車椅子での来院．

[医師] 歩くのもつらそうですね．今も足の指の不随意運動はありますが，この動きは何かきっかけがありますか？　たとえば立ち上がったときとか？

[患者] まったくいつ起こるかわかりません．初めのころは1日に何回か突然起きたり消えたりしていましたが，最近は日中ほとんど続いています．特に右下にして横になるとひどくなる気がします❹．

[医師] どのような痛みですか？

[患者] 指の動きが始まると，細い棒で親指の付け根をぎゅっと押しつけられているような痛みが始まり，だんだん足の甲，

❶ 発症年齢は平均58歳（24～86歳），やや女性に多い（66％）．

❷ 下肢のみの発症が一般的であり，約60％で最終的に両下肢に症状が出現．

❸ 原因として，末梢神経障害（28％），外傷（11％），神経根症（9％）などが報告されているが，原因不明（44％）のことが多い．

❹ 増悪因子：体位，日内変動，低温，圧迫など．

C 腰・下肢の疾患

足首，ふくらはぎまで広がります[5]．よく足がつると痛いですが，そのひどい痛みです．涙が出るほど痛くなることもあります．

医師　不随意運動はどのような動きですか？

患者　初めは親指から細かい動きが始まって，だんだんほかの指に広がります．動きは波を打つようなゆっくりした動きから細かい振動みたいな動きまでさまざまです．

医師　家事などはどうされていますか？

患者　以前はきれい好きでしょっちゅう掃除をしていましたが，今はまったくできません．

医師　夜は眠れますか？

患者　横になると痛みが強いことが多いので，なかなか寝つけません．疲れ果てていつの間にか眠っている感じです．

医師　奥様が眠っている間，足の指は動いていますか？

夫　はっきりとはしませんが，寝入ってからは動いていないような気がします[6]．

患者　私の病気は何なのでしょうか？

医師　MRIなどで異常がありませんので，椎間板ヘルニアや脊柱管狭窄症などは考えにくいです．
今の症状から，非常にめずらしい疾患ですが「painful legs and moving toes」，日本語では「痛む脚と動く足趾症候群」という診断で間違いないと思います[7]．ただ，この疾患は残念ながら確実な治療法がまだみつかっていないので，いろいろな治療法を試してみるしかありません．とにかく今は症状が強いので，まず入院して持続硬膜外ブロックを始めましょう．経過をみながら，ほかの神経ブロックなども試していきます．

患者　わかりました．とにかく痛みを半分でもいいので和らげてほしいです．

> **伝授！　初診時の思考プロセス**
>
> MRI 検査の異常はなく，睡眠中の不随意運動も認められないことから，痛む脚と動く足趾症候群と診断．痛みの訴えが強いため，まず知覚神経，運動神経，交感神経すべてをブロックする目的で硬膜外ブロックを開始，次に脊髄レベルで神経根ブロック，末梢の坐骨神経ブロックなどを計画．実際には各ブロックを数回ずつ行っているが，効果は，ほぼ局所麻酔薬の作用時間のみであった．

❺ 痛みの表現：これ以外に，チクチク，ヒリヒリ，ズキズキ，灼けるような，などさまざまである．

❻ 睡眠障害をきたすことが多いが，睡眠中は発作がない（不随意運動が認められない）のが特徴．
類似した疾患である restless leg syndrome（むずむず脚症候群）は，主に夕方から夜間にかけての症状が強い．なお，restless leg syndrome に対し，プラミペキソール（ビ・シフロール®），ガバペンチン・エナカルビル（レグナイト®），ロチゴチン貼付剤（ニュープロ®パッチ）の3剤の適応が拡大されているが，本疾患での適応は不明であり，本症例ではビ・シフロール®は無効であった．

❼ 本疾患が念頭にあれば，特徴的な足趾の不随意運動と痛みから診断は容易である．
〔そのほか足底部が痛む疾患〕
・足底筋膜炎：起床時に痛む．マラソンをする運動選手などに多い．
・モートン神経腫：足の裏，指の付け根などの痛み．同部位の神経腫，または滑液包の炎症などが原因となる絞扼性神経障害．

入院後経過

医師 それぞれの神経ブロックの効果(表26-1)❽はおおよそわかりました．次にどのような内服薬が効くかを確かめるためにドラッグチャレンジテスト❾を試してみましょう．

各種神経ブロックおよび内服薬の併用にて，痛みは60％程度に軽減し一時退院となった．退院時の処方は次のとおり．

■ 処方内容

フェンタニルパッチ2.1mg	1日1回貼り替え
コデインリン酸塩散30mg/回	頓用 3～5回/日
デキストロメトルファン30mg	1回1錠　1日3回
ロキソプロフェン60mg	1回1錠　1日3回　など

再診時：3週間後

患者 自宅でしばらくはよかったのですが，最近また動きと痛みがひどくなってしまいました．ほかに方法はないのでしょうか？

医師 ほかの治療法としては脊髄電気刺激法が効果的であったとの報告もあります．もう一度入院して，トライアルという形で試してみますか？

患者 試してみたいと思います．

❽ 交感神経節ブロック（第2，第3腰椎レベル：高周波熱凝固術90℃ 120秒×2回）を行い，痛みや不随意運動のレベルは減少した．

❾ ドラッグチャレンジテストは1日1薬剤で行い，表26-2のような結果であった．この結果を参考に，副作用に注意しながらフェンタニルパッチやコデインリン酸塩散などの投与を開始した．ほかにプレガバリンやガバペンチンの大量投与（600～2,400mg/日）で効果を認めた報告もある．

表26-1. 各種神経ブロックの効果

神経ブロック		NRS(痛み)8→	Moving(振戦)	効果持続時間
硬膜外ブロック	持続注入	6	やや軽減	注入中のみ
	ボーラス投与	4	ときに消失	2～4時間
神経根ブロック		2	消失	3時間
坐骨神経ブロック（膝窩部）		3	消失	2～4時間
腰部交感神経節ブロック（高周波熱凝固術）		5	やや軽減	14日以上

表26-2. ドラッグチャレンジテスト結果

試験薬剤	結果		痛みの発生機序	治療法
サイアミラール	10→ 3	(＋)	中枢性・心因性	バルビタール内服＋SCS*
フェントラミン	10→10	(－)	交感神経の関与	交感神経節ブロック
リドカイン	10→ 5	(＋)	神経の異所性異常活動	メキシレチン内服
ケタミン	10→ 1	(＋＋)	中枢性・NMDA受容体関与	デキストロメトルファン内服＋SCS*
モルヒネ	10→ 3	(＋)	侵害受容性の痛み	オピオイド内服＋NSAIDs内服

＊SCS：脊髄電気刺激法

C　腰・下肢の疾患

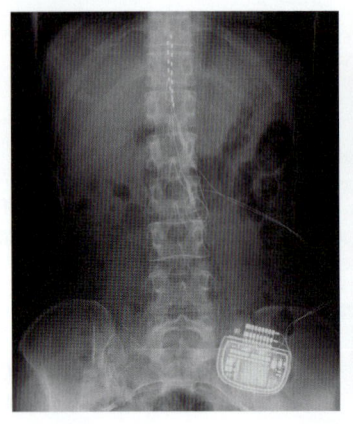

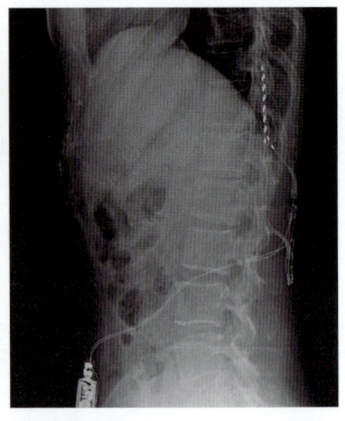

図26-1. 脊髄電気刺激法
電極：Octrode™（8極×2本），刺激装置：Eon Mini™（充電式）［St. Jude Medical社製］

■ 脊髄電気刺激法（図26-1）

手術室にて，刺激が疼痛部位（左下腿）に一致するよう硬膜外腔に刺激電極を留置したところ，とても快適とのことで，10日後に刺激装置本体を留置した．

脊髄電気刺激法にて<u>刺激中はNRS 8→0～2，不随意運動もほぼ消失したため，オピオイドは中止とし，ほかの内服薬は継続および減量して退院となった</u>❿．

❿ 脊髄刺激中は症状は軽減しているが，中止すると痛みが出現するため，コントロールが非常に困難である．また刺激に対する'慣れ'も予想されるため，長期の観察が必要と思われる．

症例解説

「painful legs and moving toes」は1971年，Spillaneらにより初めて下肢遠位側の不随意運動と疼痛を特徴とするその病名が報告されたが，その後，類縁疾患として「painful arms and moving fingers」，「painful mouth and moving tongue」，また「painless legs and moving toes」などが報告されている．病態機序はよく解明されていないが，おそらくミエロパチー，ニューロパチー，神経根症，外傷などが原因となり，求心性の感覚入力に何らかの異常が生じ，治癒過程で末梢への運動出力にも異常が起こり，不随意運動が出現するものと考えられている．電気生理学的には筋電図で不規則な2～200Hz周期の運動が認められ，不随意運動より痛みに対しての訴えが多い．

本疾患の治療法は残念ながら確立しておらず，各種神経ブロックや脊髄電気刺激法などを試みざるを得ない．また，今回試みた手段以外にボツリヌス毒素を用いて数ヵ月効果を示した報告もある．いずれにしても，80％以上の症例で4～6年以上症状は持続しており，自然寛解も難しい疾患である．

（木下　勉）

■ 文 献

1) Hassan A, Mateen FJ, Coon EA, et al.: Painful legs and moving toes syndrome: a 76-patient case series. Arch Neurol, 69(8): 1032-1038, 2012.
2) Liu R, Moizuddin M, Hung S: Painful legs and moving toes-Case report and Review of literature. British Journal of Medical Practitioners, 4(3): 31-35, 2011.
3) Alvarez MV, Driver-Dunckley EE, Caviness JN, et al.: Case series of painful legs and moving toes: Clinical and electrophysiologic Observations. Mov Disord, 23(14): 2062-2066, 2008.
4) 田邊 豊：Painful Legs and Moving Toes, Meralgia Paresthetica. 痛みの概念が変わった新キーワード100+α, 小川節郎 編, pp.104-105, 真興交易医書出版部, 2008.

D 血行障害

症例27
閉塞性動脈硬化症

■神経ブロック施行例■

症 例	68歳 男性❶．薬物療法では痛みが軽減しない．
主 訴	本人▶右足が冷たくて，しびれて，痛い． 妻　▶痛みで長く歩けないようです．

初診時

既往歴　現在無職．以前は会社員．
　　　　10年前　高血圧（アムロジピン内服中）❷．
　　　　 8年前　2型糖尿病（シタグリプチン内服中），HbA1c 6.0％❸．

現病歴　半年くらい前から右下肢の冷感，しびれ感，痛みが徐々に出現．歩行中に痛みが増強し，休むとまた歩ける（間欠性跛行）❹．

痛みの部位　右下肢❺．

経　過　2ヵ月前にかかりつけの内科からの紹介で，総合病院循環器内科を受診．血管造影検査などを行い，閉塞性動脈硬化症と診断された．末梢動脈がはっきりせず血行再建術の適応はなく，痛みが強いため運動療法が十分にできていない．薬物療法ではなかなか痛みが軽減せず，循環器内科からの紹介で当科受診．

❶好発年齢：50歳以上の男性．

❷, ❸
　危険因子：喫煙，糖尿病，高血圧，高脂血症などの既往．

❹Fontaine（フォンテイン）分類
　Ⅰ度：無症状，冷感，しびれ感
　Ⅱ度：間欠性跛行
　Ⅲ度：安静時疼痛
　Ⅳ度：壊疽

❺主幹動脈，特に腸骨や大腿動脈の狭窄あるいは閉塞が起こりやすい．

5月ペインクリニック受診

車椅子で診察室に入ってきた❻．（入室したときにタバコのにおいがした❼）

医師 こんにちは．どのような痛みがありますか？

患者 じっとしているときは痛くありませんが，歩いてしばらくすると，右足が痛くなります．冷たい感じやジリジリしびれた感じがあります．色も少しよくないです❽．

医師 足を見せてください．

（両足の視診，触診を行う．厚い靴下をはいていた❾）

・所見：皮膚色は暗赤色でチアノーゼ．右下肢が冷たい．爪の変形，脱毛，潰瘍はない❿．

（下肢の動脈の脈拍を触知）

・所見：大腿動脈，膝窩動脈の触知は弱い．足背動脈は触知できない⓫．

医師 前の病院でも調べたかもしれませんが，足と手の血圧を一度測らせてください．

患者 わかりました．

足関節上腕血圧比 Ankle brachial pressure index（ABI）を測定．0.7であった⓬．軽〜中等度の閉塞が考えられた．

医師 血の流れがよくないようですね．

患者 前の病院で検査したときもそういわれました⓭．でも手術するほどではないそうで，薬を飲んで治しましょうといわれました．

医師 今，薬は何を飲んでいますか？

患者 血の流れがよくなる薬⓮を飲んでいますが，なかなか痛みが取れません．

医師 心筋梗塞や狭心症，脳梗塞といわれたことはありますか？⓯

患者 いいえ，ありません．痛みを早く何とかしてほしいです．

伝授！　初診時の思考プロセス

症状，所見，検査結果より閉塞性動脈硬化症は明らかである．手術適応はなく，薬物療法では痛みのコントロールが十分ではない．虚血性心疾患や脳血管障害はなく，効果の乏しい薬剤（抗血小板薬など）の中止は可能．神経ブロックなどを検討していく．

---

❻ 痛みが強いことが予想される．

❼ 喫煙は危険因子．

❽ 冷感，しびれ感，間欠性跛行があり，フォンテイン分類Ⅱ度．間欠性跛行の鑑別として脊柱管狭窄症や腰椎疾患を考慮する．

❾ 冷感を自覚している証拠．

❿ 局所所見として，チアノーゼ，冷感，蒼白，下肢の萎縮，爪の変形，潰瘍などが認められる．皮膚温度計があれば，測定を行う．

⓫ 基本的で簡便な診断法．下肢の動脈触知可能部位は，大腿動脈，膝窩動脈，後脛骨動脈，足背動脈．ただし，足背動脈は先天的に欠損している場合があるので注意する．

⓬ 低侵襲の検査で，測定器があれば外来ですぐに施行できる．簡便で有用な検査である．保険点数もある．
【ABI基準値】
$1.30 \leq ABI$：足首の血圧が高め
$1.00 \leq ABI \leq 1.29$：正常
$0.91 \leq ABI \leq 0.99$：境界領域
$0.41 \leq ABI \leq 0.90$：軽〜中等度の閉塞
$ABI \leq 0.40$：重度の閉塞

ほかの低侵襲の有用な検査方法として経皮的酸素分圧 transcutaneous oxygen tension（$tcpO_2$）がある．

⓭ 画像診断として，血管造影検査（DSA），MR angiography，CT angiographyなどがある．

⓮ 薬物療法として，抗血小板薬，血管拡張薬，抗凝固薬を使用する．

⓯ 閉塞性動脈硬化症 arteriosclerosis obliterans（ASO）は虚血性心疾患，脳血管障害を合併していることが多い．

D 血行障害

患者への説明

医師 飲み薬でなかなか症状が改善していないようなので，ほかの治療方法に変えたほうがいいでしょう．

患者 ほかの方法とは何ですか？

医師 神経ブロックという方法があります．

患者 注射ですか？

医師 そうです．ブロック注射です．神経の近くに針を持っていき，局所麻酔薬などを広がらせて，神経をブロックします．すると血の流れがよくなり，痛みが弱くなります．

患者 1回で治りますか？

医師 なかなか1回では難しいと思いますが，このような痛みはブロック注射を何回かくり返すことにより徐々に弱くなっていくものです．現在の治療法では痛みが弱くなっていないので，神経ブロックを受けてみてはどうでしょうか？

患者 わかりました．頑張ります．

医師 まず，今飲んでいる薬の効き目がなくなってからでないとブロック注射ができないので，<u>飲み薬は明日からやめてください</u>❶．それから，タバコを吸いますか？

患者 はい．

医師 喫煙はこの病気によくないので，やめたほうがいいでしょう．少しずつでも本数を減らしていきませんか？

患者 努力してみます．

医師 それでは，<u>次回行う予定のブロック注射について説明します</u>❶．

❶ いつから薬を中止するのかをはっきりと伝える．

❶ 神経ブロックとして，腰部硬膜外ブロック，腰部交感神経節ブロックがある．腰部交感神経節ブロックは，神経破壊薬（アルコール），高周波熱凝固術が有用．

治療経過

抗血小板薬を中止し，効果がなくなってから来院．
腰部硬膜外ブロック施行．

患者 思ったより，注射が痛くなくてよかったです．少し足の痛みが弱くなった感じがします．

医師 今後，このブロック注射をくり返して様子をみていきます．

患者 よろしくお願いします．

症例解説

◼ 診断のポイント

わが国でASOの患者は50〜80万人といわれている[1]．ASOの診療については，2009年に日本循環器学会が「末梢閉塞性動脈疾患の治療ガイドライン」を作成している[1]．

診断には，問診，検査所見が重要である．ポイントは50歳以上の男性，喫煙，糖尿病，高血圧，高脂血症などの既往である．症状・所見としては，チアノーゼ，冷感，蒼白，下肢の萎縮，爪の変形，潰瘍などが認められる．検査方法としては，低侵襲のABI，$tcpO_2$などが有用である．画像診断としては，血管造影検査（DSA）があるが，MR angiography，CT angiographyのように低侵襲のものもある．

◼ 治療

診断後は，下記のFontaine（フォンテイン）分類をもとに，治療方針を考慮する．

分類	症状・状態	治療方針
Ⅰ度	無症状，冷感，しびれ感	禁煙，基礎疾患の治療を行う．症状が改善しない場合は，薬物療法を行う．
Ⅱ度	間欠性跛行	運動療法，薬物療法が中心．改善がなければ，手術療法（血管内治療，血行再建術）を検討．
Ⅲ度	安静時疼痛	手術療法（血管内治療，血行再建術）を優先．
Ⅳ度	壊疽	

運動療法，薬物療法で効果が乏しい場合には，神経ブロックを検討する．硬膜外ブロック，腰部交感神経節ブロック（神経破壊薬，高周波熱凝固術）は有用な方法である．

さらに，重症虚血肢に対しては，脊髄電気刺激法 spinal cord electrical stimulation（SCS）を検討してみる．欧米では多くの報告があるが，日本での報告は少ない．SCSが高価な治療法であることや，体内に装置を植え込むことへの不安が影響していると考えられる．SCSは微小循環を改善することで組織の虚血状態を緩和し，痛みを軽減させる．また，微小循環の改善により救肢の可能性も出てくる．もし，肢切断となった場合も，術後の断端痛や幻肢痛の治療に役立つことになる[2]．

（立山真吾，宇野武司）

文献

1) 重松　宏，池田康夫，石丸　新ほか：末梢閉塞性動脈疾患の治療ガイドライン 循環器病の診断と治療に関するガイドライン（2005-2008年度合同研究班報告）．Circulation Journal, 73(Suppl. Ⅲ)：1507-1569, 2009.
2) 宇野武司：重症虚血肢に対する脊髄刺激療法．ペインクリニック，31(2)：158-164, 2010.

D　血行障害

症例28
レイノー症

脊髄電気刺激法施行例

| 症例 | 50歳 女性❶．薬物療法，神経ブロックを行っても残存する痛み． |
| 主訴 | 右肘から右手にかけて痛みと冷たい感じがある． |

初診時

既往歴　無職．主婦．
　　　8年前　膠原病（治療中）．
　　　3年前　大腸ポリープ（内視鏡下摘出術施行）．

現病歴　8年前，膠原病と診断され，ステロイドを内服している．右肘から右手にかけて痛みと冷たい感じがあり，冬に症状が強い．夏でもエアコンがきいている部屋に入ると症状が出現する❷．6ヵ月前から痛みが増強してきた．

痛みの部位　右上肢❸．

痛みの強さ　VAS 60〜80．

経　過　レイノー症と診断され❹，手の保温，身体的・精神的ストレスの軽減に努めたり❺，薬物療法（カルシウム拮抗薬，NSAIDs，医療用麻薬）❻，神経ブロック❼などを行ったりしたが効果は乏しかった．専門病院を受診するよう勧められ当科受診．

8月ペインクリニック受診

硬い表情で診察室に入ってきた❽．夏であるが長袖の服を着ている❾．
医師　こんにちは．
患者　こんにちは．いろいろな病院で治療を行いましたが，なかなか痛みが弱くなりません❿．レイノー症候群といわれました⓫．
医師　手を見せてください．

❶ 女性に多い．

❷ レイノー現象：寒冷時に発作的に蒼白，チアノーゼの皮膚色調の変化を生じる．

❸ 寒冷の影響を受けやすい上肢に多い．

❹ レイノー症には，基礎疾患のないレイノー病と基礎疾患のあるレイノー症候群がある．

❺ 保存的治療：寒冷刺激を避けるために保温，血管攣縮の危険因子である身体的・精神的ストレスの軽減，禁煙を行う．

❻ 薬物療法：カルシウム拮抗薬，交感神経遮断薬，セロトニン（5-HT$_2$）受容体拮抗薬，プロスタグランジン製剤，抗血小板薬などがある．

❼ 神経ブロック：上肢の症状に対して，星状神経節ブロック，硬膜外ブロックを行う．

❽ 慢性的な症状に悩まされて，精神的に落ち込んでいる．

❾ 寒冷刺激に敏感．

❿ 治療方法が行きづまっている．

⓫ レイノー症候群：基礎疾患として強皮症，動脈硬化性疾患，胸郭出口症候群，手根管症候群などが考えられる．

（両手の診察を行う）
・所見：指に小さな潰瘍がある⑫．蒼白⑬．

医師 血の流れを調べるために，検査をさせてください．
患者 はい．

　微小循環を調べるために，tcpO$_2$（経皮酸素分圧）を測定．罹患肢のtcpO$_2$は28 mmHgであった⑭．
医師 レイノー症であるのは間違いないと思います．
患者 医療用麻薬を使うと少し痛みが弱くなりますが，ふらふらしてほとんど横になって寝ています．家のことが何もできません．
医師 神経ブロックの効果はどうでしたか？
患者 一時的によくなるだけで長続きしませんでした．
医師 それでは，ほかの方法で脊髄電気刺激法というのがあります．脊髄に電気を流して痛みを和らげたり，血の流れをよくしたりする方法です．
患者 痛みが弱くなる方法があるなら，受けたいです．
医師 それでは詳しい説明をしますので，今度ご家族と一緒にもう一度受診していただけますか？⑮
患者 わかりました．

⑫ 指先に潰瘍を形成する場合がある．レイノー病では少ない．
⑬ 虚血期：蒼白，チアノーゼ．
反応性充血期：発赤．

⑭ 微小循環の指標として有用．10〜30 mmHg以下は重症虚血肢．

⑮ 侵襲的治療であるので，本人だけでなく，家族にもしっかり治療方法を理解してもらい，納得してもらう．

伝授！　初診時の思考プロセス

　これまでに保存療法，薬物療法，神経ブロックを行ってきているが，なかなか症状が軽減していない．痛みが残存し，治療方法が行きづまっている．
　新たな方法として，脊髄電気刺激法が有用と考えられる．ただし，治療方法については本人および家族の十分な理解が必要．

治療経過

再診時に脊髄電気刺激法について理解し，納得された．

―脊髄電気刺激法施行後―
　右上肢は温かくなり，色調もよくなった．
医師 どうですか？

D 血行障害

患者 だいぶ痛みが軽くなりました．もっと早くここに来ればよかったです．
医師 装置の使い方は慣れましたか？
患者 最初は戸惑いましたが，使っていくうちにわかってきました．

症例解説

■ 診断のポイント

レイノー現象の本態は血管攣縮といわれているが，その機序ははっきりわかっていない．血管運動中枢の異常興奮や寒冷刺激に対する感受性の亢進，血小板の α_2 受容体の関与などが示唆されている[1]．複数の要因が関与しているのではないかという意見もある．

レイノー病と考えられていたものが，しばらく経過して基礎疾患がわかり，レイノー症候群であったという報告もあり，区別が難しい場合もある．ポイントは女性であることと，レイノー現象を判断することが大切である．

■ 治療

① 手の保温
② 禁煙
③ 薬物療法：カルシウム拮抗薬，交感神経遮断薬，セロトニン（5-HT$_2$）受容体拮抗薬，プロスタグランジン製剤，抗血小板薬など．
④ 神経ブロック：星状神経節ブロック，硬膜外ブロック，腰部交感神経節ブロック（神経破壊薬，高周波熱凝固術）など．
⑤ 脊髄電気刺激法
⑥ 手術療法（交感神経切除）

■ 脊髄電気刺激法 spinal cord electrical stimulation（SCS）

レイノー症に脊髄電気刺激法 spinal cord electrical stimulation（SCS）が有効であるという報告がある[2,3]．SCSにより末梢循環が改善するのは，感覚線維の逆行性刺激によって血管拡張物質が末梢に放出されるからであるといわれている．血管拡張物質とは，カルシトニン遺伝子関連ペプチド calcitonin gene-related peptide（CGRP）のことで，CGRPは最も強力な血管拡張作用を持った神経ペプチドで，血管内皮細胞に働いて一酸化窒素（NO）を産生・分泌することと，血管平滑筋のCGRP-1受容体に結合することにより血管平滑筋を拡張する[4]．

SCSを適応するためには，微小循環の評価が大切である．その評価には，tcpO$_2$が低侵襲で実用的であり，治療開始前に測定し，10〜30mmHgがSCSの適応となる．10mmHg以下であっても試験刺激で20mmHg以上になれば適応してよいと思われる．以下に重症虚血肢に対するSCSの適応基準を示した[4]．

【重症虚血肢に対するSCSの適応基準】
① Fontaine（フォンテイン）分類Ⅲ〜Ⅳである（安静時の痛み±小さな虚血巣）．
② 保存療法が行きづまり，血行再建術の適応もない．
③ 潰瘍があっても直径3cm以下である．
④ 壊疽が乾燥し，遠位端での切断が望まれる．

⑤ 罹患肢のtcpO$_2$が10～30 mmHgの間にある．
⑥ 坐位tcpO$_2$が臥位tcpO$_2$より15 mmHg以上高い．
⑦ 試験刺激で安静時の痛みが和らぎ，tcpO$_2$が上昇する．
　SCSを行うにあたっては，有効性，合併症，施行後の注意事項などについて，患者本人だけでなく，家族にも十分に説明をしなければならない．

（立山真吾，宇野武司）

文献

1) 重松　宏, 池田康夫, 石丸　新ほか：末梢閉塞性動脈疾患の治療ガイドライン 循環器病の診断と治療に関するガイドライン（2005-2008年度合同研究班報告）. Circulation Journal, 73(Suppl. Ⅲ)：1507-1569, 2009.
2) Robaina FJ, Dominguez M, Diaz M, et al.: Spinal cord stimulation for relief of chronic pain in vasospastic disorders of the upper limbs. Neurosurgery, 24(1): 63-67, 1989.
3) Francaviglia N, Silvertro C, Maiello M, et al.: Spinal cord stimulation for the treatment of progressive systemic sclerosis and Raynaud's syndrome. Br J Neurosurg, 8(5): 567-571, 1989.
4) 宇野武司：重症虚血肢に対する脊髄刺激療法．ペインクリニック，31(2)：158-164, 2010.

E 帯状疱疹・帯状疱疹後神経痛

症例29
帯状疱疹

薬物治療例

症例 74歳 男性[1]．右三叉神経1枝領域の帯状疱疹[2]．痛みと熱感，食欲不振，不眠，抑うつ傾向．

主訴 右額部，右側頭部および右眼瞼周囲の腫脹，熱感および激痛発作で，夜もよく眠れず食欲もなくなっている．

初診時

既往歴 元公務員，65歳定年後は年金生活．
　2年前，軽度の右手指のしびれ感があり，精査の結果脳梗塞と診断されたが軽快．低用量アスピリン（バイアスピリン®）は内服中．そのほか胃潰瘍，前立腺肥大の既往があり，前立腺肥大の薬は継続して内服中．

現病歴 発疹が出る4日前ごろから右側頭部の痛みがしばしば出現していた．
　X−1年12月，朝起きたら右前額部から上眼瞼にかけて浮腫状の紅斑とともに疱疹が出現，眼球の充血と同時に激烈な痛みが出現してきた．

疼痛部位 右側頭部，右前額部，右眼瞼〜眼球の熱感と疼く痛み．

経過 当院の眼科を受診し，眼周囲の発赤と痛みを訴える．眼科医は症状から三叉神経第1枝領域の帯状疱疹と診断し，眼の症状に対しては，眼科でフォローし，皮膚症状の治療を要請するため，皮膚科へ紹介した．皮膚科で帯状疱疹の確定診断がされ，頭痛や眼周囲の症状などにより入院治療となる．

[1] 帯状疱疹 herpes zoster（以下，HZ）の好発年齢は60代を中心に50〜70代に多くみられる疾患であるが，わが国では過労やストレスが引き金となって20〜30代にも多く，二相性となっている．

[2] HZの発症部位は，全体の半数以上が上半身に発症し，左右どちらかの上肢から胸背部にかけてが最も多く，次いで腹部に多い．
　三叉神経領域，特に1枝または2枝のHZは，外眼部の眼瞼，結膜，角膜から，内眼部のぶどう膜，網膜，視神経などのほとんどの眼組織が水痘・帯状疱疹ウイルス varicella zoster virus（VZV）に侵される可能性がある．眼瞼は強い浮腫を起こし，多くは結膜炎を併発する．

処　方

【皮膚科】
1）アシクロビルの点滴❸（7日間継続）
2）NSAIDs＋胃腸薬❹（たとえば，ロキソプロフェン＋レバミピド）
3）非ステロイド性抗炎症外用薬（皮膚症状に対して）
4）メコバラミン（ビタミンB_{12}）

【眼　科】
1）アシクロビル眼軟膏
2）ヒアルロン酸ナトリウム点眼軟膏（角結膜炎に対して）

入院中の経過　入院3日目には，腫脹，紅斑，眼瞼の浮腫，側頭部および目の痛みが最高潮に達し，つらかったとのこと．その後，次第に症状は改善し，皮膚の症状もやや改善してきたが，痛みは依然として継続していた．帯状疱疹による角膜炎の症状も手伝って，目の周囲と眼球の痛みが継続し，ペインクリニック外来に紹介される．

■ ペインクリニック外来受診

眼周囲の痂皮形成が始まっているが，発赤と浮腫は残っている．流涙があるようで，しばしば目尻を拭いており，終始うつむき気味で話す．ペインクリニックでの治療がどのようなものか不安な様子．

医師　今一番つらいのはどのようなことですか？
患者　上のまぶたと目玉が痛いです．ときどき，前頭部の痛みも襲ってきます．
医師　痛み止めの薬は効いていますか？
患者　効くには効いていますが，飲んで2〜3時間しか効きません．寝る前にも飲みますが，夜は痛みで目が覚めることがしばしばあります．また，食欲が次第になくなってきている感じがします．
　　　このペインクリニックというところは，どのような治療をしてくれるところなのですか？
医師　ペインクリニックは，痛みの治療を行うところです．痛み止めの薬も使いますが，主に神経ブロックといって痛みを緩和し，過敏になっている神経の興奮を和らげる効果のある注射をします．Aさんの場合は，頭部にある三叉神経の第1枝にウイルスがくっついてさまざまな症状を呈しており，その神経の興奮を和らげる必要があるので，星状神経節ブ

❸ HZの治療薬としては，アシクロビルやビダラビン，ファムシクロビルなどの抗ウイルス薬が用いられ，点滴・内服による治療により短期間での回復が期待されている．現在は，アシクロビルのプロドラッグであるバラシクロビル塩酸塩（バルトレックス®）が広く用いられている．
　ただし，これらの抗ウイルス薬はウイルスを不活化するものではなく，ウイルスの増殖を抑制するものであり，増殖が完成したあとに投与しても意味がない．皮疹出現後できるだけ早く，できれば72時間以内に投与を開始するべきである．特にHZの三叉神経第1枝罹患例では，年令，発症からの期間にかかわらず（72時間経過していても）抗ウイルス薬を投与する必要がある．

❹ HZに対するNSAIDsは，鎮痛および消炎目的で頻用され，軽度の痛みには有効であるが，激しい痛みにはNSAIDsだけではコントロールが困難なことが多い．痛みが強い場合はオピオイドが使用されるが，近年では，トラマドール/アセトアミノフェン配合剤（トラムセット®）なども用いられる．疼痛のコントロールは帯状疱疹後神経痛（PHN）への移行を左右すると考えられ，大変重要である．
　また，慢性期への移行期には，早期にワクシニアウイルス接種家兎炎症皮膚抽出液（ノイロトロピン®）やプレガバリン（リリカ®）などの投与も必要になってくる．

E　帯状疱疹・帯状疱疹後神経痛

ロック❺という局所麻酔薬を用いた注射を行います．この星状神経節ブロックは主として頸から上の症状に効果があります．

患者　頸に注射をするって，それでなくても目の周りや頭の痛みがあるのに，さらに痛そうな注射は気乗りがしません．痛くないのですか？

医師　星状神経節ブロックは，もちろん頸に注射するわけですから痛みがまったくないわけではありません．針を刺す痛み，薬を注入するときに肩から肩甲骨などに放散する痛みがありますが，今の痛みに比べればずっと楽だと思います．また，合併症として，出血や血管穿刺，嗄声などがありますが十分注意をして行います．

　また，Aさんはバイアスピリン®を服用しているので，星状神経節ブロック時の微小出血が止まらなくなり血腫になる可能性があるため，1週間ほどバイアスピリン®の内服を中止したあとに開始するほうがよいでしょう．

患者　わかりました．試してみます．

伝授！　初診時の思考プロセス

　この患者は高齢者であり，三叉神経第1枝の罹患であったこと，また，皮疹に先行する痛みがあったことなどから，PHNへの移行を防ぐために早期に除痛することが必要と考えた．激痛発作に対してオピオイドの処方と神経ブロック（星状神経節ブロック）が必要と考えたが，近年，脳梗塞や心臓疾患に対する抗血小板薬などの投与がしばしば行われているので，ブロック後に血腫が形成するのを防ぐ意味でも，施行に際しては既往歴や内服している薬に対する注意が必要である．また，頸部以下のHZに対しては，硬膜外カテーテルの挿入による持続硬膜外ブロックが必要となる．

　HZの治療では，痛みに対していかに速やかに，そして継続して鎮痛を図ることが肝要と考える．入院治療が必要でない痛みが軽度の症例でも，局所麻酔薬を用いた神経ブロック治療を行うべきである．神経ブロックにより確実な疼痛の緩和を行うことによって，有痛期間を短縮できたという報告もある[1]．また，三叉神経領域，上肢のHZでは，疼痛はしばしば遷延，反射性交感神経性ジストロフィー様の病態を示すこともあり，入院して持続的な疼痛管理を行うべきである[2]．

❺ 星状神経節ブロックは，下頸神経節と第1または第2胸神経節と癒合した扁平星形の星状神経節に局所麻酔薬を注入するもので，頸・上胸部交感神経が遮断され，ブロック側のホルネル徴候，結膜充血，鼻閉，顔面，上肢などの皮膚温上昇などの効果が一時的に得られる．適応症例は，顔面や頸部のHZをはじめ，上肢のHZなどにも効果がある．

治療経過

アシクロビルの点滴終了後より，右眼瞼周囲の腫脹，紅斑は次第に治まり，痛みも軽減してきた．バイアスピリン®内服中止1週間後から，週に3回のペインクリニック外来が行われる日には星状神経節ブロックを施行し，疼痛強度時には，コデインリン酸塩20mgを2回/日まで頓用可として処方した．

入院3週間を経過して，右眼瞼のしびれ感と角結膜炎による眼球結膜の違和感と視力低下は残っているが，退院となった．その後，約2ヵ月の通院加療により眼瞼周囲のしびれ感は残っているが，通常の生活には支障をきたさないため治療終了となった．

神経ブロック施行例

症 例 82歳 女性．右 T11 領域の帯状疱疹．痛みが強く，近医皮膚科から紹介される．

主 訴 右腰部から臍の横までの罹患部位の激痛発作と痛みによる不眠．

初 診 時

既往歴 2年前に脳梗塞（右半身の片麻痺）．
腰部脊柱管狭窄症，白内障（両側手術後）．

内服薬 エナラプリル（レニベース®），シロスタゾール（プレタール®），メコバラミン（メチコバール®）．

現病歴 X−1年11月，右腰部から臍下部にかけて，痛みとともに紅斑と水疱が出現し，近医皮膚科を受診した．帯状疱疹（HZ）と診断され抗ウイルス薬などの投薬を継続しており，皮膚の症状は改善して痂皮形成となったが疼痛は軽快せず（VAS 85/100），12月に当院ペインクリニックを紹介された．

疼痛部位 右T11領域（特に腰骨の上辺りが痛い）．

疼痛発作 衣服でこすれるときに痛みを感じる．日中はときどき電撃様疼痛が走り，横になって安静にしていると楽になる．夜間痛があり，1回は痛みで目が覚める．

経　過　近医皮膚科受診後，直ちにファムシクロビル250 mg 6錠/日（分3）で7日間投与された❶．約3週間で痂皮形成されたが，依然として痛みも強く，ロキソプロフェン60 mg 3錠/日（分3），ジクロフェナク50 mg 疼痛時頓用でも疼痛は軽快しなかった❷．そのほか，皮膚科ではレバミピドOD錠100 mg，アリナミン®F糖衣錠，非ステロイド性抗炎症外用薬などが処方されていた．

ペインクリニック受診

脳梗塞の後遺症である右片麻痺のためか，右半身を引きずりながら席に座る．痛むせいか，ようやく座ることができた．

医師　痛みの具合はいかがですか？

患者　下着でこすれると激痛が走るのでつらくって…．夜，睡眠薬を飲んで寝たあとも1回は痛みで目が覚めます．そして，朝食をとるときに痛くなると，立って食事を食べることもあります❸．

医師　水疱ができる前に痛みはありましたか？

患者　もともと腰の痛みはあったので，また腰痛が出てきたのかなと思っていました．水疱のできる4日くらい前から強くなったような気がします❹．痛みが強くなって，朝，気がついたら，赤くなって小さな水疱ができていました．

皮膚科でもらった薬を飲むと5日くらいで皮膚の症状はよくなってきましたが，痛みは波があって今も続いている状態です．腰骨の上とお腹の痂皮の奥のほうの痛みがつらいです．（皮膚の色は少し黒く乾燥しており，痂皮形成されていた）

医師　痛み止めはどれくらい効いていますか？

患者　飲んだあと，2〜3時間は楽な感じがします．でも，完全には取れません．

医師　食欲不振とか，胃腸の状態はいかがですか？

患者　胃薬も一緒にもらっているので，あまり気になりません．

伝授！　初診時の思考プロセス

HZの場合，皮疹の重症化や後遺症を予防するために，発症早期の抗ウイルス薬の全身投与が基本となるが，ウイルスの増殖抑制効果しかないことを念頭に置くべきである．初診時にはその皮疹が軽度であっても，その後拡大していく可能性があり，特別な理由のない限り外用薬は必要ない．

帯状疱疹関連痛 zoster-associated pain（ZAP）は前駆痛，

---

❶ HZの治療の基本は，抗ウイルス薬の全身投与をできるだけ早くから開始することである．抗ウイルス薬は，ウイルスの増殖を抑制して急性期痛を軽減するだけでなく，帯状疱疹関連痛消失までに期間を短縮する効果があるが，効果発現まで2日程度かかるため，増殖が完成してしまえば効果はないことを知っておくべきである．

❷ NSAIDsは，疼痛や熱感を完全に取り除くまでの力はなく，あくまで対症療法として用いられる薬剤である．また，プロスタグランジンの生合成を抑制し，HZの炎症や腫脹，疼痛の緩和を図ることができる．しかし，NSAIDsは胃や腎臓に対する副作用が多く，合併症には注意して使用する必要がある．

❸ HZの痛みは，ウイルスによって神経組織が傷つけられることにより生じる．帯状疱疹関連痛の前駆痛[3]，急性期帯状疱疹痛の緩和は治療の遷延化や症状の悪化を防ぐことができる．痛みが持続し，神経がくり返し刺激を受けると，次第に変性を起こし，神経障害性疼痛である帯状疱疹後神経痛 postherpetic neuralgia（PHN）に移行する．

❹ 皮疹出現に先行して痛みを認める症例では，そうでない症例の1.30倍，疼痛が遷延する危険性がある[4]．

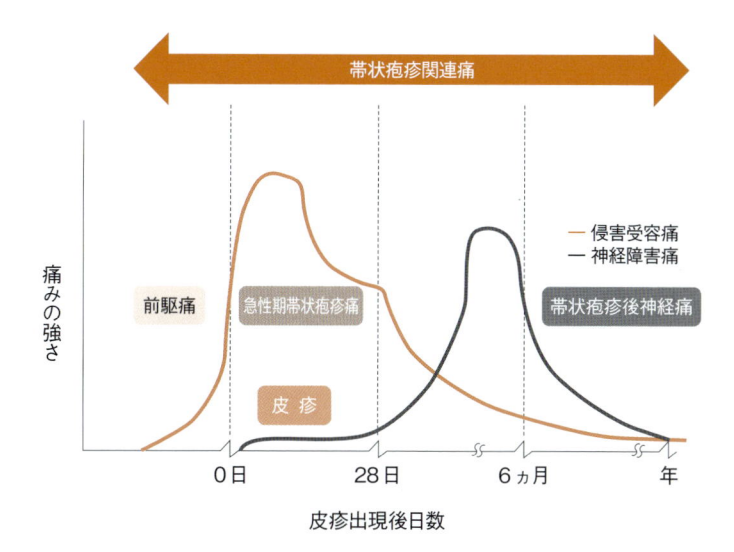

図29-1. 帯状疱疹関連痛 zoster-associated pain（ZAP）の概念
（比嘉和夫：慢性疼痛診療ガイド；鑑別診療ガイド　帯状疱疹後神経痛. 治療, 90(7)：2147, 2008 より改変）

急性期帯状疱疹痛，PHN と大きく3つに分類できる（図29-1）．神経障害性の痛みは皮疹出現早期から生じていると考えられるので，急性期から痛みに対する対処が重要となる．痛みを速やかに除去し，無痛ないし著しく軽減された状態を続けることが肝要である．

患者への説明

医師　痛みを緩和する方法はいくつかあります．鎮痛薬にも，NSAIDs のほかにオピオイドといって，医療用麻薬と呼ばれる薬もしばしば使われますし，一番効果があるのは神経ブロック治療❺です．そのなかでも今回は硬膜外ブロック❻といって背中から硬膜外カテーテルと呼ばれる細い管を入れて，持続的に局所麻酔薬を注入することによって痛みを取ります[5)]．

患者　管を入れるときは，痛くないのでしょうか？

医師　痛み止めの注射は少し痛いですが，カテーテルを入れるときはほとんど痛みは感じないと思います．A さんの場合は，血が固まりにくい薬を内服しているので，今日からいったん内服をやめたあと，少し時間をおいてから入院して治療を開始しましょう❼．

患者　よろしくお願いします．

❺ 神経ブロックは，痛みを感じる部分の神経組織やその周囲に局部麻酔薬を注入して痛みを抑える方法である．痛みを感じなくなると刺激を脳に送ることもなくなり，交感神経の興奮を抑えることができ，局所の血行を改善することや症状を緩和することができる．

❻ 持続硬膜外ブロックは，硬膜外カテーテルを挿入して，VZV 感染をしている脊髄後根神経節に局所麻酔薬を持続的に作用させ，血流改善と末梢からの痛みを含む刺激信号を遮断する目的で，罹患領域に合わせて治療を行う方法である．持続注入で痛みが残る場合は，少量の局所麻酔薬を1日に2〜3回，間欠的に追加注入することもできる．

❼ HZ 時に入院を考慮する例としては，免疫低下を持つ患者（汎発疹

疼痛強度のため，ほとんど家で横になっていることが多いという家族の申し出や患者本人の訴えにより，持続硬膜外ブロックを目的に入院治療を行うことになった．

ただし，シロスタゾール内服中であり，硬膜外カテーテル挿入時の出血を考慮して1週間後の入院とした．X-1年12月，麻酔科入院となり，T11/12間よりカテーテル挿入後，PCAポンプを装着し，0.2%ロピバカイン5mL/時にて注入を開始した．局所麻酔薬注入後は疼痛軽快し，下肢のしびれ感もなく，以前よりは食欲も出てQOLの向上を図ることができた．夜間も良眠を得ることができるようになった．脳梗塞に関しては，シロスタゾールの内服を中止しているので，当院脳外科にてフォローしてもらった．約2週間の入院治療で疼痛軽快し，VASは30/100となった．本人の希望もあり，外来での治療を継続することにし，12月末に退院となった．

を伴う患者など），PHN発症リスクの高い患者（後述），合併症として運動神経麻痺を持つ患者（ハント症候群，罹患部の運動神経麻痺など），三叉神経第1枝領域のHZなどがあげられる[6]．

治療経過

X年1月，正月明けにペインクリニック外来再受診．

医師 年末，年始の痛みの程度はいかがでしたか？

患者 硬膜外カテーテルを抜いたあと，またあの痛みがぶり返すのではないかと年末は気が気でなかったけど，大丈夫でした．痛みはまったく取れたわけではありませんが，重い鈍痛というところです．夜間の痛みはほとんどなく，痛くて目が覚めるということもなくなりました．入浴したときはとても楽ですが，風呂から出て冷えると痛みを感じるときがあります．

医師 それはよかったですね．痛みに対する治療をもう少し早くから行っていれば，と悔やまれます．しかし，これから怖いのはまた痛みが出てきて，帯状疱疹後神経痛と呼ばれる状態になることです．帯状疱疹後神経痛のリスク❽のなかで，年齢や免疫力の低下のことを考えるとまだ可能性があるので，もう少し治療を行い経過をみましょう．

患者 まだ当分外来に通わなければなりませんか？

医師 身体の免疫力を上げ，痛みを緩和することが重要ですので，まだ鎮痛薬の投与や，外来での硬膜外ブロックが必要だと思います．寒い日が続くので，患部をできるだけ冷やさないような工夫とストレスを溜めない毎日の生活が重要です．

患者 わかりました．腹巻きでも買って，もう少し頑張ってみます．

❽ ウイルスによる神経障害が原因で発症するPHNのリスクとしては，①高齢者，②男性＜女性，③痛みが強い，④前駆症状があった[7]，⑤皮疹が重症で広範囲[3]，⑥知覚異常，⑦免疫力の低下する疾患への罹患（がんや膠原病など），などがあげられる．これらのリスクに1つでも該当する場合は，痛みに対する治療を積極的に行うべきである．また，知覚異常があるということはすでに神経変性が起きている証拠なので，十分な注意が必要と思われる．

X年3月，約2ヵ月間の外来での鎮痛薬投与，リドカインクリームなどの処方を行って，気温の上昇とともに症状は軽快し，腹部に軽度のしびれ感が残る程度となり，治療を終了とした．

　患者本人には，気温の変化や梅雨の時期などに症状増悪の可能性があることを伝え，そのときはいつでも連絡してくれれば対処することを約束した．

症例解説

　帯状疱疹は，水痘・帯状疱疹ウイルスvaricella zoster virus（VZV）による初感染である水痘が治癒したあとに，全身の複数の神経節に潜伏感染していたVZVが，数年～数十年を経て宿主の免疫力の低下によって1ないし2,3ヵ所の神経節で再活性化され，その神経の支配領域に紅斑と浮腫，痛み，水疱などからなる皮疹を生じる疾患である．

　日本ペインクリニック学会「帯状疱疹の治療指針」[8]では，「帯状疱疹の治療目的は，神経と皮膚の炎症による損傷を阻止し，合併症を防止し，特に最も厄介な後遺症である難治性の帯状疱疹後神経痛（PHN）への移行を防止することにある．そのためには，抗ウイルス薬の早期投与に加えて，急性期における疼痛の除去，すなわち脊髄での感作防止を目的とした積極的な神経ブロック療法が有用である」と述べている．

　一般に帯状疱疹は神経の疾患であるという認識が薄く，多くの患者は皮疹が現れたあと，皮膚科や内科を受診して抗ウイルス薬の処方とNSAIDsなどの鎮痛薬を処方され，痛みが強いままで数日間を過ごすことが多い．患者は，「皮膚症状は2～3週間で軽快し，抗ウイルス薬で痛みも取れる」という説明をされていることが多いため，しばらく痛みを我慢したあとに痛みが取れないと訴えてようやくペインクリニックに紹介される．PHNになる前，すなわち帯状疱疹痛，帯状疱疹後痛の状況で，神経ブロック治療を開始しても，ある程度完成された痛みの回路はすぐには改善されないことが多い．

　先に示したように，帯状疱疹の場合，日本ペインクリニック学会の指針でも急性期から神経ブロックなどの痛みの治療を開始することが提唱されており，除痛のための神経ブロックやオピオイドの使用はPHNを予防するというエビデンスはないが，必要不可欠と考える．痛みが強い患者はPHNへの移行する率が高く，また，患者の苦痛を軽減する意味でも帯状疱疹に罹患した早期からの痛みの治療は必要である．

　帯状疱疹の合併症としては，知覚異常（知覚低下，知覚脱失），運動麻痺（三叉神経第1枝では外眼筋麻痺），髄膜炎などの中枢神経症状（三叉神経第1枝罹患での合併の危険率が高い）などがあり，患者の免疫力の低下がさまざまな病態を呈する．

　治療に関しては，眞鍋らが帯状疱疹痛治療指針を提案しているので参考にされたい（図29-2,29-3）[2]．われわれが最も注意すべきことは，PHNへの移行防止である．PHNを防止するには，帯状疱疹罹患を防止することも重要であることから，水痘・帯状疱疹ウイルスワクチンの接種も視野に入れておく必要がある．

　急性期の帯状疱疹治療がPHNの発症を予防できる可能性があるとすれば，①高齢者，②皮疹に先行する痛み，③重症皮疹，を有する患者では，連続的な神経ブロックなどを用いた疼痛管理を行い，中枢への感作を防ぐ必要があると考える．

E 帯状疱疹・帯状疱疹後神経痛

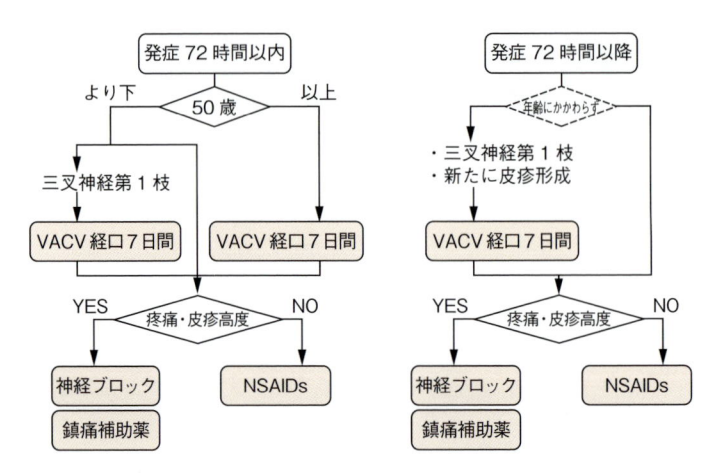

図29-2. 免疫機能が正常な患者における急性期の帯状疱疹痛治療指針
VACV：バラシクロビル，NSAIDs：非ステロイド性抗炎症薬
（眞鍋治彦ほか：帯状疱疹の治療指針：試案．日本ペインクリニック学会誌，8(2)：80，2001）

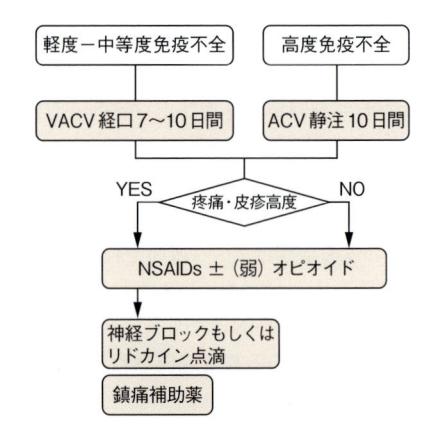

図29-3. 免疫機能が低下した患者における急性期の帯状疱疹痛治療指針
VACV：バラシクロビル，ACV：アシクロビル，
NSAIDS：非ステロイド性抗炎症薬
（眞鍋治彦ほか：帯状疱疹の治療指針：試案．日本ペインクリニック学会誌，8(2)：80，2001）

（世良田和幸）

文献

1) Manabe H, Dan K, Hirata K, et al.: Optimum pain relief with continuous epidural infusion of local anesthetics shortens the duration of zoster-associated pain. Clin J Pain, 20(5): 302-308, 2004.
2) 眞鍋治彦，加藤 実，宮崎東洋ほか：帯状疱疹の治療指針：試案．日本ペインクリニック学会誌，8(2)：78-82 2001.
3) 比嘉和夫：慢性疼痛診療ガイド；鑑別診療ガイド　帯状疱疹後神経痛．治療，90(7)：2147-2149，2008．
4) Beutner KR, Friedman DJ, Forszpaniak C, et al.: Valaciclovir compared with acyclovir for improved therapy for herpes zoster in immunocompetent adults. Antimicrob Agents Chemother, 39(7): 1546-1553, 1995.
5) 眞鍋治彦：急性期帯状疱疹痛への持続硬膜外ブロック施行時の注意点．ペインクリニック，14：303，1993．

6) 渡辺大輔, 浅野喜造, 伊藤秀記ほか：ヘルペス感染症研究会（JHIF）帯状疱疹ワークショップ（帯状疱疹の診断・治療・予防のコンセンサス）. 臨床医薬, 28：161-169, 2012.
7) Higa K, Mori M, Hirata K, et al.: Severity of skin lesions of herpes zoster at the worst phase rather than age and involved region most influences the duration of acute herpetic pain. Pain, 69(3): 245-253, 1997.
8) 眞鍋治彦：帯状疱疹（急性期）の痛み治療とPHNの予防. ペインクリニック, 30(別冊秋号)：S421-S429, 2009.

E　帯状疱疹・帯状疱疹後神経痛

症例30
帯状疱疹後神経痛

薬物治療例

症例　72歳 男性．左胸部の痛み，抑うつ傾向，睡眠障害，食欲低下．

主訴　本人▶左胸が痛くて，夜も眠れない．
　　　　家族▶帯状疱疹に罹ってから，夜もよく寝れず，食欲もなく，出かけることも減って，家に引きこもっている．

初診時

既往歴　抗好中球細胞質抗体（ANCA）関連腎炎にてプレドニゾロン2mg/日を内服中❶．

現病歴　6ヵ月前に帯状疱疹に罹患し，抗ウイルス薬の投与後も罹患部位に持続的な痛みが続いていた．

疼痛部位　左胸部（第4, 5胸髄神経領域）❷．

痛みの性状　帯状疱疹罹患部位にしびれを伴った持続痛を認め❸，衣服が擦れたり，冷風に当たったりした際に電気が走るように痛む❹．持続的な痛みはnumeric rating scale（NRS）で7/10，電撃痛が出現した際には10/10に達する．痛みの部位に感覚低下を認める．

随伴症状　痛みによる夜間不眠，睡眠障害，抑うつ傾向，無気力を認める❺．

経過　X年2月：左胸部にピリピリした痛みを自覚し，整形外科を受診するも，X線上に異常を認めないとのことで湿布薬が処方された．最初に痛みを自覚した2日後に同部位に湿疹が出現❻，次第に水泡形成が認められ，痛みも増強していった．皮膚科を受診したところ帯状疱疹と診断され，1週間抗ウイルス薬（バラシクロビル3,000mg/日）およびアセトアミノフェン1,500mg/日❼の処方を受けた．しかし，抗ウイルス薬の投与終了後も帯状疱疹罹患部位にビリビリした激しい痛みが持続した．

❶ 帯状疱疹後神経痛の危険因子は，①高齢者，②三叉神経領域の発症，③皮膚病変の重症例，④帯状疱疹発症時に神経障害性疼痛が認められる症例，⑤免疫抑制状態（ステロイドの長期内服を含む），⑥抗ウイルス薬投与の遅れ，⑦適切な痛みの治療の遅れなどがあげられる．

❷ 帯状疱疹の好発部位は，胸神経領域，三叉神経第1枝領域である．

❸ 帯状疱疹後神経痛への移行を積極的に疑う兆候として，①アロディニア，②針で刺されるような痛み，③電気が走るような痛み，④灼けつくような痛み，⑤しびれるような強い痛み，⑥痛みのある部位の感覚が低下していたり，過敏になっている，などである．

❹ 帯状疱疹後神経痛を含めた神経障害性疼痛の特徴の一つにアロディニアと呼ばれる感覚異常がある．アロディニアとは「痛みをもたらさない微小な刺激が，すべて痛みとして認識される感覚異常」と定義されている．帯状疱疹後神経痛では，アロディニアを伴い，衣服で擦られることによって痛みの増強を訴えることが多い．そのため，一部の患者では帯状疱疹罹患部位にガーゼをあてて，衣服で擦られ

X年3月：アセトアミノフェンの内服にもかかわらず，痛みが持続していたため，近医ペインクリニックを紹介受診，週2～3回の頻度で肋間神経ブロックを受けた❽．肋間神経ブロックが開始された当初は，ブロックによる痛みの軽減を自覚していた．しかし，次第にその効果を実感できなくなっていった．この間，アセトアミノフェン1,500 mg/日の内服は継続されていた．

X年6月：痛みの持続による食欲低下，抑うつ傾向が目立ち，夜間の睡眠障害も顕著となり，次第に外出する機会が減少した．心配した妻が知人に相談したところ，当院ペインクリニックの受診を勧められた．

外来診察時

妻に付き添われ，患者は左胸を押さえながら，うつむき加減で入室する．妻は心配そうに患者の表情をうかがっている．

医師 初めまして，ペインクリニック科のAです．どうぞおかけください．

患者 はい…．（着席する際に左胸の洋服を強く押さえるようなしぐさをしながら着席する）

医師 やはり，ここが痛みますか？（痛みの部位に触れようとすると，患者は身を引くような動作をする）

妻 ごめんなさい．主人はそこを触られるのを嫌がるのです．

医師 あっ，すみません．相当に痛むのですね．

患者 はい…．すみません…．（左胸を押さえながら，患者は身を引いてしまったことを詫びているようである）

医師 とてもおつらいのですね．ずっと痛いのですか？

患者 1日中"ビリビリ"痛みます．電気が"ビビィッ"と走るようなときは特に痛くて❾，"痛たたたたぁ…"と声をあげてしまいます．特に夜は痛くてしょうがないです．毎晩痛みで目が覚めてしまいます．日中も痛いので，何もする気がおきません．

妻 いつもこのように左胸を押さえてうつむいています．昔はこんな人ではなかったのに…．帯状疱疹に罹ってから，いつも痛いと胸を押さえて，横になっていることがほとんどです．夜もよく眠れていないようです．最近は食欲も落ちています．めっきり外に出る機会も減ってしまって心配です．

医師 とても心配ですよね．本当につらそうですね．どのくらい強い痛みですか？ 帯状疱疹に罹る前で痛みのなかったと

る刺激を避けようとしていることがある．

❺ 帯状疱疹に関連した痛みは，健常人と比べて，身体機能，社会あるいは家族内での役割，全身状態，活力，社会生活活動，気分，心理状態など，患者のQOLを著しく低下させることが知られている．

❻ 帯状疱疹に関連した痛みを帯状疱疹関連痛と呼ぶことがあり，そのなかには前駆痛，帯状疱疹痛，帯状疱疹後神経痛が含まれる．前駆痛は，皮疹が出現する数日前から出現するため，帯状疱疹に関連した痛みであることを見逃されてしまうこともしばしばある．痛みの発現部位，発症様式などによる前駆痛から帯状疱疹の発症を予測し，早期からの積極的な抗ウイルス薬の投与，痛みの治療を行うことで，帯状疱疹後神経痛の移行を予防できる可能性がある．

❼ 以前，わが国におけるアセトアミノフェンの用量・用法は極端に少なく制限されていた．そのため，多くの医師がアセトアミノフェンはよく効く解熱薬であるが，効かない鎮痛薬であると認識している．しかし，2011年1月に用量・用法が「1回1,000 mg」「1日4,000 mg」と改定され，今後，アセトアミノフェンの鎮痛薬としての重要性は増してくると思われる．

❽ 帯状疱疹後神経痛は，神経ブロックに執着することなく，適切な薬物治療を行っていくことが重要である．筆者の経験では，長期化した帯状疱疹後神経痛では神経ブロックの有効性が低くなっていると思われる．

❾ 帯状疱疹後神経痛を含めた神経障害性疼痛では，「うずくような」「灼けるような」「ピーンと走るような」「しびれたような」「引き裂かれるような」「ひきつるような」「突き抜かれるような」などと特有の痛みの訴え方がある．

E　帯状疱疹・帯状疱疹後神経痛

きを"0"として，これ以上耐えられないという痛みを"10"とするとどれくらいの痛みの強さですか．

患者｜そうですね…．いつも8くらいの痛みがあるかな．でも，"ビビィッ"と電気が走るようなときは10だと思います．

医師｜耐えがたい痛みがあるということですね．とても，つらいですね．痛みの場所を見せてください．

患者｜えっ…．（胸を見せるのを嫌がっている様子）

妻｜この人，帯状疱疹に罹ってから，服を着替えるのを嫌がって…．いつも，びくびくしながら着替えています．お風呂に入るのも嫌がるんです．

医師｜そうですか．ゆっくりでよいので，帯状疱疹に罹った場所を見せてください．

患者｜（恐る恐る，上着と下着を脱ぐ．帯状疱疹の罹患部位と思われる場所にガーゼがあててあった⑩）

医師｜それは？

妻｜この人，肌が擦れると電気が走るように痛むからといって，いつもこうしています．

患者｜下着が擦れるとビビッと電気が走って，痛くて，痛くて，しょうがないんです．だから，こうしておくと楽なんです．

医師｜見せていただけますか？

患者｜（患者は不安そうな顔で，ガーゼを剥がそうとする）うっ，うっ，うっ…．

妻｜この人，いつも着替えるときはこうなんです．見ていてとてもつらいです．

医師｜そうですよね，衣服が擦れるのがとてもつらいのですよね．つらい思いをさせてしまってごめんなさい．

患者｜いえ，大丈夫です…．

■ 患者への説明：痛みについて

医師｜Bさんのこの痛みは「アロディニア」といって，帯状疱疹後神経痛に特有の痛み方です．多くの人が触られるのを嫌がります．

妻｜主人だけではないのですね，このように痛がるのは…．

医師｜珍しいことではありません．帯状疱疹のウイルスによって神経が傷害されると，痛みではない感覚によって，たとえば，触られる，擦られる，冷たい風が当たる，などの刺激によって痛みが誘発されます．この痛み方は「神経障害性疼痛」の特徴です．

患者・妻｜神経障害…？⑪

⑩ 皮膚症状消失後にも帯状疱疹罹患部位にガーゼなどの覆いをしている帯状疱疹後神経痛の患者をよく見かける．衣服の擦れや風が直接当たるなどでアロディニアによる痛みの増強のトリガーを回避するためである．帯状疱疹後神経痛の患者の初診を行う際には，必ず罹患部位を直接視診することが重要である．

⑪ 神経障害性疼痛は，以前使用されていた神経障害痛あるいは神経因性疼痛と同義である．国際疼痛学会の定義を和訳すると「体性感覚系に対する損傷や疾患によって直接的に引き起こされる疼痛」と表現されている．

医師 神経障害性疼痛といいます．簡単にいえば，神経が傷害されて感覚がおかしくなっています．帯状疱疹では発症から次第に痛みの性状が変化するのが特徴です．湿疹，水疱，かさぶたが皮膚にみられる時期は，炎症による痛みが中心です．ヒリヒリ，ピリピリなどと自覚する痛みです．ですので，この痛みには消炎鎮痛薬によって痛みを緩和することが一般的です．通常は，抗ウイルス薬の投与によって，皮膚の症状が落ち着いてくるとともに痛みも軽減してきます．しかし，Bさんのように皮膚の症状が落ち着いてきているのにもかかわらず痛みが軽減せず，痛みの性状がピリピリからビリビリへと変化し，灼けつくような，電気が走るような，しびれるような，などと感じるようになった場合は，痛みの原因が神経障害性疼痛に変化してきていることを積極的に疑います．痛み方がそのようになってしまった場合は，痛み止めの薬を変更しなければなりません．このような帯状疱疹後の神経障害性疼痛を帯状疱疹後神経痛と呼んでいます．

患者・妻 そうなんですね．

◾ 患者への説明：治療方針について

医師 痛みの強さを他人が理解することはとても難しいことですが，帯状疱疹後神経痛はとても強い痛みです．男性であれば，人生で感じる痛みのなかで，がんによる痛み，尿管結石，痛風と並んでとても強いものです．なかなか家族や周りの人に理解してもらうことは難しいと思いますが，帯状疱疹後神経痛の痛みはとてもつらいということを家族が理解してあげることが大切です．

妻 はい，よくわかりました．

医師 帯状疱疹後神経痛は適切に治療しないと，眠れない，食欲が落ちる，抑うつ気分になる，何もしたくない，出かけるのが億劫だなど，体のみならず心にも大きな影響を及ぼします．

妻 はい，確かに主人もそのような状態になっています．

医師 それでは，これから帯状疱疹後神経痛の痛みの治療について説明します．

患者・妻 はい，よろしくお願いします．

医師 帯状疱疹後神経痛の治療には主に「神経ブロック」と「薬物療法」とがあります．帯状疱疹発症から比較的急性期，たとえば3ヵ月ぐらいまでは神経ブロックが奏効すること

E 帯状疱疹・帯状疱疹後神経痛

が多いです．胸にできた帯状疱疹に対しては硬膜外ブロック，肋間神経ブロック，神経根ブロックなどのブロックがよく行われます．しかし，Bさんの場合，すでに神経ブロックを受けていたようですが，あまり効果的ではなかったようですね．ですので，Bさんには薬物療法がよい適応かと思います．

患者 確かに，何度もブロックを受けましたが，痛みは楽になりませんでした….

□ 患者への説明：薬物治療について

医師 これから帯状疱疹後神経痛の薬物治療について説明します．

患者・妻 はい．よろしくお願いします．

医師 先ほどもお話ししましたが，帯状疱疹後神経痛では，普通の痛み止めである「消炎鎮痛薬」は効きにくいので，別なお薬を使用します⓬．帯状疱疹後神経痛には，いくつかのお薬の有効性が確認されていて，主に3つのお薬があります．

医師 一つ目は，痛みの過敏化を抑えるお薬です．てんかんや痙攣の治療に用いられる薬です⓭．このお薬は，神経の過敏を抑えることによって，帯状疱疹後神経痛のような神経障害性疼痛を和らげることが知られています．日本ではプレガバリンというお薬が帯状疱疹後神経痛に使用できます．わかりづらいと思いますが，大丈夫ですか？

患者・妻 大丈夫です．

医師 二つ目は，Bさんの痛みに対する抵抗力を高めるお薬です．誰もが自分で痛みを抑えようとする下行性抑制系という機能を備え持っています．自分で何とか痛みを抑えようとする仕組みです．帯状疱疹後神経痛のように長期間にわたって痛みを患うと，この下行性抑制系の働きが悪くなります．その悪くなった働きを修復してくれるのが，抗うつ薬です⓮．抗うつ薬というと聞こえは悪いと思いますが，大うつ病の患者さんのように，大量のお薬を使用するわけではなく，少量のお薬を就寝前に内服するだけで，痛みの自己緩和に重要な下行性抑制系を正常化してくれます．一般的には，アミトリプチリンあるいはノルトリプチリンというお薬がよく使用されます．わかりづらいと思いますが，大丈夫ですか？

患者・妻 大丈夫です．

医師 三つ目は，モルヒネ系の鎮痛薬です⓯．医療用麻薬に指定されているものと指定されていないものとがあります．これ

⓬ 帯状疱疹後神経痛の薬物療法については，日本ペインクリニック学会が作成した「神経障害性疼痛薬物療法ガイドライン」（以下，ガイドライン）のなかに記載された「帯状疱疹後神経痛」のアルゴリズムにしたがって薬を選択することが望まれる．このアルゴリズムは，国内外のエビデンスのみならず，わが国での医療保険システムも考慮して作成されている（p.254を参照）．

⓭ ガイドラインで紹介されているCaチャネル $\alpha_2\delta$ リガンドには，プレガバリンとガバペンチンが記載されている．わが国での保険適応を考慮すると，プレガバリンが第一選択となる．

⓮ ガイドラインで紹介されている抗うつ薬には，三環系抗うつ薬が記載されている．三環系抗うつ薬の添付文書上の効能・効果は「うつ病」であるが，多くの帯状疱疹後神経痛患者に抑うつ傾向がみられること，許認可薬の適応外使用などの策によって保険診療上の問題は少ないと思われる．

⓯ ガイドラインで紹介されている麻薬（モルヒネ）系鎮痛薬は，フェンタニル，モルヒネ，オキシコドン，トラマドール，ブプレノルフィンが記載されているが，同学会が同様に作成した「非がん性慢性［疼］痛に対するオピオイド鎮痛薬処方ガイドライン」では添付文書上の効能・効果が遵守されるべきと記載されており，現時点で帯状疱疹後神経痛に使用可能なオピオイド製剤は，一部のフェンタニル貼付剤（3日用製剤），一部のモルヒネ（速放錠，原末），トラマドール（トラマドール/アセトアミノフェン配合錠）のみである．

らの薬の効果は，先ほど説明した痛みの過敏化を抑える作用と痛みの自己緩和に重要な下行性抑制系の正常化する作用を併せ持った薬です．抗痙攣薬や抗うつ薬などで痛みが十分に緩和されない場合は，モルヒネ系の鎮痛薬を使うこともあります．モルヒネ系の鎮痛薬は，以前はがんの痛みにのみ使用されていましたが，最近は，がん以外の痛みに対しても一部の薬が使用できるようになっています．もし，Bさんにモルヒネ系の鎮痛薬が必要な場合には，そのときに説明しますね．モルヒネ系の鎮痛薬と聞いて，びっくりしませんでしたか，大丈夫ですか？

妻 モルヒネ系の鎮痛薬ですか…．何だか怖いような気がします．でも，もし主人に必要な場合は，もう一度説明してください．

医師 はい，わかりました．いつでも聞いてください．

患者への説明：プレガバリンについて

医師 まずは，プレガバリンというお薬を処方しようと思っています⑯．

患者・妻 はい，お願いします．

医師 プレガバリンというお薬は，先ほども説明しましたが，てんかんや痙攣の治療に使う薬に似た作用を持つお薬です．神経の過敏を抑えて，帯状疱疹後神経痛の痛みを緩和してくれます．

妻 先生，副作用はどのようなものがありますか？

医師 プレガバリンは神経の過敏化を抑える作用を持つお薬ですので，主に神経系の副作用があります．傾眠，ふらつき，めまい，などです．そのほかに食欲増加，浮腫などがあります．これらの副作用の頻度は投与量が増えるにつれて高くなりますので，少量から始めます⑰．最初はお薬の効果があまり実感できませんが，副作用が忍容できるかどうかを注意深く観察しながら増量していくので安心してください．

患者・妻 はい，わかりました．

医師 初回の投与量を決めるうえで重要なことは，年齢と腎臓の機能です．Bさんはもともと腎臓の病気があるので，今日は採血をしましょう．そして，その結果をみてからお薬を処方します．

❻ 鎮痛補助薬の選択にあたって重要なことは多剤併用を避けることである．単剤に対し効果判定と副作用の監視をくり返し行い，効果を認めない薬は速やかに中止し，そのあとに新たな薬を開始する．鎮痛補助薬の選択は疼痛機序を推測して行うことが望ましいが，困難なことも多い．簡単な選択方法として筆者の経験から述べると，ビリビリする，ビビィッと走る，ビンと響くなどの「電気」をイメージさせるような痛みには「Caチャネル $α_2δ$ リガンド」が奏効しやすく，灼けつくような，ヒリヒリするようななどの「火」をイメージさせるような痛みには「三環系抗うつ薬」が奏効することが多い．

❼ プレガバリンの安全な処方を具体的に示す．①少量から処方する（25mgを就寝前に1回投与する），②処方開始後は必ず副作用（眠気，ふらつき，めまいなど）の評価をする，③少量ずつ増量する（25mgを1日2回，そして，3回と増やす），④緩徐に増量する（3～7日ごとが望ましい），⑤副作用の忍容できる範囲内で増量する（忍容できない副作用が出現したら減量ないし中止を検討する），⑥効果の目安は150mg/日，⑦150mg/日で効果の認められた患者のみ必要に応じて300mg/日への増量を検討する，⑧副作用への忍容は長時間を要する，あるいは困難であることを認識する，⑨投与開始にあたって必ず血液検査で腎機能を評価する．

E　帯状疱疹・帯状疱疹後神経痛

> **伝授！　初診時の思考プロセス**
>
> 　帯状疱疹後神経痛の薬物療法は以前と比べて薬剤の選択肢が増え，よくなっている．帯状疱疹発症から時間が経過するほど神経ブロックの有効性は低くなると思われる．神経ブロックに固執することなく，適切な薬物療法を早期から開始することが重要である．本症例では，血液検査上に軽度の腎機能障害（血清クレアチニン値が1.8 mg/dL：男性正常値0.6〜1.2 mg/dL）を認めたため，プレガバリン25 mg/日の就寝前投与で開始することにした．

血液検査後の説明

医師 Bさんは，もともと腎臓病の持病があり，血液検査にもそのことがうかがえる値がありました．ですので，お薬は少量から始めます．まずは，プレガバリンというお薬を寝る前に25 mgから開始します．もし，朝起きたときに眠気が強い，起きられない，ふらふらするなどの副作用が出るようでしたら，必ずお電話をください．

患者・妻 はい，わかりました，そのときは電話します．

医師 それでは，1週間後にお会いしましょう．

治療経過

　プレガバリン開始1週間後の再診時．投与を開始してから1週間，外来への電話はなかった．

医師 1週間ぶりですね．お薬は1週間飲み続けることはできましたか？

患者・妻 はい．

医師 まだ，つらそうですね．

患者 はい…．

医師 お薬を飲み始めてから何か変化はありませんか？

患者 まったくありません．

医師 痛みも変わらないのですね？

患者 まったく変わりません．

妻 でも，先生，主人が夜に痛いといって目を覚ますことが少なくなったような気がします．確実に睡眠時間は増えたような気がします．

患者 そうかな…．

医師 少しずつですが効果が現れてきているような気がしますね．日中に眠気，ふらつき，めまいといった副作用は感じていませんか？
患者 まったくありません，大丈夫です．
医師 それではお薬の量を増やしましょう⑱．これからは，プレガバリン25mgを朝と夕の2回内服してください．
妻 何か気をつけなければならないことはありますか？
医師 昼間もお薬を飲むことになりますので，ふらつきやめまいによる転倒に注意していてください．それでは，また1週間後にお会いしましょう．

⑱ 慢性疼痛の治療の基本は，現状のQOLやADLを低下させないことである．したがって，薬物療法の基本は，副作用に忍容できる範囲で投与量を増量し，痛みの緩和を得ることである．本症例では，プレガバリンの初期投与量の設定が少ないかもしれないが，腎機能に応じたものとし，副作用の出現の有無を確認しながら増量するという戦略を立てた．

プレガバリン開始2週間後

医師 1週間ぶりですね．お薬は1日2回飲み続けることはできましたか？
患者 はい，前よりも痛みが和らいできたような気がします．
妻 確かに，主人が痛いということが減ってきたような気がします．
医師 そうですか，それはよかったですね．具体的にはどのようによくなってきたのですか？
患者 痛みが半分くらいになってきたような気がします．また，電気が走るような痛みはほとんどなくなりました．
医師 それはよかったですね．何か副作用で，特に日中に気になることはありませんか？
患者 少し，"ふわふわ"した気持ちがあるかな．
医師 眠気，ふらつき，めまいなどはいかがでしょうか？
患者 そのようなことはありません．ただ，もう少し痛みが楽になるとよいのですが…．
医師 それでは，もう少しお薬の量を増やしてみましょうか．
患者 はい．もう少し楽になるのであればお願いします．
医師 これからは，プレガバリン25mgを1日3回起床時，昼食後，就寝前に内服してください⑲．
妻 何か気をつけなければならないことはありますか？
医師 前回もお話しましたが，プレガバリンは投与量が増えると副作用が問題になることも多くなりますので，ふらつきやめまいによる転倒に注意していてください．それでは，また1週間後にお会いしましょう．

⑲ プレガバリンは添付文書上，1日2回の投与が推奨されている．しかし，プレガバリンの血中濃度を安定させる，副作用の出現を最小限に抑えるなどの目的に，患者の負担にならない程度で1日数回に分けての投与を検討するべきである．わが国では多くの患者が毎食後（1日3回）の薬の内服に慣れ親しんでいるため，1回量を減量して3回に分けて投与することがあってもよい．また，生活様式に合わせて内服することも患者のQOLを向上させるコツである．たとえば，本症例のように起床時，昼食後，就寝前などとして内服する間隔の均等化を図るなどで検討する．

プレガバリン開始3週間後

医師 1週間ぶりですね．お薬は1日3回飲み続けることはできましたか？

妻 先生にいわれたとおりに1日3回飲んでいたのですが，主人は日中かなり眠そうで，立ったときなどにふらつくことが多くありました．

患者 痛みはかなり楽になったのですが，確かに眠くてしょうがなかったです…．

医師 そうですか，眠いのもつらいですよね．プレガバリンというお薬は副作用に慣れるまで時間がかかるか，また，慣れないことも多くあります[20]．ですので，お薬の量を前回の量に戻して，プレガバリン25mgを朝，夕の2回内服に減らそうと思います[21]．今，痛みはいかがですか？

患者 そういえば，ほとんど気にならなくなっていました．

医師 そうですか，それでは，少しだけ減らしても大丈夫ではないかと思います．眠気もつらいでしょうし，ふらついて転倒したら大変ですから．また，何かお気づきの点がありましたら，すぐに連絡してください．1週間後にまた会いましょう．

　本症例では，プレガバリンを50mg/日に減量してから，忍容できない眠気，ふらつき，めまいといった副作用は消失し，NRSで2/10程度の痛みが残存するものの，電気が走るような電撃痛は消失し，内服開始から1年間良好な疼痛管理が継続できている[22]．

[20], [21]
プレガバリンの副作用の発現率は用量依存性に増加する．また，多くの副作用への忍容には時間を要するあるいは困難な場合が多く，プレガバリンの増量幅は効果と副作用を天秤にかけて計らなければならない．忍容できない副作用が出現した際には，すぐに減量を検討するべきである．個々の患者のプレガバリン適量が決定するまでは，通院間隔は短ければ短いほうがよい．

[22] 帯状疱疹後神経痛を含めた神経障害性疼痛に対する薬物療法については多くのガイドライン，総説などが発表されているが，症状改善後の薬物療法中止の戦略について触れた記載は少ない．多くの処方医は，症状が安定している，副作用に忍容できている，などの理由で，漫然と処方を継続している可能性がある．ほかの神経障害性疼痛と異なって，帯状疱疹では帯状疱疹後神経痛へ移行したとしても，多くの症例で痛みが次第に軽減していくことを経験する．したがって，一定の期間（3〜6ヵ月），安定した痛みの緩和が維持された症例では，積極的に薬の減量，中止を検討するべきである．不必要な長期継続処方は，副作用や経済的問題などから決して容認するべきではない．

神経ブロック施行例

症例 65歳 女性．左胸部の痛み，抑うつ傾向，睡眠障害，食欲低下．

主訴 左胸が痛くて夜も眠れない．食欲もなく元気が出ない．

初診時

既往歴 特になし．

現病歴 3ヵ月前に帯状疱疹に罹患し，抗ウイルス薬の投与後も罹患部位に持続的な痛みが続いていた．

疼痛部位 左胸部（第8, 9胸髄神経領域）．

痛みの性状 帯状疱疹罹患部位にしびれを伴った持続痛を認め，衣服が擦れたり，冷風に当たったりした際に電気が走るような痛みがある．持続的な痛みはNRSで6/10，電撃痛が出現した際には8/10に達する．痛みの部位に感覚低下を認める．

随伴症状 痛みによる夜間不眠，睡眠障害，抑うつ傾向，食欲低下を認めた．

経過 X年5月：左胸部にピリピリした痛みを自覚し，様子をみていた．しかし，次第に湿疹，水疱形成を認め，近医皮膚科を受診したところ帯状疱疹と診断された．1週間抗ウイルス薬（バラシクロビル3,000mg/日）およびロキソプロフェン180mg/日の処方を受けた．しかし，抗ウイルス薬の投与終了後も帯状疱疹罹患部位に灼けつくような激しい痛みが持続した．近医では，皮膚症状の軽快とともに痛みは次第に消失するとの説明を受け，ロキソプロフェンの処方が継続され，夜間の不眠に対してはアミトリプチリン25mgが処方されていた❶．

X年8月：ロキソプロフェンおよびアミトリプチリンの内服を3ヵ月間継続したが，いっこうに痛みが軽減しなかったため，家族の勧めで当院ペインクリニックを受診した．

外来診察時

左胸を押さえながら，うつむき加減で入室する．
医師　初めまして，ペインクリニック科のAです．どうぞおかけください．

❶日本ペインクリニック学会が作成した「神経障害性疼痛薬物療法ガイドライン」で紹介されている抗うつ薬には，ノルトリプチリンが記載されている．筆者はアミトリプチリンを第一選択として使用することが多い．効果的にはアミトリプチリンを推奨するが，抗コリン作用（口渇，動悸，尿閉，紅潮など）の副作用が少ない点ではノルトリプチリンに軍配があるかもしれない．

E 帯状疱疹・帯状疱疹後神経痛

患者 はい….（着席する際に左胸の洋服を強く押さえるようなしぐさをしながら着席する）

医師 つらいですか？

患者 はい．時間が解決してくれるからと，痛み止めをきちんと飲んでいたのにいっこうによくならないので，先生に相談しに来ました．

医師 そうですか，わかりました．それでは，どこが痛みますか？

患者 ここです．（不安そうに痛みの部位を洋服に触ることなく指す）

医師 痛む場所を見せてもらってもよいですか？

患者 洋服を脱いだり，着替えたりするときが特に痛いです．下着が擦れると"ビーン"と響きます．〔衣服を脱ぐと，帯状疱疹罹患部位と考えられるところ（色素沈着あり）にガーゼがあててある〕

医師 そのガーゼはいつもつけているのですか？

患者 はい．なるべく下着が擦れないようにしています．

医師 そうですか．ちょっと触ってもよいですか？

患者 あまり触られたくないのですが….

医師 （習字の筆で軽く罹患部位をなでてみる）

患者 あっ，痛いです．

医師 ごめんなさい．感覚はこちらと異なりますか？（左右の胸部の感覚について筆で確かめてみる）

患者 左は触られている感覚がないのですが，触れた瞬間，なぜか電気が走るように痛みます．右は普通です．感覚が鈍いのに痛みが走る，この感覚は何なのでしょう？

医師 アロディニアといって，帯状疱疹のウイルスによって神経が傷害されたことによって起こる痛みです．痛みでない刺激が脳に痛みとして伝わってしまう，帯状疱疹後神経痛の痛みの特徴です．

患者 はぁ….何とか痛みを和らげる方法はないのでしょうか？

◻ 患者への説明：治療方針について

医師 帯状疱疹後神経痛の治療には主に神経ブロック❷と薬物療法があります．Bさんは帯状疱疹に罹患してから比較的早期ですので，神経ブロックが有効かと思います．また，幸いにも血液検査に異常はなく(来院時に血液検査を施行してあった❸)，神経ブロックを行うことができますので，ご希望があれば積極的に行っていきたいと考えています．

患者 痛みが和らぐのであれば，ぜひお願いします．

医師 神経ブロックと薬物療法を上手に併用することが重要なの

❷ 帯状疱疹後神経痛に対する神経ブロックとしては，主に末梢神経ブロック，交感神経ブロックがある．末梢神経ブロックでは，帯状疱疹の好発部位である三叉神経第1枝に対しては眼窩上神経ブロック，胸髄神経では肋間神経ブロック，そのほかの領域では罹患部位に応じて浅頸神経叢ブロック，腕神経叢ブロック，腹横筋膜面ブロック，大腿外側皮神経ブロックなどが頻用されている．交感神経ブロックには，罹患部位に応じて星状神経節ブロック，硬膜外ブロック，頸・胸・腰部交感神経ブロックなどが行われる．

❸ 近年，高齢化，予防医学の発展などにより，神経ブロックの合併症の一つである出血，血腫の危険因子を有する患者が増えている．したがって，薬物療法の選択，投与量を決定するためにも，ペインクリニックを受診する患者の初診時には必ず採血を行い，出血傾向や凝固能の検査を行うべきである．

で，神経ブロックを開始後も夜のお薬（アミトリプチリン）だけは内服を続けてください．

■ 患者への説明：神経ブロックについて

医師 神経ブロックは，帯状疱疹のウイルスに傷害された神経に注射して痛みの伝達を一時的に麻痺させます．一度だけではよくならない場合が多いですが，何度かくり返すことや神経を破壊する方法によって，次第に痛みが軽減していくと思います．

患者 怖かったり，痛かったりしませんか？❹（痛みに非常に不安そうである）

医師 皮膚の局所麻酔をしてから行いますので心配はいりません．

患者 どのような注射ですか？

医師 Bさんのような胸の帯状疱疹後神経痛には肋間神経ブロック，硬膜外ブロックなどが一般的で，今回は帯状疱疹のウイルスによって傷害された肋間神経を直接ブロックする肋間神経ブロックを考えています❺．肋間神経ブロックはX線❻を用いて神経の位置を特定し，造影剤にて確認したあとに薬を入れます．薬を入れた直後から皮膚の感覚が鈍くなるのと同時に痛みが軽減していきます．

患者 ぜひ，やってほしいです．副作用はあるのですか？

医師 副作用というよりは合併症がまれにあります❼．

患者 合併症ですか…．

医師 針を体に刺しますので感染や出血，血腫などが考えられます．また，胸に針を刺しますので気胸，つまり肺に孔が空いたり，造影剤や局所麻酔薬を使用しますので，造影剤アレルギーや局所麻酔薬中毒❽が考えられます．

患者 何か怖そうな合併症ですが，どれくらいの可能性で起こるのですか？

医師 X線を用いて行いますし，慎重に行うので，合併症の頻度はまれです．ただ，肋間神経ブロックの合併症として起こりえるものを説明させていただいただけです．

患者 わかりました．

■ 肋間神経ブロック施行（局所麻酔薬）

造影剤加局所麻酔薬（イオヘキソール＋2％メピバカイン❾）2mLを用いて左第10胸神経の肋間神経ブロックを施行．同部位の感覚低下と痛みの軽減を確認し，1時間の安静後に帰宅させ，翌日再診とした．なお，同日の入浴は避けるように指示し，帰宅後に

❹ 神経ブロックと聞いて恐怖や不安を抱く患者は多い．ブロックを行う際には，事前に十分な説明と同意を得る必要がある．

❺ 肋間神経ブロックは，帯状疱疹後神経痛などの肋間神経の障害による胸壁の痛みに対して行われる神経ブロックである．適応の疾患は多く，比較的簡便に施行できるが，気胸や局所麻酔薬中毒などの合併症もまれではない．

❻ 肋間神経ブロックには盲目的に比較的末梢の神経を，X線透視下に比較的中枢の神経をブロックする2つの方法がある．筆者は，合併症を極力避ける，効果的なブロックを行うなどの理由からX線透視下肋間神経ブロックを推奨している．X線透視装置が必要であるが，ブロック施行に要する時間は短時間である．透視下肋間神経ブロックの手技の詳細は成書を参考にしてほしい．決して難しい神経ブロックではない．

❼ 肋間神経ブロックの合併症には，局所麻酔薬中毒，感染，出血・血腫，気胸のほか，まれではあるが脊髄梗塞なども報告されている．

❽ 肋間神経ブロックで最も頻度の高い合併症が局所麻酔薬中毒である．その要因としては，肋間神経と近接して動静脈が走行する，薬液が硬膜外腔へ移行しやすいなどがあげられる．局所麻酔薬中毒を避けるためにも，X線透視下のブロックが推奨され，使用する局所麻酔薬の量も2mL程度に抑えるべきである．3mL以上の投与は局所麻酔薬が硬膜外腔へ移行するリスクが高くなる．

❾ 肋間神経ブロックに使用される局所麻酔薬はメピバカインであり，局所麻酔薬中毒の発生を避けるために1％の濃度を使用することが推奨される．十分なエビデンスはないが，ステロイドを併用する場合もある．

E　帯状疱疹・帯状疱疹後神経痛

帯状疱疹後罹患部位と異なる部位の胸が痛んだ際には，すぐに病院に連絡するよう伝えた❿．

> **伝授！　初診時の思考プロセス**
>
> 帯状疱疹後神経痛では，罹患からの経過が短期間である場合，特に発症から3ヵ月以内の患者では，神経ブロックが奏効することが多い．薬物療法にもかかわらず，QOLやADLに影響がある場合は，痛みの中枢性感作を予防する目的で，積極的に神経ブロックを応用するべきである⓫．

❿ 肋間神経ブロックでは遅発性の気胸の出現を考慮して，帰宅後の緊急時の対応についても話しておく必要がある．

⓫ 筆者の経験では，比較的早期（発症から6ヵ月程度）の帯状疱疹後神経痛では，神経ブロックが奏効することが多いといえよう．確固たるエビデンスはないが，中枢神経感作を抑える目的で，適応があれば発症早期から神経ブロックを積極的に登用するべきである．しかし，神経ブロックを必要以上に継続することで，患者の医療行為への依存が強くなってしまう可能性を常に念頭に置いておく必要もある．

治療経過

初診翌日の再診時．
医師 前回，神経ブロックを行って帰宅する際に，「痛みは楽になった」とおっしゃっていましたが，いかがでしたか？
患者 家に帰るまではよかったのですが，そのあとはまた痛くなってきて，今はブロックする前とまったく変わらないですよ．
医師 ブロック後は一時的にでも痛みは軽減したのですね？
患者 はい，あの状態が長く続いてくれればよいのですが…．
医師 わかりました．それでは，肋間神経ブロックの効果が長く続くように，今日はブロックした際に電気を用いて神経を熱で凝固しましょう．
患者 よくわかりませんが，怖くないのですか？
医師 前回行ったブロックを同様にして，そのあとに電気を流して神経を焼くだけです．起こりうる合併症は前回と変わりません．痛みの部位や痛み方は前回と変化はありませんね？
患者 はい．

■ 肋間神経ブロック施行（高周波熱凝固術）⓬

左第10胸神経の肋間神経ブロックを施行．造影剤加局所麻酔薬（イオヘキソール＋2％メピバカイン）2mLにて造影剤の広がりと効果を確認したあと，90℃の熱刺激を90秒間加えて終了した．前回同様，1時間の安静後に帰宅させ，翌日再診とした．なお，ブロック後の注意点についても前回同様に説明した．

⓬ 肋間神経ブロックでは，アルコールと高周波熱凝固術による神経破壊が可能である．筆者の施設では，高周波熱凝固術を第一選択と考えている．高周波熱凝固術による神経破壊の利点としては，アルコール神経炎を回避できる，神経破壊の部位を限定できるなどである．一方，その欠点は，特殊な装置が必要である，神経破壊される部位が限定されるなどである．筆者は，X線透視下に高周波熱凝固術を用いた肋間神経ブロックを施行すれば，安全，確実な効果を得ることができると信じている．

肋間神経焼灼術の翌日

医師 昨日，神経を焼きましたが痛みはその後いかがでしょうか？

患者 おかげさまで，一昨日の注射とは違って今も痛みは落ち着いています．

医師 感覚はありますか？（神経焼灼を行った肋間神経領域に触れてみる）

患者 触っている感じはありますが，感覚は鈍いです．

医師 でも痛みはないのですよね？

患者 あっ，本当だ．昨日まで触られるだけ痛かったのに．

医師 洋服が擦れても痛くないのですね？

患者 はい，不思議です，痛くないです．ありがとうございました．

本症例では，その後はブロックを行わず，アミトリプチリン25 mg/日の就寝前投与のみを継続した．3ヵ月後，寒いときなどに軽い痛みを自覚するものの，痛みの程度は許容範囲で，夜間の睡眠，食欲，生活への意欲も次第に改善し，アミトリプチリンの投与を中止し，終診とした．

症例解説

◼ 問診のポイント

帯状疱疹後神経痛の統一された定義はなく，諸家によって異なる．しかし，帯状疱疹では，皮疹発現以前より痛みが出現，次第に増強，その後痛みの性状が変化し持続する，といった非常に興味深い経過をとる．最近では，帯状疱疹の発症に関連した痛みを帯状疱疹関連痛と称することも増えている．図30-1に示したように，この帯状疱疹関連痛には，皮膚症状が出現する前の前駆痛，皮膚症状が顕著な時期の帯状疱疹痛（主として侵害受容性疼痛），皮膚症状が消退しても持続する帯状疱疹後神経痛（主として神経障害性疼痛）が含まれる．早期から適切な痛み治療が行われることが望ましいが，不幸にも痛みが遷延してしまった際には痛みの病態を適切に把握し，治療戦略を立てる必要がある．そのためにも，診察時の痛みに対する問診が重要となる．

前駆痛に際しては，皮膚症状の出現がみられないため，帯状疱疹の後発部位に突然に「ピリピリ」した痛みが出現した際には，積極的に帯状疱疹を疑って，問診する必要がある．多くの場合，痛みの発症が突然であり，一定の神経の走行に沿った痛みを訴える．痛みの発症様式，痛みの範囲を注意深く問診することが重要である．

帯状疱疹痛では，皮膚症状が顕著であるため，診断は容易である．また，痛みの訴え方も皮膚症状に一致して「ピリピリ」あるいは「ヒリヒリ」などである．しかし，一部の症例では，そのあとに帯状疱疹後神経痛に移行するため，その兆候を早期に発見するためにも，常に痛みの性状を問診

し続けることが重要である．帯状疱疹後神経痛を疑わせる兆候がみられた際には，痛みの治療戦略を変更しなければならない．皮膚症状がほぼ消失しても痛みが持続している場合は，すでに侵害受容性疼痛の要素は少なくなってきていると判断するべきである．

帯状疱疹後神経痛の存在は，問診，触診によって発見可能である．先にも述べたが，帯状疱疹後神経痛の痛みの訴え方は，「うずくような」「灼けるような」「ビーンと走るような」「しびれたような」などである．皮膚症状がある程度消失しても痛みが持続している場合は，痛みの要素はほぼ神経障害性疼痛だと判断するべきである．

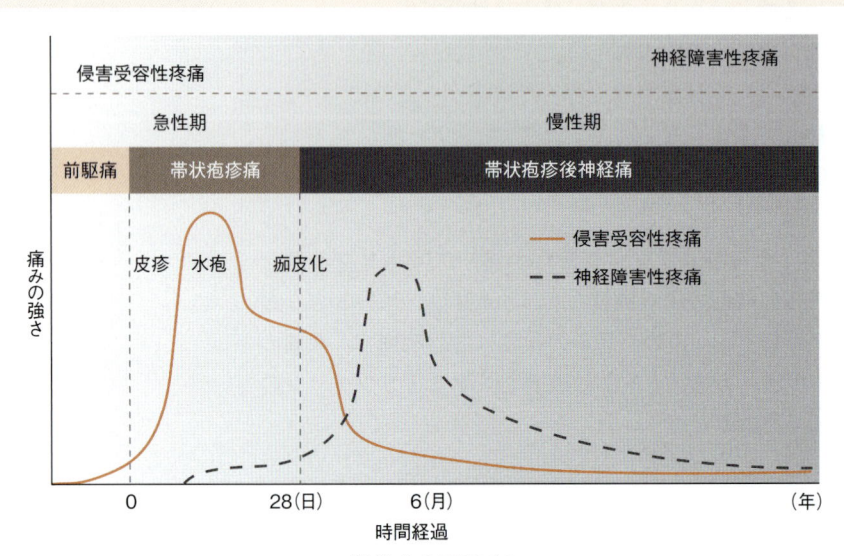

図30-1. 帯状疱疹関連痛について

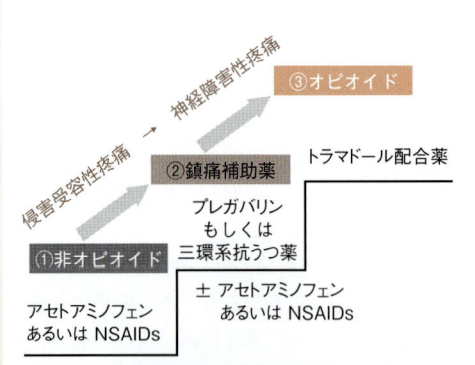

図30-2. 帯状疱疹関連痛の病態を考慮した薬物療法の考え方
NSAIDS：非ステロイド性抗炎症薬

図30-3. 帯状疱疹後神経痛のアルゴリズム
（日本ペインクリニック学会編：神経障害性疼痛薬物療法ガイドライン，p.32，真興交易医書出版部，2011）

▣ 治 療

帯状疱疹関連痛の治療戦略は神経ブロックと薬物療法である.

帯状疱疹発症から比較的早期（3ヵ月以内）の場合，神経ブロックが有効なことが多く，患者の満足度も高い．特に，罹患神経をブロックする各種末梢神経ブロックはブロック直後よりその効果を患者が実感でき，満足度は非常に高い．また，末梢神経ブロックは確固たるエビデンスは少ないが，中枢性感作を予防するといううえでも，有効な手段である．しかし，交感神経ブロックはエビデンスもほとんどなく，有効性は疑問視される．低濃度の局所麻酔薬による硬膜外ブロックや星状神経節ブロックなどで痛みが緩和される場合，罹患部位に応じた交感神経ブロックを考慮してもよいかもしれない．しかし，神経ブロックは患者の医療行為への依存度を増す可能性があるため，不必要に継続することは危険である．

薬物療法は帯状疱疹関連痛のどの時期においても重要である．痛みの病態に合わせた薬の選択が重要となる．図30-2に帯状疱疹関連痛の薬物療法の戦略を示すが，侵害受容性疼痛，神経障害性疼痛のいずれかの要因が強いかによって選択する薬は異なる．不幸にも神経障害性疼痛に移行してしまった際には，日本ペインクリニック学会が作成した「神経障害性疼痛薬物療法ガイドライン」の「帯状疱疹後神経痛のアルゴリズム」（図30-3）に従って薬を選択する．代表的薬剤の使用方法と注意点を表30-1に示す．基本的なことであるが，患者のQOLやADLの低下をきたすような有害事象を回避するために，可能な限り多剤併用は避ける．

表30-1. 帯状疱疹後神経痛に使用される代表的薬剤の使用方法と注意点

	一般名（商品名）	添付文書上の用量・用法	推奨用量	注意点
鎮痛補助薬	プレガバリン（リリカ®）	1日25〜75mgで投与開始し，1日150mgまで適宜増減．	就寝前25mgで開始し，副作用に忍容できる範囲内の量で，効果判定を行う．1日150mgで効果鑑定する．通常，2回に分割投与する．効果を認めたときにのみ1日300mgへの増量を検討する．	・帯状疱疹関連痛における鎮痛補助薬としての第一選択と考える． ・少量から開始し，効果と副作用を観察しながら緩徐に増量する． ・副作用に認容できる範囲内の投与量で効果判定する． ・傾眠，浮動性めまい，浮腫，食欲増加，体重増加などの副作用がみられる．
	ガバペンチン（ガバペン®）	初日1日量600mg，2日目1日量1,200mgをそれぞれ3回に分割経口投与し，適宜増減．	就寝前200〜400mgで開始し，1日1,200mg程度で効果判定する．通常，3回に分割投与する．	・効能効果はてんかんのみである． ・プレガバリン無効例，プレガバリンの副作用が認容できない場合にのみ選択する． ・傾眠，浮動性めまい，頭痛，複視，倦怠感などの副作用がみられる．
	リドカイン（キシロカイン®）	通常成人1回200mgを基準最高用量とし，年齢，麻酔領域，部位，組織，症状，体質により適宜増減する．	リドカインは通常，静注（1〜2mg/kg/回），リドカインクリーム（7%），イオントフォレーシス（4%）として使用される．	・静注は難治性疼痛のみの使用に許可されている． ・わが国で使用できるリドカイン貼付剤の適応は静脈留置針穿刺時の疼痛緩和のみである． ・リドカインクリームは院内製剤として汎用されている．
	アミトリプチリン（トリプタノール®）	1日30〜75mgで投与開始し，1日150mgまで適宜増減．	就寝前10〜25mgで開始し，1日25〜50mgで効果判定する．通常，鎮痛補助薬として使用する際には，就寝前にのみ内服する．	・許認可薬の適応外使用で慢性痛に使用可能である． ・就寝前のみの投与が基本と考える． ・副作用はめまい，眠気，嘔気，口渇，動悸，尿閉，紅潮など． ・副作用が忍容できない場合はノルトリプチリンを考慮する．

（次頁へ続く）

	一般名（商品名）	添付文書上の用量・用法	推奨用量	注意点
鎮痛補助薬	イミプラミン（トフラニール®）	1日25～75mgで投与開始し，1日200mgまで適宜増減．	アミトリプチリンに準じる．	・アミトリプチリンに準じる．
	ノルトリプチリン（ノリトレン®）	1日10～25mgで投与開始し，1日150mgまで適宜増減．	アミトリプチリンに準じる．	・アミトリプチリンに準じる． ・アミトリプチリンと比較して，鎮痛効果，副作用は弱い． ・許認可薬の適応外使用での使用は認められていない．
	ワクシニアウイルス接種家兎炎症皮膚抽出液含有製剤（ノイロトロピン®）	1日4錠を朝夕2回に分けて経口投与する．	1日4錠を朝夕2回に分けて経口投与する．	・下行性疼痛抑制系賦活型疼痛治療薬として認可を受けている唯一の薬剤である． ・副作用はまれであり，使用しやすい薬剤である． ・帯状疱疹後神経痛に対しては，4週間で効果の認められない場合は漫然と投薬を続けないよう注意する．
オピオイド	コデインリン酸塩原末 コデインリン酸塩散（10%，1%） コデインリン酸塩錠（20mg，5mg）	コデインリン酸原末換算で1回20mgを1日60mg内服，適宜増減．	コデインリン酸原末換算で1日30～120mgを，6時間ごとに4回に分割投与する．	・代謝産物であるモルヒネが鎮痛効果を発揮する． ・処方に際してはモルヒネ同様の注意が必要である． ・高齢者ではせん妄の出現に注意する．
	トラマドール塩酸塩/アセトアミノフェン配合錠（トラムセット®配合錠）	1回1～2錠を1日4回内服し，適宜増減．	就寝前に1錠投与し，忍容性を確認，徐々に増量し，1回1～2錠で，1日3～4回投与する．	・ほかのアセトアミノフェン配合薬との併用を避ける． ・投与量の上限は1日8錠である．
	モルヒネ塩酸塩（モルヒネ塩酸塩水和物末，モルヒネ塩酸塩錠）	1回5～10mg，1日15mg内服し，適宜増減．	1日10mgで開始，忍容性を確認，徐々に増量し，上限の目安は1日80mgとする．通常は1日4回に分けて投与する．	・ほかのオピオイドと比較して，せん妄，認知機能の低下，乱用，依存の危険があり，高用量，長期投与に際しては専門医への相談が必要である．
	フェンタニル経皮吸収型製剤（デュロテップ®MTパッチ）	デュロテップ®MTパッチ2.1～12.6mgを適宜増減．	モルヒネの1日量が40mgに達した時点で，忍容性と効果を確認したあとにデュロテップ®MTパッチ2.1mgを開始する．必要があれば4.2mgへの増量を検討する．	・処方にあたってはe-ラーニングの受講が必要である． ・患者との確認書の作成が必要である． ・処方開始にあたっては，モルヒネあるいはコデインを処方して忍容，有効性の確認が必要である．

（山口重樹）

F 神経障害性疼痛

症例31
複合性局所疼痛症候群（CRPS）

■ 薬物治療例 ■

症例	51歳 男性．右下肢痛．歩行困難．

主訴	本人 ▶ 右足の灼けるような痛み，うっ血するような感じによる立位維持困難． 妻 ▶ 手術のあとから足が真っ赤に腫れてしまった．その後はどす黒く冷たい状態で，1年も経過したのにまったく治る兆しがない．

初診時

既往歴 現役の教師．3年前：高血圧（内服加療中）．
2年前：右変形性膝関節症．

現病歴 1年前：右変形性膝関節症に対して下腿の骨切り術❶を施行された（全身麻酔，タニケット使用）．手術時は，タニケット解除後の出血量が多く，血腫によりコンパートメント症候群となった．そのため一部筋膜を切開し，下腿の血腫除去が行われた．術中に神経を損傷した可能性はきわめて低いとのコメントあり．

術当日より大腿下半分〜下腿の激しい灼熱感❷が出現，腫脹や皮下出血痕も著しかった．灼熱感を伴う痛みは日に日に増強し，腓骨神経領域およびその領域を超える部位にアロディニア❸，痛覚過敏❹を認めた．また，皮下出血が消退したあとも患肢は全体的に暗赤色で冷たかった（正常側との温度差は約8℃）❺．術後2週間ごろから，CRPSの可能性を疑われステロイド投与，硬膜外ブロックを受け，NSAIDs・抗うつ薬・抗不安薬を内服した．理学療法も併用し約2ヵ月入院加療したうえで退院したが，痛みは依然として強く，松葉杖

❶ きっかけとなる事象は手術，採血，点滴，骨折，捻挫，打撲，ギブス圧迫，などさまざま．

❷ 疼痛強度・持続時間ともに，その原因に見合わない疼痛がある．痛みの性状はいわゆる'灼熱痛 burning pain'や'電撃痛'を伴うことが多い．きっかけとなる事象直後から症状が出現することもあるが，数ヵ月経過した頃から症状が顕著になることもある．

❸ アロディニア：通常では痛みを引き起こさない刺激により生じる痛み．

❹ 痛覚過敏：通常の痛みと感じる刺激に対する反応性の増大．

❺ 色調変化や血流変化を伴うことも多く，交感神経の関与は必ずしもCRPSの症状として必須ではないが，このような症状が併存していることも多い．温度差は1℃程度のものから本症例のように顕著な温度差を認めることもある．

なしでの歩行は困難な状態であった．1年経っても症状は改善せずペインクリニック科を受診する．

発　症　1年前：50歳．
疼痛部位　右下腿．

知覚検査　腓骨神経領域に一致した知覚低下を認める❻．
筋力検査　患肢は触れられるのを避ける❼．下腿の筋肉は萎縮しており，徒手筋力テストでは大腿四頭筋，前脛骨筋，長母趾伸筋，長母趾屈筋で4と低下を認める❽．
サーモグラフィー　患肢の血流低下あり❾．
下肢Ｘ線　患側の脛骨の脱灰像あり❿．

ペインクリニック受診時

奥様に付き添われ受診．松葉杖を使用している．

[医師] 歩くのもおつらいようですね．
[患者] 手術前も，膝が悪くて歩くと痛みがありましたが，じっとしているときには痛みはありませんでした．そして痛くても自力歩行はできていました．今は安静にしていてもつらい痛みが襲ってきます．もう1年も経つのに一向によくならないし，こんな状態だから仕事もできません．このままずっと働くこともままならない生活は不安です．
[医師] 痛みについて，もう少し教えてください．たとえば風が吹いたり，衣服を着るときに痛みが起こりますか？⓫　夜寝ているときやお風呂はいかがでしょうか？
[患者] 長ズボンをはいていると，擦れて嫌な痛みを感じます．お風呂に入った直後は少し楽な気もします．でも楽に感じるような気がするのはほんの短い間だけです．痛みがゼロになることはないです⓬．夜寝るときは痛みが強くなかなか寝つけないことがほとんどで睡眠導入剤を使用しています．それでも夜中に針を刺すような痛みがやってきて⓭目が覚めます．冷えると痛いので湯たんぽは欠かせません．
[医師] 受けた治療で効果を感じた治療はありますか？
[患者] 硬膜外ブロックは，痛みが消えたように感じることもありましたがすぐ元に戻ります．むしろ，痛みが取れたと感じるときは，そのあとにもっと痛みが強くなってしまうことが多いです⓮．足の温度を上げる注射⓯も温かくなって少し痛みは楽になったような気もしますが，それも気休め程度でした．
[医師] 足が温かくなった注射は，もっと長く効果を期待する工夫⓰もできますよ．

❻ 知覚低下に関しては，認めるものをタイプ2，認めないものを1と分類しているが，はっきりとした境界線が引けないことから，最近ではCRPSとしてまとめて扱うことが多い．

❼ アロディニアや痛覚過敏が強い症例では触診に逃避反応を示すこともある．

❽ 疼痛に対する逃避反応の結果，患肢の廃用性萎縮をきたすことや，異栄養障害のため動かしていても筋・骨萎縮が認められることがある．

❾,❿
サーモグラフィーでの血流低下やＸ線写真での骨脱灰像は診断を裏づける参考材料の一つである．

⓫ アロディニアの有無に関する診察はこのような問診や，筆を用いた触診を行う．

⓬,⓭
痛みのパターン．
持続痛であることも本症例の特徴の一つ．持続痛に発作痛を伴うパターンであることが多い．

⓮ 知覚神経ブロックがブロック直後に非常に有効であるが，局所麻酔薬の作用が切れた際に元の耐え難い痛みに戻ること（リバウンド痛）により，その時点では患者にとって有効な治療とならないこともしばしば経験する．

⓯ 腰部交感神経節ブロック．

⓰ アルコールなどの神経破壊薬を用いる方法や高周波熱凝固術を併用する方法がある．

患者 そうですか．私としては痛みが取れるなら，何でも頑張ってみようと思っています．でも注射以外の方法があるのであればそれを試してみたいという思いもあります．

医師 わかりました．薬を調整してみて合う薬を探すことも方法の一つです．

> **伝授！　初診時の思考プロセス**
>
> きっかけとなる侵害事象（手術）後，不釣り合いなほどの強い持続痛，アロディニア，痛覚過敏が存在している．また，疼痛部位の浮腫，皮膚血流の変化，知覚低下あり．血腫によるコンパートメント症候群により神経障害が引き起こされたと考えられ，CRPSタイプ2の診断．薬物治療も神経ブロック治療もすでに試されている状態であり，まずは痛みの機序と今後の治療方針決定の目的でドラッグチャレンジテストを施行することとした．

■ 患者への説明

医師 すでにいくつかの薬を内服していますが，試した薬剤にしても，試したことのない薬剤にしてもAさんの痛みはどういった種類の薬剤に効果があるのか，現段階でははっきりしない状況と考えられますので，入院したうえでいくつかの治療薬を試験的に試してみましょう．試験的に試す薬は注射薬[17]ですが，そのうえでAさんに合う薬がみつかればそれを内服薬として処方することや，その薬理学的機序に基づいた薬物治療以外の治療方法[18]を試すことも可能です．

患者・妻 それは入院しないといけないのですか？

医師 副作用が出現する可能性もあるので入院して観察することが必要です．全部で5種類の薬剤を試しますので1週間前後の入院となります[19]．効果のある薬がみつかった場合は入院中に内服薬を開始して，副作用の観察や量の調整も行います．

患者・妻 効果のある薬がみつかりますかね？

医師 それはドラッグチャレンジテストを行ってみないとわからないのが，正直なところです．

患者・妻 わかりました．よろしくお願いします．

入院後，ドラッグチャレンジテストを施行したところモルヒネが陽性であった．

医師 今回試した薬のなかで効く可能性のある薬剤が出てきまし

[17] フェントラミン，チアミラール，リドカイン，ケタミン，モルヒネなど．

[18] たとえばフェントラミン陽性例であれば交感神経ブロックや交感神経遮断薬の局所静脈内投与など，ケタミン陽性例であれば脊髄電気刺激療法などの治療法が有効である場合がある．

[19] 1日1剤にとどめ，効果と副作用を確認する必要がある．

F　神経障害性疼痛

医師 たので，内服薬でも効果があるのか試してみましょう．その薬の名前はモルヒネといいます．ご存知でしょうか？

患者・妻 名前は聞いたことがあります．

医師 モルヒネはオピオイド鎮痛薬という種類の薬剤で，この薬は医療用麻薬になります．麻薬というといいイメージをお持ちでない方もいらっしゃいますが，がんの痛みには一般的に使用されている薬剤で，慢性痛（慢性疼痛）の痛みにも適応がある場合は，医師の適切な管理のもとで使用することも可能です[20]．

患者 私はがんの痛みに近いということですか？

医師 いいえ．そういうことではありません．Aさんの場合は種々のタイプの痛みが混合していると考えられます．このような痛みをお持ちの方のなかにはオピオイド鎮痛薬が効果を示すこともあります[21]．実際，テストで使ったときに痛みが楽になりましたね？

患者 はい．使った薬によってはただ眠くなるだけだったり，痛みは取れないのに嫌な気分になることもありました．でも明らかに灼ける痛みが楽になる日がありました．これを飲めば治りますか？

医師 Aさんの痛みが軽くなる可能性が高いのは確かです．しかし，あくまで症状緩和のために使用する薬です．痛みが軽減して元の生活を少しでも取り戻せることを目指しましょう．

患者 早く仕事に復帰したいです．

医師 そうですね．まずは仕事復帰を目標にしましょう．
この薬を始めるにあたっていくつかの注意点と，副作用についての説明をします[22]．
まず，ほかの薬にもいえることではありますが，必ず医師の処方指示を守って内服してください．副作用が強く出たときは休薬や中止を行うこともありますが，効果がないからといって勝手に用量を増やすことは危険ですので決してしないでください．

患者 わかりました．

医師 副作用に関しては主なものとして，①眠気，②吐き気，③便秘[23]があります．眠気が強く出た場合はふらつきや転倒のリスクがあるので十分に注意してください．眠気のある状態が続いた場合は次の内服は一度休んでください．

患者 私は仕事柄眠気がある状態での就業は難しいと思うのですが，大丈夫でしょうか？

医師 副作用に関して，眠気は内服量が過量であるというサイン

[20] 慢性痛（慢性疼痛）患者に対するオピオイド鎮痛薬の使用は注意を要する．

[21] オピオイドは持続した侵害受容性疼痛，神経障害性疼痛の双方に効果がある可能性のある薬である．

[22] 慢性痛（慢性疼痛）にオピオイド鎮痛薬を使用するにあたっては，患者背景をよく吟味したうえで使用を検討する．たとえば，治療開始にあたり患者がオピオイド治療の目的・副作用・治療ゴールを理解できるように，そして使用法を遵守するために，医師は同意文書のもと十分な治療説明を行う必要がある．

[23] オピオイドの三大副作用．

と考えられますので，副作用が許容範囲内となる量で内服する必要があります．内服する量にもよりますが，集中力が低下する可能性もあります[24]．治療のゴールは痛みがゼロになることではなく，痛みが緩和して元の生活を取り戻すことを優先していきましょう[25]．

患者 よろしくお願いします．

医師 あとは吐き気と便秘です．これらの副作用に関しては予防薬を使用していきます[26]．それでもこれらの副作用が強く出た場合は，対策をまた考えていきます．

患者 もともと便秘気味です．

医師 それでは便秘に関しては予防薬として2種類の薬を出します．一つは便を柔らかくする薬で，もう一つは腸を動かして便を押し出す薬です[27]．便通の状態で調整してください．

患者 わかりました．

[24] 長期にオピオイドを内服することで集中力低下や意欲低下を引き起こすこともあるので注意する必要がある．

[25] がん性痛（がん疼痛）とは治療の目標が違う．

[26] 初回より制吐薬や緩下薬を併用して副作用対策をすることがほとんど．

[27] 便秘に対しては緩下薬と蠕動運動促進薬を調整して用いる．

■ **初回の処方内容**

モルヒネ塩酸塩末10mg　4回に分けて内服[28]
メトクロプラミド（プリンペラン®）5mg
　　　　　　　　　　　　1回1錠　1日3回　毎食前
酸化マグネシウム（マグラックス®）250mg
　　　　　　　　　　　　1回1錠　1日3回　毎食後
センナ0.5g　便秘時頓用

[28] オピオイドの初回投与に関して，基本はコデインリン酸塩やトラマドールといった弱オピオイドより開始することが望ましい．モルヒネやフェンタニルなど強オピオイドへの移行は慎重に，十分な患者選択を行う．
モルヒネの初回投与量は10～20mg/日を4～6回に分けて投与する．

治療経過

最初の1ヵ月は1週間ごとに効果と副作用を観察するための診察を行った．

■ **1ヵ月後の処方内容**

モルヒネ塩酸塩末30mg　4回に分けて内服
ドンペリドン（ナウゼリン®）10mg　1回1錠　1日3回　毎食前
酸化マグネシウム（マグラックス®）330mg
　　　　　　　　　　　　1回1錠　1日3回　毎食後
センナ0.5g　就寝前1包
ピコスルファートナトリウム（ラキソベロン®）便秘時15滴滴下

医師 痛みはどうですか？

患者 痛みは少しいい気がします．眠気はまったくないですね．

F　神経障害性疼痛

ちょっと吐き気が出ることがありましたが，ここ最近はムカムカすることもなくなりました．便秒は先生が薬の調整をしてくれてからは調子がいい[29]です．

医師 眠気がないので，痛みの軽減具合を観察して少しずつ薬剤を増量していきます．吐き気の副作用はおそらく体が慣れてしまえば今後は出ないと思います．

その後，2週間おきに副作用を観察して薬剤を増量．最終的にモルヒネ末60mgまで処方した[30]．

患者 痛みはずいぶんと楽になりました．仕事も今月から再開[31]していますが，今は吐き気止めをやめても吐き気は出ないし，便秘もうまく調節できています．痛みがゼロになったわけではないですが，仕事は継続できそうです．

医師 よかったですね．薬を増やすと今度は眠気が出たりして仕事に支障をきたす可能性があります．痛みが多少あっても仕事が継続できる方法が望ましいと考えますので，この薬の量でしばらく様子をみましょう．痛みがあっても生活が改善されていれば十分ですし，オピオイド鎮痛薬はその薬をもっと欲しくなったり，慣れが生じる可能性もある[32]のでどんどん増やすことはお勧めできません．引き続き定期的に効果や副作用をみていきましょう[33]．

患者 はい，よろしくお願いします．

[29] 吐き気は耐性ができ，治療経過中に消失することが多い．吐き気がなくなれば制吐薬は中止できる．制吐薬の漫然な投与は推奨されない．便秘に関しては耐性ができないため，薬剤による調整が必要．

[30] モルヒネの増量は過量とならないように常に留意する．米国のガイドラインにおいて200mg/日を超える高用量は有用性はないばかりか，むしろ功罪を指摘されている．

[31] 仕事復帰は治療効果の指標．

[32] 精神依存や耐性のこと．

[33] オピオイドを長期に使用する場合も，定期的に内服量が適正か，副作用がないかなどを医師がみていくことが必要である．経過中に痛みが軽減すれば漸減を試みるべきである．

■ 神経ブロック施行例 ■

症例　50歳 男性．右上肢・肩の痛み．

主訴　手に鉄材が当たって以来上肢が腫れて，痛み・しびれが強く夜も眠れない．この痛みを取るために薬物治療やリハビリを受けたが全然よくならない．

初診時

既往歴　特になし．技術職だったが痛みのために仕事ができず退職し，以後は無職．

内服薬　メコバラミン（メチコバール®），ロキソプロフェン（ロキソニン®）．

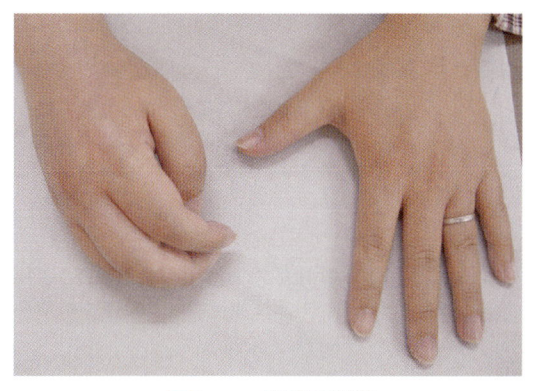

症例 31　複合性局所疼痛症候群（CRPS）

図31-1. 初診時外観

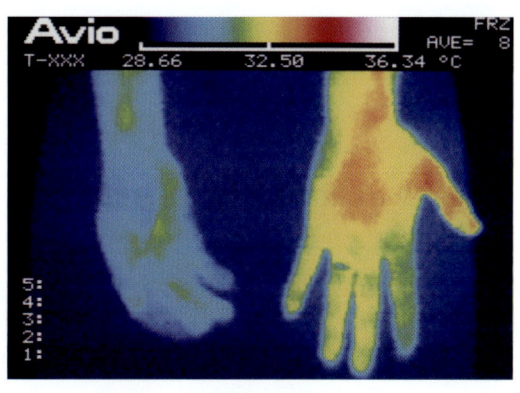

図31-2. 初診時サーモグラフィー

現病歴　1ヵ月半前に職場で作業中に鉄材が右肘部に当たった❶. 直後より鉄材の当たった部位の痛みと手指の第4指, 5指に激烈な痛みとしびれが出現した. 肘の痛みと指のしびれは改善せず, 2〜3日後より手先から前腕部腫脹が著しくなり, 整形外科を受診した. 検査を行ったところ骨折や脱臼はなく, 安静を勧められたが, 痛みやしびれは改善しなかった❷. また, 指の腫脹としびれのために手を握ることができなくなり, 手指, 手・肘・肩関節の動かしにくさ❸が出現し, 動かすと痛みが出現した. 再度, 整形外科を受診したところ, ペインクリニック科での治療を勧められ受診した.

痛みの部位　肩・肘関節・手関節・手先❹.

痛みの性状　手全体に持続的なしびれ, 指先から肘周囲にかけてのジリジリ灼けつくような痛み❺あり. その反対に時に指先が冷たく痛む❻. また, 爪と指先にときどき針が差し込むような鋭い痛み❼あり.

初診時の患者の外観　右肘を屈曲させ前腕〜手先を体幹につけ左手で支えている❽. 右手の指先は伸展不能であり, 手背から指先まで光沢があり, 末梢血管は収縮して肉眼的には追えず全体的に蒼白な状態❾. 指先は鉛筆の先端状❿であり, 腫脹と痛みのために伸展させることは不可能である（図31-1）. 初診時のサーモグラフィーを図31-2に示す.

ペインクリニック受診時

患者　骨折はないといわれたのに全然よくならないです. 手もまだ腫れています. 灼けるように痛むか逆に凍りつくような冷たさになるかどちらかなんです. こんな痛みは初めてです. このまま治らないのではないかと思うと不安です.

❶ きっかけとなる事象.

❷ 発症初期に単純な骨折や打撲を疑われ, 診断が遅れることもしばしばある.

❸ 関節可動域制限.

❹ 支配神経領域を超えた部位に痛みが存在することが多い.

❺ いわゆる灼熱痛.

❻ 血流障害を示唆.

❼ 電撃痛. CRPSの痛みは神経障害性疼痛と性状が類似することが多い.

❽ 痛みのある部分をかばう姿勢を続けることで, 拘縮や廃用を引き起こすこともしばしばである.

❾ 皮膚の色調変化をきたすことあり.

❿ 上肢のCRPSではしばしば認める所見.

F　神経障害性疼痛

|医師|右手の温度がほかの部位に比べて非常に低い状態であることが検査でわかりました．お風呂に入って温めると痛みは軽くなりますか？⓫
|患者|あまり考えたことなかったですね…．いわれてみるとお風呂のあとは調子がいい気がするかな．
|医師|まずは血流を改善させるブロック注射をしてみましょう．この治療は発症から早い時期に行うことが有用⓬である場合が多いです．ほかに薬物治療などもありますが，すべての治療を同時に行うとどの治療が有効かわかりにくくなる部分もあるので，まずは神経ブロック治療を試してみましょう⓭．
|患者|どのような注射ですか？
|医師|星状神経節ブロックという注射です．方法や効果，合併症を含めた詳しい説明はのちほど行います⓮が，簡単にいうと上肢や顔の血流を調節する神経に麻酔をかけます．Ａさんのような病気にこのブロックを行うと痛みが軽減することが多くみられます．
|患者|その注射で治りますか？
|医師|痛みが少し緩和される場合もあり，また診断的な意味合いで使用することもあります．まったく効果がない場合はほかの治療を検討します．少しでも効果があれば，よりその効果が長続きするような方法も検討しましょう．まずはこの治療に反応性があるかを見極めてから⓯，次の方針を決めましょう．これらの治療は合併症の可能性がゼロではないので，説明して納得されてから受けていただくつもりです．
|患者|わかりました．では，その星状神経節ブロックについてより詳しく教えてください．

その後説明し，同意のもと星状神経節ブロックを5回（週2回）施行した．

⓫ 温かくすることで症状が軽くなる場合は，交感神経ブロックの反応もよい可能性が大いにある．

⓬ 神経ブロックは慢性期に行うよりも急性期に治療したほうが効果的．

⓭ キーとなる治療の効果判定をしたい場合は，治療開始時は少なくともシンプルな治療から開始するほうがよい．薬物治療に関しても多剤を同時に始めて効果があった場合にどの治療が奏効したかがよくわからなくなり，増量を考える際に困ることがある．

⓮ 神経ブロック治療を行う際は，方法・効果・起こりうる合併症を含めた詳細な説明を行い，同意を文書で得ることが望ましい．

⓯ 交感神経ブロックに反応する場合は，神経破壊薬を用いた交感神経ブロック（胸部交感神経節ブロック）や脊髄電気刺激法を検討することもある（⓴㉑参照）．

伝授！　初診時の思考プロセス

鉄材が当たったことをきっかけに自覚症状として，①皮膚の萎縮性変化，②関節可動域制限，③しびれと灼熱痛，針で刺される電撃痛があり，他覚症状として，ⓐ皮膚の萎縮性変化（光沢のある皮膚），ⓑ関節可動域制限，ⓒアロディニアを認めている．CRPSと診断することができるが，神経障害の有無についてははっきりせず，タイプについては言及できない．発症から3ヵ月は経過しておらず，比較的早期であるため神経ブロックの反応性

が高い可能性があり，まずは神経ブロックを中心に治療を進めることとした．

治療経過

約2週間後，再診時．
医師 治療を始めて変化はありましたか？
患者 最初は効果があるかわかりませんでしたが，何回か治療を行うことで少し手がほぐれてよい気がしてきました⑯．でも効果は数日です．あと手先を動かすのもつらいですが，肩も相変わらず重たい痛みで動かしにくいです…．
医師 少し効果があるようでよかったです．もう少し続けてみましょう．肩の痛みは，しばらく右手をかばって生活したこともあり動きが悪くなっているからです⑰．動かしてみていいですか？（触ろうとする）
患者 （極端なくらいの逃避行動をしながら）触られると痛いんで…．
医師 これからはリハビリも併用する必要がある⑱と思います．動かしてない右手を少しずつ動かしていきましょう．触られると痛みが強いようなので，リハビリ前に痛みを緩和する目的もかねて，星状神経節ブロックをします．肩の痛みに関しては肩甲上神経ブロックを行います⑲．これは肩の痛みを軽くする神経ブロックです．

その後1ヵ月間，神経ブロックと理学療法を併用した治療を行った．
医師 その後いかがでしょう？
患者 肩は，ちょっと前まではかちこちで腕を動かすこともできませんでしたが，だいぶ動かせるようになりました．手の痛みも注射をすると数日楽な感じが続きます．でもやっぱり週に1回注射をしないとダメです．
医師 肩はだいぶよくなりましたね．手の痛みに関しても，星状神経節ブロックは非常に有効なようです．今後は星状神経節ブロックの長期的な効果持続を期待する治療も検討していきましょう．
患者 どのような治療方法ですか？
医師 一つは胸部交感神経節ブロックという注射を行う方法です．これは星状神経節ブロックとまったく同じ効果が得られる

⑯ 星状神経節ブロックの効果は数回行わないと患者が実感できないこともあるため，数回施行したうえで効果があるか評価する．

⑰ 関節拘縮．

⑱ 関節可動域制限が生じている本症例のような場合は，神経ブロック同様，理学療法も早期から介入していくことが大切．

⑲ 痛みにより理学療法が困難となる場合もしばしばある．このような場合に，神経ブロックと理学療法を併用することが有効である場合がある．本症例のように肩甲上神経ブロックなどの運動神経ブロックを併用して行う場合は，理学療法が有効に行えるように局所麻酔薬の濃度を調整して，感覚低下は得られるが運動麻痺は起こさないように留意する．

F 神経障害性疼痛

とは限りませんが，同様の血流をよくする治療法です．星状神経節ブロックは顔と手の血流をよくするブロックですが，胸部交感神経節ブロックは主に手の血流を集中的によくするブロックになります．

患者 それは長く効く注射なんですか？

医師 長く効くように，<u>特殊な薬や方法</u>[20]を用います．入院で行う治療です．また，ほかの治療として，脊髄電気刺激法という治療法が考えられます．<u>今行っているような血流改善作用のあるブロックに効果がある場合，この治療法も効果が十分に期待できます</u>[21]．

患者 それはいったいどのような治療でしょうか？

医師 詳細はのちほど話しますが，脊髄の近くに刺激電極を入れて，外部からリモコンを使って脊髄を刺激する治療法になります．この治療は2部構成で，まずは電極を仮挿入して刺激した効果を試す期間があります．その後，一度それを抜いてしばらく観察してから改めて電極を挿入します．その場合はお腹のあたりに刺激装置を埋め込んでしまいます．気になるときにリモコンで刺激を送れるので，Aさんの痛みの程度に合わせて調節して刺激することができます．

患者 いろんな治療があるのですね．

医師 そうですね．これらの治療方法や起こりうる合併症について詳しく説明しますね．

各々の治療を説明したうえで，最終的には高周波熱凝固術による胸部交感神経節ブロックを選択された．その後も理学療法を継続し，肉体的な負担の少ない事務の仕事への再就職に成功した．

[20] アルコールをはじめとする神経破壊薬を用いたり，高周波熱凝固術を行うことで長期的な交感神経遮断作用を期待する．

[21] 交感神経ブロックの反応性がよい場合，発症から比較的早期の場合は脊髄電気刺激法の成績もよい．

症例解説

◼ 問診のポイント

CRPS（複合性局所疼痛症候群 complex regional pain syndrome）における問診のポイントは大きく2点ある．CRPSの診断を適切にくだすことと，CRPSの治療にかかわる背景因子をうまく聞き出すということである．

適切な診断を行うために，きっかけとなる事象・不釣り合いな痛み・血流障害や運動機能障害の有無を聞き出すことが大切である．痛みの症状は多彩な症状を呈するため，問診で詳細に聞き出すことが重要で，神経障害性疼痛のキーワードなどをうまく聞き出すとよい．神経障害性疼痛に関す

る質問票を併用することも効率的な方法である．診断基準に関しては，国際疼痛学会による診断基準のほか，厚生労働省CRPS研究班によって提唱された日本語版CRPS判定指標があるので参照されたい．

CRPSは，多くの背景因子が複雑に関与している病態であるため，背景因子の問診と把握は非常に重要である．たとえば，疾病利得感情や被害者感情が強い事例は難治となることがほとんどである．そういった極端な症例でなくても，ほとんどの症例で心理的要因も関与する．問診で確認できた病態に対して，後述するような治療を多面的に行っていく必要がある．

◻ 治 療

CRPSは，その原因，患者背景，治療経過が非常に複雑に絡みあった病態・疾患である．治療法についても確立されたものはなく，①神経ブロック療法（脊髄電気刺激法含む），②薬物療法，③理学療法，④心理社会的介入などの治療を組み合わせて行っていく必要があると考えられる．そして痛みが慢性化してより複雑化する前に，早期診断・早期治療を行うことが望ましいと考えられる．

比較的早期であれば神経ブロックによる効果が高い可能性がある．神経ブロックは大きく分けて交感神経ブロックと知覚神経ブロックに分かれるが，交感神経ブロックの効果がある場合は，神経破壊薬や高周波熱凝固術を用いたブロックを施行したり，脊髄電気刺激法の治療効果も期待して試験刺激を計画することもある．

薬物治療も，①三環系抗うつ薬，②抗痙攣薬，③オピオイド鎮痛薬，④副腎皮質ホルモン，⑤NSAIDs，⑥NMDA受容体拮抗薬，⑦カルシトニン，⑧ビスホスホネート製剤と種々の方法がある．ドラッグチャレンジテストは結果が絶対的なものではないにせよ，痛みの機序の鑑別や治療の指標となり有用な場合もある．

理学療法は，機能維持・回復のために非常に重要な治療である．理学療法単独ではなく，疼痛に対する治療を併用することで，相乗効果が期待できる．

また，CRPS患者の多くが背景に不安・憤りといった心理的問題を抱えている．たとえば，前述の薬物治療症例の場合は，原因が医療ミスではないにしても医原性であり，手術の結果や痛みに関する説明と患者の理解は，CRPSの発症や転帰に影響する大きな問題である．ほかにも交通事故が原因で訴訟が絡んだ症例などは難治になりやすい．どれだけ身体面の治療を積極的に行っても，患者の心理社会的背景に内通しなければ症状緩和は難しい．各種治療とともに，患者に病体の細やかな説明や教育を行っていくことも重要である．

（長谷川理恵，井関雅子）

F 神経障害性疼痛

症例32
糖尿病性神経障害

■ 神経ブロック施行例 ■

症例	56歳 女性． 糖尿病治療を自己中断し，上下肢の痛みとしびれが出現．
主訴	両手足が強くしびれていて，痛む．

初診時

既往歴 15年前に2型糖尿病を指摘され，5年前にインスリンが導入されたが，低血糖が続いたことと費用がかかることから4年前に自己中断し加療していない．
　　　高血圧なし❶．アレルギーなし．
　　　主婦（身長159cm，体重65kg，BMI 25.7）．
家族歴 父が糖尿病❷．
嗜　好 喫煙：タバコ20本／日×30年，飲酒：缶ビール1本／日❸．

現病歴 9ヵ月前ごろから両手足の痛みとしびれが出現し，近医内科を受診した．HbA1c 13%台と高値を指摘され，糖尿病の治療が再度開始となった．神経障害の精査と治療のため，脳神経内科に紹介された．
　　　糖尿病性神経障害と診断❹され，ロキソプロフェン（ロキソニン®），プレガバリン（リリカ®），エパルスタット（キネ

❶,❷,❸
初診時の問診では，血糖コントロールの状態だけでなく，食・生活習慣，肥満の有無や家族歴も把握する．神経障害の発症・進展の危険因子に罹病期間，喫煙歴，飲酒，高血圧などがあげられている．

❹ 糖尿病性神経障害は，多彩な症状（表32-1）を呈し患者のQOLを低下させるため，早期の診断と治療が重要とされている．アルコール性神経障害との鑑別が困難となることも多い．一方，特徴的な症状がないこともあり，基本的には除外診断となっている．

表32-1．糖尿病性神経障害の分類と主な症状

分　類		症　状
多発神経障害	感覚運動神経障害	しびれ感，錯感覚，冷感，自発痛，アロディニア，感覚鈍麻
	自律神経障害	瞳孔機能異常，発汗異常，起立性低血圧，胃不全麻痺，便通異常（便秘，下痢），胆嚢無力症，膀胱障害，勃起障害，無自覚低血糖など
	急性有痛性神経障害	（治療後神経障害など）
単神経障害	脳神経障害	外眼筋麻痺（動眼・滑車・外転神経麻痺），顔面神経麻痺など
	体幹・四肢の神経障害	手根管症候群，尺骨神経麻痺，腓骨神経麻痺，体幹部の単神経障害など
	糖尿病筋萎縮 （腰仙部根神経叢神経障害）	典型例は片側〜両側性臀部・大腿部筋萎縮・筋力低下を呈し疼痛を伴う

（日本糖尿病学会 編：科学的根拠に基づく糖尿病診療ガイドライン2013，p.117，南江堂，2013）

ダック®）を処方されるが効果はなく，当科に疼痛コントロール目的で紹介となった．

脳神経内科診察・検査所見 脳神経系に異常なし．四肢筋力の低下なし．四肢の腱反射は，すべてで低下．振動覚の低下．四肢の位置覚の低下．神経伝達速度検査で低下所見がみられた．手根管症候群の合併が示唆された❺．

最新の血液検査結果 空腹時血糖200 mg/dL，HbA1c 10.4%，CRP 0.09 mg/dL，肝腎機能障害なし．

外来診察時

診察室に入室した際の表情は暗い❻（身なりや質問に対する理解力に注意する）．

医師 どこが痛いですか？
患者 両手と両足です．手首から先と両膝から先が全体的に痛いです．
医師 どのような痛みですか？
患者 強くしびれて，ジンジン，ビリビリします．また，チクチク針で刺されるように痛い❼です．利き手が右なのですが，特に右手が痛くて物をよく落とすし，箸が握れないこともあります．歩くと足は痛くなるし，ふらつきます．
医師（筆で痛い部位をなぞる❽）痛いですか？
患者 いいえ．
医師（筆の柄で痛い部位を触れる❾）触っているのはわかりますか？
患者 はい．
医師（手と足を触る．足背動脈の触れをみる❿）手や足が冷たくなりますか？
患者 大丈夫です．
医師 夜は眠れますか？⓫
患者 痛くて眠れません．
医師 今まで薬を試したことはありますか？⓬
患者 はい．ロキソニン®を痛いときに飲みましたけど，効果はありませんでした．リリカ®（75 mg）も朝と夕食後に1カプセルずつ飲みましたけど効果はなく，キネダック®も効果はありませんでした．
医師 お風呂に入っているときは楽ですか？⓭
患者 はい．入っているときは楽なんですけど，出ると同じです．
医師 だいぶ血糖コントロールを頑張っているようですね．
患者 はい．今回は頑張りたいと思います．

❺ 神経伝達速度の低下，心電計での呼吸心拍変動の低下が認められる．そのほかの検査では，動脈硬化による脳，眼，腎や心臓などの異常の有無を精査する．また，症状があるとは限らないが，手根管症候群を高頻度で合併する．

❻ 経過が長くなればなるほど抑うつ的になっていく．焦燥感，不安感や不眠は症状を増悪させる．表情にも注意する．心理的サポートも大切である．

❼ 神経が障害されている場合の症状を探っていく．たとえば，灼熱痛，突発的な電撃痛，刺すような痛み，強いしびれ，きわめて不快な感覚，侵害刺激でない刺激によって痛みが生じる（アロディニア），感覚低下，感覚過敏など．これらの痛みにNSAIDsは効きにくい．

❽ アロディニアの有無を確認．

❾ 感覚低下の有無を確認．

❿ 下肢血流障害：動脈硬化症の有無を確認．

⓫ 睡眠障害の有無を確認することは大切である．

⓬ 特に経過が長い場合には，今までいくつかの薬物を使用していることも多い．使用していればその効果や副作用などを聴取し，その後の治療方針に役立てる．

⓭ 温めると症状が軽減するのは，神経ブロック療法の交感神経ブロックに効果を認めるか否かの目安になりうる．

F　神経障害性疼痛

> **伝授！　初診時の思考プロセス-①**
>
> 　糖尿病患者は，その病識の低さや経過が長くなることなどから，基本的な血糖コントロール❶が不十分となることも少なくない．身なりや会話，血糖コントロール値から基本的な治療が遂行できる患者か否かを探り，その重要性を指導・援助することが大切である．神経障害性疼痛であることを痛みの性状や所見・検査結果から診断し，治療は薬物療法が中心となる．
> 　一方，本症例のように症状が強くADLに支障が生じており，いくつかの薬物に効果が認められない，また，知覚低下はなく，症状発現から9ヵ月程度ではあるものの，年単位の経過ではない場合などに神経ブロック療法の併用を検討するが，患者の希望や全身状態からその適応を評価する．

❶ 食事療法，運動療法，薬物療法（血糖コントロール目的）が基本である．神経障害の治療においても最も重要である．

治療の方針と説明

医師　治療ですが，基本的には血糖コントロールを頑張りましょう．それと同時にいくつか効果が認められるとされている薬を試していくことになります．また，血流を改善させて痛みを和らげる可能性のある治療に神経ブロック療法❷があります．残念ながら必ず効果を認めるわけではありませんが，試してみる価値はあると思います．どうしますか？

患者　とてもつらいので試してみたいです．

医師　両手足すべてに注射はできないのですが，最もつらい右手の症状に対して施行してみましょう．

患者　はい．

医師　ほかの部位に対しては，不整脈のときに点滴で用いる薬を一緒に試してみましょう．

患者　不整脈があるのですか？

医師　いいえ．この薬は神経が痛んでいる症状に効果を認めることがあるのです．それから，同じく不整脈のときに使う薬にメキシチール®（メキシレチン）という薬がありますが，この薬もAさんの症状に効果を認めることがあるので処方します．また，睡眠をしっかりとることは，とても大事なことなので睡眠薬も処方しますね．

患者　ぜひ，お願いします．夜，眠れないのもつらいんです．

❷ まずは血流改善目的で交感神経ブロックが適応となる．上肢では星状神経節ブロックまたは頸部硬膜外ブロック，下肢では腰部硬膜外ブロックとなる．
　効果が確実に認められる場合には，神経破壊薬や高周波熱凝固術を用いて，長期的な効果を得る胸部交感神経ブロックや腰部交感神経ブロックが選択されることもある．痛みが強い場合には，大腰筋筋溝ブロックや腕神経叢ブロックなどの知覚神経ブロックの施行も適応となる．しかし，強い陰性症状（知覚低下や鈍麻など）を認める場合には，神経ブロック療法の効果はあまり期待できない．
　適応の可否に患者の理解・承諾，抗凝固薬の服用の有無，全身状態には注意する．特に感染には十分な注意が必要である．

第一選択薬	・三環系抗うつ薬 ・Caチャネル$\alpha_2\delta$リガンド（ガバペンチン，プレガバリン） ・SNRI（デュロキセチン） ・抗不整脈薬（メキシレチン） ・アルドース還元酵素阻害薬（エパルレスタット）
第二選択薬	ワクシニアウイルス接種家兎炎症皮膚抽出液含有製剤
第三選択薬	麻薬性鎮痛薬

図32-1. 糖尿病性神経障害で用いる薬物
（日本ペインクリニック学会 編：神経障害性疼痛薬物療法ガイドライン，p.20，真興交易医書出版部，2011より改変）

伝授！　初診時の思考プロセス-②

　薬物療法®と神経ブロック療法の併用から治療開始とした．リリカ®とキネダック®には効果を認めていないためメキシチール® 100mg 3カプセル 分3を選択した．さらに睡眠障害に対し，マイスリー®10mg 1錠を寝る前に処方した．右手の症状に対する神経ブロック療法は，右星状神経節ブロック（SGB）が適応となった．SGBの施行目的，方法や合併症について十分に説明し理解・承諾を得たうえで施行した．他部位の症状に対しては，2％リドカイン100mgを生理食塩液100mLに混注したものを40分程度の静脈内投与として併用し，1週間後に再診とした．

❶ 糖尿病性神経障害（神経障害性疼痛）に推奨される薬剤（図32-1）を単独または併用で用いていく．定期的に効果を再評価する必要がある．

治療経過

　1週間後の再診時，笑顔あり．
[医師] いかがでしたか？
[患者] 3日間程度はよかったです．4日目ごろから痛みは出てきましたけど前よりはいいです．夜は眠れるようになりました．
[医師] 初診時の痛みを10としたら今はいくつくらいですか？
[患者] 6～7です．
[医師] では，5回程度は続けてみましょう．そのあとは，症状と効果を再評価して考えていきましょう．
[患者] ほかに治療法はないのですか？
[医師] 薬での治療が主体となります．薬の種類はまだありますので，それについても経過をみながら検討しましょう．まずは血糖コントロールをもっと頑張る必要があります．
[患者] わかりました．頑張ります．

F　神経障害性疼痛

症例解説

　糖尿病性神経障害は診断が難しい．糖尿病があることはもちろんであるが，除外診断が現状である．特にアルコール性神経障害では鑑別に注意が必要となる．日本糖尿病学会が提示している診断基準を表32-2に示した．

　診断に際し重要となるのは，自覚症状，アキレス腱反射，足関節内果での振動覚低下と温痛覚の低下とされている．神経症状は陽性症状と陰性症状に大別され，しびれや痛みは陽性症状であり，知覚低下や鈍麻は陰性症状となる．神経障害が進行し，程度が重度となると陰性症状が出現し始める．すなわち，軽度の陰性症状を見いだすことが早期の診断になるとされている．

　また，糖尿病性神経障害と考えにくい症状に，①しびれが下肢より上肢に強い，②左右非対称，③感覚障害より筋力低下や筋萎縮が強い，④アキレス腱反射の亢進，があげられている．病態に代謝と血流障害の関与が示唆されている．明確な機序は解明されていない．

　発症早期では，血糖コントロールにより軽快するとされているが，症状が進行し神経に不可逆的な損傷が生じると非常に難治な痛みとなる．その場合には，薬物療法が主体となり，神経障害性疼痛で用いられる薬物が選択される．神経ブロック療法についてその効果のエビデンスはないが，血流障害が発症機序に関与するのであれば，その効果は特に期待できると考えられ，臨床では症状の軽減が得られる症例もある．そのため，発症早期からの施行が好ましい．また，経過が長い症例においても神経ブロック療法の施行で痛みの感じ方が変化し，症状が軽減する症例も経験する．ただし，経過が長く難治性の場合には，患者のQOLを考え，薬物・神経ブロック療法ともに定期的にその効果を再評価し，検討する必要がある．

表32-2．糖尿病性神経障害の診断基準

●糖尿病性神経障害の診断基準（米国糖尿病学会2010）

糖尿病多発神経障害の診断精度	診断項目	使用目的
Possible	以下のいずれか1項目の異常 ○下肢の神経症状 ○下肢遠位部の感覚低下 ○アキレス腱反射の減弱/消失	日常臨床
Probable （糖尿病神経障害を考える会の基準に相当）	以下の3項目うち2項目以上を満たす場合を"神経障害あり"とする ○下肢の神経症状（症状） ○下肢遠位部の感覚低下（徴候） ○アキレス腱反射の減弱/消失（徴候）	日常臨床
Confirmed	以下の2項目を満たす ○神経伝導検査の異常 ○神経症状あるいは徴候	日常臨床 臨床研究

●糖尿病性神経障害を考える会の診断基準（1998年作成，2000，2002年改定）

必須項目 　1．糖尿病が存在する． 　2．糖尿病性多発神経障害以外の末梢神経障害を否定しうる．
以下の3項目のうち2項目以上を満たす場合を"神経障害あり"とする． 　1．糖尿病性多発神経障害に基づくと思われる自覚症状 　2．両側アキレス腱反射の低下あるいは消失 　3．両側内踝の振動覚低下

（日本糖尿病学会 編：科学的根拠に基づく糖尿病診療ガイドライン2013，p.117，南江堂，2013）

（田邉　豊）

文 献

1) 日本糖尿病学会 編：科学的根拠に基づく糖尿病診療ガイドライン2013，pp.115-128，南江堂，2013．
2) 中村二郎：糖尿病性神経障害の診断と治療のUpdate．現代医学，59(2)：233-239，2011．
3) 日本ペインクリニック学会 編：神経障害性疼痛薬物療法ガイドライン，真興交易医書出版部，2011．

F 神経障害性疼痛

症例33
腕神経叢引き抜き損傷後痛

薬物治療例

症例 33歳 男性．バイク事故で左腕神経叢損傷による左上肢の痛み．

主訴 左手全体が痛い．特に小指側が痛む．

初診時

既往歴 特になし．
職業・家族構成 自営業．祖母，両親と4人家族，独身❶．

現病歴 2年前に伊豆半島にバイクで旅行に出かけた際，転倒受傷した．近医科大学病院に搬送され左腕神経叢損傷，左血気胸と左大腿骨骨折と診断された．左血気胸にトラカール挿入，左大腿骨骨折に対して緊急手術となり，観血的骨整復術が施行された．左上肢は上位型腕神経叢引き抜き損傷と診断❷された．

　受傷1ヵ月後に近医に転院となり，リハビリテーションが施行された．腕神経叢引き抜き損傷は，知覚障害の範囲や筋電図において三角筋，棘下筋，上腕二頭筋の筋力がまったくないことから損傷部位はC5～7，さらに鎖骨上に上腕外側に放散するチネル徴候Tinel's signを認めることから，C5は節後損傷❸，MRIとCTミエログラムからC6,7は節前損傷❹と診断された．その後，肋間神経移行術を受けたが，上肢機能の改善は得られなかった．発症から約2年後，痛みが強く

❶ 上肢の機能が強く障害される疾患であり，強い疼痛が出現した場合は，非常に難治となることもある．経過が長くなればなるほど，患者のQOLを考えると社会環境なども大きな問題となってくる．また，痛みにも大きく関与してくる可能性がある．患者を取り巻くそれらの情報を得ておくことは，その後の治療にも役立つ．

❷ 腕神経叢は，第5～8頸神経（C5～C8）と第1胸神経（T1）から構成され，上肢を支配する知覚・運動・自律神経線維が含まれている．その損傷により感覚・運動障害，自律神経障害や神経障害性疼痛が生じる．運動麻痺の状態により，麻痺型分類（表33-1）があり，整形外科的治療法の選択に重要となっている．

表33-1. 麻痺型分類

全型麻痺	C5～T1のすべての運動麻痺．
上位型麻痺	① C5神経根障害：肩の外転障害が生じる． ② C5,6神経根障害：C5神経根障害に肘の屈曲障害が生じる． ③ C5～7神経根障害：C5,6神経根障害に手関節屈曲障害が生じる． ④ C5～8神経根障害：手指の運動障害が生じてくる．C8神経根障害では，第5指の感覚消失が生じる．
下位型麻痺	多くは全型麻痺で上位神経根の機能が回復した状態である．手首から先は動かないが，肩や肘は動く．下位神経根に節前損傷の場合が多い．

症例33 腕神経叢引き抜き損傷後痛

紹介受診となった．クロナゼパム（リボトリール®）0.5 mgを寝る前に服用している．

外来診察時

付き添いはなく独歩で診察室に入室した．左上肢は，補助具で肩から吊っていた．表情は暗い❺．

医師 どこが痛いですか？
患者 左手全体が痛いです．
医師 特にどの辺りが痛いですか？
患者 どちらかというと小指側です．
医師 どのような痛みですか？
患者 いつもズーンとしていてビリビリしびれた感じで，時折，ビリッ，ズッキンと電気が走るように痛みます．それが結構，耐えられないんです．
医師 温めると楽ですか？　たとえばお風呂に入ったときはどうですか？
患者 あまり変わらないです．
医師 今の痛みはいつからですか？
患者 事故後からずーっと痛みはあります．ただ，当初よりは全体的な強い痛みはなくて，範囲が狭くなったような感じはします．
医師 考えられる最大の痛みを10とするといくつくらいですか？

❸，❹
神経のどの部位（レベル）で損傷されているかで節前か節後かの分類がある（図33-1）．
節前損傷型である場合には，中枢痛と同様に非常に難治となる．痛みの治療法を選択するうえで重要となるが，多くの症例ではそれらが混在しており，損傷の部位や程度もさまざまなため，あくまでも参考所見であり，明確な基準とはなりえない．また，神経修復は不可であり，神経ブロックの効果はあまり期待できない．
節後損傷型は，神経修復の可能性があり，自然回復の可能性もある．損傷部位の診断は後述の症例解説（p.280）を参照のこと．

❺ 経過が長くなればなるほど，抑うつ的になっていく．焦燥感，不安感や不眠は症状を増悪させる．表情にも注意する．また，外傷による心理的トラウマが腕神経叢麻痺を生じさせることや症状を遷延させている可能性もある．それが疑われる場合には，心理テストなども参考にして心理的サポートをすることも大切となる．

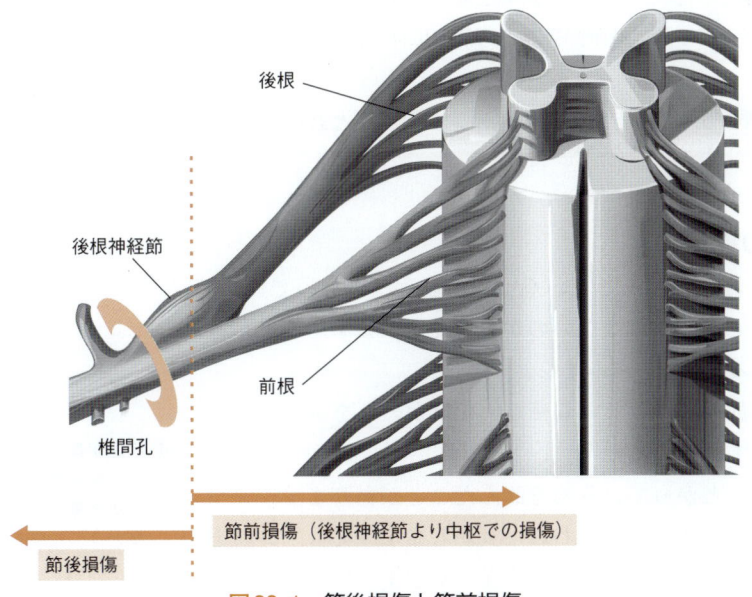

図33-1．節後損傷と節前損傷

F　神経障害性疼痛

患者 6くらいかな〜．痛みが強くなると8くらいにもなります．
医師 （筆で痛い部位をなぞる❻）痛いですか？

❻ アロディニアの有無を確認．

患者 はい．
医師 （筆の柄で痛い部位を触れる❼）触っているのはわかりますか？

❼ 感覚低下の有無を確認．

患者 肩の部分は，いくらかわかります．
医師 右の感覚を10とすると左はいくつぐらいですか？（右の同部位と比較する）
患者 2か3ぐらいかな．ほかの部位は触っているのがわかりません．小指は少しわかるかなぁ．
医師 手は動きますか？
患者 動かないです．
医師 今，飲んでいる薬は効いていますか？❽

❽ 神経障害性疼痛で用いる薬物を使用していくことになるが，難治性である場合には多剤併用となることが多くなる．効果を確認する再評価は大切である．

患者 夜の強い痛みは取れてよくなりました．
医師 夜は眠れますか？❾

❾ 睡眠障害の有無を確認することは大切である．

患者 まあまあです．

> 💡 **伝授！　初診時の思考プロセス**
>
> 　腕神経叢引き抜き損傷は，外傷で生じることが多い．したがって，脊髄損傷など他部位の障害が併存していることもある．患者の全身の動作状態・ADLを入室時から観察し把握しておくことは，治療や治療方針の決定に役立つ．
> 　まずは，痛みの評価を行う．痛みや感覚障害の有無や部位，また，痛みの強さや性状，上肢の運動機能を把握する．神経損傷部位の情報も参考にする．睡眠障害などの痛みに伴う随伴症状にも注意する．
> 　主な損傷部位が，節前と考えて薬物治療を行う❿こととした．

❿ 先述したが，節前損傷の場合には，治療に抵抗する場合が多い．治療手段を考えるうえで，神経ブロックを期待するよりも薬物療法を優先したほうがよいかもしれない．

患者への説明

医師 なかなか難しい痛みで，いくつか治療法はあるのですが，必ず治るという治療はないのが現状です．まず，効果があるとされる薬を試してみましょう．
　今，お飲みになっている薬以外でほかの薬を試したことがありますか？⓫

⓫ 経過が長くなればなるほど，いろいろな薬物の投与を経験してきていると考えられる．今までの服用薬とその効果を再確認する．

患者 サイン…何とかっていう薬を飲んだことがあります．うつのときに使う薬だっていわれた気がします．でも，あれを飲むと何かだるくて気分が悪くなってしまうのでダメでした．

医師 それは寝る前に飲みましたか？ それ以外の薬はありましたか？
患者 寝る前でした．薬はそれだけです．
医師 では，リリカ®という薬を試してみましょう．まず寝る前に1カプセル（75mg）⑫を今飲んでいるリボトリール®と一緒に服用してください．
患者 わかりました．

⑫ 神経障害性疼痛に，プレガバリン（リリカ®）は効果的な薬物の一つとなっている．一方，ふらつき，眠気が頻度の高い副作用となっており，まず少量から投与し，漸増して効果を確認していくほうがよいと考える．

治療経過

1週間後の再診時．
医師 どうでしたか？
患者 いくらかよい感じです．夜，よく眠れるようになりました．
医師 副作用はありましたか？
患者 大丈夫でした．
医師 では，朝食後にもリリカ®を追加してみましょう．25mgのカプセルがありますから，それを2カプセル服用してください（125mg/日に増量）．
患者 はい．試してみます．

さらに1週間後

医師 どうでしたか？
患者 結構，調子がいいです．痛みはありますが，それほど強くありません．それから，少し眠い感じもしますが，今のところ大丈夫です．

　その後，さらに増量し，リリカ®150mg/日（分2 朝食後，就寝前）をリボトリール®と併用し，全体的な痛みはNRS 3で，強い痛みの出現時は5となり，出現頻度の回数は減少した．経過を追ってその後の症状によっては，ほかの薬物を選択していくこととなる．

F　神経障害性疼痛

神経ブロック施行例

症例　28歳 男性．バイク事故で右腕神経叢損傷による右上肢の痛み．

主訴　右肩から上肢全体がビリビリしびれて痛む．

初診時

既往歴　喘息．
職　業　アルバイト．

現病歴　9年前にバイクで転倒受傷した．某大学病院に搬送され右腕神経叢損傷，右鎖骨骨折，胸椎（T8レベル）での脊髄損傷と診断された．右鎖骨骨折に対して緊急手術となり，観血的骨整復術が施行された．受傷1年後に右腋窩動脈の人工血管再建術が施行された．その後，リハビリテーションを受けていたが，ここ5年間は特に通院はしていなかった．

　右上肢のビリビリとした異常感覚は，受傷後から続いていたが，約3ヵ月前ごろから増強し，我慢ができなくなってきたため紹介受診となった．

　腕神経叢引き抜き損傷の状態は不明であった．右上肢，特に前腕と手指の筋萎縮が著明であった．下半身（T8レベル以下）麻痺，心窩部から両下肢は，低感覚から無感覚であった．頸椎X線検査での異常は認められなかった❶．

外来診察時

1人手動車椅子で診察室に入室した．表情は特に問題なかった❷．
医師　どこが痛いですか？
患者　右肩から手全体が痛いです．腋もかな…．
医師　どのような痛みですか？
患者　ビリビリしびれています．
医師　温めると楽ですか？
患者　楽なときとビリビリが強くなるときといろいろあります．
医師　（筆で痛い部位をなぞる❸）痛いですか？
患者　いいえ．痛いというより触られているのが強く感じて❹嫌ですね．右肩から手全体です．
医師　（筆の柄で痛い部位を触れる❺）触っているのはわかりますか？左の感覚を10とすると右はどのくらいですか？

❶ 経過が長く，改めて増強した症状であるため，他疾患の併発も考えなければならない．本症例では，明らかに頸椎症性神経根症状とは違い，X線の所見をあわせて頸椎由来は否定した．

❷ 経過が長く，脊髄損傷を伴っている症例であり，患者の動作範囲や表情の観察は，その後の治療方針に影響する．

❸ アロディニアの有無を確認．

❹ 知覚過敏．

❺ 感覚低下の有無を確認．

症例33　腕神経叢引き抜き損傷後痛

患者 いくらかわかります．6くらいかな．小指の外側は，触っているのがわかりません❻．

医師 手は動かせますか？

患者 肘はいくらか動きますよ．

医師 今，飲んでいる薬や試したことのある薬はありますか？

患者 ないです．

医師 夜は眠れますか？

患者 はい．

医師 症状が強くなってきたころに環境の変化とか，何か気になるようなことはありましたか？❼

患者 特にないです．

❻ 皮膚デルマトームに沿って障害されている神経領域を探っていく．

❼,❽
痛みが慢性になっていくと，症状の増強因子に環境変化や心理的因子の影響も関与する．必要であれば心理テストなども行い参考にする．

伝授！　初診時の思考プロセス

　腕神経叢引き抜き損傷の発症から長時間が経過している症例であり，ほかの原因（頸椎由来など）の併発も考える必要がある．脊髄損傷により下半身麻痺の状態で車椅子を用いていたが，車椅子からベッドへの移動も自力で可能であった．表情に暗さなどはなく初診時においては，症状の増強因子に心因的な要素の影響❽を積極的に疑うことはなかった．

　腕神経叢引き抜き損傷の範囲や状態を痛みの評価を通して探った．痛みや感覚障害の有無や部位，また，痛みの性状，上肢の運動機能を把握した．

　腕神経叢引き抜き損傷の損傷部位は，肩から腋窩までの感覚異常があること，肘関節の運動機能が保たれていることから，全型麻痺後の下位型麻痺が示唆された．節前損傷か節後損傷かの判断は明確には不明であるが，肘関節の運動機能が保たれていること，第5指外側以外は低感覚であることから，C5～7は節後損傷と推測した．

　節後損傷が主であること，初診までに薬物治療を受けていないことや，温めると楽になることもあることから，神経ブロックを選択❾してみることとした．

❾ 腕神経叢引き抜き損傷に対しての神経ブロックの効果について，明確なエビデンスはない．障害が中枢に及んでいる場合（節前損傷）には，その効果はあまり期待できないと思われる．しかし，受傷まもなくは，いろいろな損傷が混在していると考えられるため，強い痛みを軽減させ，また，血流の改善目的から有用となりうるのではないかと思われる．発症からの時間が経過している症例では，効果があっても一時的であり，適応を吟味する必要がある．

患者への説明

医師 いくつか治療法はありますが，痛みが増強しているのが数ヵ月前からなので，神経ブロックを試すと落ち着くかもしれません．注射をする治療ですが試してみますか？

患者 どのような注射ですか？

F　神経障害性疼痛

医師〔星状神経節ブロック（SGB）が適応となり，手法・効果や合併症について説明したあとに〕どうされますか？
患者 試してみます．

　右SGBを施行した．施行後，いくらか痛みが軽減したとのことで帰宅した．

治療経過

1週間後の再診時．
医師 どうでしたか？
患者 よさそうですよ．もともとのしびれも軽くなった感じがします．
医師 1週間に1回程度でしばらく続けてみましょう．
患者 はい．よろしくお願いします．

　その後，右SGBを計4回施行したところで初診時の痛みを10としたNRSで2となり，ほとんど気にならないとのことで終診とした．

症例解説

■ 診断のポイント

　前述したように，腕神経叢には上肢を支配する知覚・運動・自律神経線維が含まれるため，その損傷により，感覚・運動障害，自律神経障害が生じる．
　腕神経叢引き抜き損傷は，どの部位（レベル）で損傷されているかにより節前損傷型，節後損傷型に分類される．どの部位（レベル）で損傷されているかの診断には，麻痺筋の分布やチネル徴候の有無が参考になる．ホルネル徴候がある場合は，下位の神経の節前損傷が強く疑われる．交感神経は自然回復が期待できるので，ホルネル徴候は，経過を追うと消失する場合が多い．より確実な診断には，MRI，脊髄造影やCTミエログラムなどが必要となる．また，損傷の種類からの分類もある（表33-2）．

表33-2．腕神経損傷の種類からの分類

Ⅰ型	通常「腕神経叢引き抜き損傷」と定義．自然回復は望めない．脊髄神経根が脊髄硬膜内で断裂し，硬膜外に引き抜ける（節前損傷）．
Ⅱ型	節後損傷型で神経線維が牽引されて変性した状態．神経上膜は正常で自然回復が望める．
Ⅲ型	節後損傷型で椎間孔と鎖骨胸筋筋膜間で引きちぎられた状態．神経移植術で機能回復が望める．

◼ 治療
腕神経叢引き抜き損傷後痛の治療には，以下の手法があげられている．
① 薬物治療
② 外科的治療
③ 理学療法
④ 神経ブロック
⑤ その他

難治性となった場合には，いずれの手法を併用しても困難なことが多い．腕神経叢の損傷部位や程度はさまざまであり，経時的にも変化する．薬物治療が主体となるが，急性期において痛みが強い場合には，神経ブロックは血流改善や痛みを緩和する目的で有用となりうると思われる．発症から時間が経過するに従い，神経ブロックは効果が得られても一時的であるため，長期的な効果は期待できない．一方，提示した症例のように，時間が経過していても症状の増悪時に神経ブロックを施行することでよい効果が得られることもある．

外科的治療として脊髄後根進入部破壊術 dorsal root entry zone lesion（DREZ lesion），理学療法として鏡療法など，また，脊髄電気刺激法がよい効果を示すこともある．

薬物療法は，神経障害性疼痛に準じた治療が基本となる．第一選択薬に三環系抗うつ薬，Caチャネル $α_2δ$ リガンド（プレガバリン，ガバペンチン），第二選択薬にワクシニアウイルス接種家兎炎症皮膚抽出液（ノイロトロピン®），デュロキセチンやメキシレチン，第三選択薬に麻薬性鎮痛薬が推奨されている．それぞれの薬物の効果を確認・再評価しながら，段階的に単独あるいは併用していく．それ以外の薬物でも効果を認めることはある．また，痛み以外の不安・焦燥感や睡眠障害を改善することも大切である．

運動機能の回復には，受傷6ヵ月以内の神経修復，移植術や脊髄・神経根接合術が検討されている．運動機能の回復が，痛みを軽減させていくことも示唆されている．

（田邉　豊）

◼ 文　献

1) 日本ペインクリニック学会 編：ペインクリニック治療指針 改訂第3版，真興交易医書出版部，2010．
2) 日本ペインクリニック学会 編：神経障害性疼痛薬物療法ガイドライン，真興交易医書出版部，2011．
3) 細川豊史：腕神経叢引き抜き症候群．神経ブロック―関連疾患の整理と手技，宮崎東洋 編，pp.22-24，真興交易医書出版部，2000．
4) 土井一輝：腕神経叢麻痺の診断と治療．日本医事新報(4491)：54-61，2010．

F　神経障害性疼痛

症例34
視床痛

薬物治療＋神経ブロック併用例

症例	59歳 男性．左視床出血．
主訴	右半身のしびれ，痛み，特に右上腕，右大腿外側，下腿，足の裏．

初診時

既往歴　高脂血症（15年前），糖尿病（10年前），肥満（BMI 35），高血圧（10年前），7年前よりSAS（睡眠時無呼吸症候群）にて治療中．前立腺肥大症（3年前）．腎機能障害（−）．

現病歴　5年前視床出血，右半身に軽度麻痺，筋力低下．発症後4〜5ヵ月より痛みが出現，投薬治療で経過をみてきたがあまり効果なく，次第に痛みが増強して日常生活にも支障が生じてきたため当科受診となった．

経過　しびれ，痛みに対してNSAIDs，抗てんかん薬，抗うつ薬，抗不安薬などが処方されていたが，効果はほとんどなくその後1年で右半身に広がってきた．また，痛みの性状も灼熱痛が出現し，特に顔と足の指先にアロディニアを伴うようになった．

ペインクリニック受診時

1人で受診，礼節整容は整っている．歩行は少し不安定である．

医師　こんにちは，どうですか？　痛みますか？
患者　はい，痛くてどうしようもありません．
医師　脳出血を起こしたのは5年前ですね？
患者　はい，そうです．
医師　脳出血後いつごろから❶痛みが出てきましたか？
患者　4ヵ月過ぎたころからしびれもひどくなり，痛みも感じるようになってきました．
医師　最初はどこから❷痛みが出てきましたか？

❶ 発症時期は2〜3ヵ月後から徐々に起きることが多いといわれるが，脳卒中の発症と同時から数年後と症例によりさまざまである．

❷ 視床病変は肩から始まることが多い．

患者 そうですね，最初は肩から始まったと思います．それから首〜耳，顔のほうと，腕から手の指先のほうに広がっていきました❸．
医師 下肢についてはいつごろからですか？
患者 顔と手に痛みが広がったあと，足にも広がっていきました．そのあとは2, 3ヵ月で右半身に広がっていき，痛みも灼けるような感じになってきて，触るとピリピリ痛くなるような感じになってきました．
医師 痛みについてはどのような説明を受けましたか？
患者 脳出血の障害部位の痛み，しびれなので視床痛だろうといわれました．それから薬が効かない❹のでひどくなると大変だといわれました．最初のうちはそんなにひどくはありませんでしたが，2年ぐらい前からだんだん痛みが強くなってきて薬もまったく効かなくなっています．
医師 痛みはどのような感じですか？❺ 持続的な痛みですか？ 発作的な激痛はありますか？
患者 痛みはずっと続いています．波はありますが，締めつけられるような痛みになると耐えがたくなります．それに電気が走るような強い痛みが加わってくる感じです．じっとしていても痛みはありますが，歩いたり動いたりするときにひどくなることはあります．顔は触られたり，風が当たったりすると痛みを感じてつらいです．
医師 しびれもあるようですが，感覚はどうですか？ 触った感じ，熱いものや冷たいものがわかりますか？
患者 右半身の感覚は鈍いです．特に手は少し麻痺も残っています．触られているのはわかりますが，左とは違います．熱さや冷たさは半分くらいかな，足も同じような感じですね．
医師 整形外科で診てもらったことはありますか？ 頸椎や腰椎のX線やMRIの検査を受けたことはありますか？
患者 いや，頭は何度かありますが….
医師 脊椎にヘルニアや狭窄症などが伴っている場合もありますから一度MRIの検査もしておきましょう．
患者 わかりました．少しでも痛みを楽にしたいです．

【MRI検査】
　脊椎L4/5, L5/S1の椎間板の変性，右側に軽度ヘルニアと神経根の軽度圧迫が認められた．

❸ 肩から上肢，指先，下肢のほうへ，また，頸部から顔のほうへ広がっていくことがよくみられる．痛みは次第に増強することが多く，自然に寛解することはほとんどない．

❹ 確実な治療法は確立されていない．

❺ 痛みはさまざまだが，感覚障害とアロディニアを伴うしびれと，締めつけられるような，電気が走るような，灼けるような耐えがたい痛みである．

F　神経障害性疼痛

> **伝授！　初診時の思考プロセス**
>
> 痛みの部位，性状などから視床痛である可能性は高いが，MRIにて腰の障害も認められた．そのため，下肢の痛みに関しては，腰椎が原因の痛みと視床痛が混在している可能性がある．

患者への説明

医師 発症してから4年経って痛みが出てきていますが，痛みの広がり方や性状から視床痛で間違いないと思います．視床痛には，今まで処方されていた消炎鎮痛薬は基本的に効きません．また，モルヒネなどのオピオイド鎮痛薬も効きにくい❻と思います．抗てんかん薬であるテグレトール®（カルバマゼピン）は，発作的な強い痛みには効く可能性があります．抗うつ薬も少しは楽になる可能性はあります．今までの薬でまったく効果は感じられませんでしたか？

患者 抗てんかん薬も抗うつ薬❼も，それぞれ何種類かずつ試したのですが，ほとんど効いた感じはありませんでした．

医師 それでは抗てんかん薬のテグレトール®をリボトリール®（クロナゼパム）に，抗うつ薬はトリプタノール®（アミトリプチリン）からデプロメール®（フルボキサミン，SSRI）に変えてみましょう．今まで使っていない薬を試してみたい❽と思います．また，腰下肢痛はMRIで腰椎に障害が認められたので，神経ブロック治療❾も施行してみたいと思います．

患者 よろしくお願いします．前の病院で神経ブロックは効かないといわれましたが，どうなんでしょうか？

医師 4年経過していますし，視床痛には効果は期待できませんが，MRIで腰椎の障害❿がありましたから，今回の痛みは2つの原因が重なっている可能性があります．このような場合，神経ブロックでいくらかは楽になることがよくあります．

治療計画

硬膜外ブロックを週2回で6回行い，そのあとは週1回で継続．

リボトリール®0.5mg　1錠　就寝前，1週間後に1mg/日（分2；朝，就寝前）に増量し，2週間後に2mg/日（分2；朝，就寝前）まで増量．

デプロメール®25mg　1錠　就寝前，1週間後に2錠（分1；就寝前）に増量．

---

❻ 薬物療法：一般にNSAIDsやオピオイドは効果が少ないといわれている．

❼ 抗うつ薬，抗てんかん薬が主として用いられている．

❽ 実際は多種類の薬を組み合わせて用いることになるが，少しでも確実に効果が認められ副作用の少ない薬を選択していくことが重要である．

❾ 神経ブロックは一般に無効とされている．

❿ 脊椎ヘルニアや狭窄症を伴う場合は，整形外科的な治療を行うことで何らかの改善を得ることがある．

治療経過

初回ブロック1週間後の再診時．

医師 ブロックはどうでしたか？　帰るときは少しは痛みが楽になっていたようでしたが．

患者 おかげさまで足のほうは少し楽になった気がします．ブロックしたあとは確かに痛みは楽になりました．まったく痛みがなくなったわけではありませんが，半分以下にはなったと思います．3時間ぐらいで痛みは戻ってきましたが，翌日も30％ぐらいは楽な感じでした．薬も何となくいいような気がします．

治療開始後1ヵ月

患者 何とかやっていけそうです．痛みはありますが，足のほうの痛みは半分以下になっています．肩から腕にかけてもだいぶいいです．全体に発作的な強い痛みは減りました．痛みも我慢できるようになってきたので，日常生活も少しずつできるようになってきました．

医師 薬が増えて眠気やふらつきはどうですか？

患者 増やしたときにちょっとありましたが，今は大丈夫です．寝つきがまあまあよくなったことと，夜中に痛くて目が覚めることが減ったような気がします．それと，薬を増やしたすぐあとには日中の眠気も若干感じましたが，ふらついて転んだりするほどではなかったし，数日で慣れてきたように思います．

　週1回で約3ヵ月ほど腰部硬膜外ブロックを継続した．その後はブロックを終了し，月1回の投薬のみで落ち着いている．

F 神経障害性疼痛

電気痙攣療法（ECT）施行例

症例 67歳 男性．右被殻出血．

主訴 左半身の疼痛，クーラーなどの冷風に当たると激痛が走る．

初診時

既往歴 高血圧．

現病歴，経過 5年前，高血圧性脳出血発症．左半身の麻痺出現．1ヵ月後より左足趾にしびれを感じるようになり，特に第1, 2足趾が痛み❶に変わってきた．次第に痛みは強くなり，灼けるような灼熱痛になってきた．痛みの範囲が足関節，膝，腰と広がり，さらに左肩から上腕，前腕，頸部，顔面と左半身全体に広がっていった．痛みに対してクロナゼパム（リボトリール®），イミプラミン（トフラニール®），エチゾラム（デパス®），チザニジン（テルネリン®）が処方されたがまったく効果なく❷，2年後に別の病院（ペインクリニック科）でカルバマゼピン（テグレトール®），ガバペンチン（ガバペン®）を処方された．ガバペンチンは少し効果を認め，1日600 mgから1,200, 1,800 mgへ増量されていった．また，下肢に対して硬膜外ブロック，上肢に対して星状神経節ブロック（SGB）を施行された．2週に1回程度で1年間続けてみたが自覚的にはほとんど効果はなく，1年ぐらい前から痛みがひどくなり，食事や睡眠など日常生活にも支障が生じてきたため，ECT目的❸で当院紹介となった．

ペインクリニック受診時

脳出血後の麻痺のため歩行障害があり，奥さんの付き添いで車椅子で入室．構音障害により言葉が聞き取りにくい．

医師 痛みはかなりつらそうですね．楽なときはありませんか？

患者 まったくないです．1日中痛いです．電気ショックを行えばよくなるかもしれないといわれて紹介してもらいました．今は左半身全部痛いです．神経ブロックも何回も受けましたが，ほとんど効果はありませんでした．薬もほとんど効果はありません．ガバペン®は最初のうちは少し効いた感じがありました．車の運転や釣りなどの趣味も少しはでき

❶ 被殻出血の場合は足の指先から痛みが始まることが多く，膝，腰，肩，上肢，頭部と全身に広がっていく．

❷ 薬物，神経ブロックなどでまったく効果が認められないときは，脳脊髄神経に対する刺激療法や破壊術がある．
【刺激療法】
①脊髄硬膜外刺激法（ESCS）
②視床痛覚中継核刺激術
③大脳皮質運動野刺激法（MCS）
④経頭蓋磁気刺激法（TMS）
⑤電気痙攣療法（ECT）
【破壊術】
ガンマナイフ

❸ 筆者は1995年から難治性疼痛に対してこの療法を行ってきた．現在では疼痛もECTの適応となっている．帯状疱疹やCRPSに比較して視床痛は痛みだけでなく，動作や滑舌も改善することがよくみられ，よい適応となる．

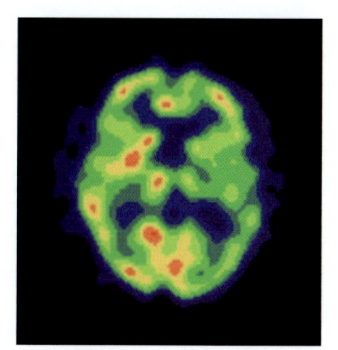

図34-1. ECT施術前

したが，1年前からはほとんどできなくなっています．とにかく少しでもいいですから今より楽になりたいです．

医師 痛みは視床痛で間違いないと思います．視床痛であればECTは効くことが多いのですが，経験的に脳SPECT検査❹で出血側の視床血流の低下が認められれば効果が得られる可能性は高いと思います．まずその検査を受けてから，検討していただければいいと思います．

患者 電気ショックというとなんか怖い気がしますが，大丈夫でしょうか？

医師 電気痙攣療法です．昔は直接電流を流していたのでとても大変だったと思います．現在は，手術室で全身麻酔をかけて身体の痙攣が起こらないようにしていますし，また，血圧や脈拍などもしっかり管理して行っているのでまず心配はありません．現在は治療器も新しくなり，合併症や副作用も少なくなりました❺．

患者 そうですか．それで1回行えばいいのですか？ 入院が必要でしょうか？

医師 1回ではなく，週2回で8〜10回行います❻．その間は入院していただくことになりますが，この治療は精神科治療❼として行っているので入院は精神科になります．

患者 精神科に入院するのですか…．わかりました．少しでもよくなる可能性があるならお願いします．

❹ 被殻出血側の視床はMRI上で器質性病変を認めないにもかかわらず，脳SPECT検査で局所脳血流が低下していることが多い．

❺ 現在は矩形波治療器であるサイマトロンが用いられている．以前のサイン波治療器に比べて健忘や施行の際の循環変動が少なく，より安全に行えるようになった．

❻ 最初から効果を認める例もあるが，通常は3〜5回施行したあとから改善してくることが多く，回数を重ねるごとによくなっていく．初回入院時は10回前後行うことが多い．

❼ ECTは精神科治療であり，精神科医師のもとで施行される．

伝授！ 初診時の思考プロセス

脳MRIで腫瘍や動脈瘤などは特に問題なく，脳SPECTで障害側の視床の血流低下が認められた（図34-1）．本人の希望が強くECTの施行が決定した．

F　神経障害性疼痛

入院中のECT治療経過

―ECT1回目終了後，EEG（脳波痙攣）時間 45秒❽―

医師　痛みはどうですか．痙攣はしっかりかかっています．とてもうまくいっています．頭痛やめまいなどはありませんか？

患者　痛みはあります．かえって痛みは強くなったような感じです．頭痛やめまいはありませんが，少し筋肉が張ったようなこった感じがします．

医師　最初のうちは，ECT終了後に痛みが強くなることはよくあります．明日になれば元に戻っていると思います．それから，ECTを行うときは筋弛緩薬で身体の痙攣が起こらないようにしているのですが，それでも軽い痙攣があったために筋肉がこった感じがするのでしょう．また，入院してからは抗てんかん薬が中止になっている❾のでその影響もあるかもしれません．

患者　わかりました．1回ECTを行ってみて少し安心しました．

―ECT3回目が終了後，EEG時間 57秒―

医師　今日もよくかかっていました．痛みはどうですか？

患者　今回目が覚めたときは，まあまあ楽になっていました．今は（午後4時）ちょっと痛みは戻ってきた感じですが，まだいつもより楽な感じです．特に強い痛みが減った❿ような気がします．それから会話がしやすくなった⓫気がします．

医師　そうですね，確かに言葉がはっきりしてきた感じですね．それもECTの効果ですね．痛みは少しよくなっているとのことで，それはよかったです．どこの痛みが楽になっていますか？　頭痛，めまいはどうですか？　忘れっぽい感じはどうですか？

患者　そうですね，顔から耳の後ろ，後頸部から肩の痛み⓬が楽になっていますね．頭痛，めまいは大丈夫です，まったくありません．健忘⓭も大丈夫だと思います．

医師　昨日の晩御飯は何でしたか？

患者　（少し考えてから）あれ，何でしたっけ…．ちょっと思い出せませんね．

医師　これが健忘ですよ．少し出てきましたね．

❽ 痙攣時間は20秒以上が推奨される．痛みに対しては30秒以上が望ましい．

❾ ECT実施に際して休薬する．

❿ 激痛発作のある場合は，回数の減少や痛みの程度が軽くなることがまず最初によくみられる．

⓫ 脳卒中後の構音障害は，中枢神経系の損傷による発声発語器官の運動障害により生じる．ECT施行により，滑舌がよくなり言葉が明瞭になることがよくみられる．

⓬ 広がってきたほうの痛みからよくなっていくことが多い．

⓭ サイマトロンになって少なくなったが，しっかり痙攣がかかれば健忘は出現する．

―ECT 5回目が終了後,EEG時間 38秒―
医師 どうですか? だいぶ楽になってきているようですが.
患者 はい,目が覚めてから今まで痛みはほとんどありません.よくなっていると思います.
医師 4回目が終了したあとは上肢の痛みや腰から膝にかけての痛みが楽になっていましたが,今回はどうでしょう? 頭痛,めまいはどうですか? 健忘はどうですか?
患者 頭痛,めまいは大丈夫です.健忘は少し感じます.痛みは一番痛かった足の指先の痛みが今日は楽になっています.しびれ感はまだ続いていますが….

―3日後,ECT 6回目の前日―
医師 昨日まで痛みは楽になっていましたね.今日はどうですか?
患者 今朝から,足の指先から膝にかけて少し痛くなってきていますが,半分くらいはよくなっている感じです.動きもだいぶよくなっていると思います.
医師 会話は本当によくなってきましたね.

―ECT 8回目が終了後,EEG時間 46秒―
医師 7回目終了後はずっと楽になっていたようですが,今日はどうですか?
患者 今は痛みはありません.昨日も軽い痛みがあっただけです.痛みはずいぶんよくなりました.頭痛などはありませんが,忘れっぽいのは確かにありますね.
医師 8回でも十分効果は出ていると思いますが,あと2回ほど行いましょう.そのほうが効果がより長く持続すると思います.最初に説明しましたが,この治療の問題点は再発することが多いということです.1回(1クール)行っただけで,もう10年以上効果が持続している例もありますが,経験的には短ければ1,2ヵ月で,一般的には4～6ヵ月でまた痛みが再発してきます.これは一人ひとり違うので経過をみていくしかありませんが,ある程度痛みが戻ってきたところでECTを再試行すれば,第1回目の治療より少ない回数で同等以上の治療効果が期待できます.また,効果持続期間も延びることが多いのであまり心配しないでください.

　ECTを計10回施行したところで,VAS 10→1,会話,上肢,下肢の動作も改善を自覚したため退院となる.

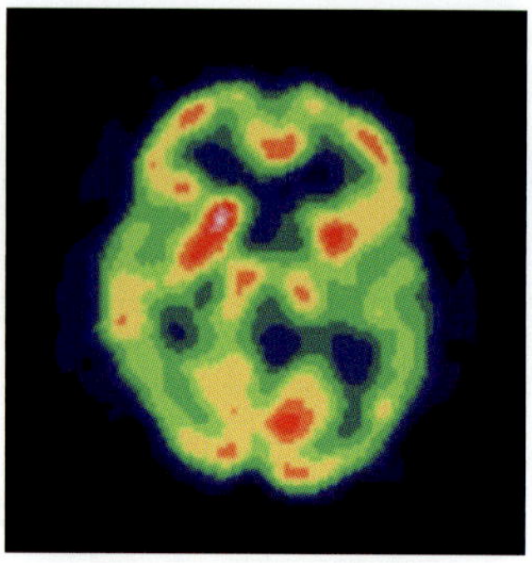

F 神経障害性疼痛

図34-2. ECT施術後

退院後1ヵ月の再診時

医師 痛みはどうですか？ 健忘は続いていますか？ 脳SPECT検査で視床の血流⑭の左右差は消失してますね（図34-2）．

患者 とてもよくなっています．日常生活にほとんど問題はありません．足の指先に少し痛みが残っている感じですが，とても楽になっています．動きもよくなったまま過ごせています．忘れっぽいのはだいぶよくなってきたと思いますが，まだ少しあると思います．

医師 よかったですね．言葉も明瞭のままですね．健忘はもう少しでよくなる⑮と思います．

⑭ 治療前は低下していた視床血流が改善し左右差が消失する．

⑮ 健忘は通常4〜8週で回復する．

退院後6ヵ月の再診時

患者 5ヵ月目に入ったころから少し痛みが戻ってきた感じです．それまでは外出も問題なく，ドライブ⑯にも何回も行けました．家事の手伝いや日常生活はかなりできるようになっていましたが，この1ヵ月で60％ぐらい痛みが戻ってきた感じです．

医師 そうですか．激痛発作やアロディニアはまだ大丈夫なようですが，ECTの再試行を検討しましょうか．

ECTを再度8回施行する．痛みはVAS 10→1以下になり，1年以上良好に経過している．

⑯ ADLが改善することはよくみられる．車の運転ができるということは，ハンドルを握ることと回せるようになったということである．ほかにはピアノが弾ける，カメラが使える，料理ができる，書字が綺麗に書ける，車椅子から杖歩行，杖歩行から杖なしへ，旅行に行けた，散歩ができる，外出，外食ができるなど，痛みのために制限されていたことが再びできるようになることでQOLが改善することが多い．

症例解説

■ 問診のポイント

　視床痛は，脳卒中後疼痛 post-stroke painと総称されることが一般的である．本疾患は，脳出血，脳梗塞の既往があり，病変とは反対側の半身に発症する感覚障害を伴う耐えがたい，発作的，持続性の痛みを訴えるため，診断は容易であると考えられる．難治性疼痛の代表的疾患といわれており，薬物治療や神経ブロックなどでまったく効果が得られず，麻痺やしびれなどの身体障害から不眠，食欲低下，抑うつ状態となり，生活の質（QOL）が非常に低下してしまっている症例が多くみられる．

　問診のポイントとしては，痛みの状況（強さ，激痛発作の回数，持続時間，アロディニアなど），痛みの部位と広がり方（視床出血では肩から，被殻出血では指先など末梢から始まることが多くみられる）と同時にADL，QOLがどのくらい障害されているかをみることも重要な点である．症例によっては，抑うつ症状も強く心身ともに大きく負担を受けていることもある．そのような場合には，臨床心理士による心理状態のアセスメントを行い，心理状態や精神症状を把握することも適宜必要である．また，治療に際しては少しでも効果的な薬剤を選択して組み合わせていくことと，ECTやESCS，MCSなどの刺激療法を用いることで，改善する可能性が十分あることを説明する．

■ 治療のポイント

　最初は薬物治療が主体となる．抗うつ薬，抗てんかん薬，医療用麻薬（オピオイド鎮痛薬），抗不整脈薬，抗不安薬を組み合わせて使用していくことになる．抗うつ薬としては三環系のアミトリプチン，SSRIのパロキセチン，フルボキサミン，SNRIのミルナシプラン，デュロキセチン，抗てんかん薬としてはクロナゼパム，カルバマゼピン，ガバペンチン，プレガバリン，医療用麻薬（オピオイド鎮痛薬）はコデインリン酸塩，モルヒネ，ブプレノルフィン，フェンタニル，ケタミンなど，それに抗不安薬のエチゾラム，ジアゼパムなどと抗不整脈薬であるメキシレチンなどから，種類，量を少しずつ変えていくことで，少しでも有効なものを選択して組み合わせていくことがポイントである．

　また，本症例で示したが，脊椎の疾患を合併した症例が少なからず見受けられる．このようなケースや視床痛の発症初期には，神経ブロックに対する抗凝固薬投与などの支障がなければ，薬物治療に加えてSGBや硬膜外ブロックを施行することにより，ある程度改善し，落ち着いてくることがよくみられる．しかし，治療効果がまったくなく耐えがたい激痛が続くため，ADLやQOLが著しく低下した症例には，さまざまな刺激療法が行われている．本症例で示したECTは痛みだけでなく，ADLが著しく改善することが確認されている．それに伴いQOLも高くなることが多くみられる．治療には1ヵ月以上の入院が必要であり，健忘や再発の問題はあるが，直接脳に侵襲を与えるわけではなく，ほかの刺激療法，破壊術と比較してもリスクは少なく有効性は高いと考えられる．

〈米良仁志〉

F 神経障害性疼痛

症例35
脊髄損傷後疼痛

薬物治療例

症例 33歳 男性．両下肢痛．

主訴 両下肢の痛みが年々強くなり，仕事に支障をきたしだしている．就寝中に痛みで目が覚めることも多い．

初診時

現病歴 22歳時に交通事故に遭い脊髄損傷のため，両下肢機能は全廃となった．

発症 事故後2年（X年）ごろから両下肢痛発現．

経過 24歳で診療放射線技師として就職した．両下肢痛は自覚していたが，年々疼痛は増強し，29歳時に勤務先の医師に相談し薬物療法が開始となった．疼痛は残存持続し，就労にも支障をきたすようになり，X＋9年，ペインクリニックに紹介となった．

診察前情報
【紹介状の内容】
　脊髄損傷後疼痛に対し，薬物療法を行ってきた．両膝から下腿の発作痛が増強し，ペインクリニックの受診を患者は希望している．

【問診表】
　いつ頃から：9年前．1年前から特に．
　疼痛部位：下半身全部．特に両膝から足にかけて．
　疼痛強度：NRS 8．激痛時は10以上．
　眠れていますか：いいえ．

【処方内容】
　セレコキシブ（セレコックス®）100mg　1回1錠　1日2回
　レバミピド（ムコスタ®）100mg　1回1錠　1日2回
　プレガバリン（リリカ®）75mg　1回1カプセル　1日2回

ワクシニアウイルス接種家兎炎症皮膚抽出液含有製剤
　　（ノイロトロピン®）　　　　　　1回2錠　1日2回
フェンタニル貼付剤（デュロテップ®MTパッチ）8.4mg
　　　　　　　　　　　　1回1枚　3回ごとに貼り替える
モルヒネ原末15mg/日　　　　　4〜6回に分けて内服
酸化マグネシウム（マグミット®）330mg　1回2錠　1日3回
エチゾラム（デパス®）1mg　　　　1回2錠　就寝前
トリアゾラム（ハルシオン®）0.25mg　1回1錠　就寝前

外来診察時

本人のみ受診．

医師 おまたせしました．紹介状と問診表を見ましたが，経過も長く，薬もたくさん飲まれていますね．それでも痛みが強くなっているんですね．

患者 年々，確実に痛みが強くなってきています．ひどいときは，1時間に10回以上発作が起こるので仕事になりません．

医師 わかりました．ではまず，ズボンを脱いで仰向けになってください．〔Th12以下は痛覚消失（analgesia）．両下肢は廃用肢様〕非常に難しい痛みなので，薬の種類も量も増えてきたんだと思いますが，今までに，これがよく効いたと感じた薬はありますか？

患者 はっきりいってよくわかりません．

医師 痛いときにモルヒネを飲んでいますよね？　モルヒネを飲むと楽になりますか？

患者 モルヒネを始めたときは，2時間くらいはよく効いていたんですが，最近の激痛にはあまり効きません❶．

医師 デュロテップ®MTパッチも麻薬であることはご存じですよね？

患者 はい．でも痛いんです．

医師 わかりました．当科での治療で痛みがまったくなくなるということではありませんがご理解いただけますか？

患者 はい．少しでも和らげばと思っています．

医師 まだまだ若いですし，これからも仕事を続けていくためには，お薬を整理したほうがよいと思います．ところで，ご結婚はされていますか？

患者 はい．妻と2人暮らしです．

医師 次回受診時は，奥さんにもお話を聞いていただきたいので，一緒に受診してもらえますか？

患者 何とか調整します．

❶ モルヒネ導入時の効果があいまいで，効果持続時間が短いことから，オピオイド抵抗性疼痛に対する高用量オピオイドの状態と推察するべきである．

F　神経障害性疼痛

■ 紹介状への返書内容
・就労継続を目標に可及的な鎮痛を図る．
・当科でのオピオイド調整が決まれば追加報告をする．

> **伝授！　初診時の思考プロセス**
>
> 　完全麻痺後の難治性求心路遮断性疼痛であるが，麻痺後2年で発現し，徐々に疼痛が増強してきたため，末梢で説明できる痛みや無動化などの機序が含まれている可能性はある．そのため，あえて診断的ブロックを行ってみる．
> 　発作痛（突出痛）に対するオピオイド投与を継続してきた❷ため，患者が通院を希望するなら，オピオイドの調整は必須である．

❷ 非がん性慢性［疼］痛に対するオピオイド鎮痛処方ガイドライン（2012年7月）からは推奨してないうえに，レスキュー・ドーズの意味をなしていない．

治療経過

再診時．妻と一緒に受診．
医師 ご主人の痛みと今後の治療に関して，奥さんにも知っておいて欲しいことがありますので来ていただきました．では，説明していきますね❸．

—痛みの伝わるメカニズムなどについて説明後—
医師 難しい話だと思いますが理解できましたか？
患者 ここまで詳しい説明は初めて聞きました．
医師 奥さんはどうでしょうか？
妻 主人から聞いてもさっぱりわかりませんでしたが，よくわかりました．ありがとうございます．
医師 ではここからは，今後の治療の流れを説明していきます❹．

—治療方針について説明後—
医師 治療の目的と方向性が理解できましたか？
患者・妻 はい．
医師 劇的な効果がないうえに時間もかかりますし，麻薬の調整はつらい作業になるかもしれません．途中で私の治療方針に疑問を感じることがあれば遠慮なくおっしゃってください．今後，奥さんにも説明を聞いてもらいたい際には連絡しますので，ご協力お願いします．
患者・妻 わかりました．よろしくお願いします．

❸ 痛みの伝わるメカニズムに関して図を用いて説明する．
・機序や修飾因子が多岐に及んでいること，それでもまだ解明に至っていない部分もあり，直面している痛みは特に未解明部分が多い．
・現在使用している薬物に関しても，同じ図を用いて，作用部位と作用の限界，副作用について解説する．

❹ 患者が自覚している痛みとは，不快な感覚であり，この不快感が，脊髄を境に中枢・末梢のどちらに優位性を持つかを推察するために，くも膜下ブロックを3回行い，薬物治療の方向性をつける．不要な薬物の中止と必要な薬物の適量調整を行う．ほかの侵襲的治療に関しても提示しておき，薬物治療の調整が落ち着けば希望に応じて説明を加えていく．

3回目

1％リドカイン（キシロカイン®）4mLでくも膜下ブロックを施行❺．
患者 何か重たい感じがします．
医師 常に8点（NRS）くらいでしたよね．今の痛みに点数をつけるとすれば何点ですか？
患者 5点くらいですかね．
医師 ところで今は楽になっていますか？
患者 今も発作は何度か起きているんですが，若干ましな感じはします．でも楽な感じではないですね❻．
医師 効果が弱そうですね．モルヒネを頓服で飲んだあとと比べるとどうですか？
患者 うーん…．よくわかりません．
医師 では次回受診時に，今日の結果を教えてください．
患者 わかりました．

❺ このケースでは，Th11以上のレベルまで上げる必要はないが，痛みの強い膝以下の無痛量が確保できる量を投与する必要がある．

❻ 安静時NRSが8から5までの低下にとどまっていることから，中枢性機序が優位と考える．NRSが5でも楽に感じないことから，安静時痛を8から軽減させることは，困難なうえにその意義は低く，身体的疼痛以外の関与も大きいことが推察できる．

4回目

医師 いかがでしたか．何か変化はありましたか？
患者 はっきりいって変化はありませんでした．
医師 そうですか．最初に，神経ブロックは3回を目途にといいましたが，1回で終了にします．
患者 少しましにはなっていたんですが，何回かブロックしても同じですか？
医師 痛みがほぼゼロになるとか，Aさん自身がすごく楽になれば，2回目も3回目も同様の効果があるかを確認するために3回行う予定だったんですが，効果が弱すぎるので，ここからは薬の調整をしましょう．引き続きこちらで薬の調整を希望されますか？
患者 はい．
医師 では，情報提供書をお渡しします．治療目標は仕事の継続です．今後もずっと続いていく治療ですから，身体への負担も考えて，そのつど説明していきますので頑張りましょう．
患者 よろしくお願いします．

◻ **情報提供書の内容**
・神経ブロックは無効．
・薬物療法は当科で行っていく．

F　神経障害性疼痛

5回目以降の経過

・ドラッグチャレンジテストはモルヒネを含めすべて陰性であった❼ため，オピオイドの可及的な減量を試みた．
・発作時のモルヒネは徐々にジアゼパム（セルシン®）へ移行した❽．
・オピオイド以外の薬物を1種類ずつ増減し効果を確認した❾．

6ヵ月後

■ 処方内容

フェンタニル貼付剤（デュロテップ®MTパッチ）4.2mg
　　　　　　　　　　　1回1枚　3日ごとに貼り替える
酸化マグネシウム（マグミット®）330mg　1回2錠　1日2回
プレガバリン（リリカ®）150mg　1回1カプセル　1日2回
イミプラミン（トフラニール®）25mg　1回1錠　1日1回　夕食後
フルニトラゼパム（ロヒプノール®）1mg　1回2錠　就寝前
ジアゼパム（セルシン®）5mg　1回1錠　疼痛時　1日3回まで

トラマドール/アセトアミノフェン配合剤（トラムセット®），アセトアミノフェン（カロナール®）が使用可能となり試みたが無効であった．
　NRS：安静時8，発作時10（1日十数回）．
　就労継続．不眠の訴えは減少．

　妻と受診．
妻　お世話になっています．
医師　お久しぶりです．いかがでしたか？　頓服薬（セルシン®）は残りましたか？
患者　やっぱり全部使いきりました．
医師　これ以上に薬を減量するのはきついですかね．
妻　でも最近はイライラで当たられることも少なくなり助かっています．
医師　わかりました．ではしばらくは現状維持でいきましょう．話は変わりますが，最初に説明した身体に負担のかかる特殊な痛み❿治療のことですけど，覚えていますか？
患者　はい．覚えていますし，自分なりに調べてみました．
医師　どうでしょう．何か希望されますか？
患者　仕事もできていますし，今は怖いほうが上回る感じです．

❼ モルヒネテストは内服量（15mg）を点滴静注し，眠気が出現しても鎮痛効果は確認できなかった．
→オピオイド抵抗性に説得力が加わる．

❽ セルシン®テストは陰性であったがNRSは6となり，1時間以上は楽なことが確認できた．
→安心のために使用されてきたオピオイドレスキューからの離脱に，抗不安薬が有用な可能性が見出せた．

❾ ほかの薬物は無効だった．
→ドラッグチャレンジテストは陽性でも内服移行率は低く，徒労に終わることも多いが，診療姿勢から主治医への信頼感が増すこともある．

❿ 神経ブロックを含むほかの侵襲治療全般を指す．

医師 わかりました．特殊な治療に関する相談はこちらからは今後持ちかけませんが，希望する場合はいつでもおっしゃってください．

患者 わかりました．

医師 今後は，引き続き薬による症状コントロールが必要なんですが，通院に時間がかかっていますし，今の状態が維持できる間は，紹介してもらった先生のところで処方を継続して，調整が必要なときに当院を受診するようなことも可能だと思いますが，どうしましょうか？

患者 やっぱり不安ですから，こちらまで来ます．

妻 先生，お願いします．

医師 わかりました．では，引き続き様子をみながら治療をしていきましょう．ここまでの診療情報は次回受診のときにお渡しします．

神経ブロック施行例

症 例 67歳 男性．両下肢痛．

主 訴 両下肢の痛みは強くなり，腰回りも痛みだしている．ときどき，虫が這いずり回るような感覚に襲われることもある．

初 診 時

現病歴 X年3月，潜水作業中に脊髄梗塞を発症．某大学病院神経内科で治療するも，不全麻痺が残存した．

発 症 6ヵ月目ごろより両下肢痛が発現．

経 過 リハビリ施設入院中に発症．痛みはあるが，杖歩行は可能となった．
X＋1年：NSAIDs抵抗性の痛みが増強し，歩行が困難な状態となった．
X＋2〜4年：ドクターショッピングをくり返しながら車いす生活となった．
X＋5年：医療不信に陥り，いったん治療をあきらめた．
X＋7年：信頼できる整形外科医と出会い，治療を再開し，X＋8年，当科紹介となった．

F　神経障害性疼痛

診察前情報
【紹介状の内容】❶

　脊髄梗塞後疼痛に対し，薬物療法を行ってきた．
- NSAIDs，オピオイド［コデイン，ブプレノルフィン（レペタン®）］
    →嘔気が強く，鎮痛効果も認めず．
- プレガバリン（リリカ®）150mg　1回1カプセル　1日2回
    →安静時痛が20％軽減．
- エチゾラム（デパス®）1mg　1錠
  ゾピクロン（アモバン®）1錠　就寝前
    →不眠の訴えは減少．
- 三環系抗うつ薬，ワクシニアウイルス接種家兎炎症皮膚抽出液含有製剤（ノイロトロピン®），その他
    →鎮痛効果認めず．

　運動機能は保たれており，さらなる追加鎮痛をペインクリニックで検討してもらいたい．患者も希望している．

【問診表】
いつ頃から：8年前．
疼痛部位：最初は両下肢全体．あとから腰回りも．
疼痛強度：NRS 8．
眠れていますか：はい．

外来診察時

　大柄．車椅子に乗って背筋を伸ばしている．表情は穏やか．横には息子が付き添っている．

医師 はじめまして，おまたせしました．A先生から伺っています．長い間我慢してこられましたね．

患者 はい．一時期はあきらめたとも思ったんですが，なにしろ年々痛みが強くなり，ボランティアで続けてきた仕事（潜水士育成）も中断しました．私は相当プラス思考の明るいタイプだと自負してきたつもりでしたが，何もやる気が起こらず，ふさぎ込んでいるのをこいつ（息子）がみかねて，A先生をみつけてくれました．A先生は今までの先生とは全然違ってよく話も聞いてくれますし，説明もしてくれました．本当にいい先生に出会えたと感謝しています．

医師 本当によかったですね．最近ようやく痛みの治療が知られるようになってきましたが，Bさんの痛みが出てきた当初は，薬がないうえに"痛みは病気にあらず"が医療者の主流でしたから，とても大変だったと思います．

患者 はい．でもA先生に診てもらうようになって，少し痛みが

---

❶ きわめて詳細かつ吟味されている．薬物療法のバリエーションが揃い，痛み診断ツールや薬物療法ガイドラインの普及に加え，臨床経験豊富な整形外科医は増えている．

和らいできていたんですが，最近，痛みがさらに強くなってきている感じがするんです．

医師 治療を中断していた時期は，薬も飲んでいなかったんですよね？

患者 はい．今ほどは痛くなかったですし．

医師 今飲んでいる薬も確認しました．薬をこれ以上に追加するとなると，私には麻薬以外思い浮かびませんが，A先生のところで試した粉の薬（コデイン）は効かなかったんですよね？

患者 あー，あれは気分が悪くなって吐いてしまいました．寝るまで嘔気が続いて大変でした．

医師 そうですか．あれは弱いけど麻薬なので，効果がないうえにそこまでの副作用が出たとなると，今の痛みに麻薬は効かないと思ってください❷．そうすると，ここで試す価値が高いのは神経ブロックだと思います．A先生のところでは，何か注射の処置を受けましたか？

患者 リハビリ入院で痛くてたまらないときに腰から数十回ほどブロック注射をしてもらいました．

医師 そのときのブロックは効いてましたか？

患者 よく効く日と効かない日があったんですが，あのときは注射のおかげで歩けました．

医師 よく効く効かないは，何が違ったんですか？

患者 腰から足が温くなったあとは，リハビリが進みました．

医師 いったんは杖で歩けたのに，痛くて歩きづらいときにブロックはしなかったんですか？

患者 これ以上は危ないし，一時しのぎの治療はやめたほうがいいといわれました．

医師 なるほど．当時の痛みですが，お風呂で温まると和らいでいましたか？

患者 温めるのが一番楽でした．

医師 今も温めると楽になりますか？

患者 何も変わりません．1日に何回もお風呂に入ったりもしていましたが，今はシャワーばっかりです．

医師 温まるとさらに痛んだりはしませんか？

患者 それはないです．

医師 冷えるとどうですか？

患者 冷えると痛みが強まる感じです．

医師 しびれて，感覚が鈍いのはおへそから下ですよね？

患者 はい．

医師 軽くつねっていきますね．（痛覚はほぼ保たれていた）

❷ 麻薬は最終手段であり，わずかな効果を期待する前に，神経ブロックによる診断を行うべきである．その旨は患者にもはっきりと伝えておく必要がある．

F　神経障害性疼痛

> **伝授！　初診時の思考プロセス**
>
> 　不全麻痺後の遅発性発症でいったん杖歩行が可能となっていたことから，痛みの出発点は，末梢性優位で，温感発現時に痛みが和らいでいたことから，可逆的な交感神経依存性疼痛であった．痛みは，特に最近増強していることから，新たな感作を受けたオピオイド抵抗性の神経障害性要素の可能性を考えてみる．

患者への説明

医師 以前にA先生が，一時しのぎの神経ブロックにストップをかけましたが，私も同感です．しかし，痛みが強くなってきて，新しい薬を駆使しても抑止できていないのも事実なので，何かほかの方法を考えましょう．Bさんの痛みには神経ブロックで何らかの効果が確認できるかもしれません．

患者 何でもいいので先生の判断で試してみてください．

医師 何でもかんでもやみくもに試すわけではないんですが，以前にも経験された腰からのブロック注射を数回してみましょう．

患者 はい．

医師 最初に確認ですが，ブロックをすると楽になる可能性はあると思います．しかしこのブロックは，あくまでも痛みを評価するための処置なので，評価が終われば終了とします．心地よいと感じると，注射を何回も希望する方もいますが，当科では行わない方針なので，あらかじめご了承ください．

患者 わかりました．おまかせします．

医師 ほかに質問はありませんか？　息子さんも理解できましたか？

息子 麻薬は効かないんですよね．ありがとうございました．よろしくお願いします．

医師 では来週から始めていきましょう．

治療経過

再診時.
腰部硬膜外ブロック：1%リドカイン（キシロカイン®）5mL施行.

―20分後―
医師 いかがですか？
患者 ほこほこして気持ちいいです.
医師 今は何点くらいですか？
患者 3点くらいです．楽です．
医師 これ（大腿部）つねると痛いですか？
患者 あー，痛いです．
医師 とりあえずは効いてよかったです．次回は効果がどれくらい持続したか教えてください．
患者 わかりました．

3回目

腰部硬膜外ブロック後の2日間はNRSが5以下で推移.
くも膜下ブロック：1%リドカイン（キシロカイン®）2mL施行.

―10分後―
医師 いかがですか？
患者 前と違う注射ですか？ 足がまったく動きません．
医師 より強い作用が期待できる注射なんですが，何点ですか？
患者 しびれているから痛いのはわかりません．
医師 0点になっているんですか？
患者 うーん…．0点は0点ですが，気持ち悪いです❸．
医師 わかりました．ブロックのしびれは必ず取れますので安心してください．ブロックが切れたあと，一過性に強いしびれや痛みが出るかもしれませんが，これも必ず取れますのであわてずに我慢してください．では，また次回結果を教えてください．
患者 わかりました．

❸ この場合は，心因性疼痛や疾病利得などよりも，無動で不快が誘発される末梢性機序の痛みであることが推察できる．

4回目

くも膜下ブロック後，当日にNRSは8へ戻った．
腰部硬膜外ブロック：<u>2%リドカイン（キシロカイン®）5mL施行</u>❹．

―20分後―
[医師] どうですか？
[患者] 今日のは楽です．何が違うんですか？
[医師] これ（大腿部）つねると痛いですか？
[患者] ちょっと痛みますね．
[医師] 今は何点ですか？
[患者] 1以下です．
[医師] Bさん，ブロックは今回で終了です．次回は今後の治療方法について説明しますので，息子さんも付き添える日で予約を取ってください．
[患者] わかりました．

❹ 硬膜外ブロックは低濃度よりも高濃度の局所麻酔薬で鎮痛効果が上回ったため，脊髄電気刺激法が奏効する可能性が示唆される．

5回目

[医師] 前回はどうでしたか？
[患者] 3日間は楽でした．帰った日は治ったと思うくらいでした．
[医師] 今は何点ですか？
[患者] やっぱり7, 8はあります．
[医師] よかったです．何年も経つと神経ブロックをしてもまったく効果がない場合も少なくないんですが，Bさんの悩ましい痛みには一時的にでも効果が確認できたと思います．息子さんは何か変化を感じましたか？
[息子] ここで診てもらってから，表情がよくなっています．前回の受診後は本当に楽だといってました．
[医師] 信頼できるA先生がここに行きなさいと勧めてくれて，ここではまだ何か治療があるという希望を持てたことは，安心感にもつながっているんだと思います．
　痛みは自己申告で評価しますが，10点満点で何点というスコアでは明らかにブロックの局所的な効果が確認できました．ブロックとまったく同じではないんですが，同等の似た効果が期待できる<u>脊髄電気刺激法（以下，SCS）</u>についてこれから説明していきますね❺．難しい話なのでよく話し合って検討してみてください．パンフレットはお渡ししておきます．1～2ヵ月程度なら悩んでいただいてもいいんで

❺ SCSの効果と限界を長期的なレベルまで詳細に説明する．

すが，1〜2年後となると効果が減弱する可能性があることもご理解ください．
患者・息子 よくわかりました．この治療にかけてみたいと思います．
医師 次回にまた相談しましょう．

　SCSトライアルを希望し，以後は順調に治療が進んだため植え込み術を行った．
術直後：NRSは2以下を維持．
術後3ヵ月：NRSは2〜4で推移．しびれが顕在化．
術後6ヵ月：NRSは4前後．しびれが増強．

術後1年ごろ

◻ 処方内容
内服薬は1種類のみ．
アミトリプチリン（トリプタノール®）10mg
　　　　　　　　　　　　　　1回1錠　1日1回　夕食後

医師 お変わりありませんか？
患者 はい．ただ，しびれはやっぱりつらいです．じっとしていられないようなザワザワ感は特につらいです．やっぱり刺激はこれで限界ですか？
医師 限界です．限界なんですが，植え込んだ機械を取るとなると今すぐというわけにもいきません．最初から説明してきたように，一時的に刺激を完全にオフの状態にして，再開が必要なら，痛みを含めた異常感覚が出ないことを確認してから決めるべきです．今回刺激をオフにしてみますか？
患者 はい．先生に診てもらう前のことを考えたらずいぶん違っていますし，人の世話にはなりながらでも，また海に行けるようになっています．これ以上望むのは贅沢ですし，一度止めてみてください．
医師 わかりました．（完全にオフとする）
　これから刺激はスイッチを入れても，上げても下げてもピクリともしません．でも刺激が必要な症状が現れたら，予約を早めてもらって結構です．再開はいつでもできますよ．次回は変化がなければ3ヵ月後に来てください．
患者 ありがとうございます．すぐ来るかもしれませんが，そのときはまたお願いします．

F　神経障害性疼痛

───── 1年3ヵ月後 ─────

患者 先生，変わりなく過ごせました．
医師 よかったですね．
患者 よかったかどうかはまだわかりませんが…．
医師 SCSは，抜去することもあるとお伝えしてましたよね．Bさんの場合は痛みが気にならなくなったわけでも，まったく効果がなくなり，どんどん症状が強くなってきたわけでもないので，今回はいったん撤収しましょう．機械を抜去すれば，気になっていたMRI検査も今後は遠慮なく受けてもらえます．困ったらまたそのつど最善の方法を考えましょう．そのときはいつでも相談に乗りますよ．

　機械を抜去後，整形外科・ペインクリニック合同の研究会でA先生と会い，安定しているとの報告を受けた．

症例解説

■ 問診のポイント

　脊髄損傷後疼痛では，障害部位と程度や症状発現部位と時期などが難治度を左右する因子になるのは当然であるが，慢性経過をたどるなかで心理社会的な要素を含め，さまざまな負の修飾を受けていることに留意したうえで問診を行うべきである．神経障害性疼痛と分類されているが，ペインクリニック受診時には，診断ツールに示されるような典型的パターンからはずれることも多いため，痛みのスタート地点までさかのぼって，現在に至るまでの変化を聞きとる必要がある．そのうえで，痛みがゼロにはならないことへの受け入れがあるか，痛みによる具体的なADL低下と改善目標も聞き取り，明らかに妥当性を欠く場合は，治療開始前にあらかじめ説明しておいたほうがよい．

■ 治　療

　治療の中心は薬物療法で，神経障害性疼痛のガイドラインに準じて行うことが基本になるが，オピオイドに関してはガイドラインに準じ，かつ細心の注意を払い続けていく必要がある．神経ブロック療法は，発症後日が浅い場合は，後遺障害を最小化できる可能性があるため，不全麻痺症例では積極的に行ってみることをお勧めする．慢性例に対する神経ブロックは，中枢か末梢の疼痛機序診断的な意義だけではなく，痛みの性質評価や，身体的要素と心理社会的要素の優位性を推察できることもあるため，限定的にでも行ってみる価値は高い．それを薬物療法の方向性，脊髄電気刺激法の効果予測，専門的な心理診断治療の必要性などに生かしていくとよいし，患者にわかりやすい説明ができる．

（森山萬秀）

症例36
幻肢痛

薬物治療例

症例	42歳 男性．左上肢離断術後より痛みが持続，ペンタゾシン注の使用を続けていた．

主訴	本人▶左腕が痛くて，眠れない．注射をすると楽になるが，効果が切れると痛くてしょうがない． 病棟看護師▶1日数回強い痛みの訴えがあり，注射を希望してくるが，主治医の指示でペンタゾシンの筋注は1日2回に留めています．そのため，攻撃的な痛みの訴えがしばしば聞かれます． 母親▶受傷以前は，まじめに働いていて（会社員），母親思いの優しい息子でした．

初診時

既往歴 特記すべきことなし．
家族歴 精神疾患，アルコール・薬物依存などなし．

現病歴 1ヵ月前に左手第二指に擦過傷を受傷，次第に左上肢の痛み，浮腫が出現，高熱を伴うようになった．X線写真にて左上肢ガス壊疽と診断，左上肢離断術が施行された．麻酔覚醒直後から左手第二指を最強点とした左上肢全体の激しい痛みを自覚した❶．

痛みの部位 左上肢全体．

痛みの性状 第二指の指先を中心に左上肢全体が灼けつくように痛む❷．痛みの強さはnumeric rating scale（NRS）で9/10．離断部に触れると左上肢全体に電気が走るような痛みを自覚し❸，痛みの強さはNRSで10/10に達するという．

随伴症状 痛みよる夜間不眠，情緒不安定，医療者に対する易怒性を認めた❹．

経過 主治医は術後痛と判断し，ペンタゾシン注15 mg/回の筋注を処方した．術後1週間経過しても痛みの訴えは軽減せず，ペンタゾシン注15 mgの筋注が1日3～4回施行されて

❶ 幻肢痛を含む幻肢感覚は肢切断直後より出現することが多く，その範囲は切断部位に一致することが多い．その発生頻度は，報告によって異なるが，数%～80%といわれている．耐え難い痛みを訴える人の割合は5～10%といわれている．

❷,❸ ほかの神経障害性疼痛と同様に痛みの訴え方には特徴がある．「ねじれるような」「灼けるような」「ビンと走るような」などの痛みを訴える．

❹ 発症早期からactivity of daily living（ADL）やquality of life（QOL）の著しい低下，抑うつ，不安，睡眠障害などの精神症状が随伴することが多く，痛みへの早期の対応が望まれる．

F　神経障害性疼痛

いた．同時に処方されたロキソプロフェンは無効であった[5]．ペンタゾシン依存への移行を危惧した主治医が，ペインクリニック外来に相談してきた．

■ ペインクリニック受診

患者 右肩に注射をしてもらうと痛みは少し楽になるけど，1〜2時間ぐらいするとすぐに痛くなってきてしまいます．でも，看護師さんからは1日2回しか使うことができないといわれているので，いつも我慢しています．

医師 今の痛みはどの程度ですか？

患者 9/10（NRS）ぐらいで，傷口が何かに触れると電気が走るように痛みが強くなって10/10（NRS）になります．

医師 注射で痛みはどの程度楽になるのですか？

患者 注射をしてもらうと7/10（NRS）ぐらいになるかな？　実はあまり効いていないような気がします．

医師 そうですか…．あまり注射の効果がないのですね．いつから痛みが出現しましたか？

患者 麻酔から目が覚めた瞬間から痛みを覚えています．というよりは，左腕の痛みで目が覚めたといってもいいですね…．

医師 麻酔から目が覚めてから，ずっとつらかったのですね．痛みは，麻酔から覚めて徐々に強くなってきたのですか？

患者 いいえ，最初から今の痛みと同じくらい強い痛みを覚えています．毎日，夜眠れない日が続いています．

医師 注射以外の薬，具体的には痛み止めの内服など，効果はいかがでしたか？

患者 まったく効かなかったです…．強いていえば注射がちょっとは効いたぐらいかな．

医師 それで，看護師さんに注射をしてもらえるように頼んでいたのですね？

患者 だってそれしか痛みを抑える方法がないと思っていたから…．

医師 それでは，ほかによい方法があれば受けてみたいと思いますか？

患者 もちろんです！　肩に注射を毎日2回もされるのは痛くていやだからね！

医師 痛みが和らいだらどうしたいですか？

患者 早く退院して，職場に戻りたいです．母親も高齢ですから…．

医師 それでは，これから私たちペインクリニックの一般的な痛みの緩和手段を説明しましょう．

[5] 急性期を過ぎると非ステロイド性抗炎症薬（NSAIDs）の効果は期待できにくい．むしろ，幻肢痛は長期化することが多く，NSAIDsの長期投与による胃粘膜障害，腎機能障害，血小板凝集抑制などの副作用を危惧する必要がある．

伝授！ 初診時の思考プロセス

症状経過からみて幻肢痛の診断であることは間違いない．しかし，診察までに有効な治療手段が施されることはなく，薬物依存，心因性疼痛などと周囲に誤解されていたようである．痛みの訴えに傾聴し，痛みを和らげる手段がほかにあることを伝え，早急に痛みを軽減できる手段をみつけることが，患者との信頼関係を築くうえでも重要である．一般的には，禁忌でなければ神経ブロックと薬物療法を併用する．

患者への説明

医師 今，自覚している痛みは幻肢痛[6]といって「切断して失ったはずの部位がまだ存在しているような感覚が残り，そこに痛みを自覚するもの」です．「幻肢痛」は，神経障害性疼痛の一つで，神経自体に何らかの障害が起きて痛みが持続するものです．その発症機序はいまだ不明ですが，神経が痛みを記憶してしまった，切断された神経の末端から異常な刺激が出続けている，自律神経系の異常などが疑われています[7]．

治療法としては，神経ブロックと薬物療法があります[8]．主な神経ブロック[9]としては，切断された神経の中枢を局所麻酔薬でブロックする方法，交感神経の活動を抑制させる交感神経ブロックなどがあります．薬物療法[10]としては，痛みの過敏を抑える薬物（Caチャネル$\alpha_2\delta$リガンドなどの抗てんかん薬），体内で痛みを抑制する機構を活性化する薬物（三環系抗うつ薬など），両者の働きを併せ持つ麻薬系の鎮痛薬（オピオイド鎮痛薬）などがあります．通常の消炎鎮痛薬（非ステロイド性抗炎症薬など）は効果がないことが多いです．

患者さんの状態に応じて神経ブロックや薬物療法を選択しますが，通常は，両者を併用するのが一般的です[11]．

[6] 幻肢痛は神経障害性疼痛の一つであるが，多くの場合は切断あるいは離断した部位（肢）に一致した痛みを訴え，その性状はほかの神経障害性疼痛に似ているので診断は容易である．

[7] 幻肢痛の発生・持続機序としては，「切断肢からの持続的侵害刺激」→「大脳皮質での疼痛記憶の発生」→「大脳皮質体性感覚野の再組織化」→「C線維の選択的消失」，「切断端からの異常発火」，「脊髄後根神経節，後角の活動異常」，「交感神経系の賦活」といった一連の複雑な病態が推測されている．

[8] ほかに外科治療として，脊髄電気刺激法，脳深部刺激法，脊髄後根進入部破壊術などが行われることもある．

[9] 上肢に対しては腕神経叢ブロック，星状神経節ブロック，胸部交感神経ブロックなど，下肢に対しては硬膜外ブロック，腰部交感神経ブロックなどが行われる．

[10] 幻肢痛の薬物療法は「神経障害性疼痛薬物療法ガイドライン」[1]に準ずる（p.315を参照）．しかし，わが国では保険診療上の適応を考慮して選択，処方することも重要である．

[11] 16世紀の医学書に「to cure sometimes, to care often, to comfort always」という言葉がある．幻肢痛の治療に当てはめると，「ときどき神経ブロック，しばしば薬物療法，常に痛みに傾聴，共感」といえるであろう．

治療経過

神経ブロックの経過

まず，患者が入院中であったため，連日1週間，星状神経節ブロックを行った．

F　神経障害性疼痛

医師　ブロックの効果はいかがですか？
患者　ブロックのあと，まぶたが重くなって⑫，鼻がつまって，顔がほてる⑬のは自覚できたけど，左手の痛みはまったく変わらないです…．

次に，連日1週間，超音波ガイド下腕神経叢ブロックを行った⑭．
医師　ブロックの効果はいかがですか？
患者　肩の辺りが麻痺したような感覚は自覚できたけど，左手の痛みはまったく変わらないです…．

両ブロックとも効果を認めず，中止とした⑮．

薬物療法の経過

神経ブロックと薬物療法を同時に行うことにした．

① 抗うつ薬の開始

医師　強い痛みが長期間続いている患者さんは，抑うつや不眠が続いていることが多いので，抗うつ薬を使用することが多いです．うつ病での処方とは異なって，慢性痛（慢性疼痛）では就寝前に少量を処方します．そして，抗うつ薬にはノルアドレナリン，セロトニンといった体内の痛みを抑制する経路を活性化する物質を増やす作用があり，痛みに対する抵抗力も強くしてくれます．
患者　何となく効きそうな気がしますが，副作用はないのですか？
医師　眠気，めまい，ふらつき，嘔気，口渇，動悸，ほてり，尿閉などが副作用として考えられますので，少量から始めて様子をみましょう．
患者　どれくらいで効いてきますか？
医師　通常は1～2週間で効果を判定します．早ければ数日で効果が出る人もいます．
患者　わかりました．寝る前に飲んでみます．

まずは，就寝前のアミトリプチリン25 mgを処方した⑯．
アミトリプチリン投与開始4日目．
患者　少し夜眠れるようになりました．痛みも，少しだけど和らいだような気がします．
医師　よかったですね．どれくらい眠れるようになったのですか？
患者　3時間くらいかな．

---

⑫, ⑬　星状神経節ブロック後，頸部，上胸部の交感神経がブロックされるため，ホルネル徴候として，縮瞳，眼球陥凹，眼瞼下垂などが出現する．また，顔面および上肢を支配する交感神経がブロックされるため，同領域の血流が増加する．

⑭　腕神経叢ブロックは神経叢の走行に沿って，斜角筋間アプローチ，鎖骨上アプローチ，鎖骨下アプローチ，腋窩アプローチがあり，それぞれ手術部位に応じて使い分けられている．すべてのブロックが超音波ガイド下で行うことができる．詳細は成書を参考にしてほしい．

⑮　一部の患者では，何らかの医療行為に固執する場合があり，神経ブロックに効果を認めない場合は，速やかに中止すべきである．

⑯　抗うつ薬の選択は「神経障害性疼痛薬物療法ガイドライン」[1]に準ずる．一般的には，アミトリプチリン（高齢者ではノルトリプチリン）10～25 mg/日を就寝前から開始し，副作用が忍容できる範囲で増量，2週間程度で効果を判定する．副作用が忍容できない場合は，デュロキセチンを選択する．効果を認めない場合は速やかに中止する．
抗うつ薬は，薬剤によって薬価が異なるので，費用対効果を考慮することも重要である．ちなみにアミトリプチリン25 mgは9.6円/錠，ノルトリプチリン25 mgは11.4円/錠，デュロキセチン20 mgは168.7円/錠と大きく各々の薬価は異なる（2013年4月現在）．

医師 どれくらい痛みが楽になったのですか？
患者 7/10（NRS）くらいかな．
医師 何か副作用はありませんか？
患者 口が渇くくらいかな，でも大丈夫です．
医師 それではこのまま続けてみましょう．

② Caチャネルα₂δリガンドの開始

医師 幻肢痛では神経の痛みの過敏が原因と考えられますので，その過敏を抑える薬を使ってみたいと思います．
患者 どのような薬ですか？
医師 元々は抗てんかん薬として開発された薬ですが，開発のあとに痛みを伝える神経の伝達物質を抑えることがわかり，幻肢痛などの神経障害性疼痛に使用されるようになりました．
患者 そうですか．副作用はありますか？
医師 眠気，ふらつき，めまい，浮腫，体重増加などですが，少量から開始し，様子をみながら増量していきます．
患者 どれくらいで効いてきますか？
医師 通常は1〜2週間で効果を判定します．早ければ数日で効果が出る人もいます．
患者 わかりました．飲んでみます．
医師 それでは，寝る前に少量から開始します．

　プレガバリンを投与することにした[17]．75mgを1日1回就寝前で開始したところ副作用を認めなかったため，150mg/日（分2）に増量して2週間継続した[18]．

患者 この薬はまったく効果がないですね…．
医師 そうですか．副作用はないですか？
患者 日中眠くて…．やめたいと思うのですが…．
医師 わかりました．それでは，中止しましょう．
患者 ほかに選択肢はないのですか？
医師 オピオイド鎮痛薬も選択肢の一つです[19]．

③ オピオイド鎮痛薬の開始

医師 オピオイド鎮痛薬について説明します．オピオイド鎮痛薬は，モルヒネに代表されるような鎮痛薬で，日本では，"医療用麻薬鎮痛薬"と"非医療用麻薬鎮痛薬"とに分類されます．"医療用麻薬鎮痛薬"はより効果が強い薬ですが，副作用も強く出る可能性があり，また，不適切な使用によって乱用・依存に陥る危険性があります[20]．"非医療用麻薬鎮

[17] わが国で使用できるCaチャネルα₂δリガンドには，プレガバリンとガバペンチンがある．しかし，保険適応を考慮すると，第一選択はプレガバリンとなる．ガバペンチンの添付文書上の効能・効果は「てんかん」のみである．

[18] 投与量は，添付文書の用量を参考にするのではなく，少量，就寝前から始めることが大切である．プレガバリンの投与に際しては，腎機能の評価が必須である．プレガバリンは生体内代謝されず，未変化体で尿中に排泄されるため，腎機能の低下した患者では体内に蓄積してしまう．一般的には，プレガバリン75mg（高齢者では25〜50mg）を就寝前投与で開始し，副作用が忍容できる範囲で増量，2週間程度で効果を判定する．プレガバリンの副作用への忍容は，数週間から数ヵ月を要するといわれている．副作用は忍容できない場合も多く，ADLやQOLが低下する可能性があるので，副作用が出現した際には速やかに減量，あるいは中止するべきである．効果を認めない場合は速やかに中止する．

[19] 非がん性の慢性痛（慢性疼痛）に対するオピオイド治療は，安易に決定されるものではない．「ほかに有効な治療がない」，「薬物アドヒアランスの高い」，「副作用が忍容できる」などの条件が整った患者が適応となる．

[20],[21] オピオイド鎮痛薬の三大副作用は眠気，嘔気，便秘だが，そのほかに掻痒感，尿閉，頭痛，せん妄（高齢者）などがある．非がん性の慢性痛（慢性疼痛）でのオピオイド治療は中長期的となるため，乱用・依存，性腺機能障害，腸機能障害，鎮痛耐性，痛覚過敏などADLやQOLを著しく低下しかねない問題を念頭におく必要がある．

F 神経障害性疼痛

痛薬"は効果は弱いものの，副作用も弱く，乱用・依存の危険性が比較的弱い薬です．

患者 どのような薬が使用できるのですか？

医師 日本でがん性痛（がん疼痛）以外に使用できるオピオイド鎮痛薬としては，"非医療用麻薬鎮痛薬"ではコデインリン酸塩，トラマドール/アセトアミノフェン配合錠が，"医療用麻薬鎮痛薬"ではモルヒネ塩酸塩（錠，原末のみ），フェンタニル貼付剤（デュロテップ®MTパッチのみ）があります．

患者 副作用はどのようなものがありますか？

医師 眠気，嘔気，便秘が一般的な副作用です[21]．眠気は数日で耐性が出現しますし，少量から開始すれば大きな問題にはなりません．嘔気は制吐薬を併用することである程度予防することは可能で，1〜2週間程度で消失することが多いです．便秘は耐性が出現することはありませんので，下剤を随時併用することになります．依存などのそのほかの副作用は，適正に使用すれば問題になることはありません．

患者 どれくらいで効いてきますか？

医師 製剤にもよりますが，コデインリン酸塩，トラマドール/アセトアミノフェン配合錠，モルヒネ塩酸塩錠・原末は1〜2時間くらいで効いてきます．フェンタニル貼付剤は持続性の製剤で効果発現までには1日かかります．フェンタニル貼付剤の使用開始にあたっては，コデインリン酸塩あるいはモルヒネ塩酸塩で効果と副作用を確認する必要があります．

患者 でも，一度このような薬を始めたらやめれないですよね？

医師 いいえ，一生涯にわたって使用するというわけではありません．必要なときに使用すると考えてください[22]．

患者 わかりました．痛みは完全になくなるのですか？

医師 いいえ，痛みを完全に取るというわけではなく，痛みを和らげると考えてください．オピオイド鎮痛薬の役割は痛みを和らげて，元の生活に近い状態に戻れるようにすることです．がんの痛みのような使い方とは異なります[23]．

モルヒネ塩酸塩（原末を使用）10 mg/日，制吐薬としてドンペリドン30 mg/日[24]，緩下薬として酸化マグネシウム750 mg/日[25]で開始した．2週間かけてモルヒネ塩酸塩40 mg/日に増量したところ，痛みはNRSで3/10に軽減し，副作用についてもおおむね忍容できていた．以降，モルヒネ塩酸塩40 mgからフェンタニル貼付剤12.5 μg/hr（デュロテップ®MTパッチ2.1 mg）に変更し，約1年間オピオイド治療を継続した．この間に，夜間の睡眠障害も

[22] 非がん性の慢性痛（慢性疼痛）に対するオピオイド治療では，未来永劫にわたって続ける治療と考えては危険である．「十分な効果を認めない」「副作用を忍容できない」「痛みが軽減した」「痛みに受容できた」などの場合，積極的にオピオイド鎮痛薬の減量，中止を検討するべきである．非がん性の慢性痛（慢性疼痛）に対するオピオイド治療では，短期間（通常は数ヵ月〜1年程度）の有効性を示すエビデンスは多くみられるが，長期間の有効性は立証されていない．

[23] がん性痛（がん疼痛）でのオピオイド治療のゴールは痛みからの解放だが，非がん性の慢性痛（慢性疼痛）ではQOLの改善と考えることが重要である．また，がん疼痛と同様に，慢性痛（慢性疼痛）においても突出痛がみられるが，レスキュー・ドーズとして速放性のオピオイド鎮痛薬の使用は推奨されない．

[24] オピオイド鎮痛薬の嘔気は，通常は第四脳室にあるCTZ（chemoreceptor trigger zone）を介して延髄の嘔吐中枢が刺激されて発生する．そのほか，前庭器，上部消化管を介しても発生する．制吐薬の選択は，通常，ドパミン受容体拮抗薬（メトクロプラミド，ドンペリドン，プロクロルペラジン）が第一選択である．体動時に発生する，めまいを伴うなどの嘔気には抗ヒスタミン薬（ジフェンヒドラミン，ジプロフィリン，ジメンヒドリナート）が有効な場合が多い．腹部膨満感を伴った嘔気には，セロトニン5-HT_4受容体刺激薬（モサプリド）が有効な場合がある．

[25] オピオイド鎮痛薬の便秘は，便の硬化，大腸内容物排泄時間の遅延，肛門括約筋の弛緩不全などが原因である．便を軟化させる薬として酸化マグネシウム，大腸内容物排泄時間を促進する薬としてセンノシド，肛門括約筋を弛緩させる薬としては炭酸水素ナトリウム・無水リン酸二水素ナトリウム坐剤がある．

改善，易怒性も消失し，仕事に復帰することも可能となった[26]．

医師 最近，調子がよいですね？
患者 痛みはまだありますが，以前に比べると痛みへの不安がなくなりました．
医師 そうですか，よかったですね．一度，オピオイド治療を中止してみませんか？ もし，激しい痛みが再燃してくるようであれば，再び検討しますから…．
患者 私もいつまでも薬に頼っていてはダメだと思っていました．
医師 それでは，ゆっくり減量し，中止してみましょう[27]．

　本患者では，フェンタニル貼付剤からモルヒネ塩酸塩に変更後，1ヵ月間かけて漸減し，最終的にオピオイド治療を中止できた．オピオイド治療中止から1年が経過するが，患者のオピオイド治療再開の訴えはない．

[26] オピオイド鎮痛薬が患者にとって有用な薬であるかどうかを判断するには，常に身体・精神機能を評価し，QOLが改善しているかどうかを注意深く観察することが重要である．痛みが緩和されてもQOLが一向に改善されない場合，オピオイド鎮痛薬が必ずしも患者に有効な薬となっているわけではない．

[27] オピオイド鎮痛薬の急激な減量，中止により，退薬症候が出現することがしばしばある．退薬症候の症状としては，頻脈，異常発汗，静座不能，瞳孔散大，関節痛，鼻漏，嘔吐，腹痛，振戦，欠伸，不安焦燥，鳥肌などで，感冒症状と酷似しているため，多くが見過ごされてしまっている．退薬症候発現時には速放性のオピオイド鎮痛薬（モルヒネなど）を投与し，症状の消退を確認する．退薬症候の出現を避けるためには，オピオイド鎮痛薬を徐々に減量，中止することが重要である．

■神経ブロック施行例■

症例 57歳 男性．左足関節遠位切断術後の左足の激しい痛み．

主訴 本人▶左足が眠れないほど痛い．
　　　 妻　▶弱音を吐くような人ではなかった．

初診時

既往歴 特記すべきことなし．

現病歴 職業は工具．仕事中に重機により左足を圧挫し，脊髄くも膜下麻酔下で右足関節から遠位の切断術を受けた．麻酔からの回復過程から左足の幻肢異常感覚を自覚し，次第に激しい痛みを自覚するようになった．主治医の判断にてジクロフェナク坐薬が投与されたが，効果を認めず，手術後2日目にペインクリニック外来に紹介となった．なお，圧挫直後から左足には激しい痛みを訴えていた[1]．

[1] 幻肢痛では，切断する以前より自覚していた痛みと類似した痛みを訴えることが多い．切断以前から積極的に痛みの治療を行う先制鎮痛（pre-emptive analgesia）が，幻肢痛の発生の予防に有効であるとの報告もある．

F 神経障害性疼痛

痛みの表現 左足が灼けつくようにジンジン痛む．断端面を触られるとズキズキする❷．

痛みの部位 左足関節より遠位．

外来診察時

患者 左足が死にたいほど痛くて眠れないんです…．
医師 どのように痛みますか？
患者 ないはずの左足が灼けつくようにジンジン痛みます．
医師 今の痛みはどの程度ですか？
患者 10/10（NRS）で死ぬほど痛いのに，誰も理解してくれません．
医師 坐薬を使ったようですが，効きましたか？
患者 まったく効いていません…．
医師 いつから痛いのですか？
患者 麻酔が切れてきたときから，ずっとです．
医師 麻酔に似た神経ブロックで，硬膜外ブロックという治療を試してみようと思います．
患者 先生，とにかく痛みを止めてください！

伝授！ 初診時の思考プロセス

　肢切断術後の幻肢痛の診断は，欠損部位に一致した痛みを訴えるため，比較的容易である．そして，外傷など切断直前に激しい痛みを訴えていた場合は，麻酔回復後から再燃，持続する．患者の痛みの訴えに応じて，早期から積極的な治療を行うことで，頑固な幻肢痛の遷延を予防できる可能性がある．出血・凝固系に異常がなく全身状態が保たれているような本症例では，積極的に神経ブロックを応用するべきである❸．

■ 持続硬膜外ブロック施行❹

　腰椎第4，第5棘間より硬膜外カテーテルを挿入し，1％メピバカインを5mL注入したところ，劇的に痛みは改善した．以降，0.2％ロピバカイン4mL/hrで持続注入を3日間行い，痛みはNRSで3/10程度まで改善した．硬膜外持続注入を一時中止したところ，再び痛みの増悪が認められたため，再度，持続硬膜外ブロックを開始した．

---

❷ 幻肢痛を有する患者では，幻肢感覚，幻肢痛，断端痛が混在していることも多い．

❸ 硬膜外ブロックは局所麻酔薬の濃度によって分離麻酔を行うことができる．たとえば，リドカインであれば，0.5％で交感神経遮断のみ，1.0％で知覚神経遮断が，2.0％で運動神経遮断が可能である．痛みの緩和を得ることができる局所麻酔薬の濃度によって，幻肢痛の病態を推測できる．本症例では，低濃度の局所麻酔薬で十分な痛みの緩和が得られているため，交感神経系の過緊張が幻肢痛の病態である可能性が高い．

❹ 幻肢痛に対する神経ブロック治療はペインクリニック（麻酔科外来）では日常的に行われているが，十分なエビデンスはない．しかし，神経ブロックには交感神経遮断，感作予防などの機序による痛みの緩和効果が期待でき，切断早期に積極的に検討するべきである．

治療経過

12日 左足関節遠位の切断術施行.
14日 ペインクリニック外来受診.
　　　0.2%ロピバカイン5mL/hrにて持続硬膜外ブロック開始.
17日 持続硬膜外ブロック中止後,痛みが増悪❺.
　　　0.5%メピバカイン5mLにて疼痛軽減.
　　　以降,0.5%メピバカイン2mL/hrにて持続硬膜外ブロック再開.
19日 腰部交感神経ブロック施行❻.

■ 腰部交感神経ブロック施行

傍脊椎法にてX線透視下に第2,3腰神経での交感神経ブロックを施行❼.椎体前面に限局した上下に造影剤（局所麻酔薬混合液）の広がりを得て,大腰筋の筋層内❽あるいは腰動静脈に沿った広がりがないこと,造影剤15分後に合併症❾がないことを確認し,99.5%アルコール❿を各々3mL注入した.腰部交感神経ブロック終了後に持続硬膜外ブロックを中止するも,以降,痛みの増悪は認めなかった.

ブロック翌日

医師　痛みはいかがですか？
患者　2〜3/10（NRS）程度の若干の痛みはあるけど,大丈夫です.
医師　夜は眠れていますか？
患者　ときどき目が覚めるけど,痛みで眠れないということはなくなりました.感謝しています.
医師　ブロック後に何か変わったことはありませんか？
患者　特にありません.

1ヵ月後

医師　いかがですか？
患者　傷口はすっかりよくなり,リハビリテーションを開始しています.
医師　痛みはいかがですか？
患者　やはり,ないはずの左足に痛みを感じていますが,我慢できる範囲です.

---

❺ 持続硬膜外ブロック施行中は効果を認めるが,多くの症例で中止後に痛みの再燃を経験する.

❻ 本症例のように,低濃度の局所麻酔薬による硬膜外ブロックで痛みの緩和を認める場合は,恒久的な効果を得るための交感神経ブロックを試みるべきである.

❼ 上肢の幻肢痛であれば第2,3胸神経,下肢の幻肢痛であれば第2,3腰神経の交感神経ブロックが一般的である.

❽ 造影剤が大腰筋に流れた際には,陰部大腿神経がブロックされる可能性があり,神経破壊薬の注入を行ってはならない.

❾ 胸部交感神経ブロックでは気胸,ホルネル徴候（縮瞳,眼球陥凹,眼瞼下垂）,神経損傷,アルコール性神経炎などが,腰部交感神経ブロックでは臓器穿刺（腎,尿管など）,血管穿刺,射精障害,神経損傷,アルコール性神経炎などが代表的な副作用である.

❿ アルコールブロックによる効果は数ヵ月〜数年といわれている.しかし,幻肢痛のように発症早期にブロックを施行することで,そのあとに再ブロックを必要としない症例も多い.神経破壊の方法としてアルコールのほかに,高周波熱凝固術,胸腔鏡下電気焼灼術（胸神経のみ）などがある.

F　神経障害性疼痛

医師　どの程度の痛みですか？
患者　2～3/10（NRS）程度だと思います．
医師　夜は眠れていますか？
患者　はい，家に帰ってからは睡眠中に痛みで目が覚めることはなくなりました．感謝しています．
医師　それでは，1ヵ月後に再診としましょう．
患者　わかりました．

　その後，1年間にわたって経過観察したが，NRSで2～3/10程度の痛みはあるものの，痛みの増悪を認めず，終診とした．

症例解説

▶ 問診のポイント
　幻肢痛では，存在しない部分の痛みを訴えるため，患者にかかわるすべての医療者が訴えを信じ，傾聴，共感する必要がある．幻肢感覚，幻肢痛，断端痛が混在していることが多いが，失ったはずの部位に痛みを訴えることが多いため，その診断は比較的容易である．断端直前より痛みが持続していることが多く，初診時に痛みの発症時期，断端後の痛みの経過，痛みの性状を注意深く聴取することが重要である．

　断端早期の「ピリピリ」「チクチク」といった表面的な痛みの場合は，NSAIDsやオピオイドなど，従来の術後疼痛への対応で痛みが軽快することが多い．また，硬膜外ブロック，末梢神経ブロックなどを試みるべきである．

　一方，痛みの経過中に「ねじられるような」「ひねられるような」との訴えが聴かれる場合は幻視感覚が出現しており，神経障害性疼痛への移行を積極的に疑わなければならない．そして，火をイメージさせる「灼けつくような」，電気をイメージさせる「ビンと走るような」との痛み表現がみられた場合は，神経障害性疼痛に移行してしまったと考え，標準的な神経障害性疼痛の治療を早急に開始するべきである．

▶ 治　療
　幻肢感覚が出現したころから，あるいはすでに幻肢痛が出現してしまったら，すぐに治療を開始するべきである．可能であれば，離断術以前より，十分な痛みの緩和を図っておくべきである．離断前から持続硬膜外ブロックを行うと，幻肢痛の発生を軽減できるとの報告もある．

　幻肢痛の治療は，薬物療法と神経ブロックが考慮される．通常，両者の併用が一般的である．離断直後の急性期であれば神経ブロックを積極的に考慮し，必要に応じて薬物療法を併用する．離断から時間が経過している症例では神経ブロックが奏効する可能性は高くなく，薬物療法を中心とした治療計画を立てるべきである．無意味に神経ブロックを継続することは，患者の医療行為への執着といった問題を引き起こしかねないので，効果を認めない神経ブロックは早急に中止するべきである．また，幻肢痛では，体の一部を失ったという喪失感などにより心理的因子の関与が疑われる場合も多く，カウンセリング，ミラー療法などの心理療法が必要で，心療内科や精神科専門医に相談することも忘れてはならない．

● 神経ブロック

　神経ブロックとしては，上肢であれば腕神経叢ブロック，硬膜外ブロック，星状神経節ブロックが考慮される．低濃度の硬膜外ブロックあるいは星状神経節ブロックで痛みの緩和が得られる場合，交感神経の幻肢痛への関与が疑われ，恒久的な効果を得るために胸部交感神経アルコールブロック（高周波熱凝固術）を考慮する．下肢であれば，坐骨神経ブロックなどの末梢神経ブロック，硬膜外ブロックが考慮される．低濃度の硬膜外ブロックが有効な場合，恒久的な効果を得るために腰部交感神経アルコールブロック（高周波熱凝固術）を考慮する．なお，神経ブロックの詳細は各種成書あるいは「ペインクリニック治療指針 改訂第3版」[3]を参考にしてほしい．

● 薬物療法

　近年，多くの薬が臨床応用され，また一部のオピオイド鎮痛薬が非がん性の慢性痛（慢性疼痛）へ処方できるようになったことから，薬物療法の重要性は増してきている．幻肢痛への薬物療法として「神経障害性疼痛薬物療法ガイドライン」[1]では，第一選択薬として三環系抗うつ薬（アミトリプチリン，ノルトリプチリン，イミプラミン），Caチャネル$\alpha_2\delta$リガンド（プレガバリン，ガバペンチン），第二選択薬としてワクシニアウイルス接種家兎炎症皮膚抽出液含有製剤（ノイロトロピン®），デュロキセチン，メキシレチン，第三選択薬として麻薬性鎮痛薬（フェンタニル，モルヒネ，トラマドールなど）を推奨している．また，上記薬剤に反応がみられない場合は，抗痙攣薬（カルバマゼピン）やNMDA受容体拮抗薬（ケタミン）なども選択肢となる．薬の選択にあたっては，痛みの経過，症状，そして保険適応などを考慮する．

　いうまでもないが，オピオイド鎮痛薬は幻肢痛に有効な選択肢の一つであるが，その処方には十分な考慮が必要であり，適応となる患者の選択，必要最小限の使用量に留めることなどが重要である．また，非がん性の慢性痛（慢性疼痛）にも突出痛はみられるが，速放性のオピオイド製剤は乱用されやすいといわれているため，レスキュー・ドーズとして使用することは好ましくなく，長期間のオピオイド治療では問題となる．がん性痛（がん疼痛）においても，がん生存期間の延長により，オピオイド治療期間が長期化することで，しばしば乱用・依存が問題となっている．このような社会問題も考慮すると，安易に処方が開始されることがあってはならない．オピオイド処方に不慣れな医師は，教科書やガイドラインを読んで処方を開始するのではなく，専門医に相談あるいは紹介するべきである．

　幻肢痛を含めた神経障害性疼痛に使用される多くの薬は，しばしば副作用が問題となり，患者のADLやQOLを低下させてしまう可能性がある．したがって，「効かない」「副作用が忍容できない」などの患者の訴えがあった場合には，早急に薬を減量あるいは中止するべきである．早く痛みを和らげてあげたいなどと，複数の薬を同時に処方すると各々の薬の効果を判定するのが難しくなるため，可能であれば1剤で開始し，一定の期間，効果を確認してから次の薬を処方するべきである．なお，薬物療法の詳細は「神経障害性疼痛薬物療法ガイドライン」[1]あるいは「非がん性慢性[疼]痛に対するオピオイド鎮痛薬処方ガイドライン」[2]を参考にしてほしい．

（山口重樹）

文　献

1) 日本ペインクリニック学会 編：神経障害性疼痛薬物療法ガイドライン，真興交易医書出版部，2011.
2) 日本ペインクリニック学会 編：非がん性慢性[疼]痛に対するオピオイド鎮痛薬処方ガイドライン，真興交易医書出版部，2012.
3) 日本ペインクリニック学会 編：ペインクリニック治療指針 改訂第3版，真興交易医書出版部，2010.

G がん性痛（がん疼痛）

症例37

がん性痛（がん疼痛）

■ 薬物治療＋放射線治療併用例 ■

症 例	37歳 女性．右背部から側胸部にかけての痛み．

主 訴	本人▶今まではロキソニン®が有効であったが，数日前から効かなくなった．痛みを何とかしてほしい． 叔母▶このままでは連れて帰れない．

初 診 時

既往歴 特記すべきことなし．結婚しており，夫がいるが，多忙にて叔母が身の回りの世話をしている．両親・祖父母は地方に在住．

現病歴 秘書課勤務．発病後退職し，現在は治療に専念．
- 31歳 右乳がんの診断を受ける．
化学療法後，手術（右乳房切除術＋腋下リンパ節郭清）．
- 32歳 痙攣出現にて検査．脳転移と診断され，全脳照射．
骨シンチにて右第10肋骨付近に集積を認め，CTにて胸壁転移と診断．その後は種々の化学療法，ホルモン療法を継続．
- 34歳 右転移性卵巣がんの診断のもと，両側付属器摘出術施行．画像上は右第10肋骨転移，32歳時に比し縮小．しかし，時折，右背部痛出現との訴えあり，ゾレドロン酸（ゾメタ®）開始．
- 36歳 2月末ごろより右背部から側胸部にかけての痛みが増悪，夜間痛❶も出現しロキソプロフェン（ロキソニン®）と湿布を開始，症状はコントロール可能となった❷．

❶ 夜間痛がある場合には，鎮痛のための治療が必要．夜間に痛みで目が覚めないことが疼痛治療の第一歩．
＜痛みの治療目標＞
①夜間痛がない，②安静時痛がない，③動いても痛くない．

❷ 弱い痛みの場合はNSAIDsで十分に改善可能．

症例37 がん性痛（がん疼痛）

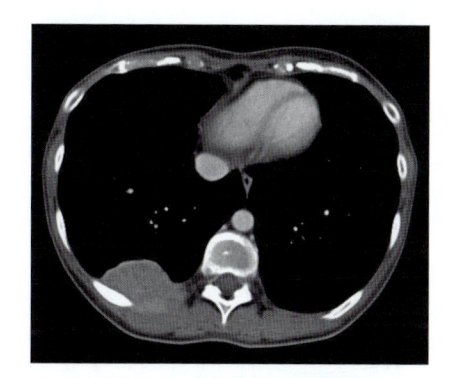

図37-1. 初診時のCT画像

ゾレドロン酸継続中．
4月末に当科を受診．数日前から疼痛増悪，激痛出現❸．ロキソプロフェンは無効❹．

痛みの部位 右Th10領域に限局した痛み（図37-1）❺．右背部から側胸部-腹部（臍のあたり）の領域を痛みが移動していると表現❻．

外来診察時

患者 数日前から痛みが激しくなって…．ロキソニン®で十分効いていたのに今は飲んでもちっとも痛みがよくならない！ 湿布を貼っても気休めにもならない！

叔母 せっかく受診したのに…．何かいい方法はないですか？ 待たせてばかりで…．

医師 お待たせして申し訳ありません．座っていてもおつらいのでしょうか？

患者 座っていても何をしていてもつらいんです！ 痛みがあちこちに動いてしまって…．

医師 どのように動くのですか？❼

患者 （手で背中から側胸部，腹部を示す）背中だったりお腹だったり❽．（不安そうな表情）

医師 （CTをチェックしながら）大丈夫！ この痛みなら何とかしてあげられますよ！ ちょうど治療できるところにがんが転移しています．手や足の運動神経の近くであれば難しいのですが，この場所なら神経ブロックで神経を遮断すれば必ず痛みは取れますよ！❾ 痛みが動いているように感じられるかもしれませんが，1つの神経が原因のようです．

患者 （パーッと笑顔）この痛み取れるのですね！

叔母 よかったね！ 何とかしてくださるって！ 神経ブロック

❸ 田舎にいる大好きな祖父の容態が悪化．精神的にも不安定と自覚．受診前日に危篤の連絡を受けるも疼痛が激しく帰郷できず．イライラ感増強．思うようにならない自分に怒りを感じている様子．

❹ 骨転移痛にはNSAIDsが有効であるが，NSAIDsのみでは効果が少ない場合には，WHOのラダーに従いオピオイドを考慮する．

❺ CT画像より，第10肋骨転移，胸膜播種，胸壁浸潤→肋骨，胸膜および肋間神経の痛みが混在している．

❻ 痛みが動いていると感じているが，デルマトーム上は同一部位（図37-2）．

❼ 自分で示すことができる場合は，痛みの部位を患者自身で示してもらう．口で説明するより明確な部位がわかる．自分で示すことができない場合は，医師が患者の体に触れて位置を確認するか，それも困難な場合は，デルマトームを表示し位置を確認することが重要である．

❽ 原因がわからないことが不安の一因となっており，痛みが移動することがさらに不安を誘っている．

❾ Th10領域のくも膜下フェノールブロックは，上肢・下肢に影響がなく，手技も比較的難しくない．

G　がん性痛（がん疼痛）

図37-2．デルマトーム上の部位

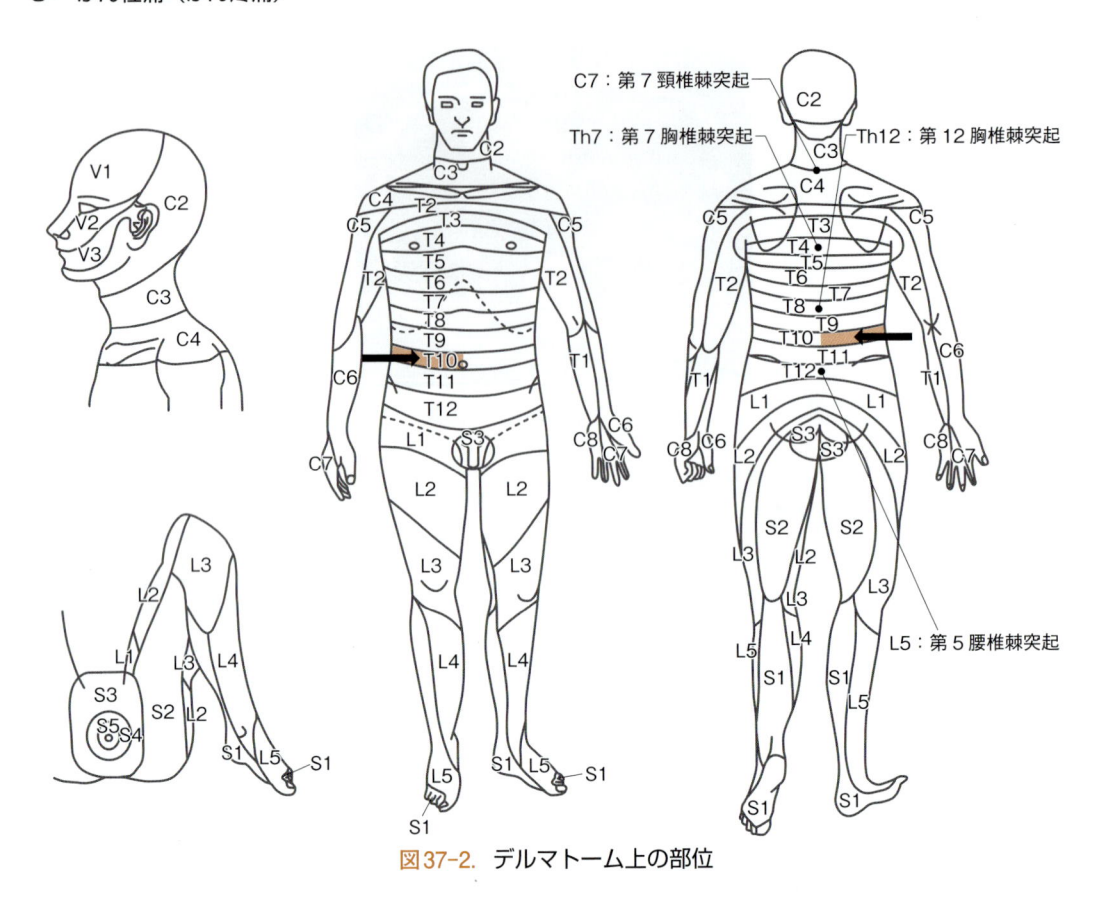

はどこでしてくれるのですか？

医師　大丈夫！　ここでできますよ．

患者　よかった！　実は私をずっと可愛がってくれた祖父が危篤であるという知らせを受け⑩，痛みが増していてとても田舎には帰れないし，祖父は心配だし，途方に暮れていました．早く何とかして帰郷したいんです！

医師　ただ，神経ブロックは神経の連絡を絶って痛みを感じなくさせる治療です．この治療法よりも，まずはがん自体に治療効果をもたらす放射線治療を施行してもらいましょう．それでも痛みが取れない場合に神経ブロックを検討しましょう．それまでお薬で痛みを何とかしましょうね！　ロキソニン®も有効ですが，副作用があるので⑪副作用の少ない薬に変更しましょう．解熱鎮痛薬で赤ちゃんや妊婦さんでも使用できるカロナール®にしますね⑫．あと，骨転移の痛みによく効くモルヒネと同じ医療用麻薬がありますので使ってみましょうか？

患者　麻薬を使って大丈夫ですか？

⑩ 心因性因子が疼痛を増強していることが確実．

⑪，⑫
NSAIDsは胃腸障害と腎障害があり，アセトアミノフェン（カロナール®）は副作用が少なく安心して内服できるという説明をする．
なお，2011年に米国FDAより"アセトアミノフェンと関連した肝障害のほとんどは4,000mg/日を超える用量と関連しており，また，ほかのアセトアミノフェン含有製品との併用の場合にしばしば起きている"との通達が出ている．

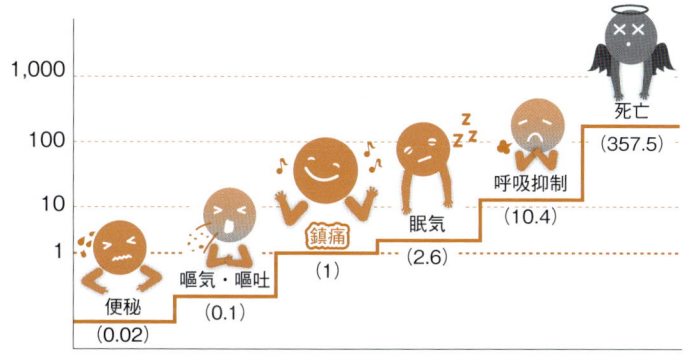

図37-3. モルヒネの主な薬理作用の50％有効率の比較
(鎮痛薬・オピオイドペプチド研究会 編：オピオイド治療－課題と新潮流, p.31, エルゼビア・ジャパン, 2001 より改変)

医師 まったく問題ないですよ．特に気をつける副作用は，吐き気・眠気・便秘の3つだけ．胃腸障害も腎障害もありません⓭．

患者 そうなんですか？　でも麻薬と聞くと少し心配ですね…．

医師 そうですね．昔のイメージだと心配ですよね．しかし，現在はいろいろな種類の医療用麻薬が販売されていて，多くの患者さんが使っています．そして痛みがない状態で治療を受けたり，旅行に行かれたりしています．まず，効果時間の短い薬剤から始めてみましょうか？⓮　万一副作用が出ても数時間で効果はなくなりますから心配いりませんよ．

患者 それで試してみます．お願いします．

⓭ 医療用麻薬も患者・家族にとっては不安の原因となる．安心して使用できるよう副作用なども含めて十分に説明する（図37-3）．

⓮ 初回レスキュー・ドーズの考え方．オピオイドが有効か否か評価するために投与する．効果・副作用などをチェックするためには有益である．

伝授！　初診時の思考プロセス

事前に患者情報が得られていれば，画像などをチェックし診療情報提供書や検査結果から痛みのアセスメントを行っておく．診察時の所見と合わせて痛みの原因が明確になると，治療法が決まってくる．

入室時の様子を細やかに観察する．不安・怒りなどの表情を察知し，ゆっくり話を聞き段階的に説明するほうがよいか，本症例のようにまずコントロールできるのであれば自信を持って治療の提案をするほうがよいかを判断する．本症例の場合は，画像から痛みの原因が明確でありブロック可能な施設であったため，即座に安心感を与えられ，次の治療が円滑に導入できた．

オピオイドを開始するときは，自信を持って説明する．処方医がオピオイドに対し不安を持っていると患者も不安になり，よい効果が得られない．十分な説明と理解のもとで自信を持って処方

G　がん性痛（がん疼痛）

した薬剤は，期待した効果が得られる．
　オピオイド使用開始時には，初回レスキュー・ドーズとして速放性製剤を処方し効果を判定する．

治療経過

1週間後に再受診．
患者 嘘のように楽になってきました．夜寝る前にオキノーム®（オキシコドン）を内服すると，睡眠薬みたいによく眠れました．ただ，痛いときの追加については<u>タイミングがよくわからなくて…</u>⓯．それと，ロキソニン®から変更したカロナール®も結構効いています！　<u>たくさん飲んでも大丈夫というのはいいですね！</u>⓰

医師 夜眠れればまず合格！　カロナール®もロキソニン®に負けず劣らずいい薬ですよ！　副作用が少ないぶん少し効きが甘い感じがするかもしれないけど．

患者 私にはとても合っているみたい！

医師 それはよかった！　副作用の少ない薬でよく効くのが一番です！

医師 待ち時間も大丈夫ですか？

患者 今は大丈夫です．痛みの原因もわかったし，次の放射線治療もあるので不安がありません．この前は何かよくわからず，待っているのも不安だったんです．

放射線治療のため入院
（5月上旬）

患者 放射線科の先生にお会いしました．とても優しそうで安心しました．痛みを治療する目的でも放射線がよいと説明され，治療してもらうことになりました．10回の通院が必要なので入院することにしました．

医師 よかったですね．何とかなりそうですか？

患者 大丈夫です．

―放射線治療を開始し特に問題なく経過―
医師 <u>何か困っていることはないですか？</u>⓱

患者 大丈夫です．看護師さんもみな優しいです．

医師 レスキューのタイミングも入院中に覚えましょうね．放射

⓯ 夜間痛がないことで安心感が芽生え，"何とかなる"と思える．レスキュー・ドーズのタイミングはそのつど指導する必要がある．

⓰ 有効で何錠でも内服することが可能な薬剤は患者にとって安心感を与える．次の手があるということが大切だが，最大投与量を示しておくことも重要である．
＜アセトアミノフェンの最大用量＞
300〜1,000mg/回，投与間隔4〜6時間，総量4,000mg/日を限度とする．

⓱ 患者が自由に答えられるような質問をする．答えに戸惑うような患者には「はい・いいえ」で答えられるような質問にする．

線治療に行く前や外出前に使ってみてください．夜も眠れているようなのでこのまま経過をみていきましょう．

その後，放射線治療が終了し退院．

退院後の外来受診
(6月上旬)

医師 いかがですか？
患者 ありがとうございます．何とかなっています．レスキューも寝る前以外に少し使えるようになりました．
医師 1日何回くらい使っていますか？
患者 寝る前以外に1日1～2回くらいかしら…．
医師 それではこのままでいいですね．常に3～4回使うようになったら，以前説明した12時間持続する薬剤にしましょうね．成分は同じなので心配いりません．もし痛みが続くようなら考えましょうね．吐き気や便秘は大丈夫ですか？
患者 便秘は牛乳を飲んで何とかなっています．また困ったら，そのときにはよろしくお願いします．

放射線治療も奏効し，レスキュー・ドーズのみで経過観察が可能となっている．転移巣などをチェックしながら外来治療を継続している．

神経ブロック施行例

症　例	71歳 男性．旧肛門部痛．
主　訴	痛くて座れない．薬も効かないので困っている．今までどおり普通の生活ができるようにしてほしい．

初 診 時

職　業　漁業．遠方に住んでいるため治療の際は入院．
家　族　妻と娘夫婦と孫．本院受診の際はお婿さんの運転で移動．

経　過　5年前，便潜血陽性にて精密検査．直腸がんの診断のもとマイルス手術❶を受ける．

❶複会陰式直腸切断術．直腸がんに対する定型的根治手術の一つであり，最も多く行われる直腸切断術である．

G　がん性痛（がん疼痛）

2年前，局所再発出現のため，再発部の放射線治療（60Gy）およびがん化学療法〔テガフール・ギメラシル・オテラシルカリウム配合薬（TS-1），イリノテカン（CPT-11）〕を行った．

入院中に疼痛管理の依頼を受け，局所の痛みに対し硬膜外ブロック（局所麻酔薬）を施行．種々の治療が奏効し，疼痛改善，再発巣縮小，腫瘍マーカー低下（CEA 19.9→6.1ng/dL）などを認め外来での経過観察となる．

今回，再発部腫瘍増大，がん化学療法などを勧めるも拒否的．除痛のみを希望して受診．

外来診察時

地域の病院で経過観察．オピオイドを導入し，鎮痛補助薬なども使用していたが，旧肛門部痛が増悪し，神経ブロックを希望して受診．

医師 お久しぶりです．入院以来ですね．

患者 あのときはありがとうございました！ 注射は効いたよ！❷ また，同じところが痛くなったから注射をお願いするよ．薬飲んでも効かないし，最近は汁（浸出液）も出てくるうえに，座れないんだよ．何とか今までどおり普通の生活ができるように頼むよ！ これでは床屋にも行けない．
人工肛門になってから船には乗れなくなるし…．肛門はないはずなのに痛いし…．困ったもんだ．

医師 モルヒネは効きませんか？ レスキューも効かない？ 主治医の先生からいろいろ処方してもらってるけど，何も効きませんか？

患者 薬はダメ！ 何も効かない．レスキュー飲んでも痛みは変わらないし座れないよ．モルヒネも効かないね．

医師 嘔気・眠気・便秘などの副作用はないですか？

患者 副作用はないな．でも飲んでも効いているんだかいないんだかわからない！

医師 副作用がないことはよいことです．もう少し増やしてもいいかもしれませんよ．

患者 ダメダメ！ 多めに飲んだことあるけど，眠いだけで痛みは変わらなかったよ．

医師 この痛みは薬が効きにくい痛みなのです．床屋さんの散髪で座ることは無理でも，気分転換で船に乗ってみてはいかがですか？

患者 船に乗っても仕事にならないんだ．船の舳先にこう身を乗り出して作業すると，人工肛門が当たってダメなんだ❸．仕

❷ 初回のブロックの評価がよいと，必ず再度依頼がくる．印象が悪いと二度と依頼はこない．この患者は硬膜外ブロックで除痛可能となったと考えている．もちろん，放射線や化学療法が効いていることも伝えたが，その場ではっきり効果が確認できるブロックを希望した．

❸ 生活様式は人それぞれに異なるので，それを問診できちんと知ることは重要．緩和ケアの目標は，患者とその家族のQOLを改善することである．その人が生活しやすいような疼痛治療を考える．患者に痛みが楽になったら何をしたいかも聞いておくとよい．本症例は床屋に行き，座って散髪することが目標である．

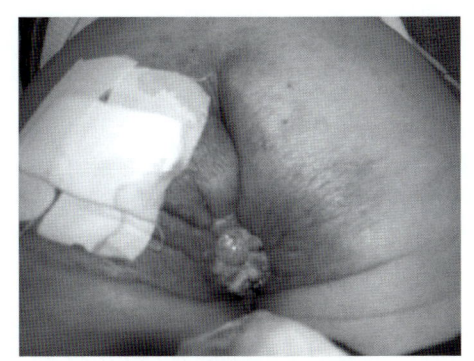

図37-4. 直腸がん局所再発

事ができない人間が船にいても仕方ないしな．

医師 肛門のところに腫瘍が顔を出しているので痛いですよね（図37-4）．前回入院のときと状況が違うので，同じブロックでは痛みが取れないと思います❹．

患者 え〜，ダメなの？

医師 ダメなのではなくてほかのブロックを選択しなければ，今回の痛みは改善しないということです．

患者 何とかしてくれればいいよ！

医師 この前の治療は，すぐに効果がなくなってしまうような局所麻酔薬を使ったのですが，今回はもう少し強力な神経破壊薬❺を使わないと，十分な効果が得られないと思います．

患者 何でもいいよ！　先生が一番いいと思ったことをしてくれ！

医師 そういうわけにはいきませんよ．肛門の痛みを取るためにお小水の出が悪くなることを覚悟していただかなければなりません．

患者 小便が出なくなるのか…．

医師 十中八九出なくなります．今でも出にくいでしょう？❻

患者 そうなんだ．なかなか出ないし，出てもすっきりしない．

医師 もともとお小水が出にくい患者さんに肛門の周りの神経を殺してしまうようなブロックをすると，排尿排便障害（膀胱直腸障害）が必発すると考えられています．幸運にも便は人工肛門なので安心ですが，お小水は自己導尿といって，1日何回か自分で管を使って出さなければいけません．

患者 できるかな…．

医師 大丈夫．男性のほうが処理しやすいと思います．ちゃんと指導もしていただきますので安心してください❼．それから，神経破壊薬を使用する前に局所麻酔薬で一度ブロックを施行して，どのような感じかもう一度確かめましょう．そし

❹ 必ず痛みの部位は自分の目で確認する．知覚の低下の有無などをチェックする．

❺ 局所麻酔薬は合併症を惹起しても時間が解決するが，神経破壊薬により合併症が惹起されると年余にわたり患者を苦しめることになる．適応は慎重に決定する．

❻ 現在の膀胱直腸の機能を把握しておく．マイルス術後の患者はもともと残尿感など膀胱障害を訴えることがあり，最悪のシナリオを説明しておくほうがよい．

❼ 前立腺肥大の有無などのチェックも必要なため，ブロック前に導尿の指導も含め泌尿器科を受診してもらうことが重要である．

G　がん性痛（がん疼痛）

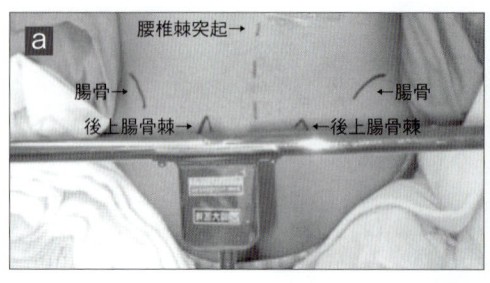

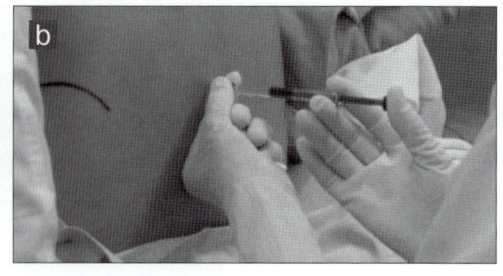

図37-5.　くも膜下フェノールブロック
a：水準器を使用し姿勢を決める．今回のように旧肛門部中心の痛みに対しては，水平坐位で行う．
b：脳脊髄液の流出を確認のうえ，ゆっくりとフェノールグリセリンを注入する．

[患者] 任せるよ．小便が出ないだけでしょう？[8]

[医師] 今度はくも膜下フェノールブロックという治療を予定します（図37-5）．盲腸や鼠径ヘルニアなどの手術のときに使う下半身麻酔（腰椎麻酔）と同じ手技で，脊髄に針を刺してそこから少量の比重の重い神経破壊薬を注入し，肛門の周りの神経だけを遮断する方法です．比重の重い液体を注入するので，痛みの部位を一番下にした体位をとって針を刺します．痛い場所が肛門の部分なので一番下の神経に薬が入るようベッドの上に座っていただき，背中から針を刺すことになります．

[患者] 何だかよくわからないけど，よろしく頼むよ．

[医師] わからないままでは困るので，ご家族にもちゃんと説明してから施行しましょうね[9]．

[8] 膀胱直腸障害は一般的には最も嫌がられる合併症．自力で排尿できるうちは絶対にフェノールブロックは受けたくないという患者も多い．そのような場合は無理をせず時期を待つ．

[9] 神経破壊薬使用の場合は，必ず家族にも説明し，リスクを理解してもらうことが大切である．

伝授！　初診時の思考プロセス

　旧肛門部痛はフェノールブロックが最も有効な痛みの一つである．膀胱直腸障害のリスクを理解してもらえば画期的な除痛効果を得ることができる．人工肛門と（自己）導尿の患者であればメリットばかりといっても過言ではない．本症例の場合は，確実なブロックが可能であれば，間違いなく痛みは軽快することを説明した．しかし，もともとブロックの印象がよく，ブロックを希望しての受診であるため，その場合は，局所麻酔薬によるブロックと神経破壊薬による永久ブロックではまったく効果・持続時間が異なることなどを，再度きちんと説明することが重要となる．局所麻酔薬は作用時間が短いため，合併症も可逆的だが，神経破壊

薬で合併症を起こすと患者・家族のQOLは著しく低下し，ブロック前より確実に状態は悪化する．永久ブロックの適応は慎重に決定する．

　神経ブロックで信頼関係を得ることは比較的容易である．しかし，患者・家族はブロックに過度の期待をする傾向になるため，場合によっては思ったほど痛みが取れないことや，病状によってはブロックの適応がないこと，ブロックの施行が不可能な場合もあることを話しておく．本症例も，再発腫瘍の増大によりブロックの範囲を拡大しなければ除痛困難になり，また，拡大することにより歩行が困難となるリスクを背負わなければならない可能性がある．そのような場合にはフェノールブロックを選択せず，責任神経の神経根ブロック（高周波熱凝固術）などを考慮することになる．

家族への説明

医師　直腸がんの局所再発で，もともとの肛門の場所に腫瘍が再発して皮膚の外に出てきてしまいました．モルヒネなどの医療用麻薬でもなかなか取れない痛みで，薬だけで治療するのは難しいです．腫瘍がある部分の痛みの神経を遮断する，くも膜下フェノールブロックの適応と考えられます．この治療をすると痛みの神経のみならず，感覚神経・運動神経などすべての神経を遮断（ブロック）してしまうので，排尿・排便障害が起こります．便は人工肛門からなので問題ないですが，排尿が困難になると膀胱がパンパンになって痛く苦しくなってしまい大変です．管でお小水を取る方法を覚えてもらい，自分で処理できるようにしていただきます．それが無理ならば，管を入れたままにしておく方法もあります．

　注射する薬剤は，半年～数年有効といわれていますが，腫瘍が大きくなると徐々に痛みの範囲も拡大されるので，追加しなければならないこともあります．以前はこのブロックを施行すると，半年～2年くらいで亡くなる方が多かったのですが，現在は治療方法が進歩したのでブロック後4年経過してもまだ仕事をしている方もいます．ただ，ブロックの効果は継続しても病状の進行が早いと同じような痛みを訴えることもあります．そのときは，また施行すればよろしいかと思います．

G　がん性痛（がん疼痛）

　　一度にたくさんの薬を入れて広範囲に効かせてください と望む方がいるのですが，広範囲に効かせすぎると足の力 も抜けて歩けなくなる危険もあります⑩．歩けないと困りま すよね？　この治療は一度きりのものではありません．何 度でもくり返すことが可能なので，安全第一で少しずつ行っ ていきましょう．

　十分な説明のもと，局所麻酔薬による効果を確認後，フェノー ルブロックを施行する．1泊入院予定だが，特に事前の準備はな し．午前中に入院し，昼食を済ませたのち午後からブロックを施 行する．また，ブロック施行後は1時間座位にて安静を保ち，明 朝までベッド上の安静を指示する．

□ ブロック施行時
[医師] これからお薬入りますよ．お尻の周りがモワーッとしますよ！
[患者] 変な感じ…．でも痛みが取れていくのがわかります．
[医師] 1時間このまま座っていてくださいね．固まっている必要は ないので，肩はリラックスしてください．

　1時間後知覚チェックし，ストレッチャーにて病棟へ帰室．翌 朝までベッド上にて安静．

⑩ 永久ブロックというと夢のように 完全に痛みが取れると思う患者が いるのでリスク（合併症）もきち んと伝える必要がある．しかし， 合併症を恐れるあまり選択肢から ブロックを避けることがあっては ならない．よりよい治療法を選択 することが大切である．

治療経過

朝一番で病棟へ．
[医師] よく眠れましたか？
[患者] まったく痛みもなく，よく眠れました．お尻が変な感じで すが，歩いてもいいですか？
[医師] 初めは看護師さんと一緒にね．朝食を召し上がったら車椅 子⑪で外来にいらしてください．

　外来では知覚低下領域および合併症のないことを確認のうえ， 終了とする．
　鎮痛薬を使用している場合には，減量などの調整を行わないと 相対的にオピオイド過量⑫となり副作用が出現することがあるの で注意が必要である．

⑪ 効果がS4, 5領域の場合は問題な いが，範囲がS3, 2領域まで拡大 すると歩行が不安定になる．ブ ロックの有効領域を確認のうえ， 立位保持歩行状況を確認する．

⑫ 難治性疼痛のため鎮痛補助薬やオ ピオイドが導入されていることが 多く，あまり有効でない薬剤が多 剤併用となっていることがある． ブロック前に使用薬剤をチェック する．ブロック後に不要となる可 能性のあるものは，事前に患者・ 家族へ減量・中止の可能性を説明 しておく．

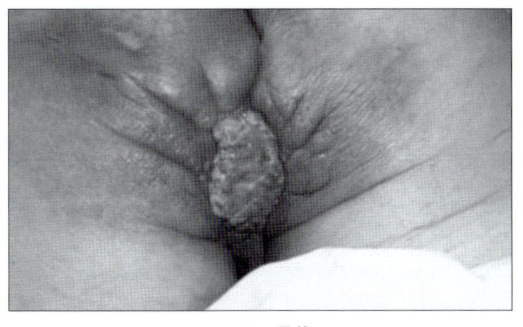

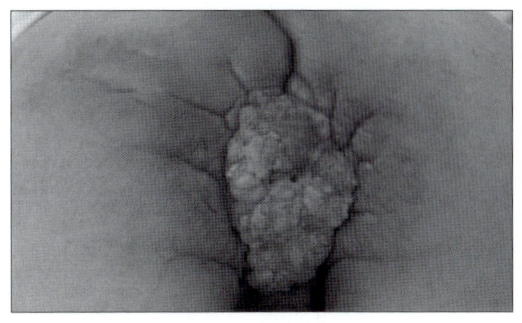

症例 37 がん性痛（がん疼痛）

a. 3ヵ月後　　　　　　　　　　　b. 10ヵ月後

図 37-6. 直腸がん局所再発
時間とともに増大するため複数回のブロックが必要となることがある．

退院後外来受診

医師 いかがでしたか？ 床屋さんに行けたのですね！⑬　髪が短くなって，すっきりしていますよ．

患者 どうもありがとう．床屋行ってきたよ．座っても大丈夫だった．今回はもうこれで受診しなくてもいいかな？

医師 もういいですよ．もう少し腫瘍が大きくなったらまたブロックしましょう．

患者 そのときは頼むね！

　その後，腫瘍増大に伴い再度フェノールブロックを施行．経過観察中である（図37-6）．

⑬ 痛みがコントロールできたら床屋に行くことが希望だったので，外来受診時には散髪できているかを確認し，希望が達成できたことを一緒に喜ぶように心がける．

📖 症例解説

■ 問診のポイント

　がん性痛（がん疼痛）は，問診・視診・触診・聴打診，血液検査・画像診断などにより原因を確認することが第一である．しかし，すべての痛みの原因が，がんでないことにも注意する．がん性痛（がん疼痛）はQOLを著しく低下させるため，確実な診断と適切な治療が重要となる．

　まず，問診中に患者・家族が病気についてどのような思いを持っているかを把握する．痛みがつらいのか，痛みが襲ってくる恐怖感が不安なのかなどを詳細に聞く．そしてほかの痛みと同様に，軽快因子・増悪因子を確認し，できる限り痛みの出ない方法を工夫する．すべての痛みを取り除くことを目標とすると思うように進まないため，まず夜眠れることを第一目標として治療を開始する．治療効果を確認するためには，夜眠れたかどうかを問い評価する．

　がん性痛（がん疼痛）は手術や放射線治療で治癒することがないため，対症療法でしっかり痛みをコントロールしなければいけないことを説明し，痛みそのものを治療する必要性を理解してもら

G　がん性痛（がん疼痛）

うことが必要である．患者によっては，痛みは我慢するので病気を治してほしいと訴える場合があるが，そのようなときは「痛みがあると夜も眠れず体力が弱ってしっかり治療も受けられません．ちゃんと治療を受けるためにしっかり痛みのコントロールをしましょう」と説明するとよい．

◼ 治療

治療には，①薬物療法，②放射線療法，③化学療法，④外科的療法，⑤神経ブロック療法など種々の方法があり，原因に則した治療法を選択する．薬物療法はWHOがん除痛ラダー，基本五原則（図37-7）を参考に，それぞれの薬剤の効果を評価しながら処方する．しかし，薬物療法のみでは良好な疼痛管理ができないことは明白で，種々の治療法を駆使することを心がけなければならない．多くの選択肢を持つことが疼痛治療には重要である．

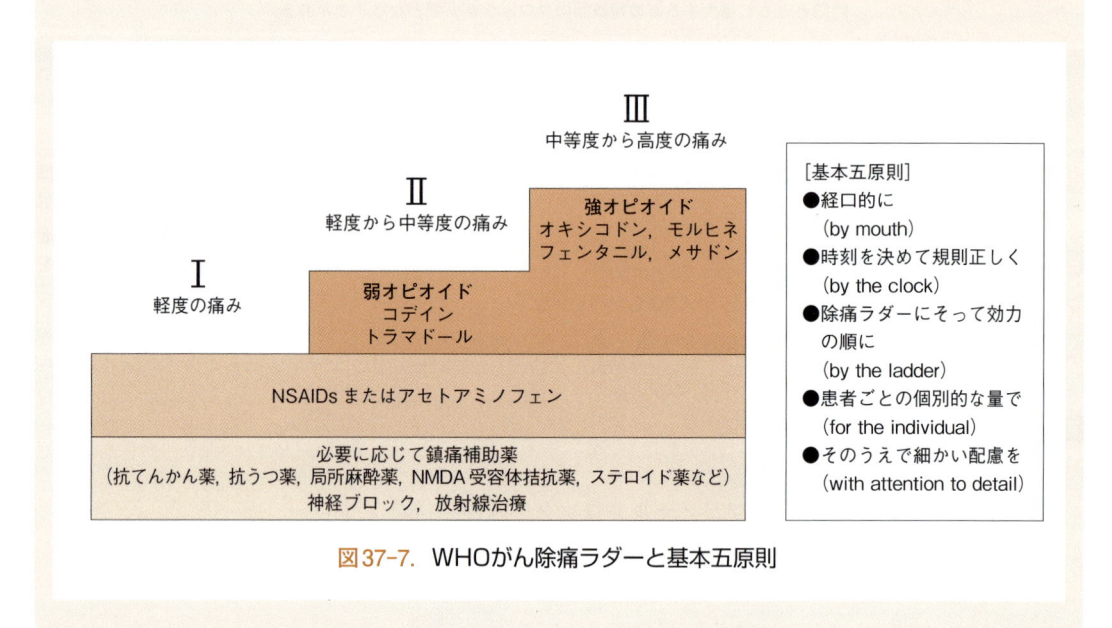

```
                                    Ⅲ
                              中等度から高度の痛み
                    Ⅱ
              軽度から中等度の痛み      強オピオイド
                                  オキシコドン，モルヒネ
      Ⅰ                             フェンタニル，メサドン
   軽度の痛み        弱オピオイド
                   コデイン
                   トラマドール

           NSAIDs またはアセトアミノフェン

             必要に応じて鎮痛補助薬
 （抗てんかん薬，抗うつ薬，局所麻酔薬，NMDA受容体拮抗薬，ステロイド薬など）
             神経ブロック，放射線治療
```

[基本五原則]
- 経口的に
  （by mouth）
- 時刻を決めて規則正しく
  （by the clock）
- 除痛ラダーにそって効力の順に
  （by the ladder）
- 患者ごとの個別的な量で
  （for the individual）
- そのうえで細かい配慮を
  （with attention to detail）

図37-7．WHOがん除痛ラダーと基本五原則

（樋口比登実）

H その他

症例38－①
肋間神経痛

薬物治療例

症例	33歳 女性．左胸の痛み．
主訴	昔からときどき，左胸がキューンと痛くなる．ひどいときは息ができなくなる．

初診時

既往歴　事務職．小学3年生まで小児喘息あり．
喫煙歴　現在喫煙中．10本/日×10年の喫煙歴あり．

外来診察時

医師 今日はどうなさいましたか？
患者 昔からときどき左の胸が痛くなっていました．3年くらい前から気になるようになって，ここ1年くらい悪くなってきました．3ヵ月前より痛くなると息ができなくなって，背中を丸めてじっとしているしかなくなってしまいました．最近，頻度と痛む時間が増えてきたので，今日は心配になって来院しました．
医師 どこが痛みますか？　どのくらいの時間，痛みますか？
患者 左乳房の下にある骨のところからみぞおちにかけて痛みます．ひどいときは2～3分くらい続いて痛くて息ができなくなります❶．
医師 どのような痛みですか？
患者 何かに刺されるようなキューンとしてズキズキした痛みです．
医師 痛くないときはありますか？

❶ 特発性肋間神経痛は胸部の急性痛を訴えることが多い．

H　その他

患者 痛くないときは何ともありません．治ったのかと思って油断すると急に痛みます．
医師 触ると痛みますか？
患者 触っても痛くありません．
医師 何かすると痛いとかありますか？
患者 特にありません❷．昔は少し我慢していればよくなったんです．いろいろな科で診てもらったんですがどこも悪くないといわれて…．
医師 では，診察しますね❸．痛むところを筆で触ってみますね．痛みはどうですか？
患者 何ともありません❹．
医師 右と左を触ってみますが，いかがですか？
患者 どちらも変わりはありません❺．
医師 そうですか．
患者 ああっ，先生，ちょっと待ってください．急に痛くなってきました．少しこのままでいいですか．
（そのまま30秒程度背中を丸めて苦悶様表情をうかべる）

患者 だいぶ楽になってきました．今のような痛みが1日に数回から10回程度起こるんです．会社にいるとどうしようもなくて困ります．
医師 ところで最近お仕事はいかがですか？
患者 実は最近仕事が忙しくて休みも少ないのでかなりつらいです❻．
医師 今まで健康診断で何か異常を指摘されたことはありますか？
患者 いいえ，何もありません．
医師 薬のアレルギーや妊娠の可能性はありませんか？
患者 ありません❼．
医師 今，内服している薬はありますか？
患者 ありません．ただ近くの整形外科にかかったときに痛みと炎症を抑える薬をもらったんですが，ぜんぜん効果がありませんでした．
医師 経過が長いことや症状から特発性の肋間神経痛が疑わしいですが，内臓の病気や心臓が原因のこともあるので，血液検査やCT検査，心臓の超音波検査をしておきましょう．

　血液検査（帯状疱疹のウイルス抗体価や血液凝固など）と頸部から胸椎にかけての脊椎,肋骨のCTの依頼と心エコーのオーダーをする．

❷ 外傷などの神経障害を伴う続発性肋間神経痛では，痛みは体位や体動により誘発され胸壁の運動によって増悪する．

❸ 帯状疱疹と鑑別するためにも視診は大切である．

❹ 特発性肋間神経麻痺ではアロディニアは認められないことが多い．

❺ 特発性肋間神経痛では感覚消失（脱失）は生じにくい．

❻ ストレスは増悪因子の一つである．

❼ 妊娠も増悪因子の一つである．

伝授！　初診時の思考プロセス

症状として肋間神経痛の症状を示しているので，特発性か続発性を鑑別する．頻度的には続発性の肋間神経痛が多いので，悪性疾患，脊椎疾患，帯状疱疹の有無，既往の有無を検査する．経過が長くほかの神経症状を認めないことから，特発性肋間神経痛を疑う．

以前に処方されたNSAIDsの効果はあまり認められなかったことと，痛みが強いため，プレガバリン（リリカ®）100 mg/日 分2を処方❽することにした．

東洋医学的アプローチとしては漢方薬（当帰湯，抑肝散など）❾があり，また，鍼治療も選択されることがある．

❽,❾ 保険適応外の薬剤としてはカルバマゼピン150 mg/日 分3なども発作痛に有効である．
漢方薬では寒冷と水毒を除く桂枝加朮附湯（けいしかじゅつぶとう），当帰湯（とうきとう）や発作痛に抑肝散（よくかんさん）なども有効なことがある．

患者への説明

医師 検査の結果はすぐに出ませんが，あまりに痛みが強そうなので内服薬を出しておきますから飲んでみてください．ただ，ふらつきや眠気を起こすことがありますので，体調が悪くなったら薬を減らしてください．では，お薬を飲んで1週間後に来院してください．様子をみて薬をまた考えましょう．

患者 わかりました．また1週間後に来ます．

処方内容

プレガバリン（リリカ®）25mg　1回2カプセル　1日2回❿

❿ 常用量では副作用が強い場合が多いので，筆者は添付文書に記載されている用量よりも少量から始めることが多い．

治療経過

1週間後の再診時．

医師 いかがですか？

患者 お薬を飲み始めて痛みの時間と頻度が減りました．痛みは1日2〜3回くらいで30秒以内の痛みになりました．

医師 ふらつきや眠気はありませんでしたか？

患者 少しありましたが大丈夫でした．

医師 よかったですね．検査の結果には特に問題となる点はありませんでした．やはり，特発性の肋間神経痛と思われます．薬を少し増やして通常量にしてみましょう．また1週間後にいらしてください．

H その他

■ 処方内容
　プレガバリン（リリカ®）75mg　1回1カプセル　1日2回

2週間後

医師　どうですか？
患者　はい，痛みもほとんどなくなりました．発作も出ません．
医師　ふらつきや眠気はどうですか？
患者　眠くて，少しふらふらします．
医師　そうですか．では薬の量を元に戻して漢方薬を追加しましょう．それから，症状が落ち着いてきたら薬を減量してもかまいませんよ．この病気は悪い期間といい期間がありますから⑪．
患者　はい，わかりました．
医師　お大事に！

■ 処方内容
　プレガバリン（リリカ®）25mg　1回2カプセル　1日2回⑫
　抑肝散（1包2.5g）　　　　　　1回1包　　　 1日3回⑬

⑪ 既往にも寛解期があったので，この場合，自己調節で薬剤の減量も可能であると考える．

⑫, ⑬ プレガバリンは副作用のため内服が困難になる場合がある．漢方薬との併用を行う場合もある．

症例38-② 開胸後症候群

■ 神経ブロック施行例

| 症例 | 72歳 男性．胸部の痛みでADL障害がある． |
| 主訴 | 左の胸が痛くてしょうがない．何もできない．服を着替えるのもつらい． |

初診時

既往歴　高血圧．
現病歴　2ヵ月前に左肺がんの診断にて胸腔鏡補助下小開胸手術施行．術後，1週間で術創の疼痛はいったん軽減し退院したが，次第に痛みが強くなってきた．NSAIDsは効果が弱い．

疼痛部位 手術切開創に一致した部位.
疼痛の性状 持続痛だが睡眠時痛はない.

経　過 痛みが次第に強くなっている．外科担当医よりNSAIDsが処方されるも著効せず，背中を丸めて患部を押さえて我慢しているような状態．

外来診察時

医師 どうなさいましたか？

患者 2ヵ月前に手術して一時痛みが治まったんだけど，まただんだんと痛くなってきて我慢できないんですよ．外科の先生からもらった薬で最初は効いたんだけど，だんだん効かなくなって…．それからどんどん痛くなってきました❶．外科の先生には，がんのほうは大丈夫っていわれてるんだけど．

医師 どのような痛みですか？

患者 ヒリヒリとして1日中痛むんです．

医師 寝ている間はどうですか？

患者 寝てしまえば大丈夫ですが，寝るまでがつらいです❷．

医師 動くと痛みがひどくなりますか？

患者 動かなくても動いても痛みは変わりません❸．

医師 服がすれて痛いことはありますか？

患者 はい，服がこすれるとビリビリしてつらいです❹．

医師 どうすると楽になりますか？

患者 痛いところをこうやって押さえていると少し楽になります．
（背中を丸めて術創に沿って手のひらで押さえるしぐさをする）
もう，ものすごく痛くて何もする気がおきません．1日中，じっとしています．どうにかしてください．

医師 だいぶ痛みがつらいようですね．では，診察しますのでシャツを脱いでください．痛みのある部分を指で示していただけますか？

患者 ここです．
（手術創あり．離開なし．同部に一致して疼痛部位を示す．発赤，腫脹なし）

医師 （指で指した部分を示して）これから痛みのある部分を筆で触ってみますがよろしいですか？❺

患者 どうぞ．

医師 （筆で軽く触る）

患者 あっ，痛いですね．ヒリヒリします．

❶ 最初はNSAIDsの効果があったがそれがなくなっているため，創部の炎症が原因ではなくなってきていると考える．神経障害性疼痛が発生している可能性を示唆する．

❷ 夜間痛はないことを確認．

❸ 外傷性肋間神経痛の場合は体動時痛がみられることが多い．

❹ アロディニアがあるので神経障害性疼痛が疑われる．

❺ 触られるのが不快なほどの強い疼痛がある場合があるので，必ず患者の了解を得てから行ったほうが患者との信頼関係の構築に有効である．

H　その他

医師 左右の同じところを筆で触られたときの感じ方はどうですか？
患者 あれ，左の痛いほうが触られた感じが弱い気がします❻．
医師 そうですか．右に比べて何割ぐらいの感覚ですか？
患者 8割くらいです．

❻ 軽度の知覚減弱があり，神経の障害が示唆される．

伝授！　初診時の思考プロセス

　続発性の肋間神経痛は，その原因となる外傷や疾患が存在するため診断は特発性に比べ容易である．今回は小開胸による手術によって神経障害を起こし，知覚鈍麻やアロディニアを伴っている．
　神経障害性疼痛の肋間神経痛で，開胸後症候群の診断．この疾患の場合，NSAIDsは効果が弱い．
　原疾患のがんの局所再発も考慮するべきである．

患者への説明

医師 痛みの発生と痛み方より，開胸後症候群といって手術によって胸を開けたあとの肋骨の神経痛のようですね．この痛みは神経障害性疼痛といいます．神経自体が原因となって，傷は治っているのにもかかわらず，痛みだけが残っている状態です．神経が勝手に興奮して痛みを出しているのです．そのため本来なら痛くないはずの刺激，たとえば筆で触るような弱い刺激でも過敏に反応して痛みが出てしまいます．触ると感覚が鈍いのに痛いという症状です．
　ただし，がんの再発の可能性は否定できませんので，もう一度，CTの検査をさせてください❼．本日は痛みが強そうなので肋間神経に局所麻酔薬を入れて神経を休ませる治療をしてみましょう．それから，飲み薬も神経を休める薬を出しておきますので飲んでください．
　ところで前立腺肥大や緑内障はありませんか？
患者 ありません．

❼ 神経障害性疼痛と診断できたとしても悪性疾患は否定できない．

❽ 術創が大きい場合，中枢の肋間神経ブロックが困難なことが多い．また，神経支配が交差している場合があるので複数の肋間神経ブロックが必要なことが多い．

❾ 神経障害性疼痛の治療には三環系抗うつ薬が第一選択であるが，効果発現まで2週間程度必要となる．Caチャネル$α_2δ$リガンドも第一選択となる．
プレガバリンは高齢者の場合，副作用が出やすいので少量より開始する．

❿ 漢方薬も効果のある場合がある．

⓫ 男性では三環系抗うつ薬で尿閉が起こりやすいため，比較的尿閉が起こりにくいノルトリプチリンを処方．

治療および処方内容

術創より中枢で1％メピバカインで肋間神経ブロック施行❽．

プレガバリン（リリカ®）25mg	1回1カプセル	1日2回❾
抑肝散（1包2.5g）	1回1包	1日3回❿
ノルトリプチリン（ノリトレン®）10mg	1回1錠	1日1回⓫

ブロック後

医師 痛みはどうですか？

患者 今までずっと痛かったのに少し楽になりました．

医師 今日使ったお薬は2時間程度で切れてしまいますが，何度かくり返して行うともう少し楽になってくると思います．痛みのひどいときは週に2〜3回程度ブロックをしましょう．それと並行して内服薬が効いてくるのを待ちましょう．

患者 わかりました．

医師 痛みのある部分を触っても痛くないでしょう？

患者 本当だ．痛くありません．週2〜3回ですね．明後日また来てもいいですか？

医師 そうしましょう．

治療経過

2日後の再診時．

患者 先生，少し痛みが楽になったけど相変わらず痛いですね．前回ブロックを行ったあと，2時間ぐらいしたら先生のいったとおりに痛くなってつらかったです．

医師 何度かブロックをすると少しずつ楽になってきますからね．ところでふらつきや眠気はどうですか？

患者 ありません．

医師 そうですか，少し薬を増やしてみましょう．それから今日もブロックをしましょう．

治療および処方内容

プレガバリン（リリカ®）100mg/日　分2に増量．
肋間神経ブロック施行．

週3回のブロック施行後　1週間後

医師 痛みはいかがですか？　それから眠気とふらつきはどうですか？

患者 やっぱりブロックしたときはいいんだけど，まだ痛いですね．全体的にはよくなった感じです．ふらつきや眠気も少しあるけど我慢できないほどじゃないです．⓬

医師 またブロックをして様子をみましょう．だんだん薬の効果が出てくると思います．

⓬ プレガバリンの副作用が少し出てきたため同薬の増量はしない．また，ノルトリプチリンの副作用でも眠気はある．

H　その他

■　週2回のブロック施行後　2週間後　■

患者：だいぶ痛みが減ってきました．でもやっぱり気になりますね．我慢できないほどじゃないけど．
医師：このまま様子をみましょう．

■　週2回のブロック施行後　1ヵ月後　■

医師：どうですか？
患者：だいぶいいです．気になることがないといったら嘘ですが，痛みが楽になりました．
医師：我慢できそうな痛みになりましたか？
患者：そうですね．
医師：ではブロックの回数を減らしていきましょう．

■　週1回〜2週1回のブロック施行後　3ヵ月後　■

医師：どうですか？
患者：ブロックの回数が減ったらなんとなく痛くなった感じがします．
医師：まだつらいときがありますか？
患者：ほとんどないけどもう少し楽になったらいいですね[13]．
医師：それでは，レントゲンでみながら神経の根っこに熱を加えて痛みに反応しにくくなるようにする方法があるので試してみましょうか？[14]
患者：やってみたいです．

■　神経根高周波熱凝固術を施行　2週間後　■

患者：あれからぐんと痛みが楽になって気にならなくなりました．
医師：では，経過をみて薬を減らしていきましょう．
患者：ありがとうございました．

[13] このまま経過観察でもよい場合はここまででよいと考える．

[14] 文献的には神経根ブロックや神経根高周波熱凝固術が有効である．また，手術後の創傷によって肋間神経ブロックが困難な場合は，早急に神経根ブロックや神経根高周波熱凝固術を行うことがある．

症例解説

　胸痛の原因には種々さまざまな疾患があり鑑別が必要である．
　原因として考えられる内臓痛には気胸，胸膜炎，肺がん，肺梗塞，胃炎，胃潰瘍，十二指腸潰瘍，膵炎，胆石，胆のう炎，狭心症，心筋梗塞，大動脈解離など多くの疾患がある．
　また，胸痛のなかで肋間神経の走行に一致した痛みが肋間神経痛である．これは症状名であり，原因となる疾患は多種考えられる．
　肋間神経痛は特発性と続発性に分類されるが，頻度としては，続発性の場合が多い．続発性肋間神経痛の原因としては，肋骨骨折や開胸手術後の外傷，帯状疱疹，帯状疱疹後神経痛，脊椎疾患，悪性疾患の転移，内臓痛，心疾患などが考えられる．また，頸椎由来の痛みも胸壁の痛みとして訴えられることもある．これら多種の胸壁の痛みを鑑別する必要があるため，診断の難しい疾患である．
　なお，特発性肋間神経痛は除外診断と考えられる．

■ 問診のポイント
① 肋間神経痛
　肋間神経痛の症状は肋間神経の走行に一致して症状が現れるため，肋間神経痛の診断は比較的容易である．
　特発性肋間神経痛では体動時痛がないことが多く，体動時痛がある場合は外傷や脊椎疾患，胸膜疾患が疑われる．また，特発性肋間神経痛は除外診断であるため，体表，内臓，脊椎疾患などの検査をしてからでないと診断できないが，経過の長いものや寛解期のあるものは特発性肋間神経痛を疑うことが多い．

② 開胸後症候群
　痛みの発生したきっかけや発症した時期などから診断できる．
　開胸後症候群は続発性肋間神経痛の一つである．開胸手術の術後1～2ヵ月程度で発症し，異常感覚やアロディニア神経障害性疼痛の症状を示すものである．
　症状としては，知覚鈍麻，知覚過敏，締めつけや圧迫される痛み，ピリピリ，ヒリヒリ，持続性拍動痛，発作性の電撃痛，圧痛などである．疼痛のひどい場合は夜間不眠や食欲不振になることさえある．運動時痛はなくNSAIDsに対する反応性は弱い．体動時痛があれば外傷性を疑い，NSAIDsの効果もあれば炎症による疾患を疑う．
　また，肺がんなどの悪性疾患が原因になりうるため，再発・転移に対しての注意を治療の経過中は必ず念頭に置かなくてはならない．場合によっては，悪性疾患の治療と並行してこの疾患の治療を行わなくてはならない．

■ 治療
① 肋間神経痛
　特発性肋間神経痛の薬物療法は病態がはっきりとしないため，ストレスによって増悪するものは日常生活のストレスを除去する．
　神経の異常発火を抑制する薬剤Caチャネル$\alpha_2\delta$リガンド（プレガバリン，ガバペンチン）や，発作痛には保険適応外ではあるがカルバマゼピン（テグレトール®）を処方する．
　漢方薬として寒冷と水毒を除く桂枝加朮附湯，当帰湯や抑肝散なども有効といわれている．また，鍼灸も適応となりうる．

② 開胸後症候群
　開胸後症候群で施行するブロックとしては，肋間神経ブロック，硬膜外ブロック，胸部傍脊椎ブロックなどが考えられる．とりわけ肋間神経ブロックは部位確定のため有効である．ただ，神経支

H その他

　配がオーバーラップしていることもあるため，上下の肋間神経ブロックが必要なこともある．また，悪性疾患が併発した場合は神経破壊薬が選択されることがある．
　薬物療法としては神経障害性疼痛の治療に準じるため，三環系抗うつ薬（ノルトリプチリン，アミトリプチリン），Caチャネル$\alpha_2\delta$リガンド（プレガバリン，ガバペンチン）などが第一選択となる．慢性痛の治療となればオピオイドの選択もある．また，続発性も特発性と同様に，漢方薬や鍼灸も適応となりうる．

〔山本典正〕

症例39
会陰部痛

薬物治療例

症 例	45歳 女性．外陰部および会陰部痛と右下腹部痛．
主 訴	外陰部および会陰部がツキンツキンと痛んでつらい．

初 診 時

既往歴 10年前に帝王切開術を受けている．特にトラブルなし．

現病歴 3年前，生理時にタンポンを使用した際，挿入時に走るような痛みが出現した．それ以来ときどき外陰部および会陰部にツキンツキンした痛みが出現するようになり，たえずビリビリした感じが持続している．その後，右下腹部もシクシク痛むことがある．

症状には波があるが無痛になることはなく，年々痛みの程度と頻度が増してきた．

経 過 痛みが出現した3年前，開業医婦人科を受診したが婦人科疾患を否定され，消炎鎮痛薬の処方を受けた．鎮痛薬はまったく効果なく中止した．経過をみていたが不安となり，総合病院の婦人科を受診．種々の検査を受けたが問題となる所見はなく，経過観察となった．

本年初め，右下腹部痛が気になり総合病院外科を受診．<u>虫垂炎の疑いと診断され入院となったが，入院時の諸検査で炎症症状はなく退院となった</u>❶．しかし，下腹部痛は持続していたため，別の総合病院外科を受診．大腸肛門領域を精査した結果，慢性虫垂炎の診断を受けた．陰部痛に関しても同院婦人科で診察を受けたが問題なしと診断された．

担当医の勧めもあり，鏡視下で虫垂切除を受けた．しかし，下腹部痛に変化はなく経過を観察していた．

ペインクリニックの受診を外科の担当医に相談し，受診することになった．

❶ 訴えている症状に見合った所見がない場合，過去には試験開腹といって開腹術を実施する場合があった．このような症例では，その後，再開腹をする例がしばしばみられ，いわゆるポリサージャリーになる場合が多かった．無駄な処置の典型例である．

H その他

ペインクリニック受診

医師 3年間つらい思いをされてきましたね．

患者 初めはそれほどつらいとは思っていませんでしたが，痛みが持続していて，いつ止まるのかとそれが不安です．持続した痛みに加え，ときどきツキンツキンと発作的な痛みが出たときはやはりつらいです．

医師 どこの痛みが一番気になるのですか？

患者 最初に気づいた外陰部の痛みが一番気になります．今年になってからは下腹部のシクシクした痛みも気になっています．

医師 痛みが和らぐことはないのですか？

患者 夢中で何かしているとき，痛みを感じていないことがあることに最近気づきましたが，1人でいるときには痛んでいることが多いようです．

医師 寝ているときに，痛みで目を覚ますことはないですか？

患者 以前から寝付きはよいほうではありませんが，痛みで目を覚ますことはないようです❷．

医師 婦人科と外科では，陰部の痛みの原因になる疾患はないと診断されたわけですか？

患者 クリニックや病院で，いろいろな検査を受けたのですが，まったく問題ないといわれました．

医師 下腹部の痛みに関して，2つめの病院では慢性虫垂炎という診断を受けていますが，積極的に手術を勧められたのですか？

患者 下腹部の痛みに関しては，過去の虫垂炎による癒着などが関係しているかもしれないので，癒着を剥がせば痛みは軽くなるかもしれないという説明を受けました．手術も，開腹するのではなく内視鏡で可能であり，体の負担も軽いと説明され決心しました．

医師 術後も下腹部の痛みは同じなのですね？

患者 期待していたのですが，まったく変わりませんでした．担当医からは，しばらく経過をみるように話がありましたが，ペインクリニックを受診したいという希望を話した結果，担当医からも勧められ，紹介状を書いていただき受診しました．

医師 痛みの治療として鎮痛薬を投与されていますが，まったく効果がなかったということでしたね？

患者 いろいろな種類の鎮痛薬を試したのですが，効果はありませんでした．

❷ 急性痛では寝ていても痛みで目を覚ますことはよくあるが，いわゆる慢性痛では目を覚ますことは少ない．睡眠中は痛まないのが慢性痛の特徴である．

医師：お薬手帳[3]を拝見しますと，抗うつ薬や，抗痙攣薬も今までに処方されているようですが，これらの薬も効果がなかったということでしょうか？

患者：ドグマチール®（スルピリド）[4]という薬が少し効果があったようでしたので，継続して処方してもらっています．痛みが強いときはボルタレン®（ジクロフェナク）坐薬をときどき使用しています．

医師：今までの経過について，概略をお聞きしました．こういう痛みがあることは事実としてあります．しかも痛みに対する治療も手強いのですが，今より少しでも楽になるように，対応できると思っています．こうした痛みの特徴と治療手段について説明しますが，まず数回面接をさせてください[5]．それから，腰椎の変形などでもこのような症状が出現することがありますので，帰りに腰椎のX線写真を撮らせてください．

[3] 経過が長い場合，どのような薬剤が処方されていたか，また，その効果を確認する．

[4] 疾患により用量が異なる．胃・十二指腸潰瘍は150mg/日，統合失調症は300〜600mg/日（最大1,200mg/日），うつ病・うつ状態は150〜300mg/日（最大600mg/日）である．

[5] 多忙な外来では1人の患者に1回で十分な診察時間を取れないことが多いので，2回ないしは3回に分けて，さらに詳しい経過や身体所見，心理面の診察を行う．

伝授！　初診時の思考プロセス

　いわゆる陰部痛の診断を下す際には，器質性疾患に伴う会陰部領域の痛みを否定することが重要である．受診までの経過を詳しく聞き出すことで，それらの目的は達成されることが多い．無駄な検査をくり返さないことも重要であるが，必要な検査は実施しなければならない．
　陰部痛の痛みの特徴は，舌痛症などと共通することが多い．炎症などに伴う痛みとは明らかに異なる．治療手段も決め手になるものはなく，抗うつ薬などを用いる薬物療法が主体になるが，仙骨神経ブロックによって痛みの程度が軽減した経験もあるので，試みる価値はある．いずれにしても患者の訴えをきちんと受け止めることが大切である．

治療経過

　お子さんの学校行事の都合があるということで，2〜3週に1回の割合で診察しながら経過を観察している．内服薬はドグマチール®300mg/日を主体にし，適宜ボルタレン®を使用している．
　身体所見としては，疼痛部の知覚障害をはじめとする神経障害はなく，画像上からも脊椎疾患，股関節をはじめとした関節疾患

H　その他

も否定され，原因不明の会陰部痛と考えて対応している．

初診時に比べ，明らかに患者の表情は明るくなり，衣服の様子や髪型にも気を配っている様子が伺われ，苦痛は改善している．仙骨神経ブロックや，トリガーポイントブロックなども提案し説明してきたが，まだ実施していない．

◼ 患者への説明ポイント

陰部痛はさまざまな原因によって発生する可能性があるが，本症例で扱っている陰部痛に対しては，そのような器質的疾患がないことをよく理解してもらう必要があり，これは無駄な検査を控えるうえでも重要である．このような原因不明の痛みがあることも事実であり，患者の訴えをきちんと受け止めることが大切である．

また，痛み方の様子について，何かに夢中になっているときや，就寝中は痛まない事実も認識してもらう必要がある．つまり，痛みの特徴を逆手にとって立ち向かうということである．痛みをどのくらい減少できるかは明確にはできないが，面接時の患者の状況を的確に判断することで前向きに向かうように励ます対応が必須である．

今後数ヵ月，面接をしながら経過を観察し，内服などの薬物療法や神経ブロック療法の施行を考慮しつつ，慎重に対応する必要があると考えているが，この症例では患者の理解力も高く，予想よりきわめてスムーズに経過した症例であった．

📖 症例解説

陰部領域の痛みを訴えペインクリニックを受診する患者はそれほど多いとは思われないが，比較的頻度の高い疾患の場合，診断に難渋することはなく，治療方針も泌尿器科，婦人科，外科，整形外科など関連各科で実施し，痛みの治療をサポートすることで対応している．しかし，これら関連各科で器質性疾患が明らかにならないような陰部痛の患者がペインクリニックを受診する場合があり，当然ペインクリニックでも治療に苦しむわけである．

女性の場合は器質的な婦人科疾患を除外された患者が対象になることが多く，心因性と考えられている慢性の会陰部痛 perineal pain や外陰部痛 vulvodynia，循環障害と考えられている骨盤うっ滞症候群（テイラー症候群 Taylor syndrome），子宮内膜症に関連した痛みなどが含まれていると思われる[1]．

男性の場合は前立腺関連の疾患に注意する必要がある．

泌尿器に関連しては下部尿路通過障害（特に膀胱頸部硬化症），排尿筋協調障害，テイラー症候

群の男性版としてプロスタトディニアがあり,これは骨盤内静脈うっ滞症候群 intrapelvic venous congestion syndrome（IVCS）と考えられている[2]．

外科疾患としては,直腸ないし肛門疾患が会陰部痛の原因として一般的であるが,器質的原因疾患がない場合には,慢性会陰部疼痛症候群 chronic perineal pain syndrome と一括され,尾骨痛,一過性直腸神経痛,会陰下垂症候群,慢性特発性肛門部痛などの診断がなされている[3]．

整形外科疾患では仙骨痛,仙尾関節痛などがあげられるが,多くは仙骨神経傷害が原因ではないと考えられ,仙骨神経障害という概念もみられる[4]．

会陰部は神経支配も複雑であり,多くは仙骨神経領域ではあるが,下部胸神経から腰神経の一部が分布していることもあって,神経障害の部位が広範囲に及んでいることも診断面における困難性の一因となっている．

（増田　豊）

文献

1) 利部輝雄：治療困難な慢性会陰部痛の診かた　婦人科の立場から．ペインクリニック，18(8)：1062-1068，1997．
2) 滝本至得：治療困難な慢性会陰部痛の診かた　泌尿器科の立場から．ペインクリニック，18(8)：1055-1061，1997．
3) 倉本　秋,味村俊樹,山崎一樹：治療困難な慢性会陰部痛の診かた　外科の立場から．ペインクリニック，18(8)：1049-1054，1997．
4) 高野正博：会陰痛を主訴とする仙骨神経障害の病態の解明に向けて－仙骨神経障害症候群－．日本腰痛学会雑誌，11(1)：186-192，2005．

H　その他

症例40
低髄液圧症候群

ブラッドパッチ施行例

症例　42歳 男性．左肩から後頸部を中心に痛みが出現．

主訴　本人▶3月下旬ごろより，前頭部から頭全体にズキズキするのが続いている．近医でかぜといわれて鎮痛薬をもらっていたが，今日から急に左肩から後頸部痛も加わってきた．
　　　　妻　▶仕事の勤務時間が不規則なのが原因かと思っていた．

初診時

既往歴　警察勤務．高脂血症の指摘を受けていた．

現病歴　最初の発症に交通外傷などの起因はなく，突然の発症ではないが，何となく頭全体の痛みが引かず，近医でCTを施行したが異常は指摘されなかった❶．4月10日，椅子に座って仕事をしていたら痛みが増強し，当院の神経内科を受診．

疼痛部位　頭全体❷，左肩，後頸部．

疼痛発作　救急外来で本人は長椅子で横になっていた❸．

神経放射線学的所見　当院の神経内科医がMRIをオーダーしたところ，大脳円蓋部，テント，大脳鎌の著明な造影所見を認めた．さらに右頭頂部の硬膜肥厚を認めた．特殊なMRミエログラムで髄液漏出がないか全脊椎の検索を行ったが，髄液漏出は認めなかった．
　　放射線学的には低髄液圧症候群，もしくは肥厚性硬膜炎を疑った❹．

神経所見　わずかだが左上肢のBarre徴候を認めた．

経過　上記の神経所見より，当初は肥厚性硬膜炎を優先に鑑別を考え，髄液穿刺を行った．髄液圧の低下はなく，正常範囲内❺であった．
　　肥厚性硬膜炎の鑑別のため，サルコイドーシス，結核，梅毒，IgG4関連疾患などの疾患否定を行った．経過中にめまい，

❶ 低髄液圧症候群のCTは，まず，くも膜下出血のような画像となり，脳底槽の狭小化を認めることがある．この所見に慢性硬膜下血腫をきたしていることが典型例であるが，発症早期に異常を指摘するのは難しい．

❷ 頭痛の部位に関しては，この疾患にくも膜下出血を呈しているときなどは後頭部であるが，通常は頭全体がズキズキすると訴える．さらに，やはり臥床すると楽になるというのが通常である．

❸ 外来で待っている際に，患者は頭を下げる状況になっていることが多く，救急外来では長椅子で横になっている患者が大半である．しかし，患者を呼ぶとちゃんと歩いて診察室に入ってくることがほとんどである．時に意識障害で来院する場合は，両側の慢性硬膜下血腫が著明な症例である．

❹ 硬膜の造影では肥厚性硬膜炎も同様に認められるが，局在があり，低髄液圧症候群では全体に認められる．また，低髄液圧症候群であっても，MRミエログラム単独で髄液漏出の診断はできないことも多い．

左半身の感覚障害が出現．入院後10日目に再度MRIを施行したところ，後頭蓋窩の横静脈洞内に血栓を認め，急遽ヘパリンの点滴を開始．その5日後に頭痛が増強したためCT撮影をしたところ，両側慢性硬膜下血腫を生じていたことから❻，脳神経外科への依頼となる．

診察時

患者 最近ベッドで寝ていても，頭痛が強くなってきました．
医師 入院後安静にしていたら症状は楽になっていたのですか？
患者 そういえば，入院してから徐々に頭痛は改善していました．

慢性硬膜下血腫の手術

手術により穿頭血腫除去を行い，同時に硬膜生検を行った．硬膜の病理は非特異的で，特に炎症を示唆する所見（リンパ球の浸潤など）は認めなかった．

> **伝授！　診察時の思考プロセス**
>
> ・髄液漏出の精査：脳槽シンチグラムとCTミエログラムを同時に施行したところ❼，左C2/3の神経根周囲に明らかな漏出を認め❽（図40-1，40-2），髄液漏出に伴う低髄液圧症候群と診断した．
> ・神経放射線学的所見：頭蓋内の硬膜の著明な肥厚は，髄液漏出による頭蓋内圧の代償として，頭蓋内の静脈の拡張が起こるため出現するとされており，静脈洞内の血流も低下して，静脈洞血栓をきたしたと診断した❾．

図40-1．脳槽シンチグラム
上位頚椎部の髄液漏出が認められる．

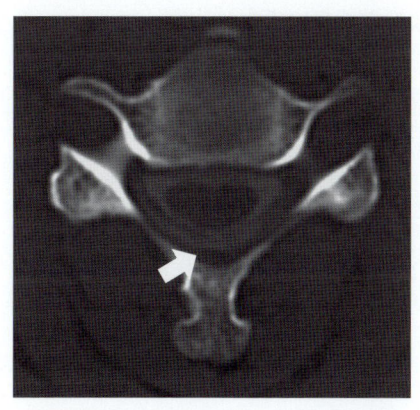

図40-2．CTミエログラム（C2/3部）
硬膜外腔に造影剤の漏出が認められる．

❺ 低髄液圧症候群の髄液圧は発症早期は低いが，頭蓋内の静脈が拡張し，頭蓋内圧の代償がされるため正常のこともあり，腰椎穿刺の髄液圧だけで否定してはいけない．

❻ 真の低髄液圧症候群では，70〜80%慢性硬膜下血腫を併発するとされている．低髄液圧症候群ではまれではあるが，脳静脈洞血栓症の併発があり，それによる局所症状を呈することがある．

❼ 髄液漏出部位診断には，MRミエログラム以外に脳槽シンチグラムとCTミエログラムがあるが，アイソトープと脊髄造影用の造影剤を同時に注入することにより，患者の負担が軽くなる．脳槽シンチグラムで検出されるのにCTミエログラムでは検出されない症例や，逆のことも起こりうる．上記三者併用を行っている当院でも，検出率は60%弱である．

❽ 以前は上部頚椎はfalse localizing signとして髄液漏出ではないという論文があり，それに追随するわが国の神経内科医もいたが，現在，漏出部位は上部頚椎が多いのではないかと考えている．

❾ 頭蓋内圧を一定にするというモンローケリーの法則に基づき，静脈の拡張が起こるとされ，それに関連して静脈の流れが滞り，静脈洞血栓が生じるという仮説がある．

H　その他

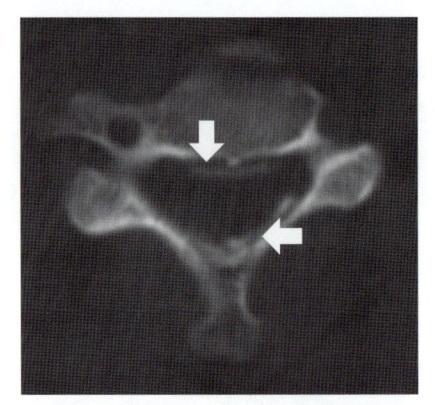

図40-3.　ブラッドパッチ後CT
硬膜外に造影剤（自己血5mLに対し造影剤1mL）が存在し，注入自己血の分布を確認．

■ ブラッドパッチ施行

　麻酔科医に依頼，局所麻酔下で血管撮影室にてC6/7間より，左下側臥位（左側の漏れのため）で硬膜外カテーテルを挿入．硬膜外に造影剤を注入する前に髄液が漏出．透視下でくも膜下腔内にはカテーテルが挿入されていないことから，髄液漏がまだ続いていることが証明された．造影剤がC2の神経根周囲に広がることを確認，自己血注入を行った．まず5mLを注入（造影剤とともに），頸部痛の出現がないことを確認し，さらに2mL注入した時点で，本人の首が張ってきたという所見があり中止した⑩．その後CTを施行（図40-3），C2硬膜外まで造影剤が入っていることを確認して治療を終了．

▍ ブラッドパッチ翌日

医師　頭痛はどうですか？
患者　トイレまで歩いても頭痛はまったくないです．
医師　念のため4〜5日は，トイレに行く以外は安静にしてください．

▍ ブラッドパッチ後の経過

　頭痛および左肩の痛みは出現しなかったため，ブラッドパッチ後5日目より自由に院内を歩いてもらった．慢性硬膜下血腫の再発もなく，ヘパリンを中止していたため脳静脈洞血栓症による変化がないことを確認し，ブラッドパッチ後，7日で独歩退院した．

⑩ 頸椎の髄液漏れに対しても腰椎からブラッドパッチを行う報告もあるが，注入量が30mL以上に達し，さらに頸椎の硬膜外に10mL以上を注入すると硬膜外血腫をきたす可能性もあり，透視下での確認と本人の臨床症状をモニタリングしながら注入量を決めることが重要である．

症例40　低髄液圧症候群

治療経過

退院後10日目の外来．フォローのMRI撮影後．

医師 勤務先には挨拶に行きましたか？

患者 退院翌日に挨拶に行き，3日前から通常勤務に戻ったのですが，まったく症状の再発はありません．

医師 治療前を思い出してみてください．起立時に頭痛は強くなかったですか？

患者 勤務中にやはり痛みが増強していました．

医師 なかなか診断にたどり着くまで難しい症例なので，少し時間がかかって申し訳なかったです．

患者 脳静脈洞血栓症といわれたときはびっくりしました．

医師 きわめて珍しいことですが，頭蓋内の圧を上げるために静脈が拡張するという反応が起こり，髄液圧が正常であるため一歩診断が遅れたのです．

患者 この病気は再発することはあるのですか？

医師 一般的にはまず再発はありません．当院では，この疾患の患者さんがある程度集まり40例を超えて治療していますが，これまでに再発した患者さんはいません．ただ，MRI画像でまだ硬膜の肥厚がみられますが，3ヵ月くらいで画像は改善するので心配はありません❶．

❶ 低髄液圧症候群の硬膜肥厚は，治癒したあとも6ヵ月くらい継続しており，そのことに関しては医師のほうも理解しておかないと不要な治療を行う恐れがある．

症例解説

■「低髄液圧症候群」と「外傷による脳脊髄液減少症」の混乱

　現在，診療ガイドラインは「脳脊髄液減少症研究会」と「日本脳神経外傷学会」がそれぞれ作成したものがあり，混乱は解消していない．われわれは後者のガイドラインを支持している．むち打ちによる髄液漏れと診断されて当院に紹介された患者で，ブラッドパッチが無効であった症例の詳細を検討したが，頸椎椎間板ヘルニアを併発していたり，通常の外傷性頸部症候群（この診断の判断が難しいが）の症例だったものが大半であった．髄液漏出の検討を行ったところ，アイソトープの膀胱への早期流入以外に所見を認めなかった．当院で低髄液圧症候群以外の脳槽シンチグラムで膀胱への流入を調査したが，他疾患の患者でも認められたことから，この現象のみで髄液漏があるという診断は誤りと考えている．

　臨床的には，起立性の頭痛がやはり最も重要であるとわれわれは考えている．しかし，頭蓋内の静脈拡張が起こることで二次的な症状が出ることもあり，慎重な診断が肝要と考えている．

（土居　浩）

H　その他

症例41
線維筋痛症

薬物治療＋光線治療併用例

| 症例 | 58歳 女性．痛みで何もできない，眠れない，抑うつ・心気症傾向． |

| 主訴 | 本人▶全身の痛みで何もできない．
夫　▶とにかく痛そうで見ていられない．痛さに耐えるので精一杯のよう．昔から何かあると身体のどこかが痛むと話していたが，今回は体中の痛みのようで本当につらそう．本来，積極的に行動するタイプですが…（本人とは別に伺う）． |

初診時

既往歴　25歳で結婚．ご主人と2人暮らし．30歳の息子が近所に居住．
　20歳　両側の顎関節症❶．今でも不定期に歯科通院中．
　22歳　緊張型頭痛❷．顎関節の痛みが増強すると頭痛も増強する．
　以前から不眠症気味でかかりつけ医から処方されているトリアゾラム（ハルシオン®）を頓用で使用している．

現病歴　約1年前の足底と手掌の痛みから始まり，半年ほどかけて全身の痛みとなった．

発　症　1年前．初発年齢57歳❸．

疼痛部位　全身（特に両側上肢，下肢，背部，臀部），移動性の痛み❹．

痛みの性質　チクチク，チリチリ，ジーン，引き裂かれるような，灼けるような，筋肉が張るような，深く鈍い鈍痛などさまざまな痛みが混在し，痛みの部位も移動する❺．時に手足の発赤を伴う❻．

経　過　1年半前に親友ががんで亡くなった❼．その約半年後から足底の違和感と手掌の痛みが出現した．次第に全身に広がり，その間に整形外科や内科を受診したが，器質的な疾患はなく❽，NSAIDsのみ処方された．
　初期は足底，手指，手掌の発赤を伴う表面の痛みで，触れ

❶,❷ 線維筋痛症の75％は顎関節症を，40％は緊張型頭痛を合併する．そのほかに，慢性疲労症候群，過敏性腸症候群，間質性膀胱炎などが合併しやすい．線維筋痛症も含めて，これらは機能性身体症候群に属する．

❸ 30～60代の働き盛りの女性に多い．わが国では男性：女性＝1：4.8

❹ 痛みは解剖学的な神経支配領域に関係なく広範囲に及ぶ．全身痛，関節痛，筋肉痛として出現することが多い．

❺ 線維筋痛症の診断には痛みの性質は関係ない．しかし，痛みの性質を知ることは痛みの原因や治療（薬剤の選択など）に有用である．

❻ さまざまな随伴症状を認める．主な痛み以外の症状は，こわばり，乾燥，手の腫脹，発熱，瘙痒，疲労，腹部症状，便通異常，冷感，ほてり，しびれ，めまいなど．

❼ 発症要因には，外傷，手術，感染などの外因性と離婚，死別，別居，経済的問題などの内因性がある．これらは引き金であり，明らかな原因は不明である．

ただけでも痛みや違和感が増強した．次第に上腕，大腿，臀部，肩，背部に痛みが広がった．食欲低下，体重減少，睡眠障害が起こり，家事も何もできなくなったため，❾「かかりつけ医」にペインクリニックを勧められた．

■ ペインクリニック受診

ご主人に付き添われて受診，化粧をせず，うつむき加減．そーっと歩いている印象❿．

医師 どうしましたか？

患者 1年前から右足の裏が痛くなり，左に移動しました．砂利の上を歩くかのような痛みでした．両手も痛くなり手のひらが赤くなりました．整形外科で検査したのですが，問題ないといわれて，しばらくは改善していました．半年前から腕全体，下肢全体，肩，背中，お尻にも痛みが広がりました．見てください．手が腫れています．血管も浮いています．（半年前は親友の1周忌の直後と判明）

医師 そんなに腫れていますか？　以前の手を見ていませんので比較はできませんが…．（軽度腫脹と発赤あり）
どのような痛みでしたか？

患者 灼けるような，ジーンとするような痛みが強いです．肘をつくだけでも痛いです．服がすれるだけでも痛みます．特に手や足は午後になると突然つらい痛みが襲ってきます．日によって痛みの強さや場所も変わります．突然，腕や脚にかゆみ⓫がくることもあります．若い頃から顎関節症といわれて，今は右の顎の痛みがあります．顎の痛みがあると頭も痛くなってきます．ときどき動悸もあります．昔から脈が速いんです…．（自分の痛みをわかってもらおうと必死で説明する）

医師 整形外科以外ではどこかにかかりましたか？

患者 膠原病ではないかと思って，内科でも調べてもらいましたが，問題ないといわれました．お腹も痛かったので消化器内科に行きましたが，何も異常ありませんでした．

医師 お宅ではどのようにして過ごしていますか？　家事はできますか？　食欲や睡眠はどうですか？

患者 痛くて何もできません．特に強い痛みがくると，横になって耐えています．家事も何もできません．主人に申し訳ないです．体重を測ったら，5kg痩せていました．ハルシオン®を飲んでも背中やお尻が痛くて2時間しか眠れません．

医師 ハルシオン®はどこでもらっていますか？

❽ 確定診断までに数ヵ所の診療科を受診している．平均で約4ヵ所．

❾ 精神症状として睡眠障害，不安感，抑うつ，焦燥感などを認める．また，精神疾患（うつ病，不安障害など）の合併もある．

❿ 顔貌，容姿，所作の観察は重要．特に女性は化粧の有無も大切．

⓫ 随伴症状については❻を参照．

H その他

患者 以前から不眠症気味でかかりつけ医にもらっています．
医師 かかりつけの先生にこの痛みを相談しましたか？
患者 はい．でもよくわからないといわれました．その先生にここを勧められました．漢方薬（芍薬甘草湯）ももらっています．
医師 ほかに痛み止めはもらいましたか？
患者 整形外科でロキソニン®（ロキソプロフェン）という薬はもらいましたが，効きませんでした．
医師 では，診察します．

　後頭部，頸椎下方部，僧帽筋上縁部，棘上筋，肘外側上顆，臀部，膝関節部など痛みの自覚する部位を圧迫すると両側のすべての部位で痛みを認めた[12]．

医師 他院でいろいろ検査したと思いますが，念のためX線検査（脊椎）と血液検査をしましょう．いずれ必要に応じてほかの検査もするかもしれません．

　患者本人が検査に行っている間にご主人に話を聞く．
医師 1回お会いしただけですので，痛みの原因ははっきりしません．ただ，話を聞いていると，心因的な要因がかなり関係しているようにも思えます．何か思い当たることはありませんか？
夫 はい．まず先生に痛みの話をしっかり聞いてもらったことがありがたいです．妻は昔から何かあると痛みに出るようでした．今回，親友を亡くしたことが影響しているようにみえます．家族同様の友人でしたので，自分の身を削がれたかのような感じかもしれません．最近，親友の話をしな

[12] 米国リウマチ学会が1990年に示した線維筋痛症の分類基準では，広範囲にわたる痛みの病歴を認め，3ヵ月以上痛みが持続し，指を用いた触診により，18ヵ所の圧痛点のうち11ヵ所以上に痛みを認めるとしている．圧痛は術者の爪が白くなる程度（4kgの圧力）で実施する（図41-1）．

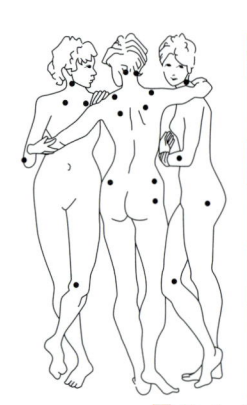

1. 広範囲にわたる疼痛の病歴	
定義	広範囲とは 右・左半身，上・下半身，体軸部（頸椎，前胸部，胸椎，腰椎）

2. 指を用いた触診により，18ヵ所の圧痛点のうち11ヵ所以上に疼痛を認める	
定義	両側後頭部，頸椎下方部，僧帽筋上縁部，棘上筋，第2肋骨，肘外側上顆，臀部，大転子部，膝関節部
*指を用いた触診は4kgの圧力で実施（術者の爪が白くなる程度の力） *圧痛点の判定：疼痛に対する訴え（言葉，行動）を認める	
判定	広範囲な疼痛が3ヵ月以上持続 1，2の基準を満たす 第2の疾患が存在してもよい

図41-1．線維筋痛症の診断のための圧痛点（米国リウマチ学会1990）
（西岡久寿樹：線維筋痛症診療ガイドライン2013，日本線維筋痛症学会 編，p.7，日本医事新報社，2013）

くなりました．心に溜め込んだ思いが痛みとして溢れたような気がします．少しでも妻を勇気づけようと思いますが，2人住まいですとあまりうかつなことも言えなくて…⓭．

医師 大変よくわかりました．痛みの原因を探りながら治療していきます．

> **伝授！　初診時の思考プロセス**
>
> 線維筋痛症の診断⓮は，米国リウマチ学会の分類（診断）基準（1990年）または診断予備基準（2010年）を満たせば，比較的容易に診断可能である．本症例は，すでに3ヵ月以上広範囲に痛みを自覚し，基準を満たす部位14ヵ所に圧痛を認めたため，1990年の基準を用いれば，ほかの疾患の有無にかかわらず初診時に線維筋痛症と診断できる．
>
> しかし，下記のような鑑別疾患が存在していないか検索する必要があること，また，線維筋痛症のような心因性要因が絡んだ疾患では安易に早期から診断名を伝えてよいか，混乱した患者が理解できるか，などの問題点があり，初診時に診断ができても患者背景を探りながらケースバイケースで伝えていくことが望ましい．よって，患者への説明も慎重に行う．
>
> 主な鑑別疾患として，関節リウマチ，シェーグレン症候群，脊椎関節炎（SAPHO症候群），膠原病，多発神経炎，多発性硬化症，脳腫瘍，脳血管障害などの器質的疾患や機能性身体症候群，身体表現性障害，うつ病などの機能性疾患や精神科領域の疾患がある．

患者への説明

医師 X線検査の結果を説明します．頸椎，胸椎，腰椎では明らかな異常はないようです．血液検査も健康診断レベルの検査ですが異常ありませんでした．今のところ痛みの原因ははっきりしません．しかし痛みの原因とは別に，このように慢性化した痛みはなかなか頑固で，よくなるには時間がかかることが多いです．しばらく通院しながら少しずつ考えていきましょう．また，痛みを取ることも大切ですが，日常生活が少しでも元に戻るように考えていきましょう．

患者 ありがとうございます．今までいろいろな病院に行きましたが，こんなに痛みの話を聞いてもらったのは初めてです．少し気が楽になりました．

医師 よかったですね．気が楽になったということは，それまで

⓭ 家族の問診を行うことも重要．必要があれば本人抜きで話を聞く．

⓮ 1990年の米国リウマチ学会の分類基準では，線維筋痛症は症候群的な疾患であるにもかかわらず，画一的疾患として扱われ，精神症状を含むほかの身体症状や重症度が反映されておらず，圧痛点を満たさない場合の取り扱いが不明であるなど問題点があった．2010年の米国リウマチ学会の診断予備基準では，慢性痛の広がり（疼痛拡大指数：WPI），臨床徴候重症度（SS），ほかの慢性痛を示す疾患がないことでWPIとSSの点数化により診断する（図41-2）．現時点では，1990年の基準も2010年の基準も両方存在しているため，どちらも使用可能である．2010年版では圧痛という他覚的所見がないことから，2010年版を用いる際には圧痛点を補助的に用いることが望ましい．1990年版は基準を満たせば，ほかの疾患が存在してもよいが，2010年版ではほかの疾患が存在すれば線維筋痛症と診断しないとされている．

H　その他

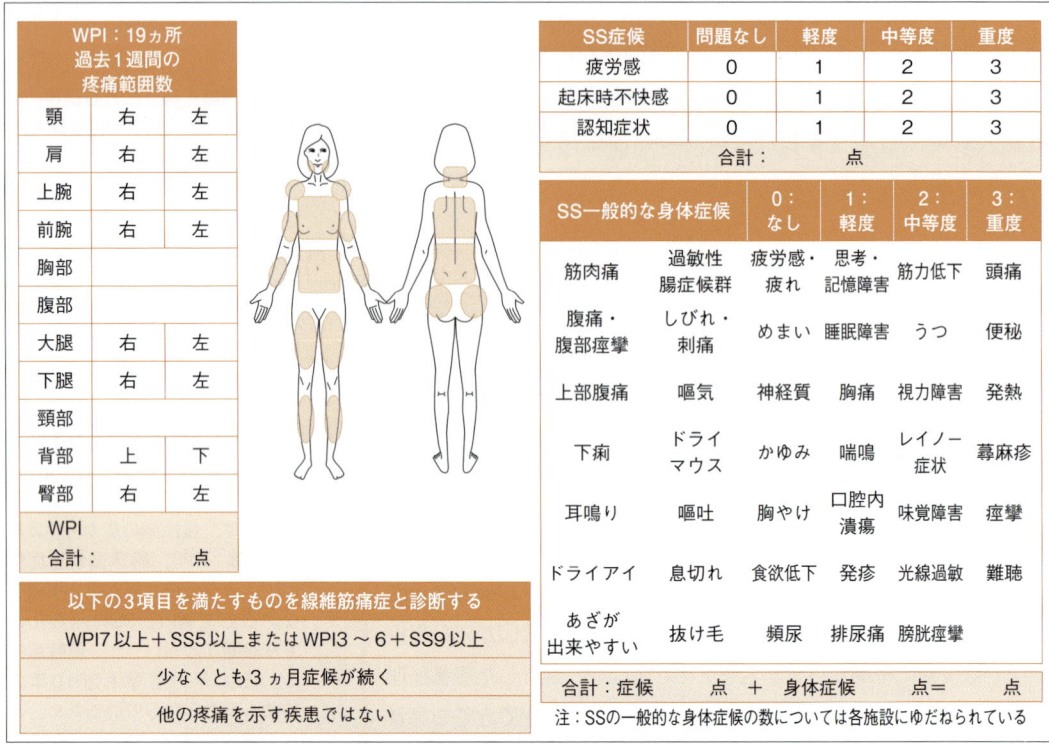

WPI：19ヵ所 過去1週間の 疼痛範囲数		
顎	右	左
肩	右	左
上腕	右	左
前腕	右	左
胸部		
腹部		
大腿	右	左
下腿	右	左
頸部		
背部	上	下
臀部	右	左
WPI 合計：		点

以下の3項目を満たすものを線維筋痛症と診断する
WPI7以上＋SS5以上またはWPI3～6＋SS9以上
少なくとも3ヵ月症候が続く
他の疼痛を示す疾患ではない

SS症候	問題なし	軽度	中等度	重度
疲労感	0	1	2	3
起床時不快感	0	1	2	3
認知症状	0	1	2	3
合計：			点	

SS一般的な身体症候		0：なし	1：軽度	2：中等度	3：重度
筋肉痛	過敏性腸症候群	疲労感・疲れ	思考・記憶障害	筋力低下	頭痛
腹痛・腹部痙攣	しびれ・刺痛	めまい	睡眠障害	うつ	便秘
上部腹痛	嘔気	神経質	胸痛	視力障害	発熱
下痢	ドライマウス	かゆみ	喘鳴	レイノー症状	蕁麻疹
耳鳴り	嘔吐	胸やけ	口腔内潰瘍	味覚障害	痙攣
ドライアイ	息切れ	食欲低下	発疹	光線過敏	難聴
あざが出来やすい	抜け毛	頻尿	排尿痛	膀胱痙攣	
合計：症候　　点　＋　身体症候　　点＝　　点					
注：SSの一般的な身体症候の数については各施設にゆだねられている					

図41-2.　米国リウマチ学会の線維筋痛症診断予備基準（2010）
ACR2010診断基準チェック票を日本人向けに一部改変．
（西岡久寿樹：線維筋痛症診療ガイドライン2013，日本線維筋痛症学会 編，p.7，日本医事新報社，2013）

気持ちが落ちていたところがあると思います．痛みの原因はもともと小さなものだったかもしれませんが，身体の疲れやストレスが痛みの増強要因になることもあります．話を聞いていると，お友達がお亡くなりになったことも大きなストレスになっているように思いますが…．

患者　はい．親友が入院中は毎日のように面会に行きましたし，亡くなったあとも気を遣って本当に疲れました．

医師　今日は初めてですので，1つだけ寝る前にお薬を出します．これは弱い抗うつ薬です．必ずしもうつ病と断定しているわけではありません．気持ちを少し落ち着かせる目的で出しますが，睡眠補助にもなりますし，痛みを和らげる効果もあります．寝る前に1錠だけですから，副作用は少ないと思います．もし眠気，口渇，めまい，吐き気，倦怠感，下痢，発疹などの副作用がありましたら中止して結構です❺．

患者　うつ病の薬ですか…．

医師　分類上では抗うつ薬ですが，実は以前から抗うつ薬には鎮痛効果があることがわかっています．痛みを和らげる薬として多くの患者さんに処方していますので，ぜひ試してみ

❺西岡は線維筋痛症を臨床症状から，筋緊張亢進型，筋付着部炎型，うつ型とその混合型に分け，各分類で薬物を選択することを推奨している[1]（筋緊張型ではプレガバリンやクロナゼパムなど，筋付着部炎型ではプレガバリン，NSAIDs，プレドニゾロンなど，うつ型ではSNRI，三環系抗うつ薬，プレガバリンなど）．本症例はうつ型と判断し，SNRIから開始した．また，抗うつ薬の投与時にその目的や必要性を伝えることがスムーズに治療を行ううえで重要である．

てください．さらに気持ちも落ち着いて，眠れるようになると思います．

患者 わかりました．試してみます．先生，私の病名は何ですか？ かかりつけの先生は，線維筋痛症かもしれないといっていました．

医師 まだはっきりしません．通院しながら原因を探っていきましょう．今後，必要であればほかの検査も行っていくと思います．

■ 処方内容

デュロキセチン（サインバルタ®）20mg　1回1錠　就寝前⑯

⑯ サインバルタ®は糖尿病性の神経障害性疼痛治療薬であることを伝えてもよい．

治療経過

週1回通院し，1ヵ月後．

医師 どうですか？

患者 少し楽な時間が増えてきました．先日は突然太ももの痛みが強くなって寝込みましたが，翌日には痛みも減って簡単な食事を作ることができました．でもまだ手，腕，お尻，太ももが痛みます．

医師 1ヵ月前に比べて痛みの強さはどうですか？

患者 平均すると半分ぐらいになりました．でも痛みが強い日もあります．

医師 痛み方も同じですか？　筋肉が張るような痛みはありますか？

患者 最近，太ももがときどき締めつけられるような痛み⑰になります．

医師 眠れますか？　食欲は出てきましたか？

患者 5時間ぐらいは眠れています．ご飯がおいしいと思うようになりましたが，まだたくさんは食べられません．

医師 頭痛や顎の痛みはどうでしょう？

患者 昔からあります．話しているときは顎の痛みはないのですが，1人でいると急に顎がこわばったり，歯を噛み締めたりします．すると頭も痛くなります．

医師 今までは神経ブロック療法の話はしませんでしたが，痛みを和らげたり，血流を改善したり，筋肉をほぐすために注射をする方法もあります．

患者 あまり注射はしたくありません．

⑰ 再診を重ねることは重要であり，痛みの本質やほかの随伴症状がみえてくる．この症状は筋緊張亢進によるものと考える．

H その他

[医師] わかりました．それではレーザー治療[18]をしてみましょう．これは痛みの部位の血流を改善するので筋肉もほぐれてくると思います．よければ数ヵ所に行ってみましょう．また，お薬を追加したいと思っています．神経痛の薬ですが全身の痛みにも有効と報告されていますので，ぜひ一度試してみてください．

[患者] はい．

処方内容

プレガバリン（リリカ®）50 mg/日（分2）から開始して150 mg/日（分2）まで1ヵ月で増量[19]．

再々診

週1回で，3ヵ月経過．次第に表情も明るくなった．化粧をして来院[20]．

痛みは完全に取り切れていないが，NRSは2から3に低下．家事も少しずつできるようになった．2 kg体重増加．通院から1ヵ月以上経過し快方に向かい始めた時点で，線維筋痛症の診断とその詳細を伝えた[21]．その後，痛みの部位や強さに変動はあるが，概して良好に推移している．

[18] キセノンレーザー．

[19] プレガバリンは2012年から線維筋痛症に伴う疼痛に対して適応が追加された．ただし，神経障害性疼痛の1日用量が600 mgに対し，線維筋痛症は450 mgと制限されている．

[20] 症状が改善すると身なりも変化してくる．

[21] ほかの疾患の存在が否定され，患者の受け入れができる状態と判断して病名と疾患概念を伝えた．線維筋痛症を正しく理解できる患者であれば，早期に病名を伝えて，他疾患の検索と線維筋痛症の治療を行っていくことでもよいかもしれない．

症例解説

問診のポイント

線維筋痛症は，さまざまな臨床症状を伴った全身痛を主訴とする症候群である．診断は米国リウマチ学会1990年・2010年の基準を用いることで比較的容易に診断できる．2010年の基準ではほかの器質的疾患や疼痛性疾患を鑑別しなければならない．一方，線維筋痛症の診断には血液検査も画像検査も必要ないため，確定診断後でも必要に応じて血液検査や画像検査を行い，併発する疾患の有無や薬物療法における副作用の発現を考慮して診療に望むべきである．他院で線維筋痛症と診断された患者に，脳腫瘍がみつかった症例もある．

線維筋痛症は「生き様が絡んだ疾患」と形容することもあり，患者個々にさまざまな発症要因が関係している．よって，問診方法も患者個々に合わせて行っていくことが必要となる．初診時に問診できなくても，信頼関係が成り立ってから聞き出せる情報も少なくない．特に心的要因については慎重を要する．時には本人とは別に家族に問診することも必要である．

治療

線維筋痛症に限らず，慢性痛では身体的痛み，精神的な痛み，社会的な痛み，スピリチュアルペ

インなどが複雑に関係した痛み（全人的な痛み）となる．そのため，薬物療法だけでは痛みは改善しないことも多い．まず，患者の痛みを理解し，信頼関係を作りながら，その背景をひもといていく．痛みを理解し，多少のアドバイスをするだけで痛みが改善することも少なくない．そのうえで，個々の患者に応じた治療法を考えていく．治療法は概して慢性痛の治療とオーバーラップするが，薬物療法のほか，神経ブロック，光線治療，電気刺激法，リハビリテーション（ストレッチ，マッサージなど），運動療法，心理療法（認知行動療法など）など，さまざまな治療法が提示されている．痛みの治療以外に，睡眠障害など生活の質（QOL）を改善することを目標にすることも大切で，痛みがあっても積極的に行動できるように方向づけを行う．

　薬物療法では，線維筋痛症診療ガイドラインの分類に従えば，薬物の選択が容易であるが，患者それぞれで痛み方や付随する身体症状が異なるため，最良と思われる薬物を選択する．患者によっては副作用の少ないワクシニアウイルス接種家兎炎症皮膚抽出液（ノイロトロピン®）や漢方薬から開始する場合もある．薬物の副作用でQOLを低下させないように注意する．精神心理療法が必要であれば，精神科へのコンサルテーションも考慮する．永田は心理療法の一環として温泉療法を報告している[2]．

　治療が長期にわたる場合，代替的な治療法（鍼灸，マッサージなど）を選択する患者も増える傾向にある．統合医療として，患者が効果的と考える治療法を取り入れていくことも必要であろう．

（信太賢治）

文　献

1) 西岡久寿樹：治療総論．線維筋痛症診療ガイドライン2013，日本線維筋痛症学会 編，pp.82-92，日本医事新報社，2013．
2) 永田勝太郎，長谷川拓也，喜山克彦 ほか：線維筋痛症（FMS）に対する温泉森田療法の有効例と無効例．日本温泉気候物理医学会雑誌，70(4)：238-244，2007．

H その他

症例42
関節リウマチ

■薬物治療例■

症 例 86歳 女性．痛みで食事ができず体重減少，抑うつ傾向．

主 訴 本人▶体中が痛く，身動きができない．
夫　▶痛みで食事ができず，どんどんやせていくのが心配．いつもうな垂れていてうつ病のよう．こんな人ではなかった．

初 診 時

既往歴 10年前　2型糖尿病［グリメピリド（アマリール®）内服中］
5年前　骨粗鬆症による胸椎圧迫骨折あり．
2年前　陳旧性心筋梗塞〔心電図にて確認，低用量アスピリン（バイアスピリン®）内服中〕❶．

現病歴 発症は30年前．40年前くらいから手のこわばりあり．初発年齢46歳❷．

疼痛部位 全身関節痛❸．

疼痛発作 ベッドからの起き上がり，食事，トイレまでの歩行が不可能となっている．以前は疼痛があったが，特に治療することもなく，なんとか身の回りのことは自分ですることが可能であった．しかし，今回は疼痛時に内服していたジクロフェナク（ボルタレン®）を使用してもなかなか軽快せず，どんどんひどくなる一方で，食事量も減少していた❹．

経　過 今回の疼痛発現後，何回も主治医であるリウマチ内科医を受診したが，X線の撮影でも新たな骨折，関節面の破壊は認めないといわれ，安静指示のみであり，薬も疼痛時のNSAIDs処方だけであった．

X年5月，整形外科受診．整形外科的には特に治療はないとの診断を受けた．

疼痛軽減せず，食事困難，体重減少，うな垂れて過ごすことが多くなり，知人にペインクリニックを勧められ受診．

❶ 高血圧，虚血性心疾患，骨粗鬆症，うつなどの合併症が多い．

❷ 関節リウマチは，初発年齢30〜55歳，男性より女性が罹患しやすい（罹患率；1：3）．
通常，関節リウマチの診断はアメリカリウマチ協会によって確立された基準によって行われる．関節リウマチと診断されるのは以下の診断基準のうち4項目以上を満たさなければならない．
・関節やその周囲に少なくとも1時間以上続く朝のこわばり．
・3関節以上に軟部組織の腫れ．
・近位指関節や中手指関節や手関節の腫れ．
・リウマチ結節．
・採血でのリウマチ因子陽性．
・手や手関節におけるびらんや関節周囲の骨減少などのX線所見．

❸ 対称性の多関節炎であり，手や足の小関節に影響を及ぼす．

❹ 重症例では日常生活が著しく障害されることがある．

■ 6月ペインクリニック受診

ご主人に付き添われ受診．衣類は整えてあるが活気は認められない．病状の説明はほとんどご主人，患者は口を開かず．

医師　おつらそうですね？

患者　（元気なくうなずく）

夫　このところ動かないので本当に困っています．食事もベッドでとっています．以前はベッドから起きて食事をしていたのに，このままでは衰弱して死んでしまうのではないかと心配で…．担当の先生にも相談したのですが，仕方がないといわれています．整形外科の先生にも見捨てられてしまいました．

医師　ご心配でしたね．どのようなときに痛みがつらそうですか？

夫　いつも痛そうなわけではないのですが，食事やベッドから起き上がるときに痛くなるみたいで，すぐに横になってしまいます．

医師　夜寝ているときやお風呂はいかがでしょうか？

夫　痛みでなかなか寝られないみたいです．途中で起きているみたいで，昼間はいつも寝ています．不思議とお風呂に入っているときは痛みは楽になるみたいで，入浴サービスは喜んでいます❺．

医師　Aさん，大変でしたね．痛いところを教えていただけますか？

患者　手がしびれます．腰も痛いです．両脚もしびれて痛いです．

医師　こんなに痛みがあるとつらいですね．

患者・夫　（大きくうなずく．表情は硬く，困り果てている様子）

夫　友人から，ペインクリニックに行って神経ブロックを受けると痛みが楽になるかもしれないといわれました．先生，神経ブロックをしてくれませんか？

患者　ぜひ，お願いします．

医師　今の様子からだと，神経ブロックを行うのは難しいと思います．まずはお薬で治してみませんか？

患者　（困った顔で小さくうなずく）

X線検査，血液検査などは他施設で何度も施行．特に骨破壊があることから検査は最低限のX線検査のみ❻．

❺ 痛みによる生活への障害を確認する．睡眠や入浴が可能であるかを確認する．

❻ 血液検査のデータは，本人・家族が持参していることが多い．最低限のX線検査のみ施行する．

H　その他

> 🥕 **伝授！　初診時の思考プロセス**
>
> 骨破壊が著明であり，疼痛部位も多い．抗凝固療法，ステロイド療法も行われており，神経ブロックによる合併症（出血，感染）を起こす危険性が高い❼．
> トラマドール/アセトアミノフェン配合剤（トラムセット®）1錠/日を処方❽．

❼ 神経ブロックの危険性が高いと判断した場合は施行しない．

❽ 二重盲検での臨床試験より，少量からのトラムセット®使用は副作用発現の軽減が期待できる．

■ 患者への説明

[医師] 強い鎮痛薬を試してみましょう．今までの薬よりは，かなり強い痛み止めです．ただし，副作用が出る場合があります．
[患者・夫] 副作用ですか…．どのような副作用ですか？
[医師] 副作用として多いのは，便秘，吐き気，ふらつきがあります❾．前に飲んでいた普通の痛み止めでは効かなかったですよね．ですから特殊な痛み止めを使うのです．普通の痛み止めのように胃腸障害はないのですが，一番つらい副作用として吐き気があります．まず，吐き気の防止のために少量から開始しましょう．それから吐き気止めも一緒に内服しましょう．
[患者・夫] 痛いときに飲むのでしょうか？
[医師] 毎日続けて飲む必要があります．副作用で眠気が強く出ますので，1日1回夕食後に内服しましょう．
[患者・夫] 胃腸は大丈夫ですか？
[医師] 先ほども申し上げましたが，胃腸障害はあまり心配ありません．念のため胃薬も処方しておきます．

❾ 多い副作用として，悪心・嘔吐，便秘，不動性めまい，傾眠があげられる．

治療経過

数日後の再診時には，入眠は可能となってきたが，完全に疼痛は取りきれていない❿．ご夫妻で受診．
[患者] おはようございます．
[医師] 眠れるようになりましたか？
[患者] おかげさまで何とか少し眠れるようになりました．でも，まだ体中が痛いです．もう少し何とかなりませんか？
[夫] よく寝ているみたいです．本人は痛いといっていますが，私が見ていると動くときの顔つきが柔らかくなってきています．話もしてくれるようになり，少しずつ元の妻に戻っています．うつ病でなくてよかったと思っています⓫．

❿ 痛みが取れていることも大切だが，日常生活が向上していることも評価に入れる．

⓫ 本人だけではなく，家族からの評価も重要．

医師：特に，前回のレントゲン（X線）検査でも骨の変形が強く出ています．もう少し内服する量の調整が必要ですね．吐き気は大丈夫ですか？

患者・夫：吐き気はないのですが，便秘するようになりました．以前から便秘していたので，下剤を飲んだり飲まなかったりしていたのですが，このままずっと飲んでいたほうがよいですか？

医師：トラムセット®による吐き気がいつまでも続くことはありません．ですが，便秘は続くことが多く，下剤は定期的に内服したほうがよいでしょう．まずは，痛みが落ち着くまで通院しながら薬の量を調整していきましょう．

患者・夫：もう少し痛みは取れますか？

医師：今より楽にはなると思います．上手に付き合うことが大切です．

患者・夫：リウマチ自体が悪くなることはありますか？

医師：関節が悪くなることはあります．関節を動かしすぎたり，関節に負担をかけると痛みが強くなることがあります⑫．

夫：難しいですね…．

医師：関節リウマチは日常生活をうまく過ごすのが重要ですよ．担当の先生やリハビリの先生と相談しながら治療を進めていきましょう⑬．

患者・夫：これからもよろしくお願いします．

医師：もちろんです．ゆっくりと確実に治療を進めていきましょう．

⑫【関節保護法】関節の炎症や変形を防ぐために，運動制限や休息など，関節に負担がかからないように動作を工夫すること．

⑬ 関節リウマチ患者は，担当医，看護師，理学療法士，作業療法士から患者教育を受けている．多職種が協働で治療にあたることが重要である．

神経ブロック施行例

症例 40歳 女性．手の関節痛が増強．原因不明．

主訴 関節リウマチと診断され生物学的製剤が有効であったが，疼痛のみ残存しており，仕事に復帰できず困っている．

初診時

既往歴 なし．事務職．

内服薬 セレコキシブ（セレコックス®）❶，メトトレキサート（リウマトレックス®），プレドニゾロン（プレドニン®），ランソプラゾール（タケプロン®）．

❶ 疾患により用量が異なる．関節リウマチでは200〜400mg/日（分2），変形性関節症や腰痛などでは200mg/日（分2）である．

H　その他

現病歴　2年前ごろ（38歳）❷から手のこわばりを自覚．他院で関節リウマチと診断され，治療を受けていた．昨年より，生物学的製剤の導入目的で当院リウマチ内科を紹介された．インフリキシマブ（レミケード®）により，CRP，血沈は正常域まで改善した❸．しかし，手の関節痛は疼痛軽減しないままさらに増強した．主治医によるX線検査では，骨破壊もなく疼痛の原因は不明．心療内科，ペインクリニックの受診を勧められ❹，当科受診となる．

外来診察時

患者　せっかく高い注射をしたのに❺，痛みはよくならない…．担当の先生は，リウマチは治ったというけど相変わらず痛くて仕事ができません．このままじゃ仕事を辞めなくてはいけなくなります．つらいです！

医師　当院以外にはほかの病院に通院していますか？

患者　心療内科に通っています…．担当の先生が行けっていうので仕方なく…．

医師　心療内科では何ていわれていますか？　どのような治療をしていますか？

患者　心療内科の先生には「仕方がない…．うまく付き合っていくしかない」といわれていて，抗うつ薬をもらっています．

医師　どうしてここを受診しようと思ったのですか？

患者　インターネットで調べたら，神経ブロックがよいと書いてあったので…．

医師　神経ブロックも有効ですが，それに伴う合併症もありますよ．

患者　そうですか．でもこの痛みを取ってほしいです．

医師　痛い場所はどこですか？

患者　両手が全体的に痛いです．

医師　どのようなときに痛みが楽になりますか？

患者　実は入浴すると痛みが楽になります❻．冷えると痛みがつらくなるので，冷やさないようにしています．

医師　交感神経ブロックが有効かもしれませんね．試してみますか？

患者　お願いします．早く痛みを取ってほしいです．

---

❷ 発症年齢が若い．

❸ 関節リウマチの活動の指標は，血液検査，X線検査などがあげられる．

❹ 原因が不明である場合，ペインクリニック受診のほかに，心療内科受診を勧められることが多い．

❺ レミケード®の薬価は1バイアル100,539円，通常2バイアル必要なため，レミケード®治療1回につき約20万円の薬代がかかる（薬価：2013年5月現在）．

❻ 入浴などで体が温まると軽減する疼痛は，交感神経ブロックが有効である可能性がある．

伝授！ 初診時の思考プロセス

血液検査やX線検査により，関節リウマチが薬物療法で安定していることを確認できているかが重要である．入浴などにより疼痛が軽減することから，交感神経ブロックが有効である可能性がある．施行前に，患者や家族に神経ブロックの効果と合併症について説明し，同意を得ることが重要である[7]．

本症例は星状神経節ブロックを施行することとした．

[7] 神経ブロックの効果は一時的であることを説明する．1回のブロックにより疼痛が軽減することは少なく，経過により継続治療が必要であることも説明する．血腫，感染症，アレルギーなどの合併症の説明も行う．

神経ブロック施行後

患者 注射をしてずいぶん楽になりました．先生に早く診てもらえばよかったです．何で担当の先生は教えてくれなかったのかしら…．
医師 神経ブロックが劇的に効く人もいれば，効かない人もいます[8]．
患者 私は効果があるみたいで，嬉しいです．
医師 もう少しブロック注射を続けましょう．
患者 頑張ります．いつまでブロックを続ければいいのですか？
医師 それは，まだわからないですね．様子をみながら，ブロックを続けるかどうか検討しましょう[9]．

[8] 劇的に神経ブロックで鎮痛効果のある患者がいる一方，残念ながら鎮痛効果が低い患者が存在するのは事実であり，鎮痛効果をみながらブロックを継続することが大切である．

[9] ブロックの効果は，鎮痛効果だけではなく，治療に対する患者の満足度，治療に対する希望を踏まえたうえで検討するべきである．

治療経過

神経ブロックを継続して3ヵ月後の再診時．
医師 痛みはどうですか？
患者 ブロックしてからは，激しい痛みはありません[10]．
医師 痛みが落ち着いたらブロックは一度やめましょうか．
患者 エ〜！？　心配です．
医師 ブロックするとき，注射は痛くないですか？
患者 注射は痛いけど，以前のような痛みがまた出るのではと心配になってしまいます．
医師 では，完全にやめるのではなく，ブロックをする間隔をあけてみましょう[11]．強い痛みは出てこないので大丈夫ですよ．まずは2週間に1回に減らしてみましょう！　痛みが出たらブロックすればよいわけですから．
患者 わかりました．少なくしてみます．でも我慢はしませんよ！前みたいに痛くなったら困りますから．

[10] 神経ブロックによる鎮痛効果を確認する．

[11] 急に神経ブロックを中止すると，不安に感じる患者が多い．説得するのではなく，患者本人が納得できる範囲で，ブロックの中止を検討するのが大切である．

H　その他

医師 では，2週間後にまたいらしてください⓬．

ブロック6ヵ月後の再診

医師 痛みはどうですか？
患者 大丈夫です．たまに痛くてロキソニン®を飲んでいます．
医師 落ち着いたみたいですね．
患者 ブロックの回数を減らしても大丈夫です．やめてもいいかもしれないけど，やっぱり痛みが出ないか心配です．
医師 ブロックは痛みが強くなければしなくてもいいので，痛みが強くなったときだけにしてみましょうか．
患者 そうします．温泉でも行ってこようかしら．
医師 ぜひ，出かけてください．
患者 自信がついたら行ってみます．今度はいつ来ればいいですか？
医師 では，リウマチ内科の受診に合わせて，1ヵ月後にしましょうか⓭．

リウマチ内科の受診に合わせて再診

患者 痛みは大丈夫ですよ！　次回もリウマチ内科の受診に合わせて，先生の外来も予約を入れてください．先生の顔を見るだけで，安心するんです．

　半年経過するも疼痛コントロール良好．リウマチ内科の受診に合わせて，受診間隔をあけながら経過観察中．

⓬ 神経ブロックを毎日施行していた患者であれば，1週間に3回のブロック施行として回数を減らす．1週間ごとにブロックを施行していた患者であれば，2週間ごとに変更する．

⓭ リウマチ内科受診時には，受診前に血液検査を行う場合が多いため，検査結果が判明するまでの待ち時間に当科での治療を行うことが多い．

📒 症例解説

■ 問診のポイント
　関節リウマチは疼痛だけに目を向けるのではなくADLの向上，QOLの向上に向けた診断・治療が要求される．疼痛治療だけではなく，リウマチ内科の治療と，場合によっては整形外科，リハビリテーションの治療も考慮に入れなければならない疾患である．軽症例は，一般的な治療のみで疼痛コントロールは良好となるが，時に疼痛コントロールに難渋する場合もある．十分な問診，血液検査，画像診断に加え，現在行っている治療法，治療計画を把握する．
　また，疼痛コントロールが良好となったからといって，過度の運動を行わないように指導する．関節保護も重要な治療であり，安静も大事な治療であることを伝える．

◼ 治 療

　治療には，① 薬物療法，② 神経ブロック療法，③ 外科的療法，④ リハビリテーションなど種々の方法があることを伝え，まず薬物療法から開始する．第一選択薬はNSAIDsである．アセトアミノフェン，トラマドール/アセトアミノフェン配合剤，フェンタニル貼付剤，ブプレノルフィン貼付剤なども使用される．トラマドール/アセトアミノフェン配合剤やフェンタニル貼付剤を使用する場合は，薬剤による副作用（悪心・嘔吐，便秘，めまい）を説明のうえ，処方する．一般的な鎮痛薬ではなく，特殊な鎮痛薬（オピオイド鎮痛薬）であることにも十分な理解を得ることが重要である．以前，保険薬局で「麻薬」と説明され，"こんな怖い薬を出すなんて！"と筆者のところへ怒りを抑えながら説明を求めてきた患者の家族がいた．オピオイド鎮痛薬に対して一般社会の人が誤解，不安を抱いているのは事実である．患者，家族に少しでも不安がある場合は処方をせず，同意を得てから処方するべきであると痛感した．

　神経ブロックのうち，交感神経ブロックが関節リウマチの疼痛に有効であったという症例報告は散見される．関節リウマチ患者には多くの合併症があるため，適応となる患者は限られているが，積極的に施行すべき疼痛治療の一つであると考えている．

（西木戸　修）

索引

【日本語索引】

あ行

アウラ	18
アセトアミノフェン	8, 320
アミトリプチリン	169, 173, 244, 249, 308
アレルギー性鼻炎	100
アロディニア	4, 46, 240, 257
圧迫骨折	201
イオントフォレーシス	142
イミプラミン	296
痛みの多層モデル	2
痛む脚と動く足趾症候群	218
飲酒で誘発される頭痛	32
運動神経ブロック	13
運動麻痺	237
エピドラスコピー	183
会陰部痛	339
塩化アルミニウム法	142
オキシコドン	10
オピオイド鎮痛薬	9, 161, 244, 260, 309, 319, 358
――の副作用	9, 162, 260, 309, 319, 358

か行

ガバペンチン	79
カルバマゼピン	48, 54
がん性痛（がん疼痛）	316
開胸後症候群	332
開瞼運動	86
外傷性頸部症候群	113, 120, 347
顎関節症	59, 348
肩関節周囲炎	133
眼窩下神経ブロック	51
関節保護法	359
関節リウマチ	356
顔面痙攣	90
――の誘発方法	91
顔面神経ブロック	13
顔面神経麻痺スコア	82
機能性身体症候群	55, 63
急性痛	3
胸腔鏡下交感神経節遮断術	144
胸部交感神経節ブロック	265
胸部・腰部交感神経節ブロック	12, 13
局所麻酔薬	12
――のスプレー	111
局所麻酔薬中毒	251
緊張型頭痛	36, 348
――の診断基準	37
――（頻発反復性）	42
――（慢性）	42
クロナゼパム	79, 142, 284
くも膜下ブロック	13, 294, 301
くも膜下フェノールブロック	324
群発頭痛	27
ケベック分類	116
頸肩腕症候群	122, 132
頸椎症性神経根症	148
頸椎椎間関節ブロック	118, 130
頸部硬膜外ブロック	270
頸部椎間板ヘルニア	152
桂枝人参湯	43
経皮的酸素分圧	223
経皮的椎体形成術	207
結帯動作	124
結髪動作	124
肩甲上腕関節注射	138
肩甲背神経ブロック	129
肩峰下滑液包内注射	138
幻肢痛	305
コデインリン酸塩	9
高圧酸素療法	99
高周波熱凝固術	12, 252
高流量酸素吸入	27
抗ウイルス薬	237
抗うつ薬	10
抗痙攣薬	10
抗不整脈薬	10
交感神経ブロック	13
口腔内灼熱症候群	68
後仙腸靱帯ブロック	179, 185
後頭神経痛	76
――の診断基準	76
後頭神経ブロック	78, 131
光線治療	187, 348
硬膜外ブロック	13, 132, 183, 192, 198, 218, 224, 235, 270, 284, 301
――, 持続	312
牛車腎気丸	188
五十肩	137
五苓散	43
呉茱萸湯	38, 43
骨穿孔術	215, 216
骨粗鬆症	201

さ行

サーモグラフィー	258, 263
坐骨神経ブロック	218
三叉神経痛	44
――の診断基準	45
――（症候性）	54
ジアゼパム	296
視床痛	282
指尖床間距離	196
持続性特発性顔面痛	56
膝蓋大腿関節	213
自発痛	4
芍薬甘草湯	188
手根管症候群	269
掌蹠多汗症	143
心因性疼痛	4
侵害受容性疼痛	3, 253
神経血管減圧術	93
神経根ブロック	150, 153, 183, 191, 218
神経根ブロック高周波熱凝固パルス刺激法	156
神経障害性疼痛	4, 242, 253, 257
神経障害性疼痛薬物療法ガイドライン	11, 244
神経伝達速度検査	269
神経破壊薬	12
神経ブロック	7, 237

真武湯	174	
スマトリプタン	26	
――自己注射	31, 34	
――点鼻薬	23	
水痘・帯状疱疹ウイルス	230, 237	
水痘・帯状疱疹ウイルスワクチン	237	
髄膜炎	237	
頭帽感	36	
セルトラリン	65	
星状神経節ブロック	12, 13, 19, 26, 34, 62, 65, 72, 96, 119, 128, 132, 150, 232, 264, 270, 280, 361	
脊髄後根進入部破壊術	281	
脊髄神経後枝内側枝高周波熱凝固術	199	
脊髄損傷後疼痛	292	
脊髄電気刺激法	220, 225, 228, 266, 281, 302	
脊柱管狭窄症	167	
脊椎手術後症候群	177	
――の原因	181	
舌咽神経痛	107	
舌痛症	64	
舌咽神経ブロック	110	
石灰化	134	
石灰沈着性腱板炎	134	
線維筋痛症	348	
――の分類基準	350	
閃輝暗点	18	
川芎茶調散	43	
前駆痛	234	
浅頸神経叢ブロック	131	
穿刺圧迫法	12	
先制鎮痛	311	
仙腸関節機能障害	178	
足関節上腕血圧比	223	
続発性肋間神経痛	337	

た行

代償性発汗	145	
帯状疱疹	230	
――の合併症	237	
帯状疱疹痛	253	
――（急性期）	235	
――の治療指針	237	
帯状疱疹関連痛	234, 241	
帯状疱疹後神経痛	235, 237, 240, 253	
――のアルゴリズム	255	
体性痛	3	
大腿脛骨関節	213	
退薬症候	311	
多汗症	140	
――の重症度分類	142	
多発神経障害	272	
チネル徴候	80, 274	
知覚異常	237	
知覚・交感・運動神経ブロック	13	
知覚神経ブロック	13	
中毒性表皮壊死融解症	47	
釣藤散	41, 43	
鎮痛補助薬	10	
椎間関節後枝内側枝高周波熱凝固術	207	
椎間関節症	194	
椎間関節ブロック	132, 207	
――, 盲目的	197	
椎間板ヘルニア	187	
痛覚過敏	4, 257	
テストブロックの診断的意義	13	
デュロキセチン	353	
デュロテップ®MTパッチ	10, 296	
デルマトーム	317	
低髄液圧症候群	344, 347	
電気痙攣療法	286	
トフィソパム	142	
トラマドール	9	
トラマドール/アセトアミノフェン配合剤	9, 160, 212, 358	
トラムセット® →トラマドール/アセトアミノフェン配合剤		
トリプタン製剤	26	
トレドミン	116	
当帰四逆加呉茱萸生姜湯	169, 175	
当帰湯	331	
糖尿病性神経障害	268	
――の診断	272	
突発性難聴	95	
頓挫療法	19	

な行

ナラトリプタン	19, 26	
内臓痛	4	
難治性求心路遮断性疼痛	294	
ノルスパン®テープ	9	
ノルトリプチリン	170, 244, 334	
脳SPECT検査	287	
脳槽シンチグラム	345	
脳卒中後疼痛	291	

は行

バレー・リュー症候群	114	
パロキセチン	142	
廃用症候群	207	
半夏厚朴湯	170, 176	
鼻汁好酸球検査	102	
非定型顔面痛	55	
――の診断基準	56	
非麻薬性鎮痛薬	8	
皮膚粘膜眼症候群	47	
表情筋のストレッチ	85	
病的共同運動	85	
ファセットブロック	118	
ファセットリゾトミー	199	
フェンタニル	10, 219, 296	
ブプレノルフィン	9	
ブラッドパッチ	346	
フルニトラゼパム	296	
フルボキサミン	284	
プレガバリン	244, 277, 296, 309, 331, 334, 354	
プレドニゾロン	73	
プロパンテリン	142	
腹腔神経叢ブロック	12, 13	
複合性局所疼痛症候群	257, 266	
不随意運動	217	
ベラパミル	26, 34	

閉塞性動脈硬化症	222	味覚性発汗	145	**ら行**	
変形性頸椎症	36, 40	むずむず脚症候群	218		
変形性膝関節症	210	メキシレチン	270	リザトリプタン	26
変形性腰椎症	158	メサドン	10	苓桂朮甘湯	43
片頭痛	18	モルヒネ	10	レイノー症	226
ボツリヌス毒素療法	93, 143	盲目的椎間関節ブロック	197	レペタン®	9
ホルネル徴候	30, 232, 308			ロメリジン	26, 28, 34
膀胱直腸障害	324	**や行**		肋間神経痛	329
		薬物療法	7	──（外傷性）	333
ま行		柳原40点法	82	──（特発性）	329, 337
マイルス手術	321	有痛性の眼筋麻痺	74	肋間神経ブロック	251, 334
末梢性顔面神経麻痺	82	湯田式圧痛点	190	──の合併症	251
麻痺型分類	274	腰部交感神経節ブロック			
麻薬性鎮痛薬	9		224, 258, 313	**わ行**	
慢性会陰部疼痛症候群	343	抑肝散	169, 173, 175, 331, 334	ワニの涙	86
慢性痛	3			腕神経叢	274
				腕神経叢引き抜き損傷後痛	274
				腕神経叢ブロック	130, 154

【外国語索引】

analgesia	293	FFD（finger floor distance）	196	PF関節	213
anesthesia	51	Fontaine 分類	222, 225	Racz カテーテル	183
Barré 徴候	344	FSS（functional somatic syndrome）		restless leg syndrome	218
Bell 麻痺	82		55, 63	Roos test	124
BMS（burning mouth syndrome）	68	FT関節	213	SCS（spinal cord electrical stimulation）	
COX-2選択的阻害薬	8	Gaenslen test	178		225, 228, 302
CRPS（complex regional pain syndrome）	257, 266	HZ（herpes zoster）	230	Segmental gate effect	77
		Jackson test	123, 134, 148	SGB →星状神経節ブロック	
CTミエログラム	345	Kellgren-Lawrence 分類	210	SJS（Stevens-Johnson syndrome）	47
DREZ lesion	281	Morley test	124	Spurling test	123, 134, 148
ENoG	82, 92	MRミエログラム	344	TEN（Toxic Epidermal Necrolysis）	47
Fadire test	178	Newton test	178	Tolosa-Hunt症候群	70
FBSS（failed back surgery syndrome）	177	NMDA受容体拮抗薬	11	VZV（varicella zoster virus）	230, 237
		NSAIDs	8		
		One-finger test	178	WHOがん除痛ラダー	161, 328
		painful legs and moving toes	217	ZAP（zoster-associated pain）	234
		Patrick test	178		

編者紹介

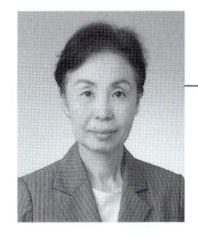

樋口 比登実
昭和大学内科学講座緩和医療科 教授／昭和大学病院緩和ケアセンター センター長

1978年 昭和大学医学部卒業．昭和大学麻酔科学教室にて，手術室麻酔，ペインクリニックに従事する．2001年10月より緩和ケアチームを兼任．2002年 診療報酬改定（緩和ケア診療加算算定要件）に伴い緩和ケアチーム専従となる．その後，2004年 緩和ケアセンター長，2006年 総合相談センター副センター長（医療連携部署）となり，2012年 緩和医療科教授に就任．地域がん診療拠点病院の緩和ケアチームとして，患者さんとそのご家族のQOL向上に携わっている．ペインクリニシャンとして，神経ブロックを駆使したがん性痛（がん疼痛）治療を専門としている．

症例から学ぶ 戦略的慢性疼痛治療　　©2013
定価（本体 **4,200** 円＋税）

2013年 7 月 20 日　1 版 1 刷

編　者　樋口 比登実（ひぐち ひとみ）
発行者　株式会社　南 山 堂
　　　　代表者　鈴 木 肇

〒113-0034　東京都文京区湯島 4 丁目 1-11
TEL 編集(03)5689-7850・営業(03)5689-7855
振替口座　00110-5-6338

ISBN 978-4-525-30891-9　　　　Printed in Japan

本書を無断で複写複製することは，著作者および出版社の権利の侵害となります．

JCOPY ＜(社)出版者著作権管理機構 委託出版物＞
本書の無断複写は著作権法上での例外を除き禁じられています．複写される場合は，そのつど事前に，(社)出版者著作権管理機構（電話 03-3513-6969，FAX 03-3513-6979，e-mail: info@jcopy.or.jp）の許諾を得てください．

スキャン，デジタルデータ化などの複製行為を無断で行うことは，著作権法上での限られた例外（私的使用のための複製など）を除き禁じられています．業務目的での複製行為は使用範囲が内部的であっても違法となり，また私的使用のためであっても代行業者等の第三者に依頼して複製行為を行うことは違法となります．